救急・集中治療
アドバンス

急性呼吸不全

専門編集 ● 藤野裕士 大阪大学

編集委員 ● 藤野裕士 大阪大学
　　　　　松田直之 名古屋大学
　　　　　森松博史 岡山大学

中山書店

【読者の方々へ】
本書に記載されている診断法・治療法については，出版時の最新の情報に基づいて正確を期するよう最善の努力が払われていますが，医学・医療の進歩からみて，その内容がすべて正確かつ完全であることを保証するものではありません．したがって読者ご自身の診療にそれらを応用される場合には，医薬品添付文書や機器の説明書など，常に最新の情報に当たり，十分な注意を払われることを要望いたします．
中山書店

序

　人工呼吸の歴史は比較的浅く，1950年代にポリオが大流行した際に陽圧人工呼吸が死亡率を大幅に低下させることが知られ，人工呼吸器，気管チューブ等の器具などを中心に大きく発達してきた．人工呼吸器の技術的発達はまず自発呼吸との同調性改善に向けられ，ガス供給の精密化とセンサー技術の発展によるフィードバックシステムの改良が行われた．また陽圧人工呼吸の副作用が認識されるようになり，人工呼吸器関連肺傷害という概念が現れた．急性呼吸不全の代表的な病態である急性呼吸窮迫症候群に対する適切な人工呼吸を考える際には，それまでの主要評価項目であった血液ガスや自発呼吸との同調性に代わって，人工呼吸器関連肺傷害をいかに減らすかということが主目的となった．適切な人工呼吸を行うためには人工呼吸器を理解するだけでは十分でなく，呼吸不全の病態を深く理解することが必須となった．

　呼吸管理に関する知識と技術は日進月歩であるため多数の解説書がすでに存在する．しかしながら，それらの多くは呼吸管理の初学者向けであり，用語の解説やQ&A集なのが実態である．これは，わが国における呼吸管理の主体が看護師や臨床工学技師であるということと無関係ではないと考えている．ここで本書を世に問う目的として，①できる限り最新の知識を解説すること，②各項目の内容を生理学的基礎や歴史的経緯を含めて記述し現在の立ち位置を理解できるようにすること，③現時点で判明していることと不明なことを明らかにすること，④将来の展望を記載すること，とした．人工呼吸器に新しい換気モードが搭載されたような場合に，過去に解決済みである問題が蒸し返された経験から，単に流行のトピックを追うだけでは混乱を生じる危険性があるとの反省によるものである．

　編集にあたって，それぞれの項目の執筆者には上記の方針にのっとり追記や修正をお願いすることとなったが，快く応じていただき大変感謝している．用語に関しても項目ごとの齟齬がないように統一するように勉めたが，適当な日本語の用語が存在していないものもあり奇異な印象を受けられた場合はご容赦願いたい．項目間の矛盾はできるだけないように配慮したつもりであるが，執筆者の主張を尊重する観点から相反する部分がまったくないわけではない．しかし，どちらかが誤っているわけではなく，論争中の領域であるとご理解いただければ幸いである．

　本書にも頁数の制約がありすべての領域を網羅することはできなかったが，急性期呼吸管理に関する主要部は解説されており，本書を通読することで呼吸管理に関して専門家に相応しい知識を得ることができると自負している．本書が，呼吸管理のさらなる質の向上と，臨床家の実践に少しでも役立てられればと祈念している．

2016年3月

藤野裕士

大阪大学大学院医学系研究科生体統御医学講座麻酔・集中治療医学教室教授

Contents

1章 急性呼吸不全の病態

1-1 急性呼吸窮迫症候群 ……………………………………………… 河村　岳，山田芳嗣　2
1 ARDSの病態　2 ／ 2 ARDSの定義　5 ／ 3 病態と定義の乖離　7 ／ 4 今後の課題　9
Column　アルコール依存症患者とARDS　2

1-2 慢性閉塞性肺疾患の増悪と気管支喘息発作 ………… 蝶名林直彦，仁多寅彦，西村直樹　11
1 COPDの増悪と治療上の注意点　11 ／ 2 気管支喘息発作と治療上の注意点　20
Column　内因性PEEPとは　17

1-3 間質性肺炎の急性増悪 …………………………………………………………… 近藤康博　25
1 急性増悪の病態と診断基準　25 ／ 2 治療　28 ／ 3 予後　31
Column　急性間質性肺炎（AIP）　26

1-4 術後呼吸不全 ……………………………………………………… 下薗崇宏，讃井將満　34
1 定義　34 ／ 2 原因，機序　34 ／ 3 リスク因子　36 ／ 4 予防　37 ／ 5 治療　41

1-5 胸部外傷による急性呼吸不全 ……………………………………… 中原貴志，鶴田良介　45
1 胸部外傷の初期評価で行う検査　45 ／ 2 急性呼吸不全をきたす胸部外傷　46

1-6 人工呼吸器関連肺傷害 ………………………………………………………… 吉田健史　52
1 stressとは　52 ／ 2 stressの肺内分布　54 ／ 3 人工呼吸器関連肺傷害（VALI）の構成要素　56

1-7 人工呼吸器関連肺炎 ……………………………………………… 志馬伸朗，細川康二　61
1 定義と疫学　61 ／ 2 診断　61 ／ 3 VAP発症の予後への影響　62 ／ 4 新しいサーベイランス指標　62 ／ 5 病態生理　64 ／ 6 予防法とエビデンス　65 ／ 7 治療　67

1-8 人工呼吸の循環への影響 ………………………………………… 橘　一也，竹内宗之　70
1 静脈還流量と心拍出量　70 ／ 2 自発呼吸が循環に及ぼす影響　73 ／ 3 陽圧換気が循環に及ぼす影響　73 ／ 4 左心不全症例の自発呼吸の影響　74 ／ 5 左心不全症例への陽圧換気　75 ／ 6 肺傷害が循環に及ぼす影響：陽圧換気と右心機能　77

2章　換気様式とパラメータ

2-1 アシストコントロール換気 ……………………………………………… 星　邦彦　80

1 アシストコントロール換気の概念　81 ／**2** 量制御, 圧制御：どちらを選ぶ？　81 ／**3** アシストコントロール換気の欠点を補う換気モード　85

　　Column　強制換気と補助換気の違い　81
　　Advice　日本呼吸療法医学会の推奨する換気様式の選択と適正換気条件　84

2-2 間欠的強制換気 …………………………………………………………… 大塚将秀　86

1 間欠的強制換気 (IMV) とは　86 ／**2** 同期式間欠的強制換気 (SIMV)　89 ／**3** 臨床応用とその注意点　90 ／**4** 設定の実際　91

2-3 圧支持換気 ………………………………………………… 長江正晴, 江木盛時　94

1 圧支持換気 (PSV) とは　94 ／**2** PSVの作動　94 ／**3** PSVの利点　95 ／**4** PSVの立ち上がり時間の調整　96 ／**5** PSVを使用しない患者　96 ／**6** PSVによって呼吸仕事量が軽減しているかどうかを評価する方法　97 ／**7** 吸気トリガー (圧トリガー, 流量トリガー)　97 ／**8** 呼気トリガー (termination criterion)　98 ／**9** PSVを用いたウィーニング　99

2-4 呼気終末陽圧 ……………………………………………………………… 中川　聡　100

1 静的圧容量曲線と肺容量　100 ／**2** 高いPEEPと低いPEEP　102 ／**3** 最良のPEEPの選択方法　103

2-5 逆比換気 …………………………………………………… 盛　直博, 桑迫勇登　106

1 逆比換気 (IRV) の定義　106 ／**2** IRVにおける酸素化改善のメカニズム　107 ／**3** IRVの換気設定における考え方　108 ／**4** IRVの換気設定の実際　109 ／**5** IRVを使用してもガス交換能が改善しない理由　109 ／**6** IRVの考えられうる副作用　109 ／**7** 動物および臨床データによるIRVのエビデンス　109

2-6 人工呼吸器との同調性 …………………………………………………… 内山昭則　112

1 不同調の診断法　112 ／**2** 不同調の分類　112 ／**3** 吸気トリガー相の不同調　113 ／**4** 換気モードと不同調　117 ／**5** 吸気相の不同調　117 ／**6** 吸気から呼気への転換相 (吸気サイクルオフ相) の不同調　119 ／**7** 不同調の影響　121

　　Column　proportional assist ventilation (PAV) とNAVA　122

2-7 非侵襲的陽圧換気 ………………………………………… 方山真朱, 布宮　伸　124

1 NPPVのメカニズム　124 ／**2** NPPVで用いる換気モード　126 ／**3** NPPVの適応と禁忌, 管理上の注意点　129 ／**4** NPPVが有効な疾患　130

　　Advice　NPPVを成功させるためのコツ　130

3章　特殊な人工呼吸様式

3-1 high frequency oscillatory ventilation (HFOV) ……… 中根正樹　136

1. high frequency oscillatory ventilation (HFOV) とは　136 ／ 2. HFOVの原理　136 ／ 3. 成人でHFOVが可能な人工呼吸器　138 ／ 4. 成人ARDSに対するHFOVの有用性　139 ／ 5. ARDS以外の患者へのHFOVの適応　143

Advice　HFOVの禁忌　138

3-2 airway pressure release ventilation (APRV) ……… 小谷　透　144

1. APRVの「定義」と換気メカニズム　144 ／ 2. APRVの設定方法　145 ／ 3. APRVはなぜ必要か？　146 ／ 4. APRVの適応と世界での使用状況　147 ／ 5. APRV使用上の注意点と問題点　148

3-3 proportional assist ventilation (PAV) ……… 齋藤伸行　152

1. PAV開発の経緯　152 ／ 2. 換気メカニズムと動作原理　153 ／ 3. 使用上の注意　155 ／ 4. PAVモードの活用　156

Column　PAV™＋の%support(サポート率)の設定方法　155

3-4 neurally adjusted ventilatory assist (NAVA) ……… 小寺厚志　159

1. NAVAの原理および換気メカニズム　160 ／ 2. 臨床データ　162 ／ 3. 適応と使用上の注意点　163

Column　NAVAモードの問題点と今後の展望　163

3-5 tracheal gas insufflation (TGI) ……… 今中秀光　165

1. メカニズム　165 ／ 2. 方法　165 ／ 3. 臨床データ　167 ／ 4. 注意点　167 ／ 5. TGI中のモニタリング　169

4章　人工呼吸中の管理

4-1 人工呼吸の適応 ……… 萩谷圭一，水谷太郎　172

1. 人工呼吸管理の適応となる各病態について　172 ／ 2. 人工呼吸開始の判断　174 ／ 3. NPPVか，気管挿管か　175

4-2 肺保護的換気法 ……… 吉田健史　179

1. 肺保護的換気法とは　179 ／ 2. 肺保護的換気法を補助する治療　185

Topics　どの呼吸器パラメータが無作為比較試験の結果に最も影響を与えたのか　183

4-3 ウィーニングと抜管基準 ..... 小野寺睦雄　191

1 離脱開始の基準　191 ／ **2** 自発呼吸トライアル（SBT）　192 ／ **3** 抜管　193 ／ **4** 人工呼吸からの離脱を促進する方法はあるのか？　194

4-4 鎮静，鎮痛 ..... 土井松幸　197

1 人工呼吸中の鎮静，鎮痛の目的　197 ／ **2** 疼痛の管理　197 ／ **3** 不穏の管理　201 ／ **4** せん妄の管理　204 ／ **5** 気管挿管下人工呼吸での鎮静法　205 ／ **6** 非侵襲的陽圧換気（NPPV）での鎮静法　205

4-5 筋弛緩 ..... 内山昭則　207

1 急性呼吸不全と筋弛緩薬の歴史　207 ／ **2** 自発呼吸努力を温存した人工呼吸の利点　208 ／ **3** 筋弛緩の利点　209 ／ **4** 筋弛緩施行時の注意点など　212

4-6 腹臥位療法 ..... 柴田純平，西田　修　214

1 腹臥位の生理学的利点　214 ／ **2** 人工呼吸器関連肺傷害（VALI）の予防　217 ／ **3** 腹臥位療法のエビデンス的意義　217 ／ **4** 腹臥位療法の適応とその条件　218 ／ **5** 腹臥位療法実施における合併症と注意点　219

　　Advice　腹臥位では腹部にかかる圧をできるだけ解放する　216
　　Column　前傾側臥位療法はマンパワー不足の解決策となりうるか？　220

4-7 分離肺換気 ..... 岡原修司，森松博史　223

1 分離肺換気とは　223 ／ **2** 適応　223 ／ **3** 分離肺換気の実際　223 ／ **4** 疾患別の留意点　227 ／ **5** 分離肺換気の合併症　229

　　Topics　一側肺換気（OLV）と術中肺保護換気　225

4-8 加温・加湿 ..... 平尾　収，富田敏司　231

1 加温・加湿が必要な理由　231 ／ **2** 人工呼吸中の推奨加湿レベル　231 ／ **3** 加温加湿器　232 ／ **4** 人工鼻　235

　　Column　加温・加湿を理解するうえで必要な用語　232

4-9 モニタリング ..... 渡邊具史，川前金幸　241

1 経皮的酸素飽和度（SpO_2）　241 ／ **2** 呼気終末二酸化炭素モニタリング（$P_{ET}CO_2$）　243 ／ **3** 人工呼吸器のグラフィックモニター　244 ／ **4** electrical impedance tomography（EIT）　247

4-10 小児の人工呼吸 ..... 文　一恵，竹内宗之　249

1 小児の呼吸器系の解剖学的・生理学的特徴　249 ／ **2** 小児の呼吸不全とARDS　251 ／ **3** 小児の人工呼吸管理の実際と問題点　253

4-11 麻酔中の人工呼吸 ……………………………………………………… 森松博史　257

1 麻酔中および術後呼吸器合併症　257 ／ **2** 麻酔による肺容量と呼吸の変化　257 ／ **3** 麻酔中の無気肺の予防と肺血流　258 ／ **4** 集中治療室での肺保護的換気　258 ／ **5** 麻酔中の肺保護的換気のエビデンス　260

4-12 人工呼吸患者の搬送 ……………………………………………………… 中村利秋　263

1 患者搬送の問題点　263 ／ **2** 病院間搬送における有害事象と対策　263 ／ **3** 院内搬送における有害事象と対策　266 ／ **4** 用手換気と機械換気の違い　268 ／ **5** 搬送用人工呼吸器　270

5章　extracorporeal membrane oxygenation (ECMO)

5-1 ECMOの概要 ………………………………………………………………… 市場晋吾　274

1 定義　274 ／ **2** ECMOに関連する用語　274 ／ **3** ECMOの歴史　275 ／ **4** 現代の治療成績およびエビデンス　278 ／ **5** ECMOの種類　279 ／ **6** ECMOの今後　281

5-2 VV-ECMOの適応と今後の展望 ………………………………… 梅井菜央，竹田晋浩　283

1 急性重症呼吸不全に対するVV-ECMOの適応　283 ／ **2** VV-ECMOの今後の展望　286

6章　急性呼吸不全の薬物療法

6-1 ステロイド療法 …………………………………………………………… 松田直之　290

1 グルココルチコイド受容体の抗炎症作用　290 ／ **2** 急性呼吸不全に対するステロイド療法　290 ／ **3** 敗血症性ショックにおけるステロイド療法　293

Column　グルココルチコイド受容体の抗炎症作用機序　291

6-2 特殊医療ガス付加療法 …………………………………………………… 藤野裕士　295

1 一酸化窒素　295 ／ **2** ヘリウム　297 ／ **3** 他のガス　298

6-3 その他の薬物療法 ………………………………………………………… 橋本　悟　301

1 サーファクタント　301 ／ **2** タンパク分解酵素阻害薬　302 ／ **3** 抗凝固薬　302 ／ **4** スタチン　303 ／ **5** $β_2$刺激薬　303 ／ **6** 抗免疫療法　303 ／ **7** 同種幹細胞による治療　303 ／ **8** その他　304

付録　1. 加温加湿器一覧 …………………………………………………… 平尾　收，富田敏司　308
　　　2. HMEF一覧 …………………………………………………………… 平尾　收，富田敏司　311

索引 ……………………………………………………………………………………………… 316

●執筆者一覧 (執筆順)

河村　岳	東京大学医学部附属病院麻酔科・痛みセンター
山田芳嗣	東京大学医学部附属病院麻酔科・痛みセンター
蝶名林直彦	聖路加国際病院呼吸器センター
仁多寅彦	聖路加国際病院呼吸器センター
西村直樹	聖路加国際病院呼吸器センター
近藤康博	公立陶生病院呼吸器・アレルギー疾患内科
下薗崇宏	神戸市立医療センター中央市民病院麻酔科・集中治療部
讃井將満	自治医科大学附属さいたま医療センター麻酔科・集中治療部
中原貴志	山口大学医学部附属病院先進救急医療センター
鶴田良介	山口大学医学部附属病院先進救急医療センター
吉田健史	大阪大学医学部附属病院集中治療部
志馬伸朗	広島大学大学院医歯薬保健学研究院応用生命科学部門救急医学
細川康二	京都府立医科大学麻酔科学
橘　一也	大阪府立母子保健総合医療センター集中治療科
竹内宗之	大阪府立母子保健総合医療センター集中治療科
星　邦彦	東北大学病院集中治療部
大塚将秀	横浜市立大学附属市民総合医療センター集中治療部
長江正晴	神戸大学医学部附属病院麻酔科
江木盛時	神戸大学医学部附属病院麻酔科
中川　聡	国立成育医療研究センター病院集中治療科
盛　直博	昭和大学医学部麻酔科学講座
桑迫勇登	昭和大学藤が丘病院麻酔科
内山昭則	大阪大学医学部附属病院集中治療部
方山真朱	自治医科大学麻酔科学・集中治療医学講座集中治療医学部門
布宮　伸	自治医科大学麻酔科学・集中治療医学講座集中治療医学部門
中根正樹	山形大学医学部附属病院高度集中治療センター
小谷　透	東京女子医科大学麻酔科
齋藤伸行	日本医科大学千葉北総病院救命救急センター
小寺厚志	長崎みなとメディカルセンター市民病院集中治療科
今中秀光	徳島大学病院ER・災害医療診療部
萩谷圭一	筑波大学救急・集中治療部
水谷太郎	筑波大学救急・集中治療部
小野寺睦雄	徳島大学病院救急集中治療部
土井松幸	浜松医科大学医学部附属病院集中治療部
柴田純平	藤田保健衛生大学医学部麻酔・侵襲制御医学講座
西田　修	藤田保健衛生大学医学部麻酔・侵襲制御医学講座
岡原修司	岡山大学病院麻酔科蘇生科
森松博史	岡山大学大学院医歯薬学総合研究科麻酔・蘇生学分野
平尾　収	大阪府立急性期・総合医療センター集中治療部
富田敏司	大阪府立急性期・総合医療センター集中治療部
渡邊具史	山形大学医学部附属病院麻酔科
川前金幸	山形大学医学部麻酔科学講座
文　一恵	大阪府立母子保健総合医療センター集中治療科
中村利秋	長崎労災病院救急集中治療科
市場晋吾	日本医科大学付属病院外科系集中治療科
梅井菜央	日本医科大学付属病院外科系集中治療科
竹田晋浩	日本医科大学付属病院外科系集中治療科
松田直之	名古屋大学大学院医学系研究科救急・集中治療医学分野
藤野裕士	大阪大学大学院医学系研究科麻酔・集中治療医学教室
橋本　悟	京都府立医科大学附属病院集中治療部

1章

急性呼吸不全の病態

1-1 急性呼吸窮迫症候群

はじめに

- 急性呼吸窮迫症候群（acute respiratory distress syndrome：ARDS）は，原因疾患に罹患した後，急性に発症する非心原性肺水腫である[1]．病理学的にはびまん性肺胞傷害（diffuse alveolar damage：DAD）を呈することが典型である[2]．
- 臨床診断基準として2012年にBerlin 定義とよばれる定義が発表された．しかしながら，この定義は原因疾患や病理学的病態を必ずしも反映しておらず，ARDSは多種多様な病態・病因的背景をもつ疾患群として認識することが重要であると考えられる．

> **ここがポイント**
> ARDSは急性に発症する非心原性肺水腫であり，典型的にはDADを呈する

1 ARDSの病態

- ARDSは，原因となる疾患に引き続いて発症する肺胞隔壁（血管内皮，肺胞上皮）の透過性亢進によって起こる非心原性肺水腫である[1]．臨床的にはさまざまな傷害を契機に6～72時間以内に急速に発症することが多い．血液ガス分析では肺胞気動脈血酸素分圧較差が開大し，低酸素血症のため高濃度酸素投与や人工呼吸管理が必要となる．

a—原因，リスクファクター

- ARDSの原因は従来，肺の直接傷害と間接傷害に分けて考えられていた（表1）[1]．このなかでも敗血症は最も多い原因とされ，間接的に肺傷害をきたす．敗血症ではさまざまな炎症性サイトカインが過剰に誘導されていることから，サイトカイン刺激や各種メディエータにより主に好中球が肺に集積することによってARDSが惹起されると考えられている．直接傷害としては，重症肺炎と誤嚥性肺炎の頻度が高いとされている．
- また，直接傷害と間接傷害とにリスクファクターを分けることの意義につい

> **Column　アルコール依存症患者とARDS**
>
> 興味深いことに敗血症の中でもアルコール多飲者が，敗血症からARDSの発症のハイリスク患者であるという報告[3]がある．220例のARDS患者における前向きコホートスタディ[4]では，慢性アルコール依存症患者では70％が敗血症からARDSを発症したのに対し，非依存者では30％であった．メカニズムとして，アルコールが内皮細胞への不適切な白血球接着を増強する可能性が示唆されている．

表1　臨床上のARDS原因疾患

直接肺傷害	間接肺傷害
頻度が高いもの ・肺炎 ・胃内容の誤嚥	頻度が高いもの ・敗血症 ・ショック，大量輸血を伴う重症外傷
頻度が低いもの ・肺挫傷 ・脂肪塞栓 ・溺水 ・吸入傷害 ・再灌流性肺水腫（肺移植もしくは肺塞栓摘出術後）	頻度が低いもの ・人工心肺 ・薬物大量摂取 ・急性膵炎 ・輸血

（Ware LB, et al. N Engl J Med 2000；342：1334-49[1]）より）

表2　Berlin定義におけるARDSのリスクファクター

- 肺炎
- 肺以外が原因の敗血症
- 胃内容の誤嚥
- 大きな外傷
- 肺挫傷
- 膵炎
- 吸入傷害
- 重症熱傷
- 非心原性ショック
- 薬物大量摂取
- 輸血　輸血関連急性肺障害（TRALI）
- 肺血管炎
- 溺水

（Ferguson ND, et al. Intensive Care Med 2012；38：1573-82[5]）より）

ても議論がある★1．直接的または間接的な性質に関係なく，むしろ，個々の患者でARDSに関連するリスクファクターの識別が，ARDSにつながっている基礎疾患の治療を導くのに役立つという考えから，後述するBerlin定義ではARDSのリスクファクターとして直接傷害・間接傷害の区別なく提示されている（**表2**）[5]）．

b—病態

- 病因によって引き起こされた炎症性刺激によって，上皮細胞傷害，内皮細胞傷害が惹起され血管透過性が亢進することにより，肺胞内は高タンパクの滲出性肺水腫が生じ，肺のガス交換能の悪化，肺コンプライアンスの低下，肺高血圧が引き起こされる[6]）．
- ARDSでは種々の機序によりガス交換能が低下する．肺水腫により肺胞が虚脱するが，血流はまだ保たれるためシャントが増加する．肺重量増加や，換気に有効な肺容積の減少，サーファクタント機能不全により肺コンプライアンスが低下する．
- また，低酸素性肺血管収縮，呼気終末陽圧（positive end-expiratory pressure：PEEP）による気道圧排，肺実質組織破壊や気道閉塞，高二酸化炭素血症や血管収縮薬の使用などが関与して肺高血圧が生じると考えられている[6]）．上皮細胞傷害，血管透過性亢進については好中球が中心的な役割を果たすとされるが，さまざまなサイトカインが肺内の炎症に関与していると考えられる[1]）．
- 近年，血管透過性亢進に対してレニン-アンギオテンシン系が重要な役割を果たす可能性が指摘されている[7]）．IL-6，IL-1β，IL-8，TNF-αなどさまざまなサイトカインが発症に寄与している可能性が考えられるが，いまだ明確な発症メカニズム，ならびに特異的なバイオマーカーについても現時点では有用なものはなく，さまざまな検討がなされている[8]）．

★1
現時点では，原因臓器が肺以外の敗血症によって発症したARDSは，肺に限ってみれば肺保護的換気などの適切な支持療法が主体になり，肺に直接効果を発揮する治療で有効性の確立したものはない．一方，肺に原因があるARDSにおいて，ARDSに対する支持療法とともに肺の原疾患に対する治療が奏効すれば回復できる可能性が高まると考えられる．

ここに注意
さまざまなサイトカインが肺内の炎症に関与している

▶IL：
interleukin

▶TNF：
tumor necrosis factor

- 患者は頻呼吸，呼吸苦，低酸素血症を呈し，大多数で人工呼吸管理が必要となる．ARDS肺は一様に傷害されるのではなく，不均一に傷害されている[9]．人工呼吸管理の際には重力の影響を受け，仰臥位では肺水腫による重量の増加により背側の含気が減少するが，腹側の含気は保たれる傾向がある．
- 人工呼吸器による陽圧換気の際に，このような不均一に傷害された肺においては，一部では肺胞が過伸展され，一部では無気肺が残存する．過膨張した腹側肺は容量傷害による肺組織傷害が起こり，さらに病態を悪化させる．一方，背側肺では無気肺の虚脱・再開通の繰り返しによって局所の上皮傷害や内皮傷害が惹起され，サイトカイン産生が増加し，全身性臓器障害が惹起される（biotrauma）可能性が示唆されている．背側・腹側ともに人工呼吸器関連肺傷害（VALI）を引き起こし，肺傷害が増悪する可能性がある[10]．

▶VALI：ventilator-associated lung injuries

C — 病理学的所見

- 病理学的には，びまん性肺胞傷害（DAD）を呈することが典型である．DADの組織学的所見はリスクファクターによる差はほとんどなく，傷害期間に相関するとされる．ただし，原因疾患の違いにより，筋線維芽細胞増生など組織学的所見の相違が認められる[2]．DADの病理像について以下に示す（**表3**）．

滲出期のDAD

- CT像として両側性不均一な浸潤影が認められるが，重力の影響で下側肺領域の肺浸潤影が主に認められることが多い[9]．呼吸不全発症から3〜7日以内であり，この期間での死亡例の肺所見は重量の増加である[2]．
- 組織学的には，きわめて早期の所見は肺毛細血管のうっ血，間質ならびに肺胞腔内浮腫であり，最も特徴的な所見は肺胞道を主体とする硝子膜★2形成である[2]．加えてⅠ型肺胞上皮細胞の傷害，剥離，消失を認める[2]．

器質化（増殖）期のDAD

- 肺を満たしていた液体が肺から再吸収され，修復機転が働き肺の間質，気腔の線維芽細胞反応が進行し，組織化が進行していく段階となる[5]．呼吸不全発症から1〜3週間後には炎症と器質化が混在し，間葉系細胞をはじめとした細胞増殖が生ずる[2]．Ⅱ型肺胞上皮細胞の増殖は，早い場合にはARDS発

★2
この硝子膜の構成成分は，細胞崩壊物質，表面活性物質のほか，フィブリノゲン，免疫グロブリン，補体などの血漿成分であり，表面にはフィブロネクチンなどが認められる[2]．

表3 びまん性肺胞傷害（DAD）の病理像

滲出期 （3〜7日以内）	器質化（増殖）期 （7〜21日）	線維化期 （21〜28日以降）
・間質性・肺胞性浮腫 ・硝子膜形成	・間質・気腔内の筋線維芽細胞増殖 ・硝子膜の器質化	・膠原線維の沈着
・Ⅰ型肺胞上皮細胞壊死	・Ⅱ型肺胞上皮細胞の過形成 ・軽度の慢性炎症	・Ⅱ型肺胞上皮細胞の過形成 ・時に顕微鏡的蜂巣状肺様変化
・白血球凝集 ・血管内皮細胞壊死 ・微小血栓	・肺動脈内の早期器質化血栓	・肺動脈内器質化血栓 ・血管壁の中膜肥厚

（日本呼吸器学会ARDSガイドライン作成委員会，編．ALI/ARDS診療のためのガイドライン．第2版．学研メディカル秀潤社；2010．p.22-6[2]より）

- 症から3日後に，また筋線維芽細胞増殖は7日以降に認められる[2]．
- 肺の重量はさらに重く，硬くなる．肺の全体的なX線撮影およびCT密度は減少し，肺構造が広範囲に変化していくことが観察される[9]．
- 組織学的には，肺胞腔内の硝子膜形成部位に一致して筋線維芽細胞の増生，膠原線維などの細胞外基質の沈着が認められる[2]．また病態と関連して，免疫組織学的にはTNF-αやIL-1βがⅡ型肺胞上皮細胞や肺胞マクロファージに証明される[2]．

線維化期のDAD
- ARDS発症から3～4週間以降で，膠原線維の増生などによってリモデリングが進行する[2]．肺胞腔内および壁には膠原線維が沈着し，空気血液関門間の肥厚が顕著になる[2]．

d — 死亡原因

- ARDSの死亡原因は，呼吸不全よりも多臓器不全が多いことが報告されている[11]．この報告によれば，ARDS患者217例において126例（58％）が院内死亡した．最も多い原因は多臓器不全で69％（88例）であった．次いで敗血症が66％（84例），治療抵抗性低酸素血症15％（19例），その他が15％（19例）であった．そして死亡した患者の56％には複数の死因が認められ，治療抵抗性低酸素血症で死亡した患者の89％（17/19例）には多臓器不全もしくは敗血症が併存していた．

2 ARDSの定義

a — American-European Consensus Conference（AECC）定義[12]

- 1994年のAmerican-European Consensus Conference（AECC）によって発表された定義が，近年まで20年近くにわたり使用されてきた．その定義は，①急性に発症し，②胸部X線において両側浸潤影を呈し，③肺動脈楔入圧（PAWP）が18 mmHg未満もしくは左房圧の上昇所見がない患者において，④PaO_2/FiO_2比が300 mmHg以下を急性肺傷害（ALI），200 mmHg以下をARDSとするというものであった．
- この定義は長年使用され続けていたが，疾患に対するさまざまな知見が得られるにつれ，問題点の指摘も増加してきた．指摘された問題点[5,13]としては下記があげられる
    - 急性の定義があいまいであること．
    - 酸素化能によりARDS/ALIが診断されるが，酸素化能に影響を及ぼすと考えられる人工呼吸器設定やPEEP，FiO_2について記載がないことから，たとえば本来ARDSと診断されるべきでない患者が，不適切な人工呼吸管理などでARDSと診断されることがあること，そしてP/F比が必ずしも予後と相関しないこと．

▶PAWP：
pulmonary artery wedge pressure

▶PaO_2：
arterial oxygen tension
（動脈血酸素分圧）

▶FiO_2：
fraction of inspiratory oxygen（吸入酸素濃度）

▶ALI：
acute lung injury

- ALIという疾患概念が臨床的に適切に理解されていない可能性があること．
- 画像診断として胸部X線があげられているが，胸部X線の解釈には読影者によるばらつきが大きいことが考えられ，特異性に欠け，より詳細な画像検査を用いるべきではないかということ．
- ARDS患者においては治療過程による輸液投与によって静水圧の上昇や，高いPAWPが併存することがあり，また，PAWP高値が必ずしも左房圧の亢進を示さないこともあることに加え，近年，肺動脈カテーテルの使用頻度が少なくなってきたことから診断基準にPAWPを用いるべきか検討する必要があること．
- これらの問題点から改訂・改善の必要性が指摘されるようになり，2012年にBerlin定義[13]が発表された．

b ― Berlin 定義（表4）[13]

- Berlin定義におけるAECC定義からの主な変更点として以下の点があげられる．
  ① 明確には定義されていなかった急性に発症するという点を「原因となる侵襲または新しい/悪化した呼吸器症状から1週間以内に発症」と定義した．
  ② ALIという定義を廃止し，酸素化能により軽症（mild），中等症（moderate），重症（severe）の3段階のARDSとした．
  ③ 酸素化能はPEEPなどによって変化するにもかかわらず，PEEPの値によらずにPaO_2/FiO_2比が300 mmHg以下を診断基準としていた点を，少なくとも5 cmH$_2$O以上のPEEPもしくはCPAPが使用された状況とした．
  ④ 胸部X線による両側浸潤影の診断については，診断精度の向上を目的として「両側浸潤影――胸水，無気肺，結節影のみで説明できない」という定義を作成した．また，胸部単純X線だけでなくCT scanによる画像診断も可能であることについて言及した★3．
  ⑤ 心不全の否定に用いられるPAWP 18 mmHg未満という診断基準について

▶CPAP：
continuous positive airway pressure（持続性気道内陽圧）

★3
CTによる診断は，Berlin定義における診断基準においては，安全性，コストの問題があり，また撮影可能でない地域が多く想定されるため（日本の病院では多くの施設でCT撮影が可能であるが），"core part"ではないとされている[11]．

表4 ARDSのBerlin定義

急性発症	原因となる侵襲または新しい/悪化した呼吸器症状から1週間以内に発症
胸部画像[*1]	両側浸潤影――胸水，無気肺，結節影のみで説明できない
肺水腫の原因	心不全もしくは過剰輸液のみでは説明できない肺水腫 リスクのない場合，客観的評価（心エコーなど）が必要
酸素化[*2]	
軽症（mild）	$200 < PaO_2/FiO_2 ≤ 300$ mmHg　　PEEP or CPAP ≥ 5 cmH$_2$O [*3]
中等症（moderate）	$100 < PaO_2/FiO_2 ≤ 200$ mmHg　　PEEP ≥ 5 cmH$_2$O
重症（severe）	$PaO_2/FiO_2 ≤ 100$ mmHg　　PEEP ≥ 5 cmH$_2$O

[*1]：胸部X線もしくはCT．
[*2]：標高1,000 m以上の場合，以下の式を用いて補正する．
　　［$PaO_2/FiO_2 ×$ 気圧$/760$］
[*3]：軽症の場合，非侵襲的換気が用いられることもある．

（ARDS Definition Task Force, et al. JAMA 2012；307：2526-33[13]より）

- は，診断基準からPAWPを排除し，「心不全もしくは過剰輸液のみでは説明できない肺水腫」という定義を制定した．また，発症リスクが明確でない場合は，客観的評価（心エコーなど）が必要であるとした．
- 肺コンプライアンス低下は肺虚脱の程度を反映し，死腔の増加はARDS患者において死亡率の増加と関連することが知られている．また，ARDSでは，血管透過性亢進と含気減少が特徴的であり，これらの評価に用いられているCT所見や，炎症もしくは遺伝学的マーカーを診断基準に含めるべきか検討された．結果としては，ルーティンに結果を得ることが困難であること，測定において安全性に欠けると考えられること，ARDS診断における感度・特異度を向上させると考えにくいことから，肺コンプライアンス，死腔評価，画像検査による重症度評価は最終的な定義からは除外された．
- Berlin定義発表論文[13]では，4,188例の臨床データベースを用いたAECC定義との比較検討が行われている．Berlin定義では酸素化能の評価として最低5 cmH$_2$OのPEEP（もしくはCPAP）が必要であるため，PEEPが不明もしくは5 cmH$_2$O以下であった518例（12%）を除外して，予後予測が可能であるか定義の検証が行われた．この検討でBerlin定義では，軽症，中等症，重症のARDSのステージが悪化するにつれ，死亡率が増加し，生存者における人工呼吸管理期間の中央値が増加することが示された．
- また，Berlin定義において肺コンプライアンス，死腔評価，画像検査による重症度評価をsevere ARDS定義に採用するかが検討され，酸素化能以上に予後予測に有用でなく，シンプルなPaO$_2$/FiO$_2$比のみが重症度基準として採用された．そして，AECC定義と比較して，Berlin定義では死亡率予測の妥当性が認められた★4．
- Berlin定義を受け，重症度に応じた治療選択肢が示されている[5]．各治療法の詳細は他項に譲るが，治療方法選択指針を意識した定義作成となっていると考えられる（図1）．

3 病態と定義の乖離

- 病態と定義について述べるなかでも繰り返してきたが，ARDSと診断された患者群は，多種多彩な病態生理学的背景をもつ可能性がある．診断基準の中に病理学的所見，原因疾患，併存疾患についての規定がないことが原因の一つであると考えられる．
- 臨床使用可能な簡便で明確な診断基準を設けることは，臨床研究を進める重要な要因である．その点においてAECC定義はたいへん重要な役割を果たしてきた．一定の診断基準が存在することによって研究対象者を決めることができる．疫学研究や無作為化比較試験がAECC定義のもとで施行され，ARDS治療戦略などのさまざまな研究に役立ったことは間違いない．
- 一方で，多種多彩な疾患群を簡便な臨床所見による診断基準で分類することによって，内在するさまざまな病態が混在し，本来の病態生理学的な検討が十分になされていないのではないかという懸念が生まれる．

★4
area under the receiver operating curve 0.577 (95 % CI : 0.561-0.593) vs 0.536 (95% CI : 0.520-0.553, p<0.001)

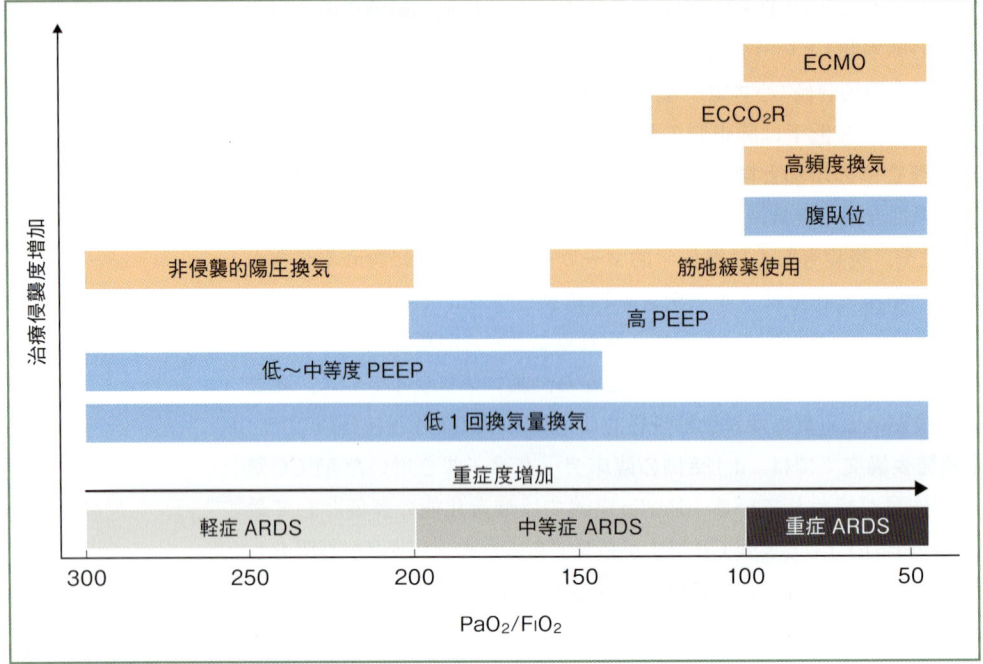

図1 Berlin定義によるARDSの重症度に応じた治療選択肢
オレンジ色の治療法はまだ専門家意見レベルであり，前向き臨床試験で確認が必要である．今後数年間で，さまざまな側面で変更可能性が高い．カットオフ値は移動する可能性があり，いくつかの治療法は有用ではないことが判明したり，他の治療法が追加されたりすることが考えられる．
$ECCO_2R$：extracorporeal CO_2 removal, ECMO：extracorporeal membrane oxygenation（体外式膜型人工肺）．

(Ferguson ND, et al. Intensive Care Med 2012；38：1573-82[5] より)

- 原因疾患により肺の病態は異なることが予想される．誤嚥性肺炎を例にとっても，本来，胃酸の中には細菌はいないため胃酸の肺への流入は化学的に肺組織を損傷すると考えられるのに対し，口腔内分泌物による誤嚥性肺炎は細菌性の肺炎に近い病態を呈すると考えられる．この2つの病態は臨床的に同時に起こっていることもあり，化学的肺炎から細菌性肺炎に移行することもある．細菌性肺炎であれ非細菌性肺炎であれ，画像検査において両側にびまん性浸潤影を伴う場合には，酸素化能の程度によりARDSと診断される．他の病因から発症したARDSとは病態生理学的に異なる可能性があり，肺炎とARDSを鑑別するべきかについては議論がある[5]．
- 原因疾患が多岐にわたることから，ARDSは単一病態というよりも，肺ガス交換能障害による低酸素血症を伴う症候群であり，多彩な病態の集合であることを意識することが重要である．さらに，肺状態の評価を酸素化能と胸部X線もしくはCT画像所見のみでしか行っていないことも課題かもしれない．酸素化能に関しては，腹臥位療法やPEEPなどの負荷によるリクルートメントによって変化することが知られている[10]ため，病態を正確に把握していない可能性も示唆される．

ここがポイント
ARDSの背景病態は一様ではない

アドバイス
酸素化能は病態を正確に把握していないこともある

- 患者肺組織を生検し，組織像を検討することは診断精度を向上させる手段である．重症人工呼吸管理症例において，開胸肺生検が施行された患者に対する，ケースシリーズのメタ解析では，肺生検の病理所見は，肺線維症もしくは肺炎（25％），感染（20％），DAD（16％）であり，78％の症例で肺生検後に治療方針の変更が行われた[14]．一方で，重篤な全身状態であるARDS患者から肺組織を得る危険性や，治療戦略における有効性が確実ではなく，一般化することは非現実的であるとも考えられる．
- Berlin定義においても，診断基準の改訂は行われたが，臨床的な診断基準と病理学的組織診断が一致しないことはおおいに懸念される．ARDSの病理組織はDADを示すことが典型的であると述べた．剖検検体患者712例を後ろ向きに調査し，Berlin定義を用いてARDSと診断された患者における病理学所見を検討した報告では，356例がARDSであったと診断され，DADを示していたのはそのうち45％（159例）であった[15]．ARDSの診断基準を満たす患者の中でも，実際の肺組織で起こっている病態生理が異なる可能性が高いことを示唆する．この報告では，臨床的にARDSであったと診断された患者の74％は，肺炎像もしくはDADの病理学的所見を呈していたとも報告されている[15]．

4 今後の課題

- 診断基準は今後も改訂・改善が行われることが考えられる．AECC定義と比較して，Berlin定義は有意に高い死亡率予測の妥当性をもっていたが，その差は小さく，臨床的に明らかな有用性をもつかどうかについては今後の検討が必要である．
- 重症度分類についても，Berlin定義の発症直後のPaO_2/FiO_2比で行われた重症度分類評価に比べ，診断後24時間，標準的な人工呼吸管理を行った後に重症度評価を施行した場合のほうが，死亡率との関連性が有意に高かったとの報告[16]があり，評価時期について検討が必要な可能性がある．
- 肺コンプライアンスの測定や死腔率についても重症度診断に利用するべきかの検討がなされ，診断基準に採用されなかったものの患者管理上の有用性は損なわれていないと言及されている[5]．臨床的に使用しやすいことを維持しながら，病態生理学的な観点と，ARDSの定義の同等性を保つような診断基準を設定することが望まれる．
- 現時点では，肺以外の臓器不全についての診断基準における言及はなされていない．ARDSの死亡原因の多くが呼吸不全以外の多臓器障害であることから，予後改善を目的とした治療介入を行うにあたり，多臓器の状況についての検討が必要となる可能性がある．ARDS発症メカニズム，とくに治療標的になるような病態生理学が解明されることが期待される．さらに，発症予防することは可能であるのかという検討，また診断治療に有用な特異的バイオマーカーの探索などが必要であると考えられる．

（河村　岳，山田芳嗣）

> **ここに注意**
> Berlin定義は臨床的有用性をもつか今後の検討が必要

> **ここがポイント**
> 予後改善のための治療介入には多臓器の検討が必要

文献

1) Ware LB, Matthay MA. The acute respiratory distress syndrome. N Engl J Med 2000；342：1334-49.
2) 日本呼吸器学会ARDSガイドライン作成委員会，編．ALI/ARDS診療のためのガイドライン．第2版．東京：学研メディカル秀潤社；2010. p.22-6.
3) Moss M, et al. Chronic alcohol abuse is associated with an increased incidence of acute respiratory distress syndrome and severity of multiple organ dysfunction in patients with septic shock. Crit Care Med 2003；31：869-77.
4) Burnham EL, et al. Elevated plasma and lung endothelial selectin levels in patients with acute respiratory distress syndrome and a history of chronic alcohol abuse. Crit Care Med 2004；32：675-9.
5) Ferguson ND, et al. The Berlin definition of ARDS：An expanded rationale, justification, and supplementary material. Intensive Care Med 2012；38：1573-82.
6) Siegel MD. Acute respiratory distress syndrome：Epidemiology, pathophysiology, pathology, and etiology in adults. UpToDate. Topic 1609 versio 17.0
7) Koh Y. Update in acute respiratory distress syndrome. J Intensive Care 2014；2：2.
8) Fujishima S. Pathophysiology and biomarkers of acute respiratory distress syndrome. J Intensive Care 2014；2：32.
9) Gattinoni L, et al. What has computed tomography taught us about the acute respiratory distress syndrome？Am J Respir Crit Care Med 2001；164：1701-11.
10) Ochiai R. Mechanical ventilation of acute respiratory distress syndrome. J Intensive Care 2015；3：25.
11) Estenssoro E, et al. Incidence, clinical course, and outcome in 217 patients with acute respiratory distress syndrome. Crit Care Med 2002；30：2450-6.
12) Bernard GR, et al. The American-European Consensus Conference on ARDS. Definitions, mechanisms, relevant outcomes, and clinical trial coordination. Am J Respir Crit Care Med 1994；149：818-24.
13) ARDS Definition Task Force, Ranieri VM, et al. Acute respiratory distress syndrome：The Berlin Definition. JAMA 2012；307：2526-33.
14) Wong AK, Walkey AJ. Open Lung Biopsy Among Critically Ill, Mechanically Ventilated Patients：A Metaanalysis. Ann Am Thorac Soc 2015；12：1226-30.
15) Thille AW, et al. Comparison of the Berlin definition for acute respiratory distress syndrome with autopsy. Am J Respir Crit Care Med 2013；187：761-7.
16) Villar J, et al. Assessment of PaO_2/F_IO_2 for stratification of patients with moderate and severe acute respiratory distress syndrome. BMJ Open 2015；5：e006812.

1-2 慢性閉塞性肺疾患の増悪と気管支喘息発作

はじめに

- 慢性閉塞性肺疾患（COPD）は，「タバコ煙を主とする有害物質を長期に吸入曝露することで生じた肺の炎症疾患であり，正常に復すことのない気流閉塞を示す」と日本のガイドライン[1]には記載され，生活習慣病の一つとして，近年，欧米でも日本でも死亡率の増加している重大な疾病となっている．
- 一方，気管支喘息（bronchial asthma）は，気道の慢性炎症，可逆性のある気道狭窄と気道過敏性の亢進を主体とするアレルギー性疾患（アトピー型）であるが，非アトピー型患者も存在する[2]．
- 近年，喘息とCOPDの両方の要素をもつ喘息COPDオーバーラップ症候群（ACOS）の存在が指摘され，治療としては吸入ステロイドが第一選択となるなど，通常のCOPDの治療とは異なり[2]，区別を要する．
- いずれにしても2つの疾患は明らかに病態や治療方法が異なっているため，本項では病態・治療とも分けて記載する．

▶COPD：
chronic obstructive pulmonary disease

▶ACOS：
Asthma COPD overlap syndrome

1 COPDの増悪と治療上の注意点

a─COPD増悪とは

▶ COPDの増悪と頻度

- COPDの安定期は，大別して気腫型（肺気腫病変優位型）と非気腫型（末梢気道病変優位型）に分かれるが，気流閉塞は共通の病態であり進行性で，体動時の息切れや慢性の咳・痰を特徴とする．
- 増悪とは，緩徐に進む慢性疾患の一つであるCOPDの経過中に存在し短期間で急速に悪化する病態（exacerbation）をいうが，通常，以下のように理解されている．

  「呼吸困難，咳，喀痰などの症状が日常の生理的変動を超えて急激に悪化し，安定期の治療内容の変更あるいは追加を要する状態をいう．ただし他疾患（心不全・気胸・肺血栓塞栓症など）が続発しうるが，その合併が一次的な原因となる増悪は除く」[1]

- 増悪は安定期の病期が進行しているほど頻度が高く，中等度の気流閉塞（II期）では平均2.68回/年，高度の気流閉塞（III期）では3.43回/年と報告されている[3]．

▶ 増悪の原因

- 2大原因としてあげられるのは呼吸器感染と大気汚染物質であるが，明らかな原因を特定できない場合も約3割存在するといわれている[4]．細菌感染症

1章 急性呼吸不全の病態

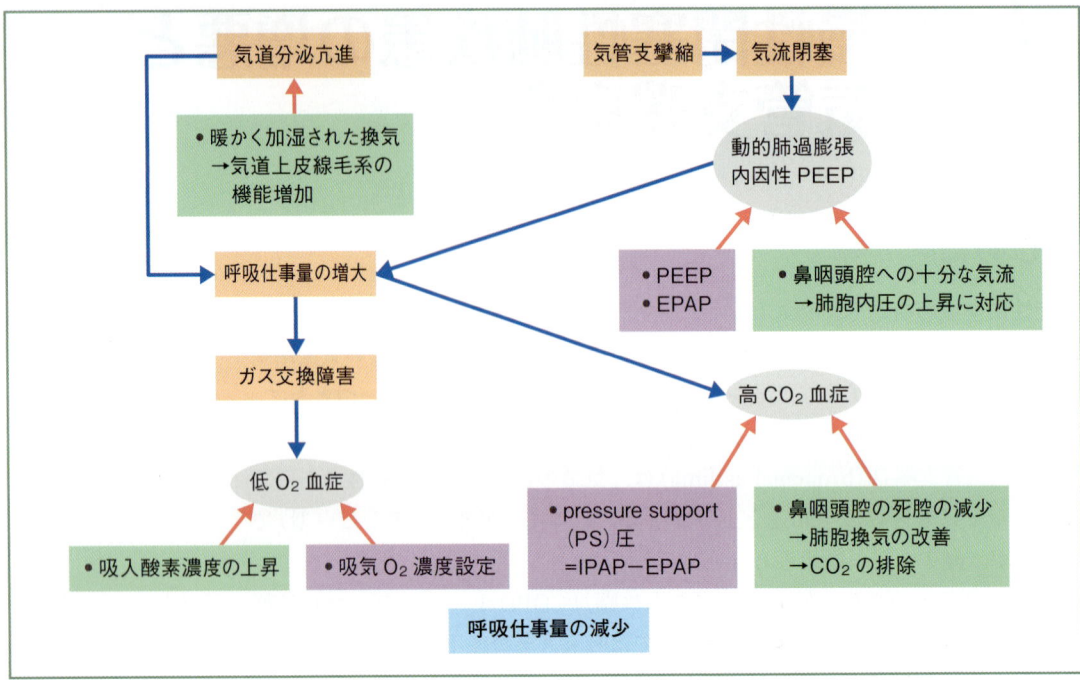

図1 COPD増悪時の呼吸病態の特徴と，治療（NPPVおよびハイフローセラピー）による作用機序
紫枠＋赤い矢印（→）；NPPV（p.15参照），緑枠＋赤い矢印（→）；ハイフローセラピー（p.18参照）．

のなかで頻度の高いものは，*Haemophilus influenzae*（インフルエンザ菌），*Moraxella catarrhalis*（モラキセラ・カタラリス）および *Streptococcus pneumoniae*（肺炎球菌）である．
- 一方，ウイルス感染に関しては，普通感冒の原因となるライノウイルスやアデノウイルスなど多くのウイルスがあげられるが，とくにインフルエンザウイルスに関しては，その流行期に慢性呼吸器疾患の多くの患者の増悪によって死亡率の増加がみられ「超過死亡」として知られている．

■ 増悪の病態（図1）
- 増悪の際に最初に起こる病態としては，気道炎症による気管支攣縮と気道分泌物の増加である．それによって気道抵抗の上昇とともに吸気取り込み（air trapping）が起こり内因性のPEEP[★1]（呼気終末陽圧）が発生し，呼吸仕事量の増大を生じ，呼吸困難を伴って努力様呼吸となる．
- また同時に，air trappingにより肺の過膨張はさらに進み，横隔膜が平らに押し下げられ，呼吸筋疲労から呼吸筋不全のため，次第に換気量低下の方向すなわち高 CO_2 血症へ進む．

b ― 増悪時の初期対応

■ 重症度の判定
- 重症度の判定は，自覚症状，他覚所見，検査所見から総合的に判定しなければならない．すなわち増悪の症状として，息切れ（呼吸困難）は重要である

▶PEEP：
positive end-expiratory pressure

[★1]
後記Column（p.17）の内因性PEEPと同義．

表1　COPD増悪での入院の適応と集中治療室（ICU）への入院の適応

入院の適応	集中治療室（ICU）への入院の適応
・低酸素血症や急性呼吸性アシドーシス ・呼吸困難の増加，膿性痰や痰量増加 ・安定期の気流閉塞の重症度 ・初期治療に反応しない場合 ・重篤併存症（左・右心不全肺塞栓症・肺炎・気胸／胸水・治療を要する不整脈など） ・頻回の増悪 ・高齢者 ・不十分な在宅サポート	・初期治療に反応しない重症な呼吸困難や不安定な精神状態 ・非常に重症で生命を脅かすような場合 ・酸素投与やNPPVによっても低酸素が改善しない場合（$PaO_2<40\,Torr$）や呼吸性アシドーシス（$pH<7.25$） ・侵襲的陽圧呼吸（IPPV）の必要な場合 ・血行動態が不安定で血管収縮薬が必要な場合

NPPV：非侵襲的陽圧換気，PaO_2：動脈血酸素分圧．
（日本呼吸器学会COPDガイドライン第4版作成委員会，編．COPD〈慢性閉塞性肺疾患〉診断と治療のためのガイドライン．第4版．メディカルレビュー社；2013．p.107[1]）より）

▶IPPV：
invasive positive pressure ventilation

が，これにしばしば喘鳴や咳，胸部狭窄感があり，感染が原因である場合には喀痰の膿性化を伴う．他覚症状としては，発熱の有無は必須であるが，チアノーゼ，補助呼吸筋の使用，浮腫，意識レベルの低下など低酸素血症や右心不全を示唆する徴候などが重要である．

- これにパルスオキシメータや動脈血ガスの数値と合わせて重症度を判定する．咳・喀痰（量の増加や膿性化）・呼吸困難の悪化が3日以上継続し，さらに抗菌薬や経静脈的あるいは経口でのステロイド薬が必要な場合の増悪を中等度，呼吸不全などで入院が必要な場合の増悪を重度，とするのが一般的である[5]．

▶ 入院の適応（表1）[1]

- 外来管理での重要な役割として，外来治療が奏効しない場合には機を逸せず入院加療に移すタイミングを逃さないことである．
- 表1に入院適応とICUへの緊急入院の適応を分けて，条件を列挙した．外来レベルの薬物療法では治療は難しく，息切れの進行と呼吸不全の出現が入院適応として重要である．とくに集中治療系への入院の適応は，さらに強い低酸素血症や呼吸性アシドーシス，右心不全徴候，意識レベルの悪化，循環動態の不安定などが認められた場合である．

C — 薬物療法

▶ 使用すべき薬剤

- 増悪に対する基本的な治療構成としてはABCアプローチであり，A（antibiotics；抗菌薬），B（bronchodilator；気管支拡張薬），C（corticosteroids；ステロイド薬）である．
- 増悪の重症度によって，投与の順番と組み合わせは異なる．欧米のガイドラインでは外来・入院とも上記3者を使用すべきという記載が多いが，日本の現状では，外来では多くの場合，気管支拡張薬の増量はあるものの抗菌薬やステロイド薬の投与は入院後に行われることが多い．

表2 集中治療室での治療内容

酸素療法
人工呼吸管理
気管支拡張薬 • SABAと抗コリン薬をスペーサーで2～4時間おきに吸入 • 人工呼吸管理であればMDI吸入 • LABAも考慮
ステロイド • 経口でPSL 30～40mg/日　10～14日間 • 服薬できなければ14日まで点滴療法で • 吸入ステロイドをMDIあるいはネブライザーで
抗菌薬（耐性菌の状況を考慮） • AMPC/CVA • 呼吸器系に対するキノロン系薬 • 緑膿菌や他の腸内細菌系の細菌の疑われる際には，複数の抗菌薬を使用

SABA：短時間作用性β₂刺激薬，MDI：定量噴霧吸入器，LABA：長時間作用性β₂刺激薬，PSL：プレドニゾロン，AMPC/CVA：アモキシシリン水和物・クラブラン酸カリウム配合．
(Celli BR, et al. Eur Respir J 2004；23：932-46[6]）より）

▶ICUでの薬物療法（表2）

- ICUでは，後述するように，しばしばNPPV（非侵襲的陽圧換気）の装着が多いが，NPPVの際には，通常，意思疎通が可能なため，薬物療法は吸入療法として行われることが多い．
- 患者は息切れのかなり強い状態のため，吸入力の減弱が想定される．吸入療法を行うためには，吸入器具としてはDPI（dry powder inhaler；ドライパウダー吸入器）よりpMDI（pressured metered dose inhaler；加圧式定量噴霧吸入器）やこれにスペーサーを付けたもの，あるいはジェットネブライザーによる吸入が勧められる[6]★2．
- 増悪時の第一選択薬はβ₂刺激薬（SABA）の吸入である．
- 安定期の病期がIII期（高度の気流閉塞）以上の症例や入院管理が必要な患者の増悪では，気管支拡張薬に加えて経静脈的あるいは経口でのステロイド薬の投与が勧められる．プレドニゾロン30～40mg/日の10～14日投与が一つの目安となる．
- 喀痰の膿性化があれば，抗菌薬の投与が推奨される．人工呼吸管理症例でも同様である．
- 抗菌薬の種類としては，増悪の起炎菌に対するものとしてβラクタム系薬/βラクタマーゼ阻害薬，第三/四世代セフェム・カルバペネム系薬，ニューキノロン系薬を1週間程度使用する．
- N-アセチルシステイン（ムコフィリン®）やアンブロキソール塩酸塩（ムコソルバン®）などの喀痰溶解薬は，5つの論文のメタ解析から，増悪時に使用して治療期間の短縮にはならないが症状を改善させる可能性があると示された．
- 気道分泌★3への対応では，気道分泌を減少させる薬物としてβ₂刺激薬，抗コリン薬などの気管支拡張薬，ステロイド薬などがあり，また溜まった分泌物を容易に喀出させるためには，上記以外の去痰薬としてブロムヘキシン塩酸塩（ビソルボン®）の吸入あるいは経口薬，β₂刺激薬の吸入（通常，生理食塩水と合わせてネブライザー吸入による）などがあり，適時使用する．

▶NPPV：
noninvasive positive pressure ventilation

★2
NPPV回路に直接，吸入器具を介在させるデバイスもあり，取り付け部位は回路の意図的リーク部位と患者の口元とのあいだに装着し，できるだけ吸気圧を高く，呼気圧の低い条件で，吸入薬液が患者に最も到達しやすいとされている[7]．

▶SABA：
short-acting beta 2 agonist（短時間作用性β₂刺激薬）

★3
とくに気道の過分泌は，重症のCOPDの場合，痰の喀出能力が低下しており，気道閉塞や無気肺の原因となることもよく経験される．

アドバイス
呼吸刺激薬は，NPPVなどが不可能な場合にのみ使用すべき

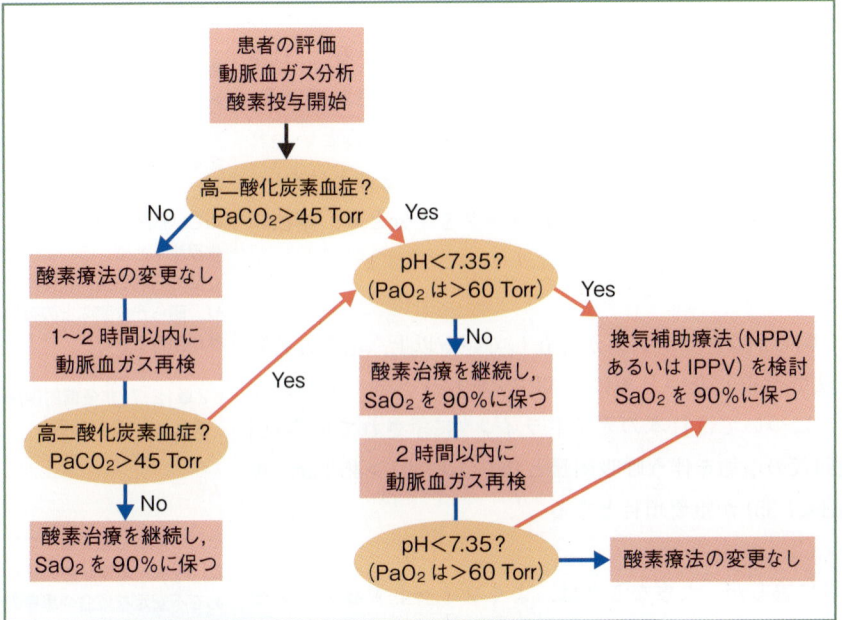

図2 COPD増悪時の酸素療法の適応とNPPVの開始タイミング
酸素療法の適応基準は動脈血PaO_2値であるが，NPPV開始の基準は$PaCO_2$とpH（呼吸性アシドーシスの有無）である．
$PaCO_2$：動脈血二酸化炭素分圧，PaO_2：動脈血酸素分圧，SaO_2：動脈血酸素飽和度，NPPV：非侵襲的陽圧換気，IPPV：侵襲的陽圧換気．
（日本呼吸器学会NPPVガイドライン作成委員会，編．NPPV（非侵襲的人工呼吸管理）ガイドライン．改訂第2版．南江堂；2015. p.54-68[9])より）

d—酸素療法（図2）

- 上記の薬物療法と平行して，PaO_2＜60 TorrあるいはSpO_2＜90％の場合には酸素療法が適応となる．
- 通常は鼻カニューラで開始するが，II型呼吸不全の場合には，ベンチュリマスクなど吸入酸素濃度（FiO_2）が調節可能な高流量酸素療法用器具を用いる場合が多い．
- また最近では，後述するハイフローセラピーのための器具を使用し，加湿や換気にも考慮した治療を介入させる方法をとる場合がある．
- とくに重症な増悪では，呼吸性アシドーシスの進行が問題であり，血液ガス分析上，代謝性因子（HCO_3^-）の増加などで増悪前にすでに$PaCO_2$の上昇が疑われる場合には，FiO_2に細心の注意を払う必要がある．
- 酸素療法のフローチャートを図2に示す．$PaCO_2$＞45 Torrの高二酸化炭素（CO_2）血症の場合，酸素療法を続けてもpH＜7.35の場合には換気補助療法を考慮する．

e—人工呼吸療法

■ NPPVの位置づけ

- COPD急性増悪において現状での人工呼吸の第一選択はNPPV[★4]であり，

▶PaO_2：
arterial oxygen tension（動脈血酸素分圧）
▶SpO_2：
percutaneous oxygen saturation（経皮的酸素飽和度）
▶FiO_2：
fraction of inspiratory oxygen
▶HCO_3^-：
bicarbonate（重炭酸イオン）
▶$PaCO_2$：
arterial carbon dioxide tension（動脈血二酸化炭素分圧）

★4
欧米ではNIVと略されることもしばしばである．

その有効性についてはすでに多くの文献がある．最近の14の無作為比較試験のメタ解析では，挿管率や死亡率の有意な減少が報告されている[8]．日本のNPPVガイドライン[9]でもエビデンスレベルⅠ，推奨度A★5とされている．
- NPPVは装着8時間までは，看護師などの業務負担が逆に増加するといわれているが，それ以後は挿管による従来法以上に業務負担となることはない．また医師，看護師，臨床工学士などによるチームワークを十分とり，本法に習熟することも重要である．

NPPVの適応

- 上記のように，かなり明らかなエビデンスが存在している以上，増悪と判断された場合に酸素療法で改善しないときにはNPPVを行うべきである．どの時点で開始するのかについては日本のガイドライン[9]に示されている（図2）．すなわち，呼吸回数の増加を伴う呼吸困難と$PaCO_2$増加（>45 Torr）を伴うアシドーシス（pH<7.35）が重要項目となる★6．

装着方法と設定条件

- 装着方法の詳細は成書に譲るが，大事なことは，よくフィットするマスクを用い，ゆっくり時間をかけて患者の呼吸に合わせることである．増悪時は口呼吸になっている場合が多いため，鼻口マスクが第一選択である★7．
- 顔面筋の萎縮から，しばしばマスクからのエアリーク量が100L/分以上と増大することがあるが，60L/分以下が目安となる★8．
- 初期設定で大切なことは，COPD患者でとくに増悪した場合などでは閉塞性換気障害が強まり呼気障害が著明で，気道内に生じている内因性PEEP（auto-PEEPともよぶ）（Column「内因性PEEPとは」参照）が強まり，それに打ち勝つだけのPEEP圧（カウンターPEEP）が必要になる．そのため急性期での装着当初は6〜8cmH_2Oとやや高めのPEEP圧で開始すると急に息切れのとれることもある．IPAP圧は通常どおり8〜10cmH_2Oでよい．

呼吸器のモード設定に関して

- NPPVは，基本的には圧制御人工呼吸に属するため，換気量をどのように確保していくのかが最大の問題である★9．
- モードとして通常はS/Tモード（BiPAP Vision®など）が用いられる．自発呼吸が不規則あるいは弱い場合などでは，筆者らの経験ではTモードを用い，自発呼吸数より2〜3回/分多い回数を設定するとうまくいくことがある．患者にはリラックスして機器の送気に合わせるよう指導する★10．
- 近年，AVAPSやiVAPSモードをもった機種が存在するが，両者ともNPPV機器に，主に慢性期使用として，睡眠中など低換気になった場合に，吸気圧（IPAP圧）を自動的に調整して換気量を一定にするモードであり，前者は目標の1回換気量を設定，後者は肺胞換気量を設定し，さらに呼吸数に関してもフィードバックがかかるようになっている[10]．しかし，これらのモードが急性期の呼吸管理において，どのくらいの効果を上げるかについては，まだ十分検討されていない．

★5 推奨度A

推奨度とは，日本で作成されたNPPVガイドラインにおけるエビデンスに関する記載で，Mindsの評価法以外に，編集委員の判断で決めている日本の基準である．推奨度Aとは，行うよう強く勧められる強い根拠があり，明らかな臨床上の有効性が期待できる．

▶2章「2-7 非侵襲的陽圧換気」（p.124）参照

★6

ただし敗血症性ショックなど，呼吸・循環状態のきわめて不安定な場合や患者の協力の得られない場合などは除外基準となり，侵襲的人工呼吸（IPPV）を考慮する．

★7

マスクコンプライアンス不良の場合には，鼻マスクや顔全体を覆うトータルフェイスマスクを用いることもある．

★8

リークに対しては機器がある程度代償して送気量を増やすなどするため，無理にバンドを締めなくてよい．患者の吸気開始と機器からの送気のタイミング（IPAP）が同期していれば，リークはほぼ代償されている．

▶IPAP：
inspiratory positive airway pressure
▶S/Tモード：
spontaneous/timed mode
▶AVAPS：
average volume assured pressure support
▶iVAPS：
intelligent volume assured pressure support

1-2 慢性閉塞性肺疾患の増悪と気管支喘息発作

Column 内因性PEEPとは

　COPD患者で，十分に息を吐き出せない現象が起き，呼気終末においても気道内が陽圧（+5.0cmH₂O程度）となっている状態をいう．これは挿管下呼吸管理中，流量-時間曲線の呼気波形において呼気が基線0に戻る前に次の吸気が始まっていることからわかるが，この状態からの吸気は通常より吸気筋に負荷をかけることとなり，呼吸の仕事量増大につながる（図3）．
　COPDの呼吸管理においては，NPPV・IPPVいずれで開始する場合でも呼気での陽圧（PEEP）をやや高めに設定（6〜8cmH₂O）するほうが呼吸仕事量の減少につながり，基線0に戻っていなかった流量-時間曲線も基線に戻る．
　また呼気時間を十分にとるため吸気時間やrise timeを短くしたり，吸気/呼気時間比を少なくしたりすることも効果的な場合がある．

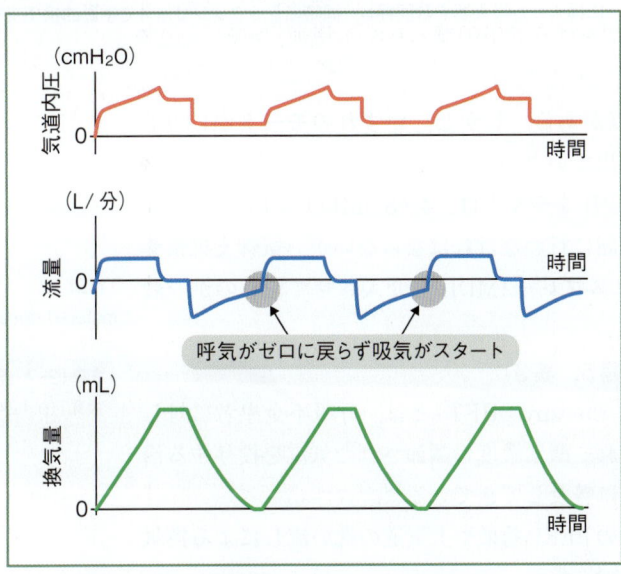

図3 COPD例の呼吸管理で内因性PEEPを示す人工呼吸管理中のトレンドグラフ
気道内圧や換気量の波形では，異常がわかりにくい．

栄養と中止・離脱について

- マスク装着後数時間で安定した場合，呼吸不全の原因が明らかな誤嚥性肺炎ではないことを確認したならば，経口的に食事摂取を開始する．
- なお離脱方法は，徐々にNPPV離脱時間を増やすon-off法がよい．
- NPPV装着後，半日程度の状態でCO₂の上昇とアシドーシスの進行，意識レベル低下，循環状態不安定，マスクの著しいコンプライアンス不良などが存在する場合，気管挿管に変更する．

■ 気管挿管による呼吸管理

- 経鼻では副鼻腔炎併発の割合が高いため，通常は経口挿管が行われる．また，7〜10日以上，気管挿管が必要な場合には気管切開に変更することが多い．
- 換気モードはPSV，A/Cモード，SIMVなどが用いられる．酸素療法やNPPV治療に比べ閉鎖回路による呼吸管理であるため，気道内圧や呼気CO₂

★9 NPPV中の動脈血酸素化維持について

吸入酸素濃度（FiO₂）が主体となるが，それ以外にもPEEP圧，換気量などの設定を組み合わせて行う．

★10 S/Tモード

自発呼吸に応じてSモード（spontaneous mode）運転を行うが，一定時間内に自発呼吸が検出されないときに，バックアップとしてIPAPが供給される．これは，量制御人工呼吸器でのA/C（assist/control）モードに相当するが，NPPV専用機種であるBiPAP Vision®やRespironics V60®などの広義の圧制御人工呼吸器ではS-mode, T-mode, S/T modeの3種の設定名称となっていることによる．

▶2章「2-5 逆比換気」（p.106），4章「4-9 モニタリング」（p.241）参照

▶PSV：
pressure support ventilation（圧支持換気）
▶A/Cモード：
assist/control mode
▶SIMV：
synchronized intermittent mandatory ventilation（同期式間欠的強制換気）

17

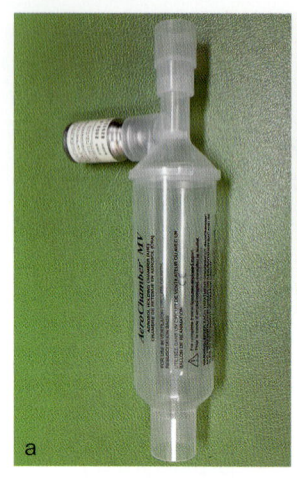
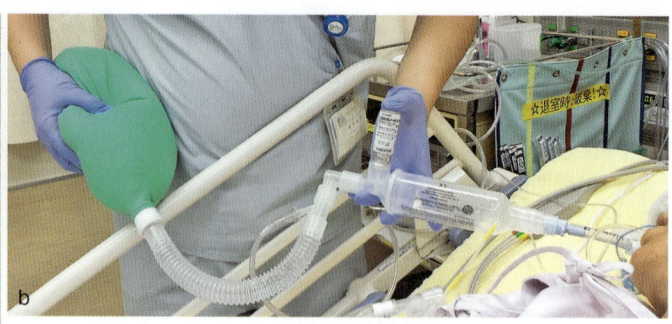

図4 回路に挿入するスペーサー(トゥルーデルメディカル社のエアロチャンバー)
a：回路によっては接続部にアダプターの必要な場合もあるが，MDIを写真のように差し込み吸気時に合わせて所定の回数を早押しする．
b：喘息大発作のため気管挿管された患者に対し，スペーサーを回路に接続，エアロチャンバーに挿入した吸入器を数回押し，同時にジャクソンリースで手動的換気を行っている．

モニター[11]が正確に行える利点がある．しかし，いずれのモードがCOPDで優れているかについて結論は出ていない．
- NPPVと同様に，負荷するPEEP圧をやや上げ，4～8cmH$_2$Oにする．
- 経過中に気道分泌物の吸引は頻回に行わなければならないが，気管支拡張薬の吸入療法として回路に直列にスプレー(MDI)を介入させて行うのが一般的である(図4)．

ハイフローセラピー(HFT)(図5，表3)

- ハイフローセラピー(high flow therapy：HFT)とは，呼吸不全患者に対し経鼻的に高流量で加温・加湿され，酸素濃度の調節された気流を投与する治療で，日本でも臨床現場で急速に普及してきている[12]．
- 換気に与える影響として，軽度のPEEP効果や上気道の洗い流しによる換気の改善も確認されている．
- すでに欧米ではさまざまな呼吸不全患者を対象に，高流量酸素療法やNPPVとの比較試験が多くなされている．表4にNPPVおよびIPPVとの比較を示す．
- 最近Fratらは，数百例の急性呼吸不全患者を対象に前向きの無作為比較試験を行い，気管挿管率や予後を検討した結果，HFTはNPPVに比べて3か月後の死亡率が有意に低下し，また比較的重症な急性呼吸不全例で，1か月後に挿管となる症例が有意に減少していたことを報告している[13]．
- COPDの増悪の際には，内因性PEEPの発生，感染による気道内の粘稠な分泌液貯留などHFTの特長を生かせる病態であり，通常，NPPVが適応となる病態の多くは，常にHFTも適応となる(図1の→部分がHFTの有効点である)．
- なおHFTには上記のように，上気道，とくに鼻咽頭腔のCO$_2$洗い出し効果によって肺胞換気量を増大させる効果をもっている．CO$_2$の蓄積したⅡ型呼吸不全に対しては，高濃度酸素が投与される可能性もあり，換気状態やPaCO$_2$に関しては注意深くモニターしなければならない．
- 慢性期において，HFTによって呼吸仕事量の減少や増悪回数の減少を示し

▶MDI：
metered dose inhaler

▶2章「2-7 非侵襲的陽圧換気」(p.124) 参照

▶3章「3-5 tracheal gas insufflation (TGI)」(p.165) 参照

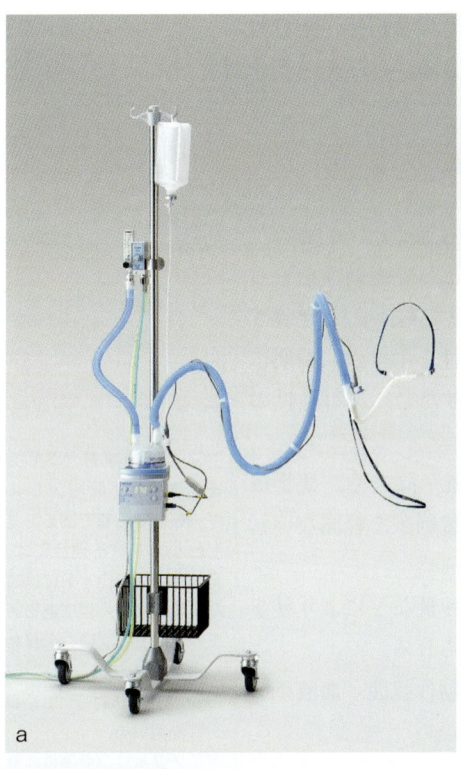
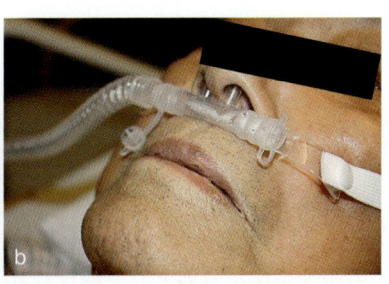

図5 ハイフローセラピー（HFT）
a：Optiflow™（Fisher & Paykel HEALTHCARE社製）．機器の全体図．加湿器，酸素ブレンダーおよび吸入回路（熱線入り）から成る．
b：鼻カニューラ（パシフィックメディコ社製）．ハイフローセラピー専用のカニューラにより経鼻的に高流量O_2吸入が可能で，この状態で飲食や会話が可能である．

表3 現状におけるハイフローセラピーの適応と制限（暫定）

適応	①大気下でPaO_2<60 Torr（急性呼吸不全） ②気道内に分泌物貯留を多く認める状態 　　あるいは， ③強い息切れを呈して呼吸仕事量の増大が強く疑われる場合 ①は必須である，②③が加われば本法のよい適応である
制限1	・$PaCO_2$>45 Torr ・本法のFiO_2を必ず調節し，さらにpH<7.35の場合にはエビデンスや疾患を考慮のうえNPPVあるいは挿管下人工呼吸を考慮
制限2	・バイタルサインの安定していない場合 ・PaO_2<40 Torr（大気下）の重症呼吸不全

PaO_2：動脈血酸素分圧，$PaCO_2$：動脈血二酸化炭素分圧．
（蝶名林直彦．ハイフローセラピー実践マニュアル．ライフ・サイエンス；2014．p. 1-6[12]より）

表4 ハイフローセラピーとNPPV/IPPVとの呼吸不全に対する有用性の比較

	ハイフローセラピー	NPPV	IPPV
適応　PaO_2<60 Torr	○	○	○
換気効果	死腔換気減少	リークなければ良好	優れる
PEEP効果	若干あり（〜5.0）	良好	優れる
加湿効果	優れる	不良	良好
侵襲性	少ない	中等度	高度

NPPV：非侵襲的陽圧換気，IPPV：侵襲的陽圧換気，PaO_2：動脈血酸素分圧，PEEP：呼気終末陽圧．

た論文は多い[14]．加えて本治療は，NPPVと比べても患者の負担感がきわめて軽く，会話や食事の可能な状態で治療を行うことができる．

2 気管支喘息発作と治療上の注意点

a─気管支喘息発作の病態

- 気管支喘息は，「気道の慢性炎症を本態とし，臨床症状として変動性をもった気道狭窄（喘鳴，呼吸困難）や咳で特徴づけられる疾患である」[2]と定義されているように，通常は自然にあるいは治療により可逆性を示すが，長期にわたり炎症が続くと気道構造の変化（リモデリング）をきたし，非可逆性の気流制限を起こす[15]．
- 治療目標は気道炎症を惹起する因子（アレルゲン）の回避・除去や，薬物療法による炎症の抑制と気道拡張により，気道過敏性と気流制限を軽減ないし寛解することである．
- 喘息自体の重症度としては，発作の強度や頻度および1秒量などにより軽症間欠型，軽症持続型，中等症持続型，重症持続型に分けられる．
- 喘息発作の強度として，息切れの程度，発作時に可能な動作範囲，血液ガス所見などによって5段階に分類される（表5）．

b─薬物療法

- 本項では，表5に示した発作強度のうち中発作以上を取り上げるが，まず行う共通の治療はSABA（サルブタモール硫酸塩など）の反復吸入である．通常それに加えて，アミノフィリン（ネオフィリン® 250mg）やステロイド薬の静脈投与と同時に酸素吸入（SpO$_2$ 95％目標）を追加する★11．施設によっては0.1％アドレナリン（ボスミン®）皮下注を併用する．
- 中発作の場合は1時間以内に症状が改善すれば帰宅させるが，PaCO$_2$の上昇を伴う大発作以上の場合は，通常，入院あるいはICU管理とするべきである．
- 大発作～重篤発作の場合で，上記すべての薬物療法を最大限（ステロイドであればヒドロコルチゾン500～1,000mg，メチルプレドニゾロン80mg/4時間）使用しても症状が増悪する場合には，人工呼吸を考慮する．
- また酸素吸入下でもPaO$_2$≦50Torrや意識障害を伴う急激なPaCO$_2$上昇がみられる場合にも，人工呼吸管理を考慮する★12．

c─人工呼吸療法

▶気管挿管（IPPV）かNPPVか

- 現状では，気管支喘息発作に対する人工呼吸療法の第一選択は，気管挿管による人工呼吸と考えられている[9]．
- すなわち，NPPVは適応を吟味して行えば，呼吸困難や呼吸機能を改善し気管挿管の回避や入院期間の短縮が可能であるが[16,17]，一方，喘息発作は急激

★11
アスピリン喘息（NSAIDs過敏喘息）や薬剤アレルギーをもつ患者であることがわかっている場合には，発作時のステロイドにはコハク酸エステル型であるメチルプレドニゾロンの代わりにベタメタゾン（リンデロン®）あるいはデカドロン®）を用いる．
アミノフィリン点滴は，有効血中濃度領域が狭いため，血中濃度モニターを行いつつ消化器症状（とくに悪心，嘔吐）や頭痛・動悸などの中毒症状の発現があれば中止する．なお筆者らの施設では，ステロイドを十分使用した場合にはアミノフィリンの効果は少ないとの考えから，最近，本剤を用いる機会は減少している．

★12
喘息発作に対する薬物療法のポイントは，症状のさらなる増悪の前に，ステロイドなどの薬物を十分使用することで早めの対応をすることである．またPaCO$_2$値だけでなく，血中アシドーシスの程度にも注意を払う．

ここがポイント
気管支喘息では気管挿管を第一に考える．NPPVで悪化の兆しがあれば躊躇せず，挿管下の呼吸管理を行う

表5　気管支喘息発作の強度

発作強度	呼吸困難	動作	検査値			
			%PEF	SpO₂	PaO₂	PaCO₂
喘鳴	動くと苦しい	ほぼ普通	80％以上	96％以上	正常	45 Torr 未満
小発作	苦しいが横になれる	やや困難				
中発作	苦しくて横になれない	かろうじて歩ける	60〜80％	91〜95％	60 Torr 以上	45 Torr 未満
大発作	苦しくて動けない	会話困難	60％未満	90％以下	60 Torr 以下	45 Torr 以上
重篤	呼吸減弱，チアノーゼ	体動不能意識障害	測定不能			

％PEF：最大呼気流量（速度）（通常，予測値に対する割合で示す）★13，SpO₂：経皮的酸素飽和度，PaO₂：動脈血酸素分圧，PaCO₂：動脈血二酸化炭素分圧．

★13 ％PEF

ピークフローモニタリング；簡易型ピークフローメータによって患者の最大呼気流量を経時的に測定することによって，気道閉塞の程度・変化を客観的に評価できる．しかし，その基準となるPEFの予測値を決めるためには2つの方法がある．1つは，年齢・身長から予測式が男女別に確立[2]されており，それを用いる方法，2つ目は，2週間以上，症状の安定した自己最良値を用いる方法である．

表6　気管挿管の適応

- 高度の換気障害もしくは心停止，呼吸停止がみられる場合
- 明らかな呼吸筋疲労がみられる場合
- 酸素を最大限投与してもPaO₂が50 Torr 未満の場合
- PaCO₂が1時間に5 Torr 以上，上昇する場合
- 急激なPaCO₂の上昇と意識障害を伴う場合

PaO₂：動脈血酸素分圧，PaCO₂：動脈血二酸化炭素分圧．
(「喘息予防・管理ガイドライン2015」作成委員．重篤喘息症状・エマージェンシー（重篤発作）．喘息予防・管理ガイドライン2015．協和企画；2015．p.159[2]より)

に悪化することがあり，気管挿管の時期を逸すると生命に危険な状態となる．気管支喘息においては，COPDと異なり，現状では挿管を第一に考えておくべきであり，NPPVで悪化の兆しがあれば躊躇せず気管挿管下での呼吸管理を行わなければならない．

気管挿管での管理法

- 表6に挿管人工呼吸の適応をまとめた．要約すると，①強い呼吸不全，とくに肺胞低換気となっている場合，②循環に問題が出てきた場合，③意識レベルの低下が認められた場合などが，とくに気管挿管の絶対適応である．
- 導入当初はFiO₂ 1.0としてA/Cモード，1回換気量5〜8 mL/kg，I：E比1：3程度で十分な呼気時間をとる．強い気道攣縮のため気道内圧の上昇は避けられないが，プラトー圧（P_plat）は30 cmH₂O以下に保つようにする．これは，喘息発作では強い気道攣縮のため最高気道内圧（P_peak）は著しく上昇することがあるが（抵抗圧の上昇），吸気終末になって現れ肺胞内圧を反映するといわれるプラトー圧（弾性圧）が上昇すると気胸などの合併症が併発しやすくなるからである．
- 気道内圧を低下させるために，1回換気量を減らすことがあり，分時換気量減少からPaCO₂上昇という経過をとる場合があるが，気道内圧上昇による肺のbarotrauma（圧外傷），すなわち気胸の併発の危険性を考慮すると，

表7 気管支喘息発作時のNPPVの適応基準

- β₂刺激薬の吸入で改善の乏しい呼吸困難
- 著明な努力呼吸
- 明らかな呼吸筋疲弊
- $PaCO_2$上昇（$PaCO_2$＞45 Torr）

$PaCO_2$：動脈血二酸化炭素分圧．
（日本呼吸器学会NPPVガイドライン作成委員会，編．NPPV（非侵襲的人工呼吸管理）ガイドライン．改訂第2版．南江堂；2015．p.67[9]）より）

- $PaCO_2$は80 Torr程度まで分時換気量減少を容認する治療法（permissive hypercapnia）をとることも多い[2]．
- PEEPをかけるかどうかは議論のあるところである．COPDと同様に発作時には気道に内因性PEEPが生じていることが多く，カウンターPEEPとして5～10 cmH₂O程度のPEEPをかけたほうがよいという意見もある．
- 気管挿管の前投薬としてアトロピン硫酸塩や鎮静薬（ジアゼパムなど）が使用され，挿管の際には筋弛緩薬が投与される．なお，バルビツール酸系薬による麻酔導入は喘息発作を悪化させる可能性があり禁忌である．
- 喘息発作に対する治療はそのまま継続するが，とくに経静脈的ステロイドとともに，気管チューブからβ₂刺激薬や吸入用ステロイドをMDIによって直接投与する（図4）．

NPPVで人工呼吸を開始する場合

- すでに述べたように，気管支喘息に対して近年，日本でもNPPVの有用性の報告は多く[18]，また日本のガイドライン[9]でもエビデンスレベルⅡ，推奨度C1★14（経験の少ない施設においてはC2★15）に位置づけられている．
- 喘息発作に対するNPPVの機序として，①気道内陽圧によるカウンターPEEPによる効果，②換気不全を伴っている場合にpressure support（圧支持）による換気の確保，③挿管の回避，などがあげられている．

実際の方法

- 表7に喘息発作時のNPPVの適応を示す[9]．酸素療法のみでは呼吸困難が強く，また気管支拡張薬の吸入や点滴などの治療によっても，回復までに時間を要すると判断されたときである．自覚症状が強い場合などは挿管適応の判断時期より一歩早めにNPPVを導入するのがコツである．
- 初期設定としては，CPAPを用いてもうまくいく場合があり，筆者らは5 cmH₂O程度のPEEPを用い発作時の呼吸困難が軽減され，数時間で離脱できた例も経験している．BiPAPとしては，通常，IPAP 8 cmH₂O，EPAP 4 cmH₂O程度の低い圧から開始する．装着当初は30分に1回くらい血液ガスを測定し，臨床的な息切れの評価と，COPDの項で述べた内因性PEEPなども考慮しつつ最適圧を決めていく．
- FiO_2は，たとえCO₂の蓄積があっても当初は0.5～1.0の範囲で設定し（気管挿管時と同様にpermissive hypercapnia），できるだけ低酸素血症を避けるべきであり，PaO_2＞90 Torrを保つようになったら徐々にFiO_2を低下させていく．

▶4章「4-9 モニタリング」（p.241）参照

ここがポイント
バルビツール酸系薬による麻酔導入は禁忌である

★14 推奨度C1
科学的根拠は少ないが行うことを考慮してよい，有効性が期待できる可能性がある．

★15 推奨度C2
十分な科学的根拠がないので明確な推奨ができない，有効性を支持または否定する根拠が十分でない．

▶CPAP：
continuous positive airway pressure（持続性気道内陽圧）

▶EPAP：
expiratory positive airway pressure

気管挿管へ移行する場合
- NPPVは挿管人工呼吸に比べて，気道の確保・換気量の維持に関して確実な保証がないため，基本的には，治療に対する反応の乏しいときには挿管によるIPPVを躊躇しない．換気不全や重篤な低酸素血症，あるいは意識障害が出現した場合が気管挿管のタイミングである[19]．
- 具体的な数値として，pH＜7.20，$PaCO_2$＞60 Torrあるいは$PaCO_2$が5 Torr/時以上の上昇があげられている．

NPPVの離脱について
- 平松らによると気管支喘息大発作時の平均NPPV装着時間は，平均で約2日間であったとしているが，他の報告を参照してもほぼ同様であり[19]，きわめて短時間であることが特徴である．したがって多くの場合，臨床症状は急速に改善し同時にアシドーシスも改善するが，その間にNPPVの離脱を検討することになる．
- 最終的にはマスクを外して，短期間の呼吸状態を観察し，それ以上の時間を離脱してよいのかを決定する．ただし離脱時に再び増悪(自然増悪)することがあるので，その際はNPPVの利点を生かし再装着すればよい．

おわりに
- COPDと気管支喘息に対する人工呼吸管理を含めた呼吸療法について，各治療ごとの適応病態を解説しつつ具体的方法について述べた．それぞれの治療法ごとにエビデンスレベルが異なり，それをふまえたうえで実際の治療にあたることが重要である．

(蝶名林直彦，仁多寅彦，西村直樹)

文献

1) 日本呼吸器学会COPDガイドライン第4版作成委員会，編．COPD(慢性閉塞性肺疾患)診断と治療のためのガイドライン．第4版．東京：メディカルレビュー社；2013．
2) 「喘息予防・管理ガイドライン2015」作成委員．喘息の定義．喘息の病型．重篤喘息症状・エマージェンシー(重篤発作)．喘息予防・管理ガイドライン2015．東京：協和企画；2015．p.2-3，159．
3) Donaldson GC, et al. Relationship between exacerbation frequency and lung function decline in chronic obstructive pulmonary disease. Thorax 2002；57：847-52.
4) Sapey E, Stockley RA. COPD exacerbations. 2：Aetiology. Thorax 2006；61：250-8.
5) Calverley PM, et al；TORCH investigators. Salmeterol and fluticasone propionate and survival in chronic obstructive pulmonary disease. N Engl J Med 2007；356：775-89.
6) Celli BR, MacNee W；ATS/ERS Task Force. Standards for the diagnosis and treatment of patients with COPD：A summary of ATS/ERS position paper. Eur Respir J 2004；23：932-46.
7) Chatmongkolchart S, et al. In vitro evaluation of aerosol bronchodilator delivery during noninvasive positive pressure ventilation：Effect of ventilator settings and nebulizer position. Crit Care Med 2002；30：2515-9.
8) Quon BS, et al. Contemporary management of acute exacerbations of COPD：A systematic review and metaanalysis. Chest 2008；133：756-66.
9) 日本呼吸器学会NPPVガイドライン作成委員会，編．NPPV(非侵襲的人工呼吸管理)

ガイドライン．改訂第2版．東京：南江堂；2015．p.54-68．
10) 藤井一彦，興梠博次．NPPVの新潮流—iVAPSモード．呼と循2015；63：469-76．
11) 蝶名林直彦，中岡大士．呼吸不全 COPD増悪．救急・集中治療2015；27：375-8．
12) 蝶名林直彦．ハイフローセラピーの適応と限界．西田　修，監，竹田普浩，編．ハイフローセラピー実践マニュアル．東京：ライフ・サイエンス；2014．p.1-6．
13) Frat JP, et al；FLORALI Study Group；REVA Network. High-flow oxygen through nasal cannula in acute hypoxemic respiratory failure. N Engl J Med 2015；372：2185-96.
14) Atwood C, et al. Effect of High Flow Highly Humidified Air via Nasal Cannula on Respiratory Effort in Patients With Advanced COPD. Chest 2011；140（4_MeetingAbstracts）：536A. http://journal.publications.chestnet.org/collection.aspx?categoryID=6283&page=54&isjournal=1
15) Global Initiative For Asthma. http://www.ginasthma.org/
16) Fernández MM, et al. Non-invasive mechanical ventilation in status asthmaticus. Intensive Care Med 2001；27：486-92.
17) Meduri GU, et al. Noninvasive positive pressure ventilation in status asthmaticus. Chest 1996；110：767-74.
18) 長谷川隆一，ほか．NPPV．救急医学 2005；29：179-84．
19) 平松哲夫，ほか．エビデンスのやや不十分な疾患—気管支喘息．蝶名林直彦，編著．症例から学ぶNPPV—チーム医療の役割分担．東京；克誠堂出版；2010．p.51-9．

1-3 間質性肺炎の急性増悪

はじめに

- 間質性肺炎（interstitial pneumonia）の急性増悪とは，間質性肺炎の慢性経過中に両肺野に新たな肺の浸潤影の出現とともに急速な呼吸不全の進行がみられる病態である．当初は，特発性肺線維症（idiopathic pulmonary fibrosis：IPF）の急性増悪として認識され，その後，IPF以外の慢性間質性肺炎にも起こることが報告されているが，IPF以外の知見は乏しいため，本項ではIPFの急性増悪を中心に概説する．

> **ここがポイント**
> 間質性肺炎の急性増悪では新たな肺浸潤影と急速な呼吸不全の進行がみられる

1 急性増悪の病態と診断基準

a ― 病態

- 「IPFの急性増悪」とは，IPFの慢性経過中に両肺野に新たな肺の浸潤影の出現とともに急速な呼吸不全の進行がみられる病態であり，日本で提唱された概念である（図1，2）[1,2]．
- 欧米では，長らく急性増悪という病態の認識はなされていなかったが，2002年の特発性間質性肺炎（idiopathic interstitial pneumonias：IIPs）に関する国際的な多分野合意分類において "acute exacerbation（急性増悪）" という言葉が明記され，欧米での認識に繋がった．
- この分類において，原因不明の急性呼吸窮迫症候群（ARDS）で，組織学的

> **ここがポイント**
> IPFの急性増悪は，IPFに急性間質性肺炎（AIP）が合併した病態

▶ARDS：
acute respiratory distress syndrome

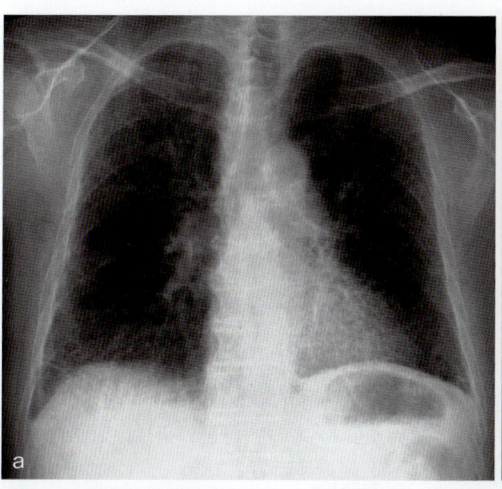

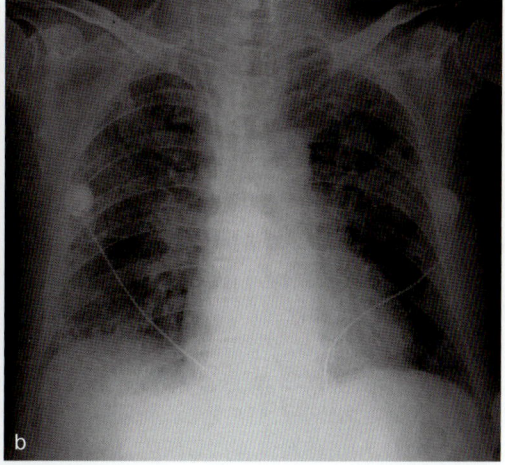

図1　特発性肺線維症（IPF）の急性増悪 ── 胸部Ｘ線所見
a：急性増悪前．両下肺野主体に線状・網状影を認める．
b：急性増悪後．両肺野にすりガラス陰影の出現を認める．

25

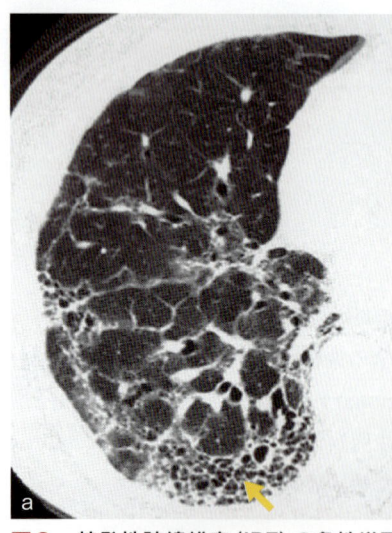

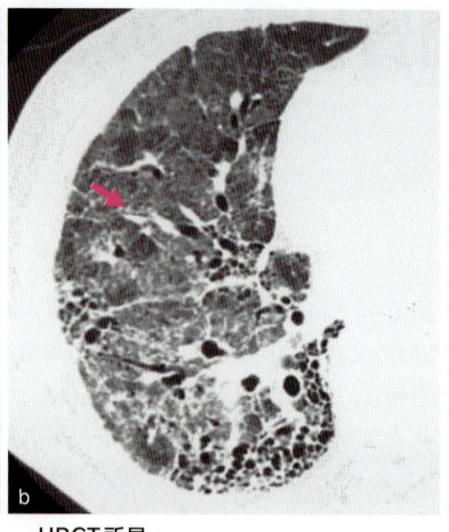

図2 特発性肺線維症（IPF）の急性増悪——HRCT所見
a：急性増悪前．胸膜直下背側に蜂巣肺所見を認める．　➡蜂巣肺．
b：急性増悪後．新たにすりガラス影の出現を認める．　➡すりガラス陰影．

▶HRCT：
high-resolution CT（高分解能CT）

　にびまん性肺胞傷害（diffuse alveolar damage：DAD）を呈する間質性肺炎は急性間質性肺炎（acute interstitial pneumonia：AIP）と定義されているが，IPFの急性増悪はIPFにAIPが合併した病態と考えると理解しやすい．すなわち，IPFの急性増悪では臨床的にはIPFの経過中に急速な呼吸不全が進行し，画像的には新たに両側にびまん性の浸潤影が出現し，病理学的にはIPFの特徴的所見である通常型間質性肺炎（UIP）所見に加え，AIPの特徴的所見であるDAD所見の重複が認められる．
● なお，日本では薬剤や手術後，気管支肺胞洗浄（BAL）などによる急性増悪の頻度が欧米人に比べ高いのではないか，という考え方が提唱されている[2]．

▶UIP：
usual interstitial pneumonia

▶BAL：
bronchoalveolar lavage

Column 急性間質性肺炎（AIP）

　AIPは，1986年Katzensteinら[3]が急速進行性の経過をたどる原因不明の間質性肺炎8例の開胸肺生検症例の検討から，新たに提唱した臨床病理学的疾患概念である．急性呼吸窮迫症候群（ARDS）と同様の臨床症状を呈するが，ARDSと異なり誘因（敗血症，肺感染症，外傷，薬剤など）は認められず，idiopathic ARDSとも呼称される．従来のHamman-Rich症候群は本疾患と同一疾患とされる．病理学的には器質化期のびまん性肺胞傷害（DAD）と同様の所見を呈し，病変の時相は均一である．AIPの肺傷害は重篤ではあるが，同時にその組織傷害の可逆性が注目される病変であり，慢性かつ進行性の経過をたどり病理学的に通常型間質性肺炎（UIP）パターンを呈する特発性肺線維症（IPF）とは区別して考えられるべき疾患である．また，AIPの症例が慢性化し，IPFに移行することはない，と考えられている．AIPの死亡率は60～90％とされるが，呼吸不全を乗り切った症例では完全回復も期待できる．しかしながら，再発を繰り返す例や慢性進行性の経過を呈した例も報告されている．

　さて，ARDSもBerlin定義により，1週間以内の経過と定義が変わった．一般にAIPはARDSよりもゆっくりと経過することが多く，idiopathic ARDSとの認識は定義上困難となった．

b — 診断基準

- 日本での改訂試案[4]と, 欧米で発表された2つの基準[5,6]を**表1**に示す. これらは大筋では共通しているが, 若干の差異があるので以下に概説したい.

診断基準の国際比較

- 日本の基準（基準1）では,「IPFの経過中に」と記載されているように, 急性増悪前のIPFの診断を前提としているのに対し, IPF Clinical Research Network（IPFnet）の基準（基準2）では, "previous or concurrent diagnosis of IPF" とし, 急性増悪時にIPFの診断がついた症例も許容している. 日本の基準（基準1）では, 急性増悪とAIPの鑑別が重要であること, IPF以外の症例が混入することを避けるため, 急性増悪前のIPFの診断を前提としている. 基準2では, 特発性のUIP所見がIPFの診断に重要な所見と認められていること, IPF急性増悪を初診とする症例報告がなされていることなどから, 急性増悪時のIPF診断も受け入れる基準となった.

- 急性増悪時にIPFと診断できる条件としては, HRCTでIPFと診断するに足る所見か, 組織学的にUIP所見を確認し, 特発性と判断できる場合とされている. しかしながら, このような症例の検討は限られ, その意義の検証についてはさらなる検討が必要であろう.

- 急性増悪の進行スピードについては, 1か月以内, あるいは30日以内とほぼ同一である. 日本の基準では,「同一条件下でPaO_2 10 mmHg以上の悪化」

▶PaO_2：
arterial oxygen tension
（動脈血酸素分圧）

表1 特発性肺線維症（IPF）急性増悪の診断基準 —— 国際比較

基準1 （日本の改訂試案[3]）	基準2 （Perspective[4]）	基準3 （Concise clinical review[5]）
IPFの経過中に, 1か月以内の経過で,	○：急性増悪時のIPF診断も許容	○
①呼吸困難の増強	○	○
②HRCT所見で蜂巣肺所見＋新たに生じたすりガラス陰影・浸潤影	○：蜂巣肺所見の有無は問わない	○：蜂巣肺所見の有無は問わない
③動脈血酸素分圧の有意な低下（同一条件下でPaO_2 10 mmHg以上）のすべてがみられる場合を「急性増悪」とする	×：基準なし	△：SpO_2で5％あるいはPaO_2で8 mmHgを超える悪化
明らかな肺感染症, 気胸, 悪性腫瘍, 肺塞栓や心不全を除外する	○	○
参考所見：（1）CRP, LDHの上昇 （2）KL-6, SP-A, SP-Dなどの上昇		補足：progression of IPFと区別して定義

○：同一, ×：異なる, △：やや違いあり.
HRCT：高分解能CT, PaO_2：動脈血酸素分圧, SpO_2：経皮的酸素飽和度, CRP：C反応性蛋白, LDH：乳酸デヒドロゲナーゼ, IPF：特発性肺線維症.
（谷口博之, ほか. 厚生労働科学研究費補助金難治性疾患克服研究事業びまん性肺疾患調査研究班 平成15年度研究報告書. 2004. p.114-9[4]/Collard HR, et al. Am J Respir Crit Care Med 2007；176：636-43[5]/Ley B, et al. Am J Respir Crit Care Med 2011；183：431-40[6]より）

が含まれている．これは，安定期と比べてのガス交換障害の悪化を判断する基準として示されたものであるが，安定期の血液ガス所見がない症例については診断が困難となる場合がある．そのため基準2では，ガス交換障害についての基準を含めていない．基準3では，ガス交換障害の基準として，「安静時のSpO₂で5％，あるいはPaO₂で8mmHgを超える悪化」の基準が提案されている．

- 最後に，除外診断として，「明らかな肺感染症，気胸，悪性腫瘍，肺塞栓や心不全を除外する」が示され，いずれの基準でも共通している．しかしながら，時に急性増悪の誘因が推定される場合がある．ステロイドの減量，手術後，BALなどの検査手技後，薬剤（肺癌治療の分子標的薬であるゲフィチニブ〈イレッサ®〉，エルロチニブ〈タルセバ®〉など），胃酸の吸引などを誘因とする場合も急性増悪とほぼ同様の病態と認識され，「急性増悪」として報告されている場合が多い．また，「明らかな肺感染症」は急性増悪から除外されているが，肺感染症を誘因として急性増悪に進行する場合の扱いについては明確ではなく，両者の鑑別は実臨床の現場では必ずしも容易でない．

▶ SpO₂: percutaneous oxygen saturation（経皮的酸素飽和度）

アドバイス
急性増悪の誘因（手術，薬剤など）を知る

新たな提案
- このようにさまざまな誘因が存在すること，肺感染症の除外が困難であることなどから，最近では，急性増悪の定義から原因不明を取り除き病態生理に着目すべき，との提案もなされている[7]．しかしながら，臨床的に増悪と判定される雑多な症例をひとまとめにすることは，治療法の選択や治療効果の判定に混乱やバイアスをきたす可能性があり慎重である必要があろう．筆者は，治療戦略の違いから，基本的に肺感染症は急性増悪から除外すべきと考えている．ちなみに，IPF急性増悪の遺伝子解析を含めた種々の検討によれば，感染症の関与は否定的と報告されている．

2 治療

a — 薬物治療

- IPFの急性増悪時に明らかに有効といえる薬物治療は確立していない．一般的にステロイドと免疫抑制薬が用いられる場合が多い．

ここがポイント
IPFの急性増悪時の明らかに有効な薬物治療は確立していない

ステロイドおよび免疫抑制薬
- ステロイド療法としては，短期大量療法（メチルプレドニゾロン〈mPSL，ソル・メドロール®〉1,000mg/日の3日間点滴静注を，病状の安定化が得られるまで1週間隔で1〜2クール投与）が用いられることが多い[2]．ARDSでのステロイド療法に準じて，メチルプレドニゾロン1mg/kg/日を2週間，次いで2週間で0.5mg/kg/日から漸減する方法も用いられる．
- なお，以上のステロイド療法に加え，免疫抑制薬を併用してもよい．シクロホスファミド500mg/日の点滴静注を1〜2週ごとに併用する方法や，シクロスポリン併用療法，タクロリムス併用療法が試みられている．
- ステロイド療法にて軽快した症例に対する維持療法の必要性や具体的方法に関

```
┌─────────────────────────┐     ┌─────────────────────────┐
│   ステロイド短期大量療法        │     │   ステロイド持続静注法         │
│ メチルプレドニゾロン(mPSL)1,000 │ + │ メチルプレドニゾロン1mg/kg/日,2週, │
│ mg/日,3日間,点滴静注(反応を    │     │ →反応をみながら以後漸減          │
│ みながら1週間後に施行)         │     │                          │
└─────────────────────────┘     └─────────────────────────┘
```

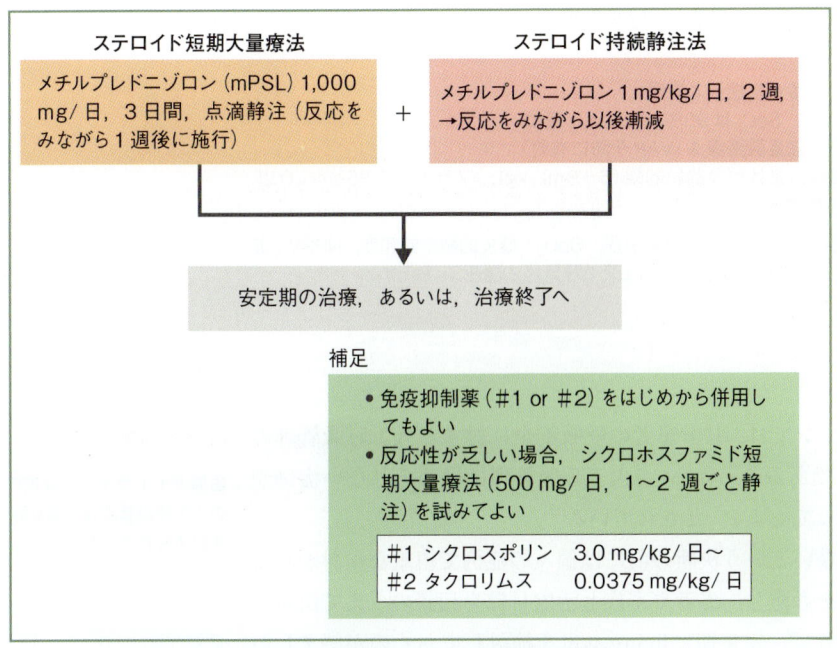

図3　特発性肺線維症(IPF)の急性増悪における薬物療法(例)

補足
- 免疫抑制薬(#1 or #2)をはじめから併用してもよい
- 反応性が乏しい場合,シクロホスファミド短期大量療法(500 mg/日,1〜2週ごと静注)を試みてよい

#1 シクロスポリン　3.0 mg/kg/日〜
#2 タクロリムス　0.0375 mg/kg/日

しては,現時点では統一的見解が得られていない.薬物治療の例を図3に示す.

好中球エラスターゼ阻害薬

- IPFの血漿中好中球エラスターゼ(NE)は健常者に比較して高値を示し,急性増悪時はさらに上昇しており,急性増悪におけるNEの関与が示唆される.シベレスタットナトリウム(注射用エラスポール®)はNE特異的阻害薬であり,IPFの急性増悪に対してP/F(PaO_2/FIO_2)比の改善効果が認められている[2].

- また,IPF急性増悪により挿管・人工呼吸管理を受けた患者においても,ステロイド短期大量療法と本剤の併用により救命が可能であった症例の報告がみられる.人工呼吸管理中の全身性炎症反応症候群(SIRS)に伴う急性肺傷害に保険適用があり,0.2 mg/kg/時を投与する.

抗凝固療法

- IPFの急性増悪ではARDS同様に肺に集積した好中球が血管内皮を傷害し,凝固線溶系異常が招来されることから,低分子ヘパリンの経静脈投与(75 IU/kg/日,1〜2週間)が試みられている.最近では,遺伝子組換えヒトトロンボモジュリン経静脈投与(リコモジュリン® 380 U/kg/日,6日間)が試みられ,有効性を示唆する報告がある[8-11].

アジスロマイシン療法

- マクロライド系抗生物質であるアジスロマイシン(注射用ジスロマック® 500 mg/日,7日間)の使用が,ニューキノロン系抗生物質投与に比較し予後良好であるとの報告[12]がある.

▶NE:
neutrophil elastase

▶FIO_2:
fraction of inspiratory oxygen(吸入酸素濃度)

▶SIRS:
systemic inflammatory response syndrome

表2 特発性肺線維症(IPF)の急性増悪——呼吸管理のポイント

- ARDSに準ずる
- 肺の脆弱性から，より肺保護を意識して管理
- PaO_2は60 mmHg前後以上，SpO_2は90％前後以上に保つ
- 第一選択はNPPVと鼻腔高流量酸素療法（VAP予防に有効）
- 挿管人工呼吸管理：1回換気量は可及的に制限（6〜8 mL/kg），プラトー圧35 cmH$_2$O以下，PEEP 10〜15 cmH$_2$O程度

ARDS：急性呼吸窮迫症候群，PaO_2：動脈血酸素分圧，SpO_2：経皮的酸素飽和度，NPPV：非侵襲的陽圧換気，VAP：人工呼吸器関連肺炎，PEEP：呼気終末陽圧.

b —呼吸管理

- IPFの国際ガイドラインでは，IPF患者の呼吸不全に対する人工呼吸管理の予後がきわめて不良であることから，"人工呼吸管理は勧められない症例が多いが，一部では行ってもよい"とされている[13]．

- 人工呼吸管理を行わないという決断の前には個々の症例で慎重な検討が必要で，死亡率が高い点を考慮し，患者や家族と治療目標を相談のうえで決定する必要がある．できれば，安定期にliving willを検討しておくのが望ましいが，現実的には困難な場合が多い．非侵襲的陽圧換気（noninvasive positive pressure ventilation：NPPV）については，検討してもよいとされ，肺移植への橋渡しのための呼吸管理にも言及している．

- しかしながら後述のように，ここ数年での人工呼吸管理症例における急性増悪の予後は改善しつつあり，広範囲に高度の蜂巣肺が完成した場合や重症度が高い急性増悪など，きわめて予後不良と予測される場合以外は，状況により適応を検討してよいと思われる．

- IPFの急性増悪の呼吸管理法はARDSに準ずるが，肺の脆弱性により人工呼吸器関連肺傷害（VALI）が惹起されやすいと推測され，より肺保護を意識して管理する必要がある．

- PaO_2は60 mmHg前後以上，SpO_2は90％前後以上に保つ．挿管下の人工呼吸管理では1回換気量は可及的に制限し（6〜8 mL/kg），プラトー圧は35 cmH$_2$O以下とする．また，PEEPは心拍出量・血圧の低下がなければ10〜15 cmH$_2$O程度を用いる（**表2**）．

- また，IPFの急性増悪では，ステロイドや免疫抑制薬の使用により，挿管・人工呼吸管理下では人工呼吸器関連肺炎（ventilator-associated pneumonia：VAP）のリスクが高まる．NPPVは，免疫抑制状態にある呼吸不全患者に対し，VAPの頻度を減少させ死亡率を改善することが報告[14]されている．NPPVにより長期生存が得られたとの報告があることからも，積極的に試みてよいと思われる．

- また最近では，急性呼吸不全に対する鼻腔高流量酸素療法（ネーザルハイフロー®）が注目されている．30〜50Lの酸素流量で，一定で最大100％までの高いFiO_2の供給が可能であり，患者の受け入れも比較的良好で，汎用性があるため急速に普及しつつある．急性増悪に対しても応用可能であろう．

ここに注意
国際ガイドラインではIPFの人工呼吸管理は一部を除き勧められていない

ここがポイント
IPF急性増悪の呼吸管理法はARDSに準じ，肺保護を意識して管理する

▶PEEP：
positive end-expiratory pressure（呼気終末陽圧）

c ― PMX-direct hemoperfusion therapy (PMX-DHP療法)

- ポリミキシンB固定化線維 (polymyxin B-immobilized fiber column：PMX) カラムは血中のエンドトキシンを除去する目的で開発された血液浄化デバイスである．最近ではIPFの急性増悪をはじめとするDAD病態に対して応用され，酸素化や予後の改善などの有用例の報告がなされている．
- PMXの作用機序としてエンドトキシン吸着以外に，急性増悪の病底で重要な役割を示すとされる活性化好中球に加え，種々の炎症性メディエーターの吸着効果が報告されている．PMX-DHP療法に関する全国的な後ろ向き試験では，治療前と比較してP/F比の有意な改善を認め，さらに急性増悪後の予後についても比較的良好な結果であった[15]．

d ― 治療法に関する現状

- 日本の80例の多施設でのアンケート調査ではステロイド短期大量療法は97.4％，短期大量療法以外のステロイド療法が83.5％，シクロスポリンAが57.7％，シクロホスファミドパルスが13.9％，大量免疫グロブリン療法が6.5％，シベレスタットナトリウムが42.5％，抗血小板/抗凝固療法が21.9％，ポリミキシンBカラムによるエンドトキシン吸着療法が7.7％に行われていた[16]．
- 韓国のSongらは，90例の急性増悪患者の院内死亡率は50％で，ステロイド短期大量療法は21例，免疫抑制薬の併用は23例で行われているのみであり，その生存率はそれぞれ52.4％，69.6％と報告している[17]．
- アメリカからのHuieらの間質性肺炎の急性呼吸不全27例の報告[18]では，26例（96.3％）で広域抗生物質併用下に高用量のステロイド（mPSL平均696mg/日）が使用されていたが，免疫抑制薬の併用★1は記載されていない．

3 予後

- 急性増悪の予後は当初は80％程度の死亡率と報告[5]されていた．しかしながら，最近ではやや予後の改善が認められ，1か月死亡率は約35％，3か月死亡率は約60％，と報告されている．この改善は，急性増悪の認識が高まったことによる急性増悪の早期・軽症での診断の可能性や，治療・管理の改善による可能性が考えられる．
- より重症例を対象とした人工呼吸管理例での検討では，2008年の135例についてのsystematic reviewにより，院内死亡率80％，全死亡率94％と，挿管・人工呼吸管理はきわめて予後不良であると報告されている[19]．
- しかしながら，2008年以降に報告された論文193例の検討では，NPPVの導入などにより院内死亡率は67％にまで改善している（**表3**）．
- またFernándezらは，単施設ICUにおける人工呼吸管理を要した間質性肺炎患者の後ろ向き解析により，47％が生存退院し41％が1年生存を得たと報告[20]している．
- これら最近の成績から，急性増悪症例においても人工呼吸管理は適応と方法

★1 免疫抑制薬の併用

一般的に，日本では免疫抑制薬が積極的に併用され，アメリカでは免疫抑制薬の併用には慎重であり，欧州では免疫抑制薬の併用が試みられているという現状であろう．

表3 特発性肺線維症（IPF）の急性増悪——2008年以降に発表された人工呼吸管理症例の予後のまとめ

報告（観察期間）	症例数	地域	方法	院内生存率	全生存率
Fernández-Perez et al.（2002～2006）	30	アメリカ	IMV	40%（12/30）	—
Yokoyama et al.（1998～2004）	11	日本	NIV（IMV）	45%（5/11）3か月	45%3か月
Mollica et al.（2000～2007）	34	イタリア	IMV or NIV	15%（6/34）	3%6か月
Güngör et al.（2000～2007）	96	トルコ	IMV or NIV	36%（35/96）	—
Gaudry et al.（2002～2009）	22	フランス	IMV	23%（5/22）ICU退室	—
Vianello et al.（2005～2013）	18	イタリア	NIV（IMV）	14%90日	—
合計	193			33（63/193）	13%

IMV：間欠的強制換気，NIV：非侵襲的換気．

を工夫すれば十分適応可能と思われる．ただし，種々の薬物療法を行っても進行性に悪化する場合の人工呼吸管理の適応は乏しいと思われる．

- 急性増悪時の予後因子としては種々の報告がある．肺機能ではFVC，DLco低値が予後不良因子と報告されている．急性増悪が短期間に進行する場合，重症の低酸素血症も予後不良因子とされる．CRP高値，LDH高値，KL-6高値，プロカルシトニン高値も予後不良因子とされ，急性増悪の画像パターンや，すりガラス陰影，浸潤影，牽引性気管支拡張，蜂巣肺などの陰影の広がりも予後不良因子である．予後因子を知ることは治療方針や治療継続の決定に有用である．

▶FVC：
forced vital capacity（努力呼気肺活量）

▶DLco：
pulmonary carbon monoxide diffusing capacity（ガス拡散能力）

アドバイス
予後不良因子（CRPなどの高値，CTでの画像パターンや陰影の広がり）を知る

ここがポイント
間質性肺炎の呼吸不全症例には，迅速で適切な対応が重要

おわりに

- 間質性肺炎の急性増悪における病態，治療，予後について概説した．本病態は難治性であるが，最近少しずつ予後が改善している印象である．間質性肺炎の呼吸不全症例の対応においては，迅速で正確な病態把握と治療法の決定，適切な予後予測や治療反応性による治療方針の修正が重要である．

（近藤康博）

文献

1) Kondoh Y, et al. Acute exacerbation in idiopathic pulmonary fibrosis. Analysis of clinical and pathologic findings in three cases. Chest 1993；103：1808-12.
2) 日本呼吸器学会びまん性肺疾患診断・治療ガイドライン作成委員会，編．特発性間質性肺炎　診断と治療の手引き．改訂第2版．東京：南江堂；2011.
3) Katzenstein AL, et al. Acute interstitial pneumonia. A clinicopathologic, ultrastructural, and cell kinetic study. Am J Surg Pathol 1986；10：256-67.

4) 谷口博之, 近藤康博. 特発性肺線維症の急性増悪の新しい診断基準について. 厚生労働科学研究費補助金難治性疾患克服研究事業びまん性肺疾患調査研究班 平成15年度研究報告書. 2004. p.114-9.
5) Collard HR, et al. Idiopathic Pulmonary Fibrosis Clinical Research Network Investigators. Acute Exacerbations of Idiopathic Pulmonary Fibrosis. Am J Respir Crit Care Med 2007；176：636-43.
6) Ley B, et al. Clinical course and prediction of survival in idiopathic pulmonary fibrosis. Am J Respir Crit Care Med 2011；183：431-40.
7) Ryerson CJ, et al. Acute exacerbation of idiopathic pulmonary fibrosis：Shifting the paradigm. Eur Respir J 2015；46：512-20.
8) Tsushima K, et al. Thrombomodulin for acute exacerbations of idiopathic pulmonary fibrosis：A proof of concept study. Pulm Pharmacol Ther 2014；29：233-40.
9) Isshiki T, et al. Recombinant human soluble thrombomodulin treatment for acute exacerbation of idiopathic pulmonary fibrosis：A retrospective study. Respiration 2015；89：201-7.
10) Kataoka K, et al. Recombinant Human Thrombomodulin in Acute Exacerbation of Idiopathic Pulmonary Fibrosis. Chest 2015；148：436-43.
11) Abe M, et al. Efficacy of thrombomodulin for acute exacerbation of idiopathic pulmonary fibrosis and nonspecific interstitial pneumonia：A nonrandomized prospective study. Drug Des Devel Ther 2015；9：5755-62.
12) Kawamura K, et al. Efficacy of azithromycin for treatment of acute exacerbation of chronic fibrosing interstitial pneumonia：A prospective, open-label study with historical controls. Respiration 2014；87：478-84. doi：10. 1159/000358443. Epub 2014 Apr 30.
13) Raghu G, et al. An official ATS/ERS/JRS/ALAT statement：Idiopathic pulmonary fibrosis evidence-based guidelines for diagnosis and management. Am J Respir Crit Care Med 2011；183：788-824.
14) Hilbert G, et al. Noninvasive ventilation in immunosuppressed patients with pulmonary infiltrates, fever, and acute respiratory failure. N Engl J Med 2001；344：481-7.
15) Abe S, et al. Polymyxin B-immobilized fiber column（PMX）treatment for idiopathic pulmonary fibrosis with acute exacerbation：A multicenter retrospective analysis. Intern Med 2012；51：1487-91.
16) 田口善夫, ほか. WEB登録によるIPF急性増悪例のレトロスペクティブ調査の解析結果. 厚生労働科学研究費補助金難治疾患克服事業びまん性肺疾患に関する調査研究班 平成18年度報告書. 2007. p.39-45.
17) Song JW, et al. Acute exacerbation of idiopathic pulmonary fibrosis：Incidence, risk factors and outcome. Eur Respir J 2011；37：356-63.
18) Huie TJ, et al. A detailed evaluation of acute respiratory decline in patients with fibrotic lung disease：Aetiology and outcomes. Respirology 2010；15：909-17.
19) Mallick S. Outcome of patients with idiopathic pulmonary fibrosis（IPF）ventilated in intensive care unit. Respir Med 2008；102：1355-9. doi：10.1016/j.rmed.2008.06.003. Epub 2008 Jul 17.
20) Fernández-Pérez ER, et al. Ventilator settings and outcome of respiratory failure in chronic interstitial lung disease. Chest 2008；133：1113-9. Epub 2007 Nov 7.

1-4 術後呼吸不全

はじめに

- 術後呼吸不全（postoperative respiratory failure）を含む術後肺合併症（postoperative pulmonary complication：PPC）は，手術部位感染（surgical site infection：SSI）と並び，最も頻度の高い術後合併症の一つであり，周術期死亡の主要原因の一つであるとされている．また，PPCを発症した場合の在院日数や医療費は，心血管系合併症によるそれらを大きく上回るとの報告もある．
- このように，発症頻度の高さや患者予後・医療経済に与える影響の大きさから，PPCは術後合併症の中でもとくに重要な合併症と考えられている[1]．そのため，周術期管理においては，PPCの高リスク患者を早期に同定し術後呼吸不全を未然に防ぐことがきわめて重要である．
- 本項では，術後呼吸不全の原因，リスク因子，さらには，予防と治療についてまとめた．

> **ここがポイント**
> PPCは頻度の高い術後合併症であり，周術期死亡の主要原因の一つ

1 定義

- PPCや術後呼吸不全に関しては，さまざまな研究が行われているにもかかわらず，厳格な定義が存在せず，そのことが各研究結果の解釈を困難にしている一因ともいわれている．
- 上気道閉塞，無気肺，肺炎，肺水腫，呼吸不全などを総称してPPCと定義する研究が多いように見受けられるが，たとえば無気肺を一つ取っても，どの程度のものから含むのか，あるいは，どのような診断方法を用いるのかなど，研究によってさまざまである．
- 一方，術後呼吸不全に関しては，「術後48時間以内に抜管できないもの」もしくは「抜管後に再挿管が必要となったもの」と定義されることが多い．以下では，術後呼吸不全の前段階ともいえる無気肺なども含めた呼吸器合併症について広く論じてみたい．

2 原因，機序

- 手術直後における抜管後呼吸不全の原因としては，麻酔薬や筋弛緩薬の作用残存による上気道閉塞や低換気を念頭において対応すべきであるが，それ以降の呼吸不全に関しては，種々の原因によって引き起こされる機能的残気量（functional residual capacity：FRC）低下や1回換気量（tidal volume：V_T）低下を主病態とする「換気血流比不均衡」や「シャント」，あるいは，肺水腫・肺炎による「拡散障害」や「換気血流比不均衡」などがその主な原因と考えら

れている.
- 術後呼吸不全を予防・治療するうえで,周術期の呼吸生理の変化を理解することは不可欠であり,なかでも麻酔や手術の影響によって引き起こされるFRC低下は,臨床上最も重要であるため,以下で解説を加えておきたい.

a ― 周術期のFRC低下とPPC

- 周術期にはさまざまな要因でFRCの低下をきたすが,その主な要因としては,手術侵襲や創部痛,麻酔薬や筋弛緩薬などによる横隔膜や呼吸筋群の機能不全,腹腔内臓器による横隔膜の頭側偏位,肺実質や胸郭のコンプライアンス低下などがあげられる.
- 手術や麻酔の影響を受けていない健常肺においては,通常,安静呼気終末時の肺容積であるFRCが,末梢気道が虚脱し始める肺容積であるクロージング・キャパシティ(closing capacity:CC)を上回る(FRC>CC).このことは,健常肺においては,安静呼気終末時に末梢気道が開存していることを意味している.一方,周術期にFRCの低下が起こると,FRCがCCを下回る(FRC<CC)こととなり,このことは,安静呼気終末時に(≒安静呼気の途中から)一部の末梢気道が虚脱した状態にあることを意味している.
- つまり,安静呼吸において一部の末梢気道が開閉を繰り返している状態であり,換気が不十分な肺胞が存在する換気血流比不均衡が発生している状態である.さらには,そのような末梢気道の開閉が繰り返されることで,虚脱部位より末梢の含気が徐々に失われ,ついには無気肺を形成してシャントが発生することに繋がる(図1).

> **ここに注意**
> 周術期の呼吸生理の変化を理解する.FRC低下は最も重要

> **ここがポイント**
> 虚脱部位より末梢の含気が失われ,無気肺を形成し,シャントが発生する

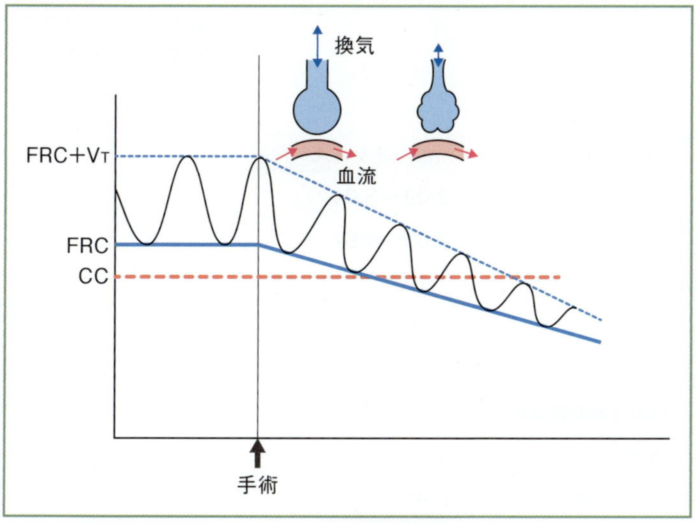

図1 機能的残気量(FRC)低下の臨床的意義
手術前の健常肺(FRC>CC)では,安静呼吸中を通して末梢気道が開存している.一方,FRCが低下し,FRC<CCとなると,安静呼吸中に閉塞する末梢気道が存在するようになり,換気血流比不均衡が生じる.
V_T:1回換気量,CC:クロージング・キャパシティ.

b ─ FRC低下と時間軸

- このように，術後呼吸不全の第1段階ともいえるFRC低下であるが，全身麻酔導入直後から始まり，術後24〜48時間で最も低下するとされている．
- なかでも上腹部手術においては，術直後にFRCが約50％低下し，その後，横隔膜機能不全が回復してFRCが術前の値にまで回復するには，1〜2週間を要するとした文献[2]もみられる．そのため，いわゆるrefillingの時期（肺水腫の好発時期）とも重なり，術直後ではなく術後1〜2日が経過したころに最も呼吸状態が悪化することをしばしば経験する．

3 リスク因子（表1）[3]

- PPCや術後呼吸不全の重大性から考えて，術前にリスク評価を行うことは，周術期呼吸管理の戦略上，非常に重要である．PPCのリスク因子は，患者因子と手術因子とに大きく分けられるが，心血管系合併症と異なり，患者因子よりも手術因子のほうがより重要であることが一つの特徴といえる．

a ─ 患者因子

- 高齢，ASA-PS分類≧2，慢性閉塞性肺疾患（chronic obstructive pulmonary disease：COPD），喫煙，慢性心不全があげられる．

b ─ 手術因子

- **手術部位**：すべてのリスク因子の中で最も重要であり，手術部位と横隔膜との距離が近ければ近いほどリスクが高くなる．
    - 具体的には，胸部手術，上腹部手術，（胸）腹部大動脈手術などが高リスク手術であるとされている．

▶ASA-PS分類：American Society of Anesthesiologists-physical status classification（アメリカ麻酔学会術前状態分類）

ここがポイント

リスク因子のうち手術部位は最重要．胸部・上腹部・（胸）腹部大動脈が高リスク

表1 術後呼吸不全のリスク因子

	リスク因子		オッズ比
患者因子	高齢		2.09〜3.04
	ASA-PS分類≧2		2.55〜4.87
	慢性閉塞性肺疾患（COPD）		1.79
	喫煙		1.26
	慢性心不全		2.93
手術因子	手術部位	腹部大動脈置換術	6.90
		胸部手術	4.24
		上腹部手術	2.91
	緊急手術		2.21
	長時間手術≧2.5〜4時間		2.26

ASA-PS分類：American Society of Anesthesiologists-Physical Status classification（アメリカ麻酔学会術前状態分類）．

- とくに胸部や上腹部の手術では，創部痛の影響に加え，手術侵襲により離断された肋間筋や腹筋などの呼吸筋群の収縮力が低下することにより，随意的な深呼吸運動や咳嗽などが抑制される．
- その結果，FRCやV_Tの低下を引き起こし，ひいては無気肺形成をきたすと考えられている．
- ほかに緊急手術，長時間手術≧2.5〜4時間，筋弛緩作用残存があげられる．

4 予防

- PPCや術後呼吸不全への対策として，高リスク患者に対する予防が重要であることは論をまたない．すでにさまざまな予防戦略についての研究が行われ，対象患者や診断基準のばらつきといった問題を抱えてはいるが，ある程度のエビデンスが蓄積されてきている．ここでは，その予防戦略について術前・術中・術後に分類してまとめてみたい．

a ― 術前の予防戦略

禁煙

- 喫煙がリスク因子とされるなか，術前に短期間の禁煙を行うことで，むしろPPCのリスクが上昇してしまう可能性を指摘した報告が物議を醸したことがある．しかし，2011年に発表された2編のメタ解析が，この問題に一つの結論を出している．
- Myersらによるメタ解析[4]では，8週間以内の短い禁煙期間とPPCのリスクとのあいだに相関関係はないと結論づけられ，Wongらによるメタ解析[5]では，PPCのリスクを減少させるためには少なくとも4週間以上の禁煙期間が必要だが，短い禁煙期間がリスクを上昇させることはないと結論づけられた．
- これらのことから，PPC予防目的には4週間以上前からの禁煙が必要かもしれないが，長期的な観点からみた健康管理のためにも，たとえ短期間であっても周術期に禁煙指導をするのが現在のコンセンサスと言えよう．

アドバイス
短期間であっても禁煙指導は必要

パーソナルベストの達成

- COPD患者においては，禁煙や吸入気管支拡張薬，ステロイドなどを組み合わせたり，服薬コンプライアンスを高めるなどして，術前に患者の呼吸機能のパーソナルベストを達成しておくことでPPCを減少させることができるとの報告があり，術前にCOPDのコントロールを徹底することは重要である．

呼吸筋トレーニング

- 冠動脈バイパス術（coronary artery bypass grafting：CABG）が予定されているPPCの高リスク患者を対象に，術前の呼吸筋トレーニングの予防効果を調べた無作為比較試験（RCT）[6]を紹介する．術前の呼吸筋トレーニングありの患者群には，インセンティブ・スパイロメトリーや深呼吸訓練が毎日20分×術前2週間以上（！）施行された．なお，術後は両群とも同様の理学療法が施行された．その結果，PPCが18％ vs 35％（OR：0.52, 95％ CI：0.30-0.92），在院日数が7日 vs 8日と，いずれも術前の呼吸筋トレーニング

▶"術後の"インセンティブ・スパイロメトリーや理学療法に関しては，「肺拡張療法」(p.40)参照

▶OR：
odds ratio

▶CI：
confidence interval

あり群で有意に良好な結果が認められた．
- さらに，上記のRCTを含めたメタ解析でも，待機的心臓手術患者を対象とした術前の呼吸筋トレーニングが，無気肺や肺炎を有意に減少させ，在院日数を短縮させることが示唆されている．
- このように，高リスク患者への"術前の"呼吸筋トレーニングには，PPC予防効果が期待されるようだが，各研究の規模が小さいため，明確な結論は得られていない．施行方法や施行期間などクリアにすべき問題はまだまだ多いように思われる．

b ― 術中の予防戦略

低侵襲手術の選択
- 開腹手術と腹腔鏡下手術を比較すると，腹腔鏡下手術のほうが術後創部痛が少なく，FRC低下の程度も小さいとされている．そのため，腹腔鏡下手術を選択することによりPPCのリスクを軽減できる可能性が期待されている．

肺保護戦略
- 周術期の呼吸管理において術中の換気設定をどうすべきかという問題は，ここ数年の最もホットなトピックスの一つである．呼吸不全の最重症型とも言えるARDSに対してコンセンサスの得られた肺保護戦略であるが，呼吸不全を呈していない患者への有効性は不明であった．そこで，呼吸不全を呈していない患者に対し，術中の換気戦略（換気量制限やPEEP）により術後呼吸不全の発症を予防しうるのかに関心が向けられるようになった．近年，その問いに一つの答えを示す重要な論文が2編発表されたのでここで紹介しておきたい．

IMPROVE試験[7]
- 2013年Futierらにより，術中の肺保護戦略の有効性を調べたRCTの結果が発表された．PPCの中等度リスクを有する腹部手術患者400名を対象に，肺保護戦略群にはV_T：6〜8 mL/kg（予測体重）＋PEEP：6〜8 cmH$_2$O＋リクルートメント手技ありの人工呼吸管理が行われ，一方，対照群には，V_T：10〜12 mL/kg（予測体重）＋PEEPなし＋リクルートメント手技なしの人工呼吸管理が行われた．
- その結果，術後7日間の重大な合併症（肺炎・人工呼吸〈NPPV含む〉を必要とする呼吸不全・敗血症・死亡）の発生率が10.5％ vs 27.5％（RR：0.40，95％ CI：0.24-0.68），術後7日間の人工呼吸（NPPV含む）を必要とする呼吸不全の発生率が5.0％ vs 17.0％（RR：0.29，95％ CI：0.14-0.61），在院日数が11日 vs 13日と，いずれも肺保護戦略群で有意に良好な結果が認められたが，死亡率に関しては有意差を出すには至らなかった．

PROVHILO試験[8]
- さらに翌2014年，Protective Ventilation Network（PROVEnet）により，術中肺保護戦略におけるhigh-PEEPやリクルートメント手技の有効性・安全性を調べたRCTの結果が発表された．PPCのリスクを有する腹部手術患者

▶IMPROVE：
Intraoperative Protective Ventilation in abdominal surgery

▶PEEP：
positive end-expiratory pressure（呼気終末陽圧）

▶NPPV：
non-invasive positive pressure ventilation

▶RR：
relative risk

▶PROVHILO：
Protective Ventilation using High versus Low PEEP for open abdominal surgery

表2 TOFと臨床所見

TOF＜0.7	0.7≦TOF＜0.9	0.9≦TOF
・1回換気量が正常値以下 ・頭部挙上不可 ・開眼不可 ・握手不可	・1回換気量が正常値 ・頭部挙上可 ・開眼可 ・握手可	・臨床所見による判定不能

900名を対象に，1回換気量を制限する換気（V_T：8 mL/kg）を行ったうえで，「high-PEEP（12 cmH$_2$O）＋リクルートメント手技あり」群と「low-PEEP（≦2 cmH$_2$O）＋リクルートメント手技なし」群とに分けて人工呼吸管理が行われた．

- その結果，術後5日間のPPCの発生率については40％ vs 39％（RR：1.01, 95％ CI：0.86-1.20）と有意差を認めなかったが，high-PEEP群では術中の低血圧の発生率が高く血管作動薬の使用が多いという結果が認められた．

- これらの結果から，PPCのリスクを有する腹部手術患者に対しては，low-PEEPを用いた肺保護戦略（V_T：6～8 mL/kg〈予測体重〉）が術中の換気設定の第一選択として妥当であると考えられる．

▶ **筋弛緩薬モニター**
- 筋弛緩薬の作用時間の違いによる，術後の筋弛緩作用残存率とPPC発生率との関係について調べたRCT[9]によると，中時間作用型の筋弛緩薬（ベクロニウム）に比べ，長時間作用型の筋弛緩薬（パンクロニウム）では，筋弛緩作用残存率が有意に高く（5％ vs 26％，$p＜0.001$），筋弛緩作用が残存していなかった患者に比べ，残存していた患者ではPPC発生率が有意に高かった（5％ vs 17％，$p＜0.02$）．
- 筋弛緩作用残存の定義とされるTOF≦0.9は臨床所見で判別するのはほぼ不可能（表2）とされており[10]，そのため，筋弛緩モニターで作用残存の有無を確認することが重要である．

▶ **硬膜外鎮痛法**
- 2007年のLiuらのメタ解析[11]では，術後に胸部硬膜外鎮痛法を使用することで，上腹部・大動脈手術などにおけるPPCや術後呼吸不全の発生頻度が1/3～1/2にまで減少すると報告された．
- また，翌2008年のPöppingらのメタ解析[12]でも同様の結果が報告されたが，同時に，経静脈的自己調節鎮痛法（intravenous patient-controlled analgesia：IV-PCA）や神経ブロックなどの活用により鎮痛薬の全身投与によるPPCの発生頻度自体が年々減少しており，硬膜外鎮痛法によるリスク軽減効果が薄れてきているとも指摘された．
- このように，複数のメタ解析によって硬膜外鎮痛法のPPC予防効果が示されている一方，質の高い大規模RCTは行われておらず，明確な結論には至っていない．

> **アドバイス**
> 術中の肺保護戦略にはlow-PEEP，V_T：6～8mL/kgが第一選択として妥当

▶ TOF：
train-of-four ratio（四連反応比）

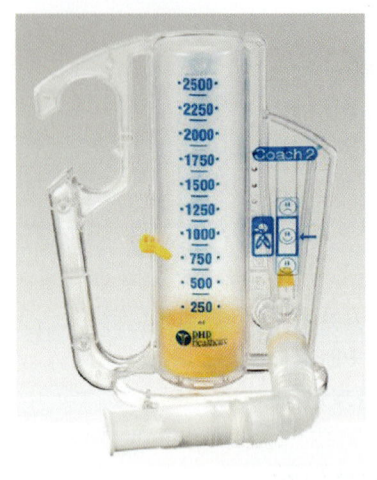

図2 インセンティブ・スパイロメトリー
ゆっくり深吸気を行うことで肺を拡張させる（容量型）呼吸練習器．
練習の効果が目盛りで確認できるので，目標設定や達成度の確認が容易である．
写真はコーチ2®（スミスメディカル・ジャパン株式会社）．

- ただし，硬膜外鎮痛法が術後の疼痛コントロールにおいて非常に有用な手段であることは間違いなく，疼痛軽減によって横隔膜や呼吸筋群の機能不全を改善し，FRCの低下や咳嗽力の低下を改善させうる可能性は十分に考えられる．禁忌事項がない限り，体幹部の大手術における術後鎮痛手段として，硬膜外鎮痛法がその主役の一つであることは間違いないだろう．

C — 術後の予防戦略

▶ 肺拡張療法

- 肺拡張療法（インセンティブ・スパイロメトリー，胸部理学療法，NPPVなど）は，術後患者に対して広く一般に行われているPPC予防戦略であり，FRCやV_Tを維持し無気肺を予防することでガス交換を行う肺容積を保ち，酸素化の改善と呼吸仕事量の軽減を図る目的で施行されている．

- しかし現在までのところ，NPPVを除く肺拡張療法に関しては，その有効性を明確に示したエビデンスは乏しい．たとえば，簡便で安価であるなど，さまざまな利点が期待されているインセンティブ・スパイロメトリー（図2）に関する最近のメタ解析[13]でも，上腹部手術後の患者において，インセンティブ・スパイロメトリー群とその他の胸部理学療法群に有意差がないどころか，インセンティブ・スパイロメトリー群と無介入群とのあいだにすら有意差が認められない（RR：0.59，95% CI：0.30-1.18）という結果が示されている．これは，"術前の"呼吸筋トレーニングに予防効果を示唆するエビデンスが存在するのと比べ，きわめて対照的である．

- このように，NPPV以外の"術後の"肺拡張療法にルーチンでの使用を推奨するようなエビデンスは存在しないのが現状であるが，到達目標や達成度がわかりやすいインセンティブ・スパイロメトリーの使用には，リハビリテーションへのモチベーションを上げるという副次的効果が期待でき，高リスク患者に対してはその実践を考慮してもよいのではないかと考えている．

- 一方，NPPVに関しては，すでにさまざまな研究の多くが，予防効果に期待

- がもてる結果を示している．そのため以下では，予防的肺拡張療法の中でもNPPVに焦点を当て，いくつかの臨床研究結果を簡単に紹介しておきたい．
- Kindgen-Millesらによる胸腹部大動脈手術後患者（$n=50$）を対象としたRCT[14]によると，NPPV（CPAP：10 cmH$_2$O）を間欠的に施行した群と比較し，NPPVを24時間連続して施行した群において，無気肺・肺炎・再挿管に有意な減少が認められた．
- また，Ferreyraらによる上腹部手術後患者（9編のRCT，$n=654$）を対象としたメタ解析[15]によると，NPPV（CPAP）の使用により，PPC（OR：0.66, 95% CI：0.52-0.85），無気肺（OR：0.75, 95% CI：0.58-0.97），肺炎（OR：0.33, 95% CI：0.14-0.75）に有意な減少が認められた．
- さらに，Zarbockらによる心臓手術後患者（$n=500$）を対象としたRCT[16]によると，NPPV（CPAP）施行によって，ICU滞在日数と在院日数には有意差がなかったものの，肺炎・再挿管に有意な減少が認められた．
- このように，PPCの高リスク患者に対して抜管後早期から予防的NPPVを施行することは，通常の酸素療法と比較し，無気肺・肺炎・再挿管などのリスクを減少させるとのエビデンスが多く，有効だと考えられている．

▶CPAP：
continuous positive airway pressure（持続性気道内陽圧［呼吸］）

アドバイス
高リスク患者に対する抜管後早期からの予防的NPPVは有効

経鼻胃管の限定的使用

- 少し毛色が異なるかもしれないが，腹部手術後の経鼻胃管の使用法について検討したメタ解析の結果が興味深いので，ここに紹介しておきたい．
- Nelsonらによる腹部手術後患者（28編の論文，$n=4,194$）を対象としたメタ解析[17]によると，ルーチンで全例に胃管を留置するのに比べ，有症状患者に対してのみ限定的に胃管を留置するほうが，腸管機能の回復が有意に早く（$p<0.001$），呼吸器合併症が少ない傾向にある（$p=0.07$）という結果が認められた．
- "腹部手術の術後に胃内容物をドレナージすることで，腸管機能回復を促進し誤嚥のリスクを減少させる"と考えられ，しばしばルーチンに行われてきた経鼻胃管の留置であるが，期待した効果をもたらさないどころか，むしろ有害である可能性が示された．

5 治療

- さまざまな予防戦略を講じたにもかかわらず，術後急性呼吸不全をきたしてしまった場合には，どのような治療戦略が求められるのだろうか．ただし，呼吸不全に至る原因となった原疾患別の治療法をそれぞれ論じるのは本項のテーマからやや外れるため，ここでは術後急性呼吸不全の治療におけるNPPVの意義や人工呼吸器の設定などに焦点を当てて述べてみたい．
- しかしながら，呼吸管理において最も重要なことは，人工呼吸器の細かな設定云々ではなく，原疾患（例：肺炎，心不全，肺塞栓など）の治療であり，そのことを決して疎かにしてはならない．

ここがポイント
呼吸管理で最も重要なことは原疾患の治療

a ― 非侵襲的換気療法

- 2005年にSquadroneらによって，上腹部手術後に低酸素血症をきたした患者209名を対象として，治療的NPPVの有効性を検証したRCT[18]が発表された．それによると，肺炎（2% vs 10%，$p=0.02$），再挿管（1% vs 10%，$p=0.005$），術後感染症（3% vs 10%，$p=0.03$），敗血症（2% vs 9%，$p=0.03$）のすべてにおいて，NPPV（CPAP：10 cmH$_2$O）群が標準的酸素療法群に比較し，有意に良好な結果であったと報告された．

- さらに2015年にはStéphanらによって，心臓手術後に急性呼吸不全をきたした（もしくはリスクのある）患者830名を対象として，HFNCがNPPVに非劣性であることを検証したRCT（BiPOP試験）[19]が発表された．HFNC群はF$_I$O$_2$=50%，流量=50 L/分，NPPV群はF$_I$O$_2$=50%，IPAP/EPAP=8/4 cmH$_2$O，≧4時間/日の設定で施行された．それによると，主要評価項目である治療失敗（挿管や治療方法変更など）（21.0% vs 21.9%）に関して，HFNCはNPPVと比較し，非劣性であったと報告された．

- これらの結果から，PPCの高リスク患者の術後呼吸不全に対して，NPPVやHFNCを施行することは，通常の酸素療法と比較して再挿管などのリスクを減少させるのに有効であると考えられる．

- ただし，NPPV施行に関して重要な注意点を一つ確認しておきたい．それは，NPPV導入後も呼吸状態を厳重にモニターし，NPPV導入によっても呼吸状態の改善がみられなければ，NPPVでの管理に固執することなく潔く再挿管の決断をすることが重要という点である．これは，再挿管のタイミングを逸してしまうと，むしろ死亡率の増加を招く可能性がある[20]との研究結果からだが，おそらくこの教訓はHFNC（図3）に関しても同様のことがいえるものと考えられる．

▶2章「2-7 非侵襲的陽圧換気」（p.124）参照

▶HFNC：
high-flow nasal cannula

▶BiPOP study：
BiPAP versus OPTIFLOW in hypoxemic patients after cardiothoracic surgery

▶F$_I$O$_2$：
fraction of inspiratory oxygen（吸入酸素濃度）

▶IPAP：
inspiratory positive airway pressure（吸気気道陽圧）

▶EPAP：
exspiratory positive airway pressure（呼気気道陽圧）

ここに注意
NPPV導入後も呼吸状態が改善a挿管を！
NPPVに固執しない

▶HFNCについては，「ハイフローセラピー（HFT）」（p.18）参照

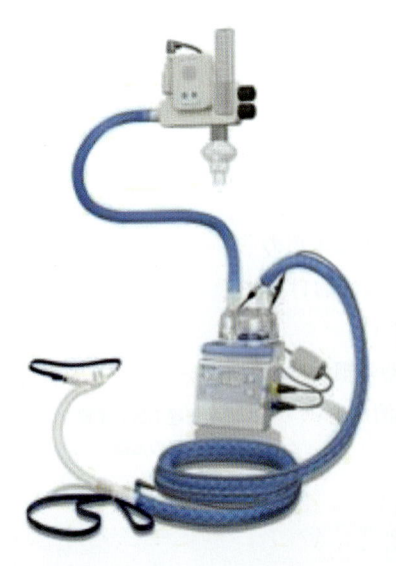

図3　HFNC
高流量ながら，十分に加湿を行うことで，経鼻カニューレでの投与を可能とした酸素療法器具．
経鼻カニューレから高流量で酸素を投与することにより，数cmH$_2$OのPEEP効果や鼻腔～喉咽頭のwashout効果が期待される．
写真はネーザルハイフロー®（Fisher & Paykel HEALTHCARE株式会社）．

- "挿管に比べて安易に施行できる"という理由だけで，だらだらとNPPVやHFNCに頼り切ってしまうことのないよう気をつけたいものである．

b—気管挿管下人工呼吸

- 術後呼吸不全患者のみを対象として換気設定の優劣を比較検討した大規模な臨床研究は見当たらないが，術後呼吸不全で気管挿管下人工呼吸を要する際には，急性呼吸窮迫症候群（acute respiratory distress syndrome：ARDS）において推奨される人工呼吸管理（肺保護戦略）に準じて管理を行うのが妥当だと思われる．

- ただし先に述べたように，呼吸管理において最も重要なことはその原疾患の治療であり，人工呼吸器の設定は，それ自体が呼吸不全を治療するものではなく，人工呼吸器関連の有害事象を起こさないためにあるものと心得るべきである．

▶4章「4-2 肺保護的換気法」(p.179)参照

> **ここに注意**
> 人工呼吸器の調節は人工呼吸器関連の有害事象を起こさないために行うと心得よ

おわりに

- 術後呼吸不全は，発症頻度の高さや，患者予後・医療経済に与える影響の大きさから，最も重要な術後合併症の一つである．そのため，高リスク患者を同定し，予防に努めることが肝心である．

（下薗崇宏，讃井將満）

文献

1) Shander A, et al. Clinical and economic burden of postoperative pulmonary complications：Patient safety summit on definition, risk-reducing interventions, and preventive strategies. Crit Care Med 2011；39：2163-72.
2) Beecher HK. Effect of laparotomy on lung volume. Demonstration of a new type of pulmonary collapse. J Clin Invest 1933；12：651-8.
3) Smetana GW, et al. Preoperative pulmonary risk stratification for noncardiothoracic surgery：Systematic review for the American College of Physicians. Ann Intern Med 2006；144：581-95.
4) Myers K, et al. Stopping smoking shortly before surgery and postoperative complications：A systematic review and meta-analysis. Arch Intern Med 2011；171：983-9.
5) Wong J, et al. Short-term preoperative smoking cessation and postoperative complications：A systematic review and meta-analysis. Can J Anaesth 2012；59：268-79.
6) Hulzebos EH, et al. Preoperative intensive inspiratory muscle training to prevent postoperative pulmonary complications in high-risk patients undergoing CABG surgery：A randomized clinical trial. JAMA 2006；296：1851-7.
7) Futier E, et al. A trial of intraoperative low-tidal-volume ventilation in abdominal surgery. N Engl J Med 2013；369：428-37.
8) PROVE Network Investigators for the Clinical Trial Network of the European Society of Anaesthesiology, Hemmes SN, et al. High versus low positive end-expiratory pressure during general anaesthesia for open abdominal surgery（PROVHILO trial）：A multicentre randomised controlled trial. Lancet 2014；384：495-503.
9) Berg H, et al. Residual neuromuscular block is a risk factor for postoperative pulmonary complications. A prospective, randomised, and blinded study of postoperative pulmonary complications after atracurium, vecuronium and pancuronium. Acta An-

aesthesiol Scand 1997 ; 41 : 1095-103.
10) Plaud B, et al. Residual paralysis after emergence from anesthesia. Anesthesiology 2010 ; 112 : 1013-22.
11) Liu SS, Wu CL. Effect of postoperative analgesia on major postoperative complications : A systematic update of the evidence. Anesth Analg 2007 ; 104 : 689-702.
12) Pöpping DM, et al. Protective effects of epidural analgesia on pulmonary complications after abdominal and thoracic surgery : A meta-analysis. Arch Surg 2008 ; 143 : 990-9 ; discussion 1000.
13) do Nascimento Junior P, et al. Incentive spirometry for prevention of postoperative pulmonary complications in upper abdominal surgery. Cochrane Database Syst Rev 2014 ; 2 : CD006058.
14) Kindgen-Milles D, et al. Nasal-continuous positive airway pressure reduces pulmonary morbidity and length of hospital stay following thoracoabdominal aortic surgery. Chest 2005 ; 128 : 821-8.
15) Ferreyra GP, et al. Continuous positive airway pressure for treatment of respiratory complications after abdominal surgery : A systematic review and meta-analysis. Ann Surg 2008 ; 247 : 617-26.
16) Zarbock A, et al. Prophylactic nasal continuous positive airway pressure following cardiac surgery protects from postoperative pulmonary complications : A prospective, randomized, controlled trial in 500 patients. Chest 2009 ; 135 : 1252-9.
17) Nelson R, et al. Systematic review of prophylactic nasogastric decompression after abdominal operations. Br J Surg 2005 ; 92 : 673-80.
18) Squadrone V, et al. Continuous positive airway pressure for treatment of postoperative hypoxemia : A randomized controlled trial. JAMA 2005 ; 293 : 589-95.
19) Stéphan F, et al. High-Flow Nasal Oxygen vs Noninvasive Positive Airway Pressure in Hypoxemic Patients After Cardiothoracic Surgery : A Randomized Clinical Trial. JAMA 2015 ; 313 : 2331-9.
20) Esteban A, et al. Noninvasive positive-pressure ventilation for respiratory failure after extubation. N Engl J Med 2004 ; 350 : 2452-60.

1-5 胸部外傷による急性呼吸不全

はじめに

- 胸部には，循環・呼吸に重要な心臓・大血管・肺などの重要臓器があり，胸部外傷では循環・呼吸の異常に直接つながり，死に至る重症例も多い．そのような重症例の中にも，急性期の初期評価および診療を適切に行うことで救命できる重症例も存在し，循環と呼吸の異常に対する安定化は重症例の予後を左右するといえる．
- ここでは，胸部外傷による呼吸の異常から急性呼吸不全をきたす外傷を中心に述べる．

1 胸部外傷の初期評価で行う検査

a―FAST

- 外傷急性期の死因のほとんどは出血性ショックであり，FAST (focused assessment with sonography for trauma) は体表面から評価できない体腔内（胸腔，腹腔など）の出血を超音波検査で調べることを目的とする．胸部外傷による胸水貯留を認めた場合には，血胸の可能性が高い．また，外傷による気胸についても超音波検査で可能であり，正常肺で認めるlung sliding signやcomet-tail artifact（図1）の所見が，気胸では消失する．

> **ここがポイント**
> 気胸では，正常肺で認めるlung sliding signやcomet-tail artifactを認めない

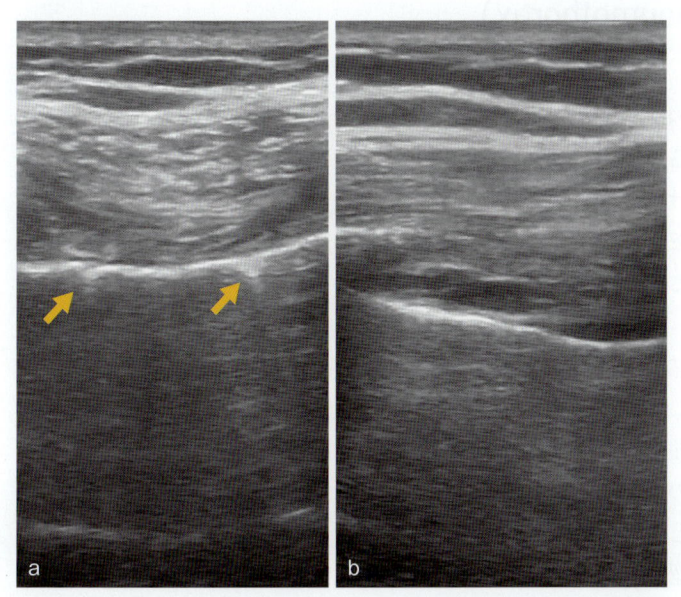

図1　超音波検査での気胸の所見
a：正常肺．気胸が存在しない場合には，臓側胸膜から尾を引くような高輝度エコーの所見（comet-tail artifact, ➡）を認める．
b：気胸．臓側胸膜にエコーが届かず，comet-tail artifactは認めない．

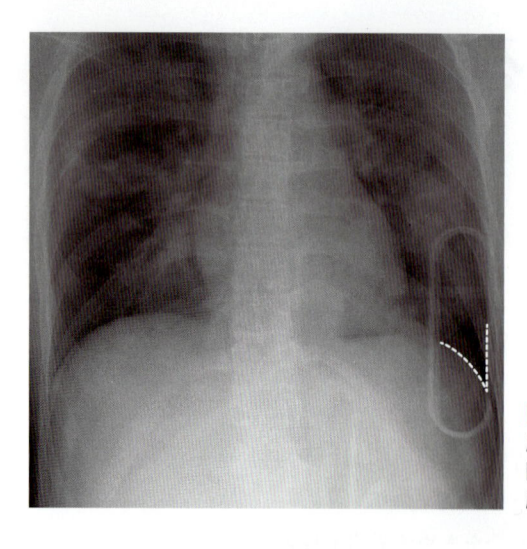

図2 deep sulcus sign
胸部X線写真（仰臥位）で，左肋骨横隔膜角の透過性の亢進，左肋骨横隔膜角の深い切れ込み（破線）を認める．

b—胸部X線写真

- 胸部X線写真で確認すべき所見は，気胸，血胸（肺野全体が一様に透過性低下），多発肋骨骨折などである．重症外傷では仰臥位でのX線撮影となることが多く，立位・坐位での撮影と違って，空気は腹側に，液体成分は背側に移動する傾向がある．
- 緊張性・開放性気胸では著明な肺の虚脱を認めるが，中等度以下の気胸では肺虚脱が明らかでないことも多く，X線写真上では空気と虚脱肺が重なって判別困難となる．その場合，損傷側の肋骨横隔膜角の鋭化（deep sulcus sign）（図2）の所見から気胸の存在を疑うこととなる．

アドバイス
中等度以下の気胸では，deep sulcus signの所見から気胸を疑う

2 急性呼吸不全をきたす胸部外傷

a—緊張性気胸（tension pneumothorax）

病態
- 外傷により肺に一方弁が生じて胸腔内に空気が急激に貯留することで，急性の呼吸不全と循環不全を同時に認める病態である．損傷側の肺が急激に虚脱することで急性呼吸不全を認めるだけでなく，損傷側の胸腔内圧の急激な上昇により縦隔が健側へ偏位し，上・下大静脈が圧排された形となり，静脈還流不全による閉塞性ショックを呈する．

身体所見，検査所見
- 身体所見として，胸郭のもち上がりの左右差（損傷側のもち上がりが持続する），損傷側の呼吸音減弱を認めることに加えて，縦隔偏位・静脈還流不全の徴候として前頸部での気管偏位，頸静脈の怒張を認める．ただし，出血性ショックが存在する場合には頸静脈の怒張は認めないこともある．
- バイタルサインでは，ショック状態としての血圧低下・頻脈，気胸による呼吸不全として頻呼吸・低酸素血症を認め，それぞれ急速輸液や高濃度酸素投

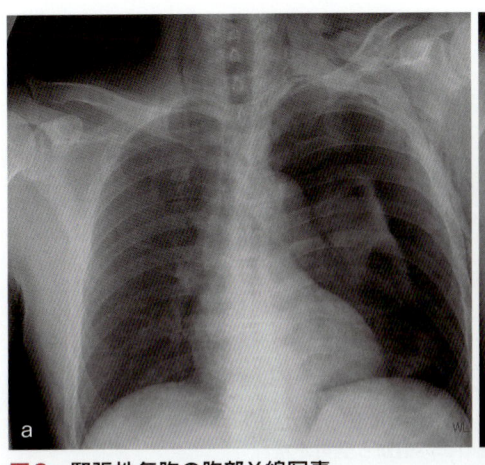

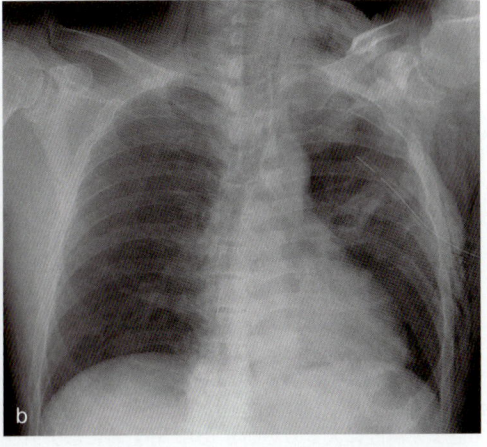

図3 緊張性気胸の胸部X線写真
a：胸腔ドレナージ施行前．左肺の著明な虚脱，気管・縦隔の右方偏位を軽度認め，血圧低下を呈していた．
b：胸腔ドレナージ施行後．左気胸の解除により，気管・縦隔の右方偏位は改善し，循環動態は安定した．

与でも改善を見込めず，根本的な治療が必要である．
- 胸部X線写真の所見では，損傷側の肺の著明な虚脱と健側への縦隔の偏位を認め（図3），この異常所見により緊張性気胸は確定診断となる．しかし，緊張性気胸により閉塞性ショックを呈した状態では，循環不全と呼吸不全が急激に進行するため，画像診断で確定する時間的余裕はなく，上記の身体所見から緊張性気胸を疑った時点ですみやかな初期対応が重要となる．

▶ **治療**
- 緊張性気胸による急性呼吸不全の初期対応は，高濃度酸素投与→気管挿管による人工呼吸管理ではなく，胸腔ドレナージによる気胸の解除が最優先である．胸腔ドレナージより先に気管挿管を行って陽圧換気を行った場合，緊張性気胸がさらに増悪して，静脈還流不全から心停止という経過をたどることになる．
- 緊張性気胸に対して緊急の胸腔ドレナージを行うことになった場合，ドレナージの準備をする前に，まず，著明な胸腔内圧上昇に対して緊急脱気を行うことが重要である．
  - 鎖骨中線上の第2肋間肋骨上縁に添って，できるだけ太い静脈留置針（18G以上）で胸腔穿刺を行う．
  - 穿刺後に内筒針を抜いて外筒針のみで自然脱気とするため，血液逆流防止機構のない静脈留置針を用いる．
  - 緊急脱気で緊張性気胸が解除されて単純な気胸となり，胸腔ドレナージにより確実な気胸の解除を行う．
- 胸腔ドレナージ後も循環・呼吸状態および意識レベルが不安定である場合には，人工呼吸管理を考慮する．

> **ここがポイント**
> 緊張性気胸では，胸腔ドレナージによる気胸の解除が最優先！

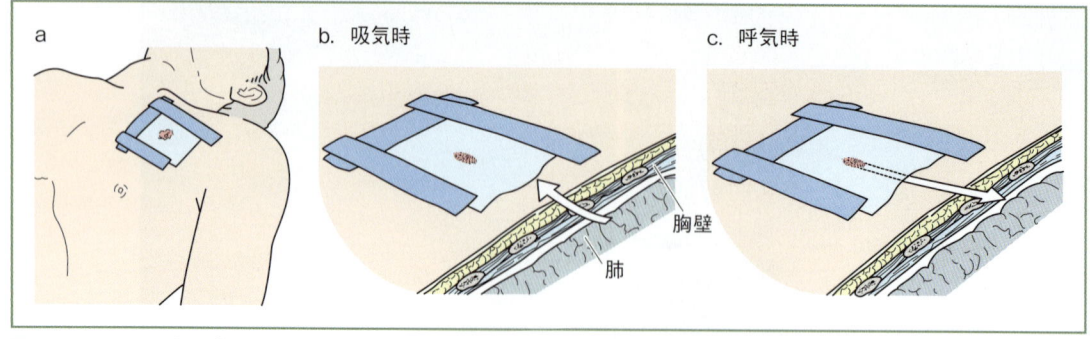

図4 3辺テーピング
機密性の高い滅菌被覆材で開放創を覆い，4辺のうち3辺をテープで固定する（a）．開放創からの血液の流出方向を考慮して，仰臥位では側胸部側の1辺は開放しておく．吸気時には被覆材が密着して空気が胸腔に入るのを防ぎ（b），呼気時にはテープのない辺から空気が抜けていく（c）．
（救急隊員用教本作成委員会，編．救急隊員標準テキスト．改訂第4版．東京：へるす出版；2013．p.129を参考に作成）

b — 開放性気胸（open pneumothorax）

▶病態
- 外傷により胸壁に開放創が生じ，開放創を介して胸腔内へ空気が流入して，胸腔内圧は大気圧に近い状態となる．損傷側の肺は著明に虚脱して急性呼吸不全を認めるようになる．

▶身体所見，検査所見
- 身体所見として，損傷側の胸壁に開放創を認め，損傷側の呼吸音減弱や皮下気腫など，外傷性気胸に起因する身体所見を認める．開放創を介して胸腔と大気が交通している所見として，吸気・呼気時に空気の流入・流出を認める．血胸や開放創からの出血があれば，空気とともに血液の流入・流出も認める．

▶治療
- 開放性気胸に対しては，胸腔ドレナージを施行した後に開放創の閉鎖を行う．開放創の感染の可能性を考慮して，開放創から離れた位置で胸腔ドレナージを行う．胸腔ドレナージより先に開放創の閉鎖を行うと，緊張性気胸に近い状態となるので注意が必要である．
- 胸腔ドレナージができない状況[★1]では，開放創の閉鎖は3辺テーピングで行う（図4）．

> **ここに注意**
> ドレナージの前に開放創を閉鎖すると，緊張性気胸に近い状態になる
>
> [★1] 例えば，ドレナージの器具が準備できない，プレホスピタルなどの状況．

c — 大量血胸（massive hemothorax）

▶病態
- 鈍的・鋭的外傷による血管損傷（胸部大動脈，肺動静脈など）・心損傷・肺損傷などによる出血が胸腔内に貯留して，呼吸・循環に異常をきたした状態を大量血胸という．胸腔内に1,000 mL以上の血液が急速に貯留すると，肺

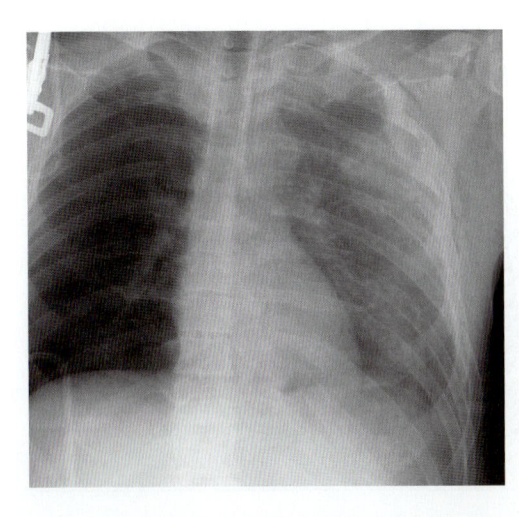

図5　大量血胸の胸部X線写真
左肺野全体に透過性低下を認めており，多発肋骨骨折も認めていた．

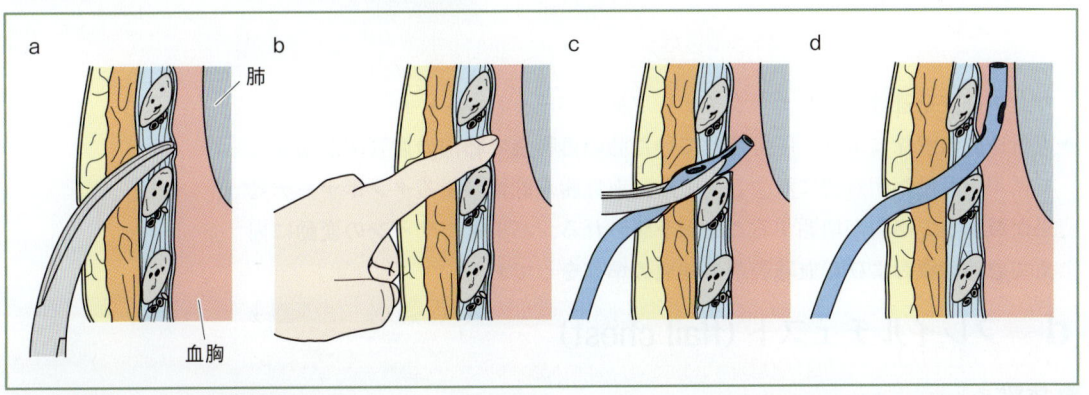

図6　胸腔ドレナージの挿入
ドレナージチューブが十分挿入可能な皮膚切開を行い，皮下組織，肋間筋を鈍的に剥離する(a)．鉗子で壁側胸膜まで鈍的に剥離した後，さらに指で鈍的に剥離して胸腔内に達したことを確認する(b)．手技による肺損傷を避ける目的で，ドレナージチューブ先端を鉗子で把持して(c)，胸腔内に挿入する(d)．
(日本外傷学会外傷初期診療ガイドライン改訂第4版編集委員会，編．外傷初期診療ガイドライン．改訂第4版．へるす出版；2012. p.85[1])を参考に作成)

の圧迫による急性呼吸不全だけではなく，大量出血による循環血液量減少性ショックと胸腔内圧上昇による静脈還流不全，両方による急性循環不全も認めるようになる．

▶身体所見，検査所見
- 身体所見として，損傷側胸壁の打撲痕・疼痛，聴診での呼吸音減弱，打診での鼓音，検査所見として，胸部X線写真(仰臥位)での損傷側肺野全体の透過性低下(多発肋骨骨折の合併例が多い)(図5)，FASTでの損傷側胸腔内の液体貯留(echo free space)を認める．

▶治療
- 大量血胸に対しては胸腔ドレナージを行う(図6)．胸腔内に貯留した血性胸水のドレナージが目的であり，太めのドレナージチューブ(28Fr以上)を挿入する．また，胸部X線写真で肋骨骨折が確認された場合には，できる限

アドバイス
大量血胸の解除によるバイタルサインの変動に備える

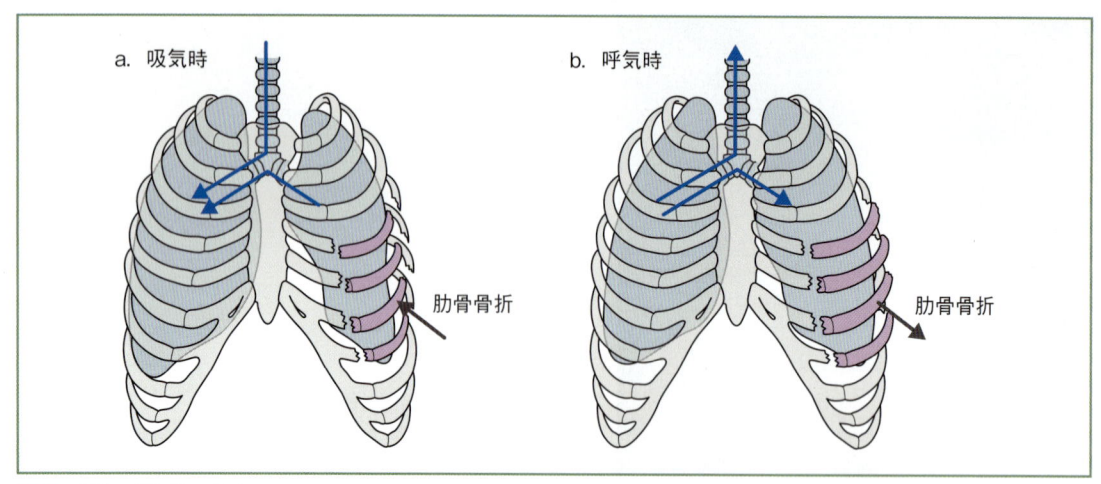

図7 フレイルチェスト

り骨折部位を避けたドレナージチューブ挿入が望ましい．
- 大量血胸の解除により，圧排されていた肺の再膨張で肺内の血管床が増加して循環血液量が相対的に減少し，また，血性胸水貯留によるタンポナーデ効果が減少して出血が増悪することが予想される．バイタルサインの変動に備えて急速輸液および赤血球製剤の輸血の準備をしておく．

d—フレイルチェスト (flail chest)

病態
- 連続する肋骨がそれぞれ2か所以上で骨折することで，胸郭の一部で骨の連続性が大きく失われた状態である．肋骨骨折1本または1か所では，骨の連続性の欠如は局所であるが，連続する肋骨骨折で2か所以上となると，骨の連続性の欠如の範囲は広くなる．
- 正常な状態では，吸気時に胸郭が拡大して胸腔内圧は陰圧となり，肺が膨張して空気が取り込まれるが，フレイルチェストでは，吸気時に肋骨骨折部位が陥没して胸腔内圧は陰圧にならないため，損傷側の肺に空気が取り込まれず，呼気時に肺から空気を排出することはできない．
- 一方，健側肺は正常に呼吸運動を行っており，吸気時には損傷側肺の空気が健側肺へ流入し，呼気時には健側肺の呼気の一部が損傷側肺へ流入することとなる．左右の胸郭運動が交互に変化することから，"胸郭動揺"ともいわれる（図7）．
- さらに，肋骨骨折による疼痛のために，呼吸運動および気道分泌物の喀出が不十分となり，呼吸不全が助長されることとなる．

身体所見，検査所見
- 身体所見として，損傷側の胸郭の一部が陥没し，胸郭のもち上がりが低下しており，陥没部位に一致する打撲痕および肋骨骨折による疼痛を認める．
- 胸部X線写真では，連続する肋骨骨折を確認することができる．

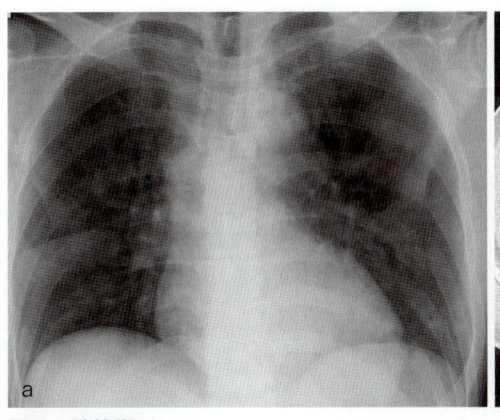

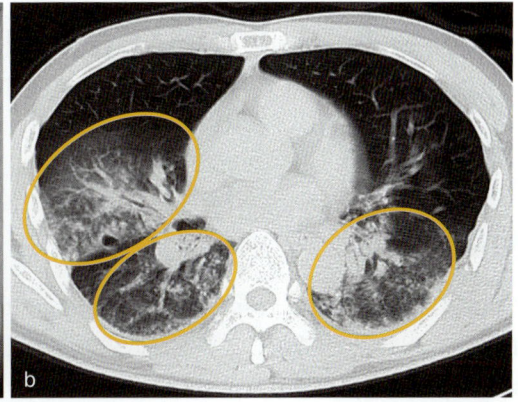

図8 肺挫傷
a：胸部X線写真，b：胸部CT．○：肺挫傷

▶治療
- フレイルチェストは自発呼吸下で胸腔内圧を陰圧にできないことが問題であり，人工呼吸管理で気道内圧および胸腔内圧を陽圧に維持することで，胸郭の陥没を抑えて（内固定），呼吸不全を改善させる．肋骨骨折による疼痛管理も重要であり，鎮痛薬の投与を行う．

e ― 肺挫傷（pulmonary contusion）

▶病態
- 肺挫傷は，肺胞毛細血管構造の断裂や破壊で生じる肺の間質と肺胞内への出血と，これに伴う周囲の浮腫と微小無気肺によって形成される[1]．

▶身体所見，検査所見
- 身体所見として，肺実質の出血を反映して血性の気道分泌物を認める．検査所見として，胸部X線写真では肺の区域と一致しない斑状の陰影を認める．
- 気胸・血胸を合併している場合には，胸部X線写真で斑状の陰影は判別困難なこともあり，胸部CTで斑状の陰影を明確に確認することができる（図8）．

▶治療
- 肺挫傷による呼吸不全は低酸素血症であり，酸素投与のみで徐々に改善することが多いが，広範囲の肺挫傷や他の胸部外傷の合併で重症呼吸不全を呈した場合には，人工呼吸管理が必要となることもある．

（中原貴志，鶴田良介）

> **ここがポイント**
> フレイルチェストでは人工呼吸管理で気道内圧・胸腔内圧を陽圧に維持する

文献
1) 日本外傷学会外傷初期診療ガイドライン改訂第4版編集委員会，編．外傷初期診療ガイドライン．改訂第4版．東京：へるす出版；2012．p.85．

1-6 人工呼吸器関連肺傷害

はじめに

- 急性呼吸窮迫症候群（acute respiratory distress syndrome：ARDS）に対する人工呼吸管理は，生命維持に必要な最低限のガス交換を維持し呼吸仕事量を軽減させる最も重要な治療手段である．
- 人工呼吸管理が必要不可欠であると示されたのは，おそらく1952年コペンハーゲンでのポリオの大流行のときであろう．人工呼吸管理を行うことで，ポリオによる麻痺に罹患した患者の死亡率を80％から40％までに軽減させた[1]．こうした明らかな利点が示されているにもかかわらず，人工呼吸管理自体が肺傷害を悪化させ，死亡率を増加させる一因になることが示されている（人工呼吸器関連肺傷害〈ventilator-associated lung injury：VALI〉）[2]．
- 1661年，Malpighiが初めて肺の血液ガス関門を発見し，また肺という臓器はこうした膜の集合体であることも発見した[3]．その後，1952年にLowが初めて電子顕微鏡を用いて，肺の血液ガス関門は基底膜で隔てられた肺胞上皮と血管内皮の1層から構成されていることを発見した[4]．この繊細な構造は約93 m^2 にも及び，その厚さはわずか0.2 μm である．VALIとは，まさにこの繊細な構造物である血液ガス関門に対する機械的傷害によって起こる肺傷害と特徴づけることができる．
- VALIの病態生理を理解するうえで最も重要なことは，stressの肺内分布の特性を理解すること，その肺内分布の特性がさまざまな状況で異なることを理解すること，そしてstressに対して血液ガス関門が細胞レベルでどのように反応するかを理解することである．

1 stressとは

- 肺胞に対するstress（肺胞伸展圧）は経肺胞圧（transalveolar pressure）が最も適切な生理学的用語である．肺内でガス流量がある限り抵抗圧が発生するため，経肺圧（transpulmonary pressure）と完全に一致はしないが，基本的にはstress＝経肺圧と近似して臨床では用いている（すなわち，経肺圧＝経肺胞圧＋抵抗圧）．肺胞のサイズ（静的，呼気終末）やその伸展（動的，吸気終末）は，それぞれ呼気終末，吸気終末の経肺圧に規定される．

　　　　経肺圧 ＝ 気道内圧 − 胸膜圧[5]．
　　　　　　経肺圧：肺に対するstress，肺胞伸展圧に近似．
　　　　　　胸膜圧：胸壁（胸郭と腹腔）に押されて発生する肺外表面の圧．
　　　　　　　　　（筋弛緩時）胸壁を広げるために必要な圧．

- このように人工呼吸器から送られる気道内圧だけで肺胞に対するstressが規

> **ここがポイント**
> 自発呼吸がない場合，気道内圧は肺と胸壁の両方を広げるために消費される

1-6 人工呼吸器関連肺傷害

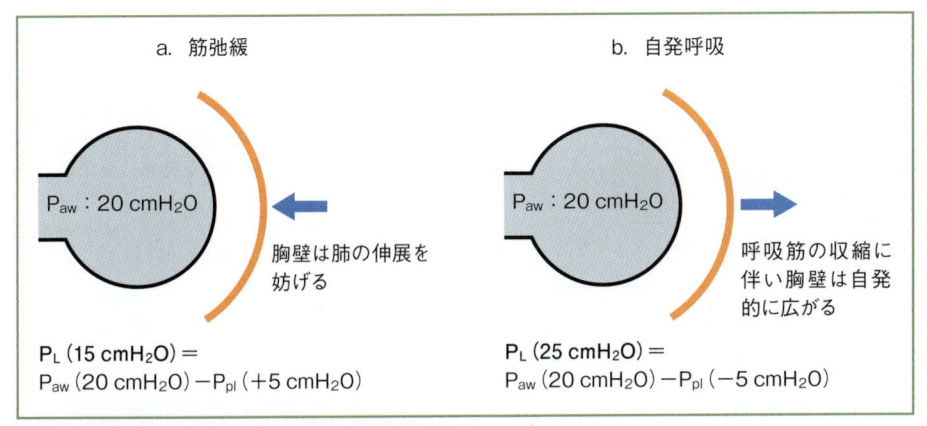

図1　筋弛緩時と自発呼吸温存時の経肺圧の違い

a. 筋弛緩
Paw : 20 cmH₂O
胸壁は肺の伸展を妨げる
P_L (15 cmH₂O) = Paw (20 cmH₂O) − Ppl (+5 cmH₂O)

b. 自発呼吸
Paw : 20 cmH₂O
呼吸筋の収縮に伴い胸壁は自発的に広がる
P_L (25 cmH₂O) = Paw (20 cmH₂O) − Ppl (−5 cmH₂O)

P_L：経肺圧，P_{aw}：気道内圧，P_{pl}：胸膜圧．
自発呼吸努力がなければ（筋弛緩時），気道内圧は肺だけでなく胸壁を伸展するためにも消費される結果，吸気終末の経肺圧は増加する(a)．自発呼吸努力があれば，胸壁は呼吸筋の収縮に従って広がるために胸膜圧は低下し，結果，経肺圧（動的，吸気終末）は増加する(b)．同じ気道内圧で人工呼吸管理をしていても，自発呼吸の有無で経肺圧 (stress) が変化することに注意．

定されるのではなく，胸壁の要素も考慮する必要があることに注意が必要である．呼吸筋が収縮しない限り，胸壁は自発的に広がらず，むしろ肺の広がりを抑えるように働く．すなわち，自発呼吸努力がなければ，気道内圧は肺だけでなく胸壁を伸展するためにも消費されている（**図1**）．

- 肺胞のサイズ（静的）は呼気終末の経肺圧に規定されており，またその経肺圧の肺内分布は正常肺，傷害肺にかかわらず，以下に示すさまざまな要素に影響を受ける[6]．

a — 肺自体の重さ

- 肺胞自体の重さが，（仰臥位の場合）腹側から背側にかけて重力に従って背側肺に加わっていく．これを superimposed pressure とよぶ．

b — 心臓を含む縦隔

- 心臓の重さが，その下にある肺の含気に大きな影響を与えることは昔から知られていた（心臓の重さによる圧迫性無気肺）．1986年，Bar-Yishay らは心臓の重さによって胸膜圧の分布が変化し★1，結果として不均一な経肺圧分布，肺内含気分布になることを報告している[7]．

★1
心臓の重さで経肺圧は低くなる．

c — 腹腔臓器

- 仰臥位の場合，腹腔臓器は常に横隔膜の後面部分を頭側へと押すように働いている．自発呼吸温存時は筋トーヌスにより腹圧が胸腔内へ伝わりにくくなっているが，とくに筋弛緩時では横隔膜の筋トーヌスが消失するために腹圧が直接胸腔内，とくに背側領域に伝わる．腹腔臓器はとくに背側肺の広がりを抑えるように働くために，同部位の胸膜圧は高くなり，結果，経肺圧は

53

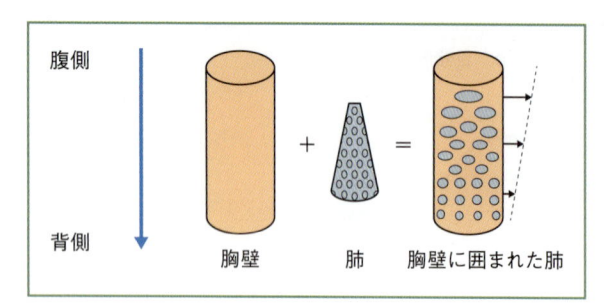

図2 肺と胸壁のshape matching
肺と胸壁の相互作用（伸展性の違い）が局所の経肺圧分布に影響を与えている．肺は弾性があり，解剖学的に三角錐に近い形をしている（背側肺が底辺で腹側にかけて細くなる）．その肺が，円柱の形をした，より硬い胸壁にフィットするように伸展する結果，腹側肺は背側肺に比べてより伸展しやすい．
(Biehl M, et al. Ventilator-induced lung injury: minimizing its impact in patients with or at risk for ARDS. Respir Care 2013；58：927-37より)

背側肺ほど低くなる．

d—肺と胸壁の相互作用

- 肺と胸壁の相互作用（伸展性の違い）が局所の経肺圧分布に影響を与えている（図2）．肺は弾性があり，解剖学的に三角錐に近い形をしている（背側肺が底辺で腹側にかけて細くなる）．その肺が，円柱の形をした，より硬い胸壁にフィットするように伸展する結果，腹側肺は背側肺に比べてより伸展しやすい，すなわち胸膜圧が低くなる[8]．

2 stressの肺内分布

a—正常肺と傷害肺との違い

- 上述のように，すべての要素は腹側肺から背側肺にかけて呼気終末の経肺圧が低くなる（胸膜圧は高くなる）ように作用する．したがって，仰臥位では肺胞のサイズ（静的，呼気終末）は腹側肺で大きく背側肺では小さい．これは正常肺でも傷害肺でも同じであるが，傷害肺では経肺圧分布がさらに不均一になる[★2][6,8]．
- 肺が傷害されたときに生じる浮腫は肺全体に均一に起こる結果，肺胞の密度も均一に上昇する（水の密度$1.0g/cm^3$により近づいていく）[★3]．また，ARDSの場合，輸液負荷や心不全合併により健常者に比べ心臓は拡大し，重くなっていることが多い．
- このようにして傷害肺では経肺圧の分布が著しく不均一（背側肺領域の経肺圧は著しく減少）になる結果，腹側肺領域では肺胞サイズが大きく（過膨張），背側肺領域では肺胞の虚脱（無気肺）を生じるようになる．これが，ARDSに特徴づけられる不均一な含気分布が起こる機序である（図3）．

b—筋弛緩時と自発呼吸の違い

- 筋弛緩時に比べて，自発呼吸を温存した場合はstress（動的，吸気終末）の肺内分布は著しく異なる．筋弛緩時，人工呼吸器から付加される気道内圧は肺だけでなく胸壁を伸展するためにも消費されるので，経肺圧は気道内圧よりも小さくなる（図1-a）．しかし自発呼吸があれば，胸壁は呼吸筋の収縮に従って自発的に広がるために胸膜圧は低下し，結果，経肺圧は上昇する（図

ここに注意
胸膜圧は腹側から背側に従って高くなる結果，腹側肺の肺胞サイズは保たれ，背側肺の肺胞は虚脱しやすい

★2
傷害肺では，腹側と背側肺領域での経肺圧の差異がより大きくなる．

★3
たとえば，肺胞の密度が$0.25g/cm^3$（正常肺）から$0.75g/cm^3$（傷害肺）に増加したとき，肺の高さ（仰臥位，椎体から胸骨まで）が20cmと仮定すると，背側領域の肺胞には肺胞単位あたり$10cmH_2O$の圧（superimposed pressure）が増加することになる（正常肺では最背側肺領域の肺胞単位あたり，$5cmH_2O$の圧がかかるのに対して，傷害肺では$15cmH_2O$の圧に増加する）．

ここがポイント
傷害肺では経肺圧が著しく不均一になり，腹側の過膨張，背側の無気肺を生じる

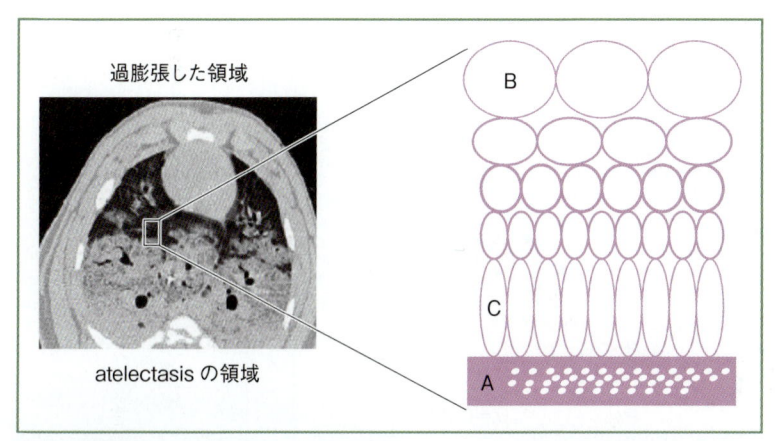

図3 傷害肺における不均一な含気分布
傷害肺では経肺圧(静的,呼気終末)の分布が著しく不均一になる結果,腹側肺領域では肺胞サイズが大きく(過膨張:B領域),背側肺領域では肺胞の虚脱(無気肺:A領域)を生じる.A領域とB領域に囲まれたいわゆる境界領域(C領域)は,周囲から牽引力がかかりやすくatelectrauma(肺胞の再開通と虚脱を繰り返す〈tidal recruitment〉)の発生しやすい部位である.
(Pinhu L, et al. Ventilator-associated lung injury. Lancet 2003;361:332-40 より)

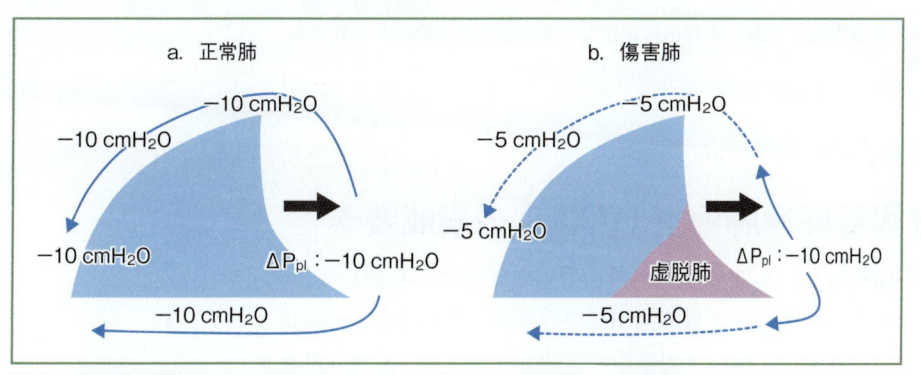

図4 胸膜圧(吸気に伴う変化値)の分布の違い —— 正常肺 vs 傷害肺
正常肺(a)と傷害肺(b)における胸膜圧伝播の違いを示している.横隔膜の収縮により発生した陰圧の胸膜圧は,正常肺であれば均一かつ瞬時に肺全体に伝播する(a).したがって,正常肺で自発呼吸を温存すれば均一に経肺圧が上昇し,肺全体に均一な換気分布をもたらす.それに対して,傷害肺では陰圧の胸膜圧は背側肺領域に局在化する(b)結果,腹側肺領域と背側肺領域で大きな圧較差が発生することに注意が必要である.
ΔP_{pl}:吸気に伴う胸膜圧の変化値.
(Hraiech S, et al. Curr Opin Crit Care 2015;21:26-33[10] より)

1-b).
- 正常肺では,横隔膜の収縮により発生した陰圧の胸膜圧(動的,呼気から吸気にかけての変化値であることに注意)は肺全体を均一かつ瞬時に伝播するが,傷害肺では陰圧の胸膜圧は肺全体を均一に伝播せずに,背側肺領域に局在化する(正常肺の「fluid-like behavior」vs 傷害肺の「solid-like behavior」)(図4)[9,10].結果として,傷害肺に自発呼吸を温存した場合は背側肺の吸気終末の経肺圧が上昇しやすくなる.

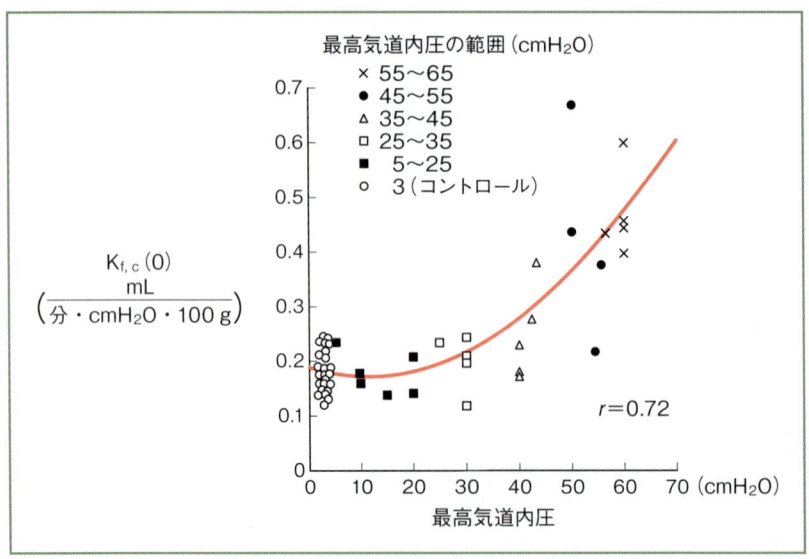

図5 気道内圧と肺毛細血管透過性の関係
Parkerらは，イヌの血液灌流分離肺実験で，気道内圧（この場合，胸壁がないため経肺圧に一致する）と肺毛細血管透過性（$K_{f,c}$）の関係を評価した．気道内圧が5cmH₂Oから20cmH₂Oまではとくに肺毛細血管透過性に変化はなかった（コントロール群と同じ）が，30cmH₂Oを超えると気道内圧の上昇と直線的に比例して肺毛細血管透過性が上昇することが示されている．

(Parker JC, et al. J Appl Physiol Respir Environ Exerc Physiol 1984；57：1809-16[11] より)

3 人工呼吸器関連肺傷害(VALI)の構成要素

- 肺胞にstressが加わると，血液ガス関門の血管内皮細胞に小孔が形成され，破壊が始まり，間質へのタンパク質の漏出につながる．さらなるstressにより，血管内皮細胞だけでなく肺上皮細胞の破壊も加わると，肺胞内にもタンパク質の漏出が起こる．こうしたVALIを引き起こす要素には，stressの特性・持続時間・強度などが重要になってくる．

a — barotrauma (圧傷害)

- 高いstressが原因でVALIが引き起こされることは数多くの研究で示されている．Parkerらは，イヌの血液灌流分離肺実験で，気道内圧[★4]と肺毛細血管透過性の関係を評価した[11]．気道内圧が5cmH₂Oから20cmH₂Oまではとくに肺毛細血管透過性に変化はなかった（コントロール群と同じ）が，30cmH₂Oを超えると気道内圧の上昇と直線的に比例して肺毛細血管透過性が上昇することが示されている（図5）．

- またDreyfussらは，ラットを用いて最高気道内圧45cmH₂Oで陽圧換気を5分，10分，20分と行い，肺血管外水分量，肺血管透過性，肺外アルブミン漏出量を評価した[12]．わずか5分の高いストレス下陽圧換気で肺血管透過性の亢進と肺外へのアルブミン漏出が始まった．10分で，肺血管外水分量の増加が始まり，20分には，著明な肺血管外水分量の増加，肺血管透過性の

★4
分離肺実験の場合，胸壁がないため経肺圧に一致する．

1-6 人工呼吸器関連肺傷害

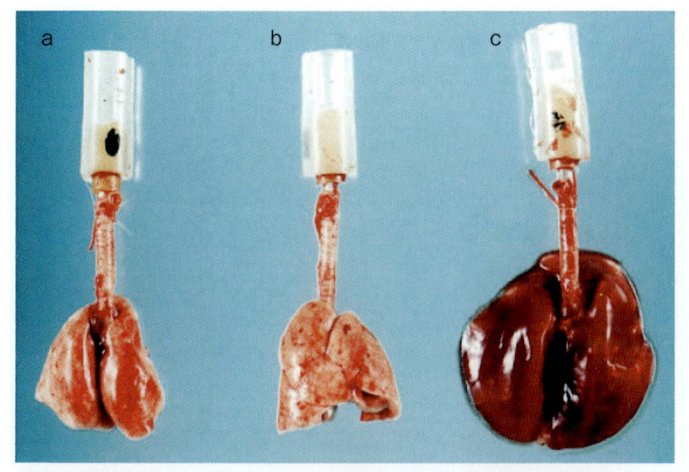

図6 最高気道内圧45cmH₂Oで換気したときの肺の外観
正常肺(a)に対して，最高気道内圧45cmH₂Oで陽圧換気を5分(b)，20分(c)と行ったとき，無気肺(赤色の部位：b)が徐々に増えていき，20分後には肺全体に広がる(c)．
（Dreyfuss DG, et al. Am Rev Respir Dis 1985 ; 132 : 880-4[12] より）

亢進，肺外アルブミン漏出の増加を認めた（図6）．
- ここで強調しておきたいことは，高いstressでbarotraumaが起こるのであって，高い気道内圧で必ずしもbarotraumaが起こるわけではなく，低い気道内圧でもbarotraumaは起こる，ということである．経肺圧（stress）=気道内圧−胸膜圧を思い出してほしい．
- たとえば，胸壁コンプライアンスが著しく低い場合★5では胸膜圧が著明に上昇している．このような場合，高い気道内圧の管理が決して高いstressにはつながらない（例：経肺圧10cmH₂O＝気道内圧50cmH₂O−胸膜圧40cmH₂O）．逆に，低い気道内圧で管理中に，ARDS患者の自発呼吸努力が強ければ，予想以上に高いstressが発生している（例：経肺圧 40cmH₂O＝気道内圧20cmH₂O−胸膜圧−20cmH₂O）[13]．

b — volutrauma

- 高いstrainでもVALIは引き起こされることが示されている．strainとは，肺安静位から換気量が加わった結果，肺がどれだけ変形したかを示す指標である．高いstress（経肺圧）にはたいてい高いstrain（換気量）が伴うので，両者を区別してVALIの機序を考えることは難しい．
- Dreyfussらによって行われた代表的な研究を紹介する[14]．ラットを用いて，①高い気道内圧＋高い1回換気量群，②高い気道内圧＋低い1回換気量群，③陰圧の低い気道内圧＋高い1回換気量群，それぞれの肺血管外水分量，肺血管透過性，肺外アルブミン漏出量を評価した（図7）．②群は，ラットの胸腹部を縛ることで1回換気量の増加を防ぎ，③群は鉄の肺（iron lung）を用いることで陰圧換気を行った．結果，①群と③群は著明な肺浮腫を認めたが，②群は肺浮腫を認めなかった．以上から，DreyfussらはVALIの主な機

> **ここに注意**
> 高いstressにより生じるbarotraumaは，低い気道内圧でも引き起こされる
>
> ★5
> 胸水/腹水貯留，肥満，体幹熱傷，腹部コンパートメント症候群などでは胸壁コンプライアンスが著しく低い．

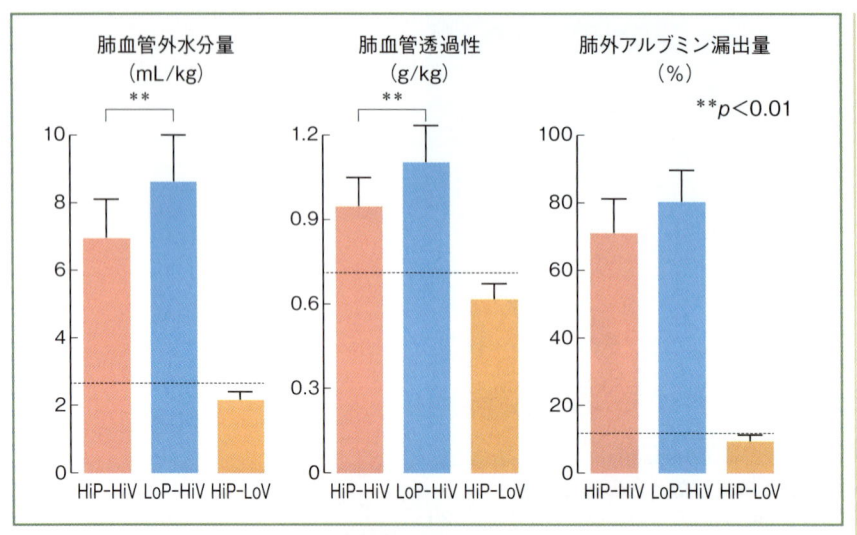

図7 高い気道内圧＋高い1回換気量群（HiP-HiV），高い気道内圧＋低い1回換気量群（胸腹部を縛ったHiP-LoV），陰圧の低い気道内圧＋高い1回換気量群（陰圧換気を行ったLoP-HiV）の比較

ラットを用いて各群，それぞれの肺血管外水分量，肺血管透過性，肺外アルブミン漏出量を評価した．結果，HiP-HiV群とLoP-HiV群は著明な肺浮腫を認めたが，HiP-LoV群は肺浮腫を認めなかった．これにより，VALIの機序としてvolutraumaという概念が広がる契機となった．

(Dreyfuss D, et al. Am Rev Respir Dis 1988；137：1159-64[14] より)

序は，barotraumaよりもvolutraumaであるとしている．
- この理論の問題点は，②群では高い気道内圧＝高いstressではないという点である．胸壁を縛るということは，胸膜圧を増加させているため，たとえ高い気道内圧であったとしてもstress（経肺圧）は低いはずである．したがって，②群はstressとstrainともに低い可能性がある．
- またAmatoらは，過去に行われた9つの無作為比較試験のARDS患者3,562人のデータを対象に，mediation analysisという統計手法を用いて，どの呼吸器パラメータ（1回換気量，プラトー圧，呼気終末陽圧〈PEEP〉，駆動圧〈driving pressure〉）★6がランダム化試験の結果に最も影響を与えたのかを解析した[15]．結果，呼吸器パラメータの中で，駆動圧が最も強く生存率に関与していたことが明らかとなった．たとえ1回換気量が正常上限以下に制限されていたとしても，駆動圧の増加は死亡率の増加に相関していた（RR：1.36，95％ CI：1.17-1.58；$p<0.001$）．どの要素がVALIの主たる機序かはいまだに議論の残るところである．

C — atelectrauma

- 呼吸ごとに繰り返される肺胞の開通と虚脱（tidal recruitment）に関連した肺傷害のことである（図8）．上述のとおり，ARDSでは不均一な経肺圧分布のために背側肺は虚脱し，腹側肺は過膨張することが多い（図3）．肺胞が虚脱すると，隣接する肺胞に対する牽引力が増加する結果，虚脱した肺胞と隣接する牽引された肺胞のあいだで，呼吸ごとに非常に大きなshear stressが発

▶PEEP：
positive end-expiratory pressure

★6 駆動圧
（driving pressure）

1回換気量を"機能的"な肺のサイズで標準化した値：ΔP＝1回換気量／呼吸器系コンプライアンス．

▶RR：
relative risk

▶CI：
confidence interval

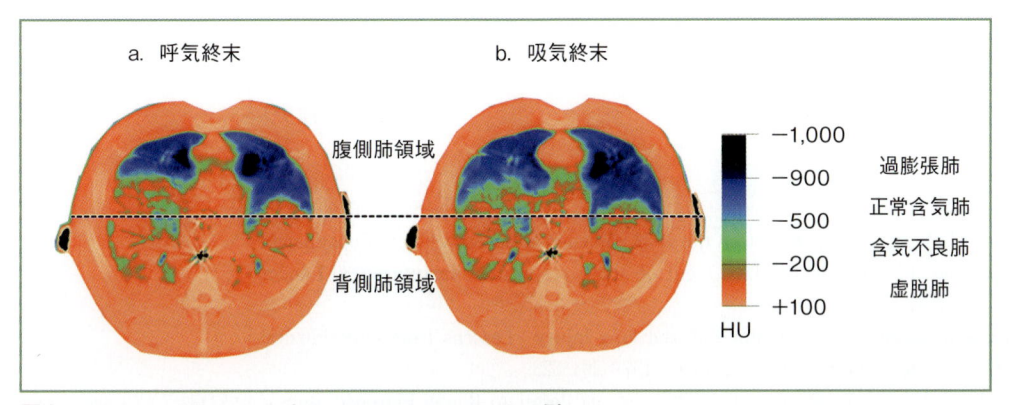

図8 tidal recruitmentによるatelectotraumaの一例
ブタARDSモデルに対して人工呼吸管理中の肺CT(呼気終末:a, 吸気終末:b). 画像をHU値に従って, 過膨張肺, 正常含気肺, 含気不良肺, 虚脱肺に色分けしている. 呼気終末には虚脱肺(赤色部分)がとくに背側肺領域優位に認められているが, 吸気終末にはその虚脱肺が開通(緑色-青色)しているのがわかる. この呼吸ごとに繰り返される現象がtidal recruitmentである. 重要なことは, tidal recruitmentが正常肺と虚脱肺の境界部分(点線部付近)に集中して発生しているということである.
HU:ハンスフィールドユニット.

生する.
- Meadらの報告によると, 経肺圧30cmH$_2$Oで換気したとき, 虚脱肺胞と隣接する含気のある肺胞の境界部分の肺実質にかかるshear stressは約140cmH$_2$O(4〜5倍)であった[16]. 全肺気量に達するのに必要な経肺圧をはるかに超える圧が呼吸ごとに繰り返し一定の肺領域に加わることを考えると, VALIを引き起こす機序になることは容易に想像できるだろう.

d—biotrauma

- 機械的刺激が肺血液ガス関門に作用する結果, 傷害を受けた細胞により, あるいは肺胞上皮細胞や血管内皮細胞の細胞内シグナル活性化により, さまざまな細胞内メディエータの放出が惹起される. いくつかのメディエータは直接的に肺傷害を引き起こすものもあれば, 肺線維化の進展に関与するものもある. さらに, いくつかのメディエータは好中球などを傷害部位に集積させてしまうhomingの作用を有し, こうした過程をbiotraumaとよぶ.
- 肺血管透過性の亢進に特徴づけられるARDSでは, 各種メディエータ, 細菌, そしてリポ多糖(lipopolysaccharide)などが肺胞腔から全身血液循環に移行することは容易に想像できるだろう. 結果として, VALIは多臓器不全を惹起し患者を死に至らしめる[17].

おわりに

- このようにVALIは最近50年以上にわたって, 多くの基礎実験で精力的に研究が行われ, VALIを引き起こすさまざまな機序が明らかになってきた. しかし, VALIの臨床における重要性(ARDSの患者予後に影響を与えているのかどうか)が確認されたのは, 比較的新しく1998年のことである[18]. そ

れ以降，VALIを最小限に抑えるために肺保護換気戦略が導入されていくことになる．

（吉田健史）

文献

1) Lassen HC. A preliminary report on the 1952 epidemic of poliomyelitis in Copenhagen with special reference to the treatment of acute respiratory insufficiency. Lancet 1953；1：37-41.
2) Dreyfuss D, Saumon G. Ventilator-induced lung injury：Lessons from experimental studies. Am J Respir Crit Care Med 1998；157：294-323.
3) Malpighi M. Duae epistolae de pulmonibus. Second letter to Borelli Florence, Italy；1661.
4) Low FN. Electron microscopy of the rat lung. Anat Rec 1952；113：437-49.
5) Akoumianaki E, et al；PLUG Working Group（Acute Respiratory Failure Section of the European Society of Intensive Care Medicine）. The application of esophageal pressure measurement in patients with respiratory failure. Am J Respir Crit Care Med 2014；189：520-31.
6) Pelosi P, et al. Prone position in acute respiratory distress syndrome. Eur Respir J 2002；20：1017-28.
7) Bar-Yishay E, et al. Effect of heart weight on distribution of lung surface pressures in vertical dogs. J Appl Physiol (1985) 1986；61：712-8.
8) Gattinoni L, et al. Prone position in acute respiratory distress syndrome. Rationale, indications, and limits. Am J Respir Crit Care Med 2013；188：1286-93.
9) Yoshida T, et al. Spontaneous effort causes occult pendelluft during mechanical ventilation. Am J Respir Crit Care Med 2013；188：1420-7.
10) Hraiech S, et al. Balancing neuromuscular blockade versus preserved muscle activity. Curr Opin Crit Care 2015；21：26-33.
11) Parker JC, et al. Increased microvascular permeability in dog lungs due to high airway pressures. J Appl Physiol Respir Environ Exerc Physiol 1984；57：1809-16.
12) Dreyfuss DG, et al. Intermittent positive-pressure hyperventilation with high inflation pressures produces pulmonary microvascular injury in rats. Am Rev Respir Dis 1985；132：880-4.
13) Yoshida T, et al. The comparison of spontaneous breathing and muscle paralysis in two different severities of experimental lung injury. Crit Care Med 2013；41：536-45.
14) Dreyfuss D, et al. High inflation pressure pulmonary edema：Respective effects of high airway pressure, high tidal volume, and positive end-expiratory pressure. Am Rev Respir Dis 1988；137：1159-64.
15) Amato MB, et al. Driving Pressure and Survival in the Acute Respiratory Distress Syndrome. N Engl J Med 2015；372：747-55.
16) Mead J, et al. Stress distribution in lungs：A model of pulmonary elasticity. J Appl Physiol 1970；28：596-608.
17) Slutsky AS, Ranieri VM. Ventilator-induced lung injury. N Engl J Med 2013；369：2126-36.
18) Amato MB, et al. Effect of a protective-ventilation strategy on mortality in the acute respiratory distress syndrome. N Engl J Med 1998；338：347-54.

1-7 人工呼吸器関連肺炎

1 定義と疫学

a—定義

- 人工呼吸開始48時間以降に新たに発生した肺炎を人工呼吸器関連肺炎（ventilator-associated pneumonia：VAP）と定義する.
- 旧来，人工呼吸開始48〜96時間に発生したVAPを早期VAP，96時間を超えて発生したVAPを晩期VAPと区別してきたが，この分類の意義は薄れてきている[1]．

b—頻度

- アメリカの報告で，VAPは院内肺炎の80％，ICUにおける全感染症の25％を占める．VAP発生率は，0.0〜4.4例/1,000人工呼吸日数，人工呼吸患者の8〜28％である[1,2]．
- 日本の集中治療室における横断的疫学研究（J-SCRIPT研究）結果でも，VAPはICUで抗菌治療を要する患者の8％を占める[3]．

▶J-SCRIPT：Japanese Survey of AntimiCRobial Use in ICU PatienTs

2 診断

- 肺炎の診断は，臨床所見と血液学的検査，微生物学的検査の結果に基づく．
- 咳・痰，酸素化の低下，発熱などが主症状であるが，人工呼吸中の重症患者においては，これらの特徴的所見が原疾患の症状としばしば混同される．
- 胸部X線，CTが病態の推移や他疾患との鑑別診断に有用とされるが，治療者間で見解が異なることが頻繁にある．
- 臨床的に診断されたVAPは，剖検結果を対照に評価をすると，感度・特異度が91％・15％で，さまざまな原疾患をもつ重症患者に併発するVAPを正確に診断することは難しい．
- 血液学的検査（白血球数や左方移動，バイオマーカ★1）が診断補助に用いられるが，単独では診断特異度が低い．
- 微生物学的検査は，病原微生物の種別同定から治療に結びつく所見として重要である．VAP診断における利点は，下気道検体の採取が気管チューブから容易に行えることである．しかし，気管内採痰では，誤嚥検体や定着菌が混入し，真の病原体の判定を難しくさせる．
- 気管支ファイバーを用いて正確に採取した気管支肺胞洗浄（bronchoalveolar lavage：BAL）液の定量培養あるいは半定量培養は，感染と定着菌の鑑別診断に有用で，治療精度を上げる[4]．

★1 プロカルシトニンとVAP

プロカルシトニンはカルシウム調節をつかさどるカルシトニンの前駆体であるが，全身性の炎症がある場合に血中濃度が上昇する．とくに感染による炎症反応によく反応して上昇するため，非感染性の全身性炎症反応との鑑別に有用とされる．ただし，VAPの診断感度・特異度は，75％程度にすぎない．その比較的短い半減期を活かし，診断確定／治療開始例において連続測定に基づくプロカルシトニンの減少推移が早期の抗菌薬中止に有用ではないかといわれている．

表1　Clinical Pulmonary Infection Score (CPIS)

他覚的所見値		ポイント
体温（℃）	36.5〜38.4 38.5〜38.9 ≧39.0 または ≦36.0	0 1 2
白血球数（/μL）	4,000〜11,000 ＜4,000 または ＞11,000 ＜4,000 または ＞11,000 かつ 桿状核好中球≧500	0 1 2
気道分泌物	ないか少し 膿性でないが多い 膿性	0 1 2
PaO_2/FiO_2	＞240 または ARDS ≦240 かつ ARDSではない	0 2
胸部X線	浸潤影なし びまん性または斑状の浸潤影 限局性の浸潤影	0 1 2
気道検体の培養結果	陰性 陽性	0 2

0〜12点中，6点以上で肺炎ありと診断する．
PaO_2：動脈血酸素分圧，FiO_2：吸入酸素濃度，ARDS：急性呼吸窮迫症候群．

- 抗菌薬投与により微生物学的検査は影響を受けるため，すべての微生物検体は抗菌治療開始前あるいは変更前に採取する．
- 臨床所見を組み合わせた定量的評価に，臨床的肺炎スコア（clinical pulmonary infection score：CPIS）が用いられる（表1）．最新のメタ解析で，感度・特異度はともに65％程度である[5]．

3　VAP発症の予後への影響

- VAPは主としてICUで管理される重症患者に発生する合併症であることから，患者予後への影響は少なくない．
- VAPを発症した患者の死亡率は，原疾患の重症度に依存して5〜30％と開きがある．
- 厚生労働省院内感染対策サーベイランス（JANIS）のICU-VAPサーベイランス（2002〜2004年）を基にしたデータでは，VAP患者の実死亡率は20.5％で，重症度補正後の死亡率は未発症者の1.3倍である[3]．
- 2013年の海外の報告では，VAP患者の死亡率と非VAP患者の死亡率の差を非VAP患者死亡率で割った寄与死亡率は13％と見積もられる．
- 日本では，VAPを含めた院内肺炎の治療指針を決めるためにI-ROAD[★2]スコアが用いられる．このスコアを用いると，VAPのうち16％が重症群で，その死亡率は40％であり，軽症〜中等症群の死亡率21％に比べて高い傾向にあった[6]．

4　新しいサーベイランス指標

- VAPサーベイランスの正確性や信憑性を高めるため，2013年CDCは，人工

▶JANIS：
Japanese Nosocomial Infections Surveillance

★2 I-ROAD
院内肺炎（HAP）の重症度分類．
I：immunodeficiency, R：Respiration, O：Orientation, A：Age, D：Dehydration.

▶HAP：
hospital-acquired pneumonia

▶CDC：
Centers for Disease Control and Prevention（アメリカ疾病管理センター）

呼吸器関連事象（ventilator-associated events：VAE）という指標を使い，VAPを含めた人工呼吸患者における有害事象を評価し始めた[7]．
- VAEサーベイランス基準は，人工呼吸中のすべての酸素化能の悪化を拾い上げることを基本としている．
- 過去3日安定あるいは減少していた呼気終末陽圧（positive end-expiratory pressure：PEEP）が3cmH$_2$O上昇した，あるいは，吸入気酸素分画（fraction of inspiratory oxygen：FIO$_2$）が0.2以上上昇したものを酸素化の悪化ととらえ，VAEとする．
- この基準は，数値指標に基づいて客観的といえるが，その人工呼吸器の設定自体は医療従事者により恣意的に操作されうる．
- VAEは以下の3つに分類される（図1）．
    ① ventilator-associated condition（VAC）
    ② infection-related ventilator-associated complication（IVAC）
    ③ possible ventilator-associated pneumonia（PVAP）

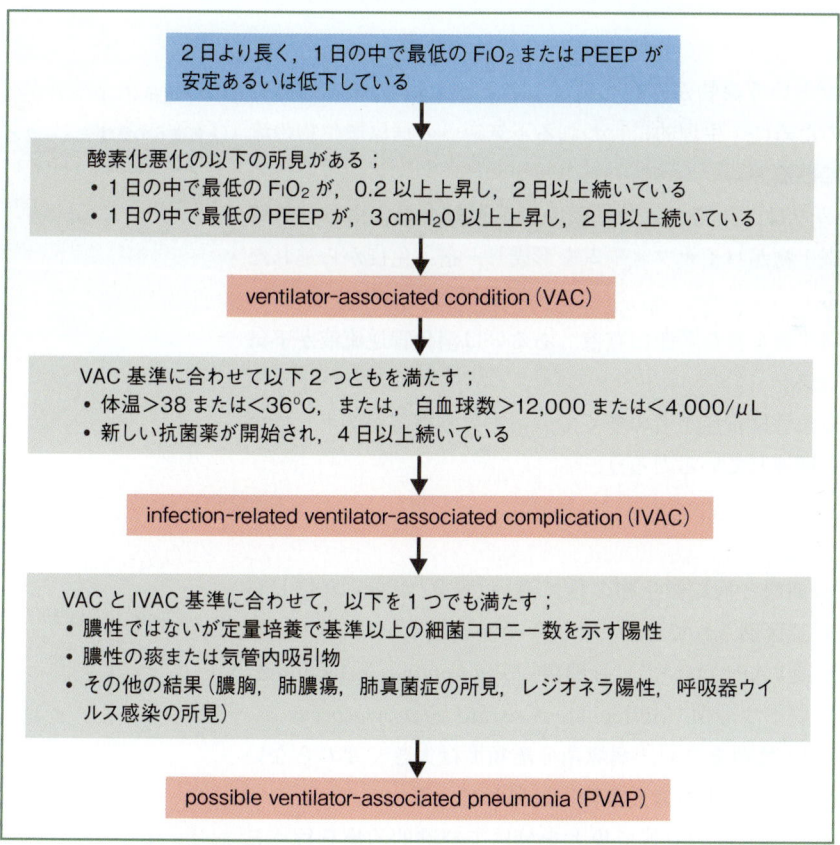

```
2日より長く，1日の中で最低のFIO₂またはPEEPが
安定あるいは低下している
                ↓
酸素化悪化の以下の所見がある；
・1日の中で最低のFIO₂が，0.2以上上昇し，2日以上続いている
・1日の中で最低のPEEPが，3cmH₂O以上上昇し，2日以上続いている
                ↓
        ventilator-associated condition（VAC）
                ↓
VAC基準に合わせて以下2つともを満たす；
・体温>38または<36℃，または，白血球数>12,000または<4,000/μL
・新しい抗菌薬が開始され，4日以上続いている
                ↓
   infection-related ventilator-associated complication（IVAC）
                ↓
VACとIVAC基準に合わせて，以下を1つでも満たす；
・膿性ではないが定量培養で基準以上の細菌コロニー数を示す陽性
・膿性の痰または気管内吸引物
・その他の結果（膿胸，肺膿瘍，肺真菌症の所見，レジオネラ陽性，呼吸器ウイルス感染の所見）
                ↓
      possible ventilator-associated pneumonia（PVAP）
```

図1　人工呼吸器関連事象（VAE）サーベイランス・アルゴリズム
VAEサーベイランスに用いるアルゴリズムをCDCの勧告[7]より抜粋して簡略に図示した．とくに，1日の最低PEEPやFIO$_2$の定め方，PEEPが0～5cmH$_2$Oのときや人工呼吸3または4日目のVAE判定，PVAPの判定法などは文献7）を参照のこと．
CDC：アメリカ疾病管理センター，PEEP：呼気終末陽圧，FIO$_2$：吸入気酸素分画．
（CDC. Ventilator-Associated Event〈VAE〉-For use in adult location only[7]より抜粋して作成）

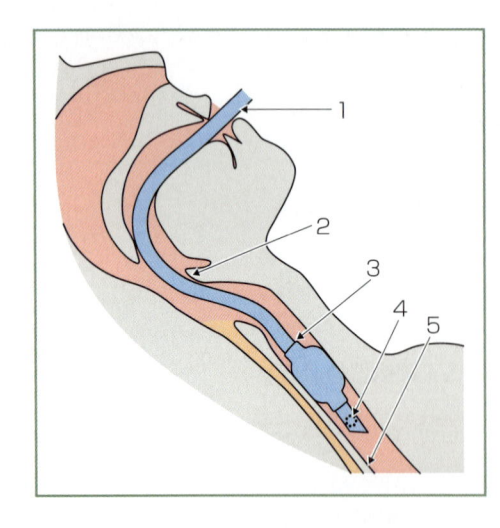

図2 人工呼吸器関連肺炎(VAP)の病態

気管チューブという異物が上気道に存在すること(1)がまず原因であり、そのために、喉頭機能が著しく障害される(2)．口腔内の分泌物は細菌に汚染された状態でカフ上まで流入し(3)、カフ周囲を下気道へ移動する．気管チューブの周囲には病原微生物のバイオフィルムが形成され(4)、さらに気道の異物除去機能も障害されている(5)．宿主の免疫能の低下がある場合、さらにVAPの発症リスクは上がる．

5 病態生理

a ― 病態（図2）

- 上気道に気管チューブという異物が存在し続けることがVAPの根本原因である．気管チューブのために、生理的に行われる下気道への病原微生物の流入阻止機構が破綻している．
- 気管チューブやそのカフは、正常な気管粘膜の繊毛運動を阻害する．気管チューブ表面には、微生物がバイオフィルムを形成し、宿主免疫から逃れた定着菌叢が形成される．
- カフ周囲から、病原微生物を含む咽頭口腔液、あるいは消化管逆流液が下気道に流入（微小誤嚥）する．
- 人工呼吸を必要とする急性期重症患者の多くで、宿主免疫機能が低下していることが、肺炎発症に関連しているだろう．

b ― 原因微生物

- 古典的には、人工呼吸期間と病原微生物の種に違い（表2）があると信じられ、VAPは早期と晩期に区別されてきた[1]．
- しかし近年、早期と晩期VAPにおいて、緑膿菌（*Pseudomonas aeruginosa*）やメチシリン耐性黄色ブドウ球菌（Methicillin-resistant *Staphylococcus aureus*：MRSA）など多剤耐性菌を含め、病原菌分離頻度は大きく変わらないとする報告を受けて、時期の区別を考える傾向は薄れている．
- 多剤耐性菌保有のリスク（表3）の有無で患者を分けて経験的治療を行うことが重要である[8]．
- 原因疾患ごとにVAPの原因となりやすい病原体が異なることも知られている（表4）．原因菌、とくに抗菌薬耐性グラム陰性桿菌の発生率は、国・地域・施設あるいは部署により異なるため、それぞれの現場の傾向を知ること

ここがポイント
上気道への気管チューブという異物留置がVAPの根本原因

アドバイス
多剤耐性菌保有のリスク評価を基に経験的治療を選択する

表2　古典的な発症時期別病原菌種

	早期VAP（48〜96時間）	晩期VAP（＞96時間）
菌種	インフルエンザ桿菌，肺炎球菌，MSSA，エンテロバクター属	緑膿菌，アシネトバクター，MRSA

MRSA：メチシリン耐性黄色ブドウ球菌，MSSA：メチシリン感受性黄色ブドウ球菌，VAP：人工呼吸器関連肺炎．

表3　多剤耐性菌保有のリスク
- 最近（＜90日）の抗菌薬曝露
- 最近（＜90日）の入院
- 免疫抑制
- 身体機能低下

表4　ICUにおける疾患別のVAP病原菌種の傾向

疾患	原因菌となりやすい菌種
脳外科術後，頭部外傷	アシネトバクター属，黄色ブドウ球菌
外傷一般	インフルエンザ桿菌，肺炎球菌
COPD	インフルエンザ桿菌，モラクセラ・カタラーリス

VAP：人工呼吸器関連肺炎，COPD：慢性閉塞性肺疾患．
（Waters B, et al. Curr Infect Dis Rep 2015；17：496[1]）を参考に作成）

表5　VAP予防バンドル（日本集中治療医学会）
- 手指衛生を確実に実施する
- 人工呼吸回路を頻回に交換しない
- 適切な鎮静・鎮痛を図る．とくに過鎮静を避ける
- 人工呼吸器から離脱できるか，毎日評価する
- 仰臥位で管理しない

VAP：人工呼吸器関連肺炎．
（http://www.jsicm.org/pdf/2010VAP.pdf より）

が重要である．

6　予防法とエビデンス

a—VAPの予防策

- VAPは患者利益を損ね，医療コストの増加につながるため，人工呼吸患者にその予防策を適用し，発生率を抑制する戦略がとられる．
- しかし，VAP発生率を低下させ，その結果，生命予後まで改善したとする単一の予防策は選択的消化管殺菌（selective digestive decontamination：SDD）だけだとする報告がある[9]．
- 効果が期待される複数の予防手法を組み合わせて適用するバンドルアプローチが世界的に推奨されてきた．日本でも，VAP予防バンドルが提唱されている（表5）．バンドルアプローチによるVAP予防効果は，おおむね50％の絶対VAPリスク減少効果を認める．

> **ここに注意**
> バンドルアプローチが世界的に推奨される

b—各種予防法

▶人工呼吸器の早期離脱
- 人工呼吸期間の短縮を図り，気管挿管によるVAP発生リスクを最小限にすることが重要である．

- Blackwoodらによる14研究を集計したメタ解析[10]から，プロトコルに基づき人工呼吸器ウィーニングを促進することで，人工呼吸期間は26%（95% CI：13-37，$p=0.0002$）短縮する．ただし，VAP発生率が直接的に低下するかは不明である．
- Burnsらのメタ解析[11]では，気管挿管を回避する非侵襲的陽圧換気（noninvasive positive pressure ventilation：NPPV）の利用により，人工呼吸期間の短縮（平均短縮日数：-5.64日，95% CI：-9.50～-1.77）だけではなく，VAP発生率も低下する（相対リスク：0.25，95% CI：0.15-0.43）．ただし，本研究の対象患者の大多数は，慢性閉塞性肺疾患（COPD）患者である．

▶ CI：
confidence interval

▶ COPD：
chronic obstructive pulmonary disease

選択的消化管殺菌（SDD）と選択的口腔除菌（SOD）
- 現時点で，死亡率の減少効果のエビデンスが最も蓄積されているのは，SDDといわれる．SDDは，手間やコストがかかること，耐性菌の発生リスクが危惧されることなどから，日本でもそれ程広くは適用されていない．
- 口腔内のみの除菌を行う選択的口腔除菌（selective oral decontamination：SOD）は，SDDと同等のVAP予防効果を示すとする報告がある[12]．
- クロルヘキシジン口腔内洗浄液やゲル塗布，あるいは歯磨きによる口腔衛生ケアを包括的に評価すると，クロルヘキシジンの使用のみにVAP予防効果があるが（OR：0.60，95% CI：0.47-0.77，$p<0.001$），死亡率の減少には関連しない（OR：1.10，95% CI：0.87-1.38，$p=0.44$）[13]．
- 日本では，海外研究で示されている高濃度クロルヘキシジンの口腔粘膜への使用は認められていない．

▶ OR：
odds ratio

病原体の下気道への流入軽減と感染予防
- 半坐位の時間を増やすほうが，重力による消化管液の逆流防止効果によりVAPを予防できるかもしれない．
- カフ上部吸引ポート付き気管チューブは，VAPと人工呼吸期間を減らすが，死亡率減少には寄与しない[14]．
- 洋ナシ型ポリウレタンカフは，理論的に誤嚥を防ぎうる設計だが，2015年の大規模RCT（TOP-cuff研究[★3]）で，病原菌の気道内定着もVAPも予防しえないとされている．

★3 TOP-cuff

Philippart F, et al, TOP-Cuff Study Group. Randomized intubation with polyurethane or conical cuffs to prevent pneumonia in ventilated patients. Am J Respir Crit Care Med 2015；191：637-45.

経腸栄養/プロバイオティクス
- 早期経腸栄養は，腸内環境を維持し，VAP予防の効果が期待できる一方で，消化管液の逆流誤嚥リスクを高めるかもしれない．
- 8つのRCTを集計したメタ解析では，プロバイオティクスはVAP発生を有意に減らすが（OR：0.70，95% CI：0.52-0.95），在院死亡率には影響しない（OR：0.78，95% CI：0.54-1.14）[15]．
- 現在，プロバイオティクス投与による気管チューブへの病原菌定着と肺炎予防効果を評価するRCT（PROSPECT研究）が進行中である．

▶ PROSPECT：
Probiotics：Prevention of Severe Pneumonia and Endotracheal Colonization Trial（PROSPECT）：A Feasibility Clinical Trial. https://clinicaltrials.gov/ct2/show/NCT01782755

予防のまとめ
- Kollefは，VAP予防法は施設の状況に合わせて段階的に取り組むとよいと説いている（図3）[16]．

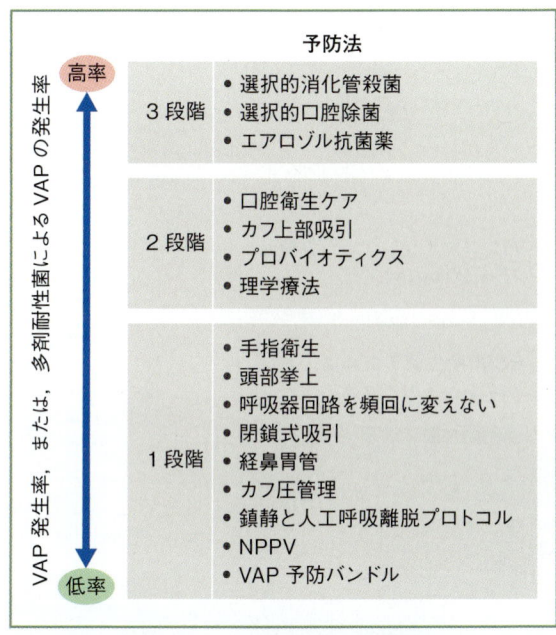

表6 MRSAを起因菌とするVAPの危険因子

- 痰のグラム染色でグラム陽性球菌が同定される
- MRSAの感染既往や保菌がある
- 長期の入院歴がある
- 長期の抗菌薬の投与歴がある

MRSA：メチシリン耐性黄色ブドウ球菌，VAP：人工呼吸器関連肺炎．

図3 Kollefの提唱する段階的VAP予防法

段階	予防法
3段階	・選択的消化管殺菌 ・選択的口腔除菌 ・エアロゾル抗菌薬
2段階	・口腔衛生ケア ・カフ上部吸引 ・プロバイオティクス ・理学療法
1段階	・手指衛生 ・頭部挙上 ・呼吸器回路を頻回に変えない ・閉鎖式吸引 ・経鼻胃管 ・カフ圧管理 ・鎮静と人工呼吸離脱プロトコル ・NPPV ・VAP予防バンドル

（縦軸：VAP発生率，または，多剤耐性菌によるVAPの発生率　高率↔低率）

VAPの罹患率が高く耐性菌の関与が強い施設と低い施設で，予防法の種類を変えることで，医療システム全体としての費用対効果が大きくなると，Kollefは提唱している[11]．
VAP：人工呼吸器関連肺炎，NPPV：非侵襲的陽圧換気．
（Kollef MH. Am J Respir Crit Care Med 2015；192：5-7[16]より）

7 治療

- VAPの予後は，経験的治療の段階で，後に判明する原因菌に対して有効な抗菌薬が使用されたかどうかに強く影響を受ける．
- 一方，広域・多剤の抗菌療法は抗菌薬の過剰投与による耐性菌発生やコストの増加といった医療システム全体への波及効果が問題となるため，原因菌とその抗菌薬感受性結果が得られたら，狭域・単剤の薬剤による標的治療（definitive therapy）に変更する．

> **ここがポイント**
> 原因菌に対して有効な抗菌薬が使用されたかどうかがVAPの予後を決める

a─経験的治療

- 初期の経験的治療の選択において，①緑膿菌，アシネトバクター属などのいわゆる治療難渋性グラム陰性桿菌，および②MRSAを治療対象にすべきかを考える．
- アメリカ院内肺炎診療ガイドライン[17]の推奨では，人工呼吸開始5日後以降に発症し，多剤耐性菌の危険因子★4を有する患者に対して，多剤耐性菌を初期経験的治療の対象とし，抗緑膿菌βラクタム系薬剤に加えて，アミノグリコシド系薬または抗緑膿菌作用をもつキノロン系薬を併用する．
- MRSAが原因菌である可能性が高い場合（表6）抗MRSA薬の併用を考慮する．
- 緑膿菌肺炎に関しては，多剤併用と単剤治療のあいだで生命予後に変わりは

★4
最近の入院歴や抗菌薬投与，免疫抑制など（表3参照）．

表7 主要な原因菌別の標的治療で推奨される抗菌薬

原因菌	抗菌薬 第一選択	注意点
肺炎球菌	アンピシリン	
MSSA	セファゾリン	
MRSA	バンコマイシン，リネゾリド	バンコマイシンのトラフ値は15〜20μg/mL
インフルエンザ桿菌	アンピシリン，セフトリアキソン	
クレブシエラ属，大腸菌	セファゾリン，セフトリアキソン	ESBL産生菌であれば，メロペネムorドリペネム
緑膿菌	セフタジジム，アズトレオナム	多剤耐性菌に注意
エンテロバクター属，セラチア属	セフェピム	
アシネトバクター属	スルバクタム/アンピシリン，メロペネムorドリペネム	

いずれも感受性結果を確認のうえで使用する．
ESBL：基質特異性拡張型β-ラクタマーゼ，MRSA：メチシリン耐性黄色ブドウ球菌，MSSA：メチシリン感受性黄色ブドウ球菌．

ないとされる．
- ガイドラインに準拠した広域抗菌薬の多剤併用療法は，腎傷害リスク増加から，逆に生命予後悪化に関連する危険性も示唆されている．
- 日本の検討で，初期の経験的治療をガイドラインに準拠している率は低く（19％），ガイドラインの準拠と生命予後との関連性は明確ではなかった[6]．

b — 標的治療への変更

- 標的治療は，原因菌に対する抗菌薬の治療効果や感受性に関する知見に基づき，できる限り狭域で単剤のものを選択する（表7）．

c — 効果判定と治療期間

- 治療効果は，痰のグラム染色などを用いた微生物学的消失，呼吸機能や肺傷害の改善（ガス交換能や痰の量・性状），バイタルサインや臓器障害など全身状態の改善，あるいは炎症反応（主としてプロカルシトニン）の収束から総合的に評価する．
- 2003年の大規模RCTでは，抗菌薬の治療期間8日間と15日間の比較で，患者の生命予後や治療失敗に差異はないことが示された[18]．
- ブドウ糖非発酵系グラム陰性桿菌であれば10〜14日，それ以外では7〜8日を標準的な治療期間に設定する．

（志馬伸朗，細川康二）

文献

1) Waters B, Muscedere J. A 2015 Update on Ventilator-Associated Pneumonia：New Insights on Its Prevention, Diagnosis, and Treatment. Curr Infect Dis Rep 2015；17：496.
2) Kollef MH, et al. Global prospective epidemiologic and surveillance study of ventilator-associated pneumonia due to Pseudomonas aeruginosa. Crit Care Med 2014；42：2178-87.
3) 厚生労働省．院内感染対策サーベイランス事業．http://www.nih-janis.jp/report/icu.html
4) Fagon JY, et al. Invasive and noninvasive strategies for management of suspected ventilator-associated pneumonia. A randomized trial. Ann Intern Med 2000；132：621-30.
5) Shan J, et al. Diagnostic accuracy of clinical pulmonary infection score for ventilator-associated pneumonia：A meta-analysis. Respir Care 2011；56：1087-94.
6) Sakaguchi M, et al. Effects of adherence to ventilator-associated pneumonia treatment guidelines on clinical outcomes. J Infect Chemother 2013；19：599-606.
7) CDC. Ventilator-Associated Event(VAE)-For use in adult location only. http://www.cdc.gov/nhsn/PDFs/pscManual/10-VAE_FINAL.pdf
8) Maruyama T, et al. A new strategy for healthcare-associated pneumonia：A 2-year prospective multicenter cohort study using risk factors for multidrug-resistant pathogens to select initial empiric therapy. Clin Infect Dis 2013；57：1373-83.
9) Roquilly A, et al. Pneumonia prevention to decrease mortality in intensive care unit：A systematic review and meta-analysis. Clin Infect Dis 2015；60：64-75. doi：10.1093/cid/ciu740.
10) Blackwood B, et al. Protocolized versus non-protocolized weaning for reducing the duration of invasive mechanical ventilation in critically ill paediatric patients. Cochrane Database Syst Rev 2013；7：CD009082.
11) Burns KE, et al. Noninvasive positive-pressure ventilation as a weaning strategy for intubated adults with respiratory failure. Cochrane Database Syst Rev 2013；12：CD004127.
12) Price R, et al；SuDDICU Collaboration. Selective digestive or oropharyngeal decontamination and topical oropharyngeal chlorhexidine for prevention of death in general intensive care：Systematic review and network meta-analysis. BMJ 2014；348：g2197.
13) Shi Z, et al. Oral hygiene care for critically ill patients to prevent ventilator-associated pneumonia. Cochrane Database Syst Rev 2013；8：CD008367. doi：10.1002/14651858.CD008367.pub2.
14) 志馬伸朗，細川康二．人工呼吸器関連肺炎(VAP)予防．呼吸と循環 2015；63：491-5.
15) Bo L, et al. Probiotics for preventing ventilator-associated pneumonia. Cochrane Database Syst Rev 2014；10：CD009066.
16) Kollef MH. Ventilator-associated Pneumonia Prevention. Is It Worth It? Am J Respir Crit Care Med 2015；192：5-7.
17) American Thoracic Society；Infectious Diseases Society of America. Guidelines for the management of adults with hospital-acquired, ventilator-associated, and healthcare-associated pneumonia. Am J Respir Crit Care Med 2005；171：388-416.
18) Chastre J, et al, PneumA Trial Group. Comparison of 8 vs 15 days of antibiotic therapy for ventilator-associated pneumonia in adults：A randomized trial. JAMA 2003；290：2588-98.

1-8 人工呼吸の循環への影響

はじめに

- 肺と心臓は胸郭という1つの同じ箱の中に存在する．したがって，1つの箱の中で，肺と心臓はスペースと圧を共有している．さらに肺は，心臓の右心と左心をつなぐ導管でもある．
- このように呼吸と循環は互いに密接に関連しており，一方の系の機能異常は他方の系の機能異常を引き起こす．逆に，一方の系の機能を補助・改善させると他方の系の機能改善につながる可能性もある．これら呼吸と循環の関連性を「呼吸循環相互作用」ともいう．

> **ここがポイント**
> 肺と心臓は密接に関連し，呼吸系と循環系には「呼吸循環相互作用」がある

1 静脈還流量と心拍出量

- 循環系は毛細管からの水分漏出など実際には閉鎖系ではないが，これを閉鎖系と仮定してみる．心拍出量が減少すると，右房圧は上昇し平均大動脈圧が低下する．さらに心拍出量が低下しゼロに近づくと最終的には右房圧と平均大動脈圧の値が同じになり，体血流が止まる．体血流が停止すると体循環のすべての圧が等しくなる．この体血流量がゼロになったときの圧を平均循環充満圧 (mean systemic filling pressure：MSFP) という．
- 静脈還流量はMSFPと右房圧 (right atrial pressure：RAP) との差によって規定される．静脈還流に対する抵抗を静脈還流抵抗とすると，静脈還流量は以下の式で示される．

$$静脈還流量 = (MSFP - RAP)/静脈還流抵抗$$

- 静脈リザーバーはよく"バスタブ"に例えられる (図1)[1]．ここで，バスタブの側面に開口している栓よりも低い位置に貯留している血液は "unstressed volume" といわれ，直接的な静脈還流に関与しない血液と考えられる．栓よりも上に位置する血液を "stressed volume" といい，MSFPに直接的に関与し静脈還流量，心拍出量に関与する血液と考えられる[2]．
- MSFPは次式で表される (図1)．

$$MSFP = (V - V0)/C$$

V：静脈リザーバーの全血液量，
V0：unstressed volume，V - V0：stressed volume，
C：静脈リザーバーのコンプライアンス

- Guytonは静脈還流曲線を提唱した[3]．図2に示すように，この曲線は横軸に右房圧，縦軸に静脈還流量をとって示された曲線で，アドレナリンなどの血管収縮作用★1や容量負荷によって曲線は右方向へシフトする．一方，循環血液量減少となった場合や血管が拡張★2し有効な血液量が減じた (血液が

★1 静脈リザーバーのコンプライアンス低下．

★2 静脈コンプライアンスの上昇．

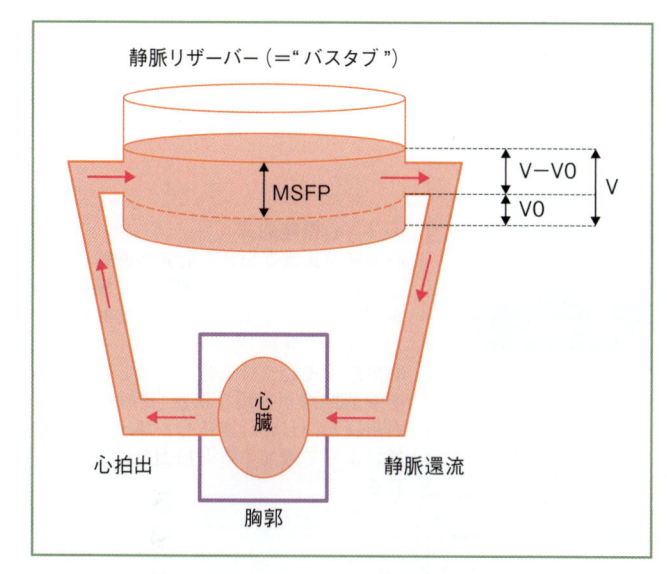

図1 静脈還流
静脈リザーバーは静脈還流に直接関与するstressed volume（V−V0）と静脈還流には直接関与しないunstressed volume（V0）に分けられる．静脈還流量は平均循環充満圧（MSFP）と右房圧との差，および静脈還流抵抗に規定される．
（Broccard AF. J Clin Monit Comput 2012；26：383-91[2)] より）

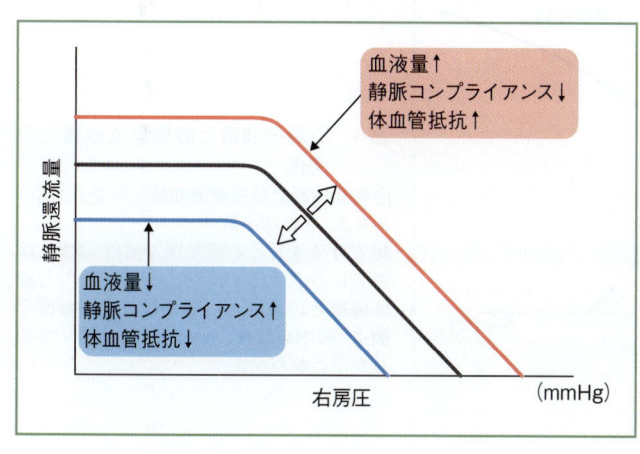

図2 静脈還流曲線
静脈還流曲線（黒線）は輸液負荷や静脈コンプライアンスの低下，体血管抵抗上昇などによって右方変位する（赤線）．逆に血管内容量の減少や静脈コンプライアンスの上昇，体血管抵抗の低下の際には左方変位する（青線）と考えられる．

stressed volumeからunstressed volumeに移行した）場合には曲線が左方にシフトする（図2）．

- 一方，心機能曲線は横軸に右房圧をとると図3のように描かれ，心臓に入る（返ってくる）血液が多いほど心拍出量が増加することを示している．心機能が正常な場合の心機能曲線と比較して，交感神経刺激など心収縮が増強した場合や後負荷が軽減した場合には心機能曲線が立ち上がった曲線になる．一方，低心機能の場合や後負荷が増大した場合は心機能曲線が平坦な形状となる．各心機能で右房圧が同じだけ変化した場合に，心機能によって増加する心拍出量に違いが生じることが図からわかる．
- 心機能曲線と静脈還流曲線はともに右房圧を横軸としており，同一の座標軸で2つの曲線を描くことができる（図4）．この心機能曲線と静脈還流曲線との交点（循環平衡点という）がそのときの定常状態での右房圧と心拍出量を示している．たとえば，輸液負荷を行うと静脈還流曲線は右に（黒線から赤線へ）シフトするが，シフト後に心機能曲線とのあいだに新たにできる循環

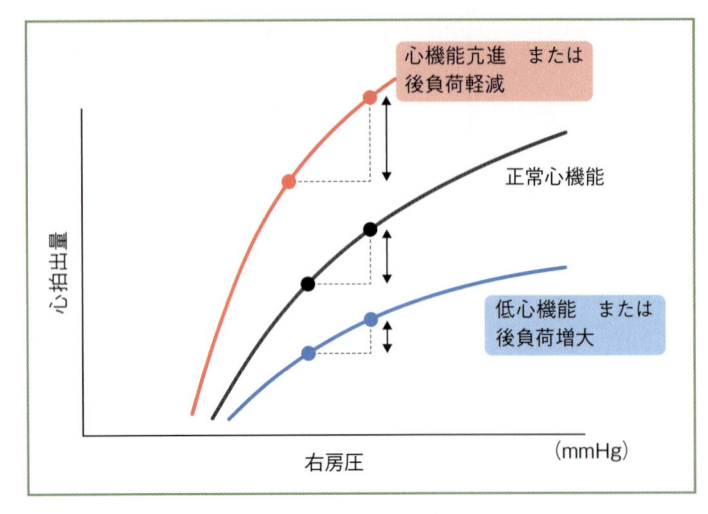

図3 心機能曲線
心機能が正常な場合の心機能曲線（黒線）と比較して，心収縮が増強した場合や後負荷が軽減した場合には心機能曲線が立ち上がった曲線（赤線）となる．一方，低心機能の場合や後負荷が増大した場合は心機能曲線が平坦な形状（青線）となる．右房圧が同じだけ変化した場合に，心機能によって増加する心拍出量に違いが生じる．

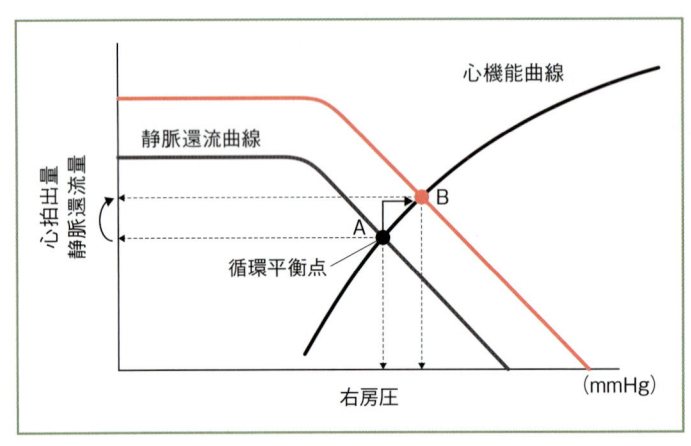

図4 心機能曲線と静脈還流曲線との関連
心機能曲線と静脈還流曲線との交点（図中のA点）を循環平衡点という．
輸液負荷を行うと静脈還流曲線（黒線）は右方にシフトし（赤線），シフト後に心機能曲線とのあいだに新たにできる循環平衡点（図中のB点）から，心拍出量が増加したことがわかる．

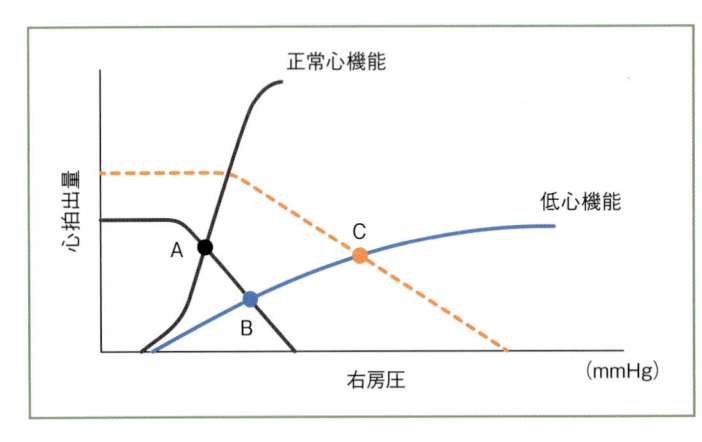

図5 心機能低下による循環平衡点の移動
正常心機能の場合にできる循環平衡点Aは，心機能が低下することにより新たな循環平衡点Bとなり，心拍出量の低下が示される．生体はその代償としてstressed volumeを増加させ新たな静脈還流曲線（破線）が描かれることになり，新たな循環平衡点Cが形成され，循環平衡点Bよりも心拍出量が増加していることがわかる．

平衡点から，心拍出量が増加することがわかる（A点からB点）．
- **図5**に示すように静脈還流曲線と正常心機能でできる循環平衡点Aから，心機能のみが低下した場合を考えてみる．心機能が低下した場合，平坦化した心機能曲線が描かれ，そこに新たな循環平衡点Bができる．循環平衡点AからBへの移動により心拍出量が低下したことが示される．そこで，生体はそ

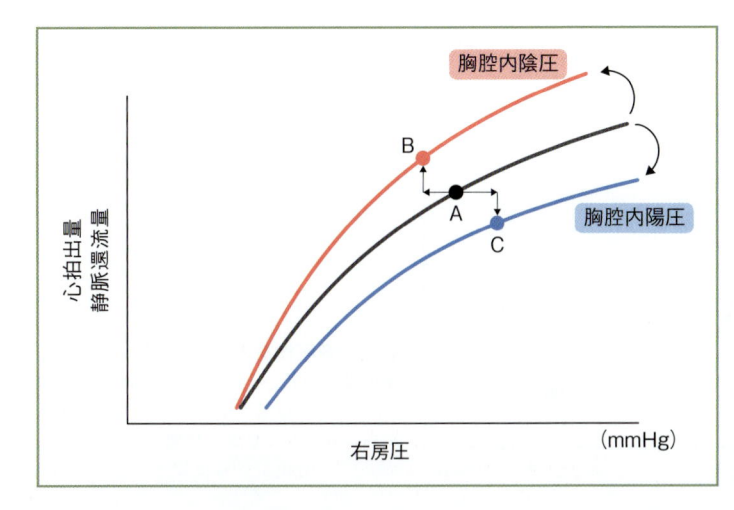

図6 心臓外圧と心機能曲線との関係
心機能曲線は心臓にかかる外圧によって左右に移動する．胸腔内が陰圧になると，心房心室周囲にもマイナスの圧がかかり心房心室の壁内外圧差（transmural pressure）が大きくなる．心臓へ陰圧の外圧がかかれば心機能曲線は左方に（赤線），陽圧の外圧がかかれば心機能曲線は右方に（青線）移動する．

の代償として末梢血管抵抗を上昇させ，静脈リザーバーのコンプライアンスを低下させることでunstressed volumeの血液の一部がstressed volumeへ移動し，stressed volumeが増加して新たな静脈還流曲線が描かれる．その結果できる循環平衡点Cは，心拍出量がいくらか増加し代償されたことがわかる．

- しかし心機能が著明に悪化し，心機能曲線が顕著に平坦化した形状になると，たとえ静脈還流曲線が右方シフトしても心拍出量の増加はほとんど得られない．

2 自発呼吸が循環に及ぼす影響

- 吸気時には横隔膜が下降し，腹腔内圧が上昇する．腹腔内臓器の静脈リザーバーに圧がかかることによって，unstressed volumeからstressed volumeへと血液が移動してMSFPが上昇する．
- 自発呼吸下では胸腔内が陰圧となるため，胸郭という同じ箱の中にある心内の心房圧にもマイナスの圧がかかる．よって右房圧も低下するため，MSFP－右房圧の差が大きくなり静脈還流量が増加する．

ここがポイント
自発呼吸により心房圧も低下し静脈還流量が増加する

3 陽圧換気が循環に及ぼす影響

- 陽圧換気が行われたときMSFPは自発呼吸同様の理由で上昇するが，自発呼吸時とは異なり，胸腔内は陽圧を呈するため右房圧が上昇する．よってMSFP－右房圧は陽圧換気前と変化しない．
- しかし，循環血液量減少の状況や右房圧の上昇程度によってはMSFP－右房圧は低下する．陽圧換気時には大静脈が胸腔内に入るところでのねじれによる静脈還流抵抗の上昇など，右房圧の上昇以外にも静脈還流の減少をきたす原因が考えられる．
- 陽圧換気の循環に及ぼす影響を心機能曲線の観点から考えてみる（図6）．心機能曲線は，心臓にかかる外圧によって左右に移動すると考えることができ

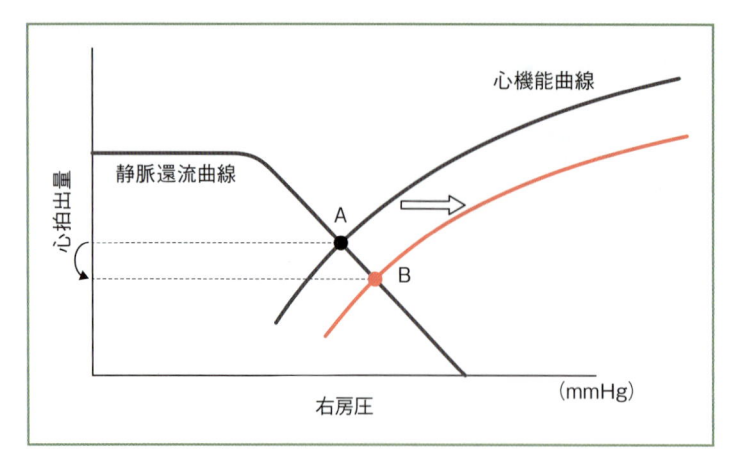

図7 陽圧換気と心拍出量
陽圧換気を行うと心機能曲線は右方変位（赤線）し，心拍出量は減少する（循環平衡点はA点からB点へ移動）．

る．たとえば胸腔内が陰圧になると，心房心室周囲にもマイナスの圧がかかり心房心室の壁内外圧差（transmural pressure）が大きくなり，心機能曲線は左にシフトし静脈還流は増加する（A点からB点へ）．

- 一方，胸腔内が陽圧になり心臓に陽圧の外圧がかかる（transmural pressureが小さくなる）と心機能曲線は右にシフトし静脈還流量が減少する（A点からC点へ）．

- 以上より，正常心機能の症例に陽圧換気を行うと，図7に示すように心機能曲線は右方シフトすると考えられるので，循環平衡点はAからBへと移動し，心拍出量（静脈還流量）は減少することがわかる．その他，陽圧換気をすることで左室後負荷を低下させるが，この点は後述する．

4 左心不全症例の自発呼吸の影響

- 図8に左心不全症例の病態を示した．左心不全により左室から十分な血液を拍出できない場合，呼吸に及ぼす影響は顕著となる．左室からの血液拍出が十分にできなくなると，肺うっ血をきたし肺水腫となる．肺水腫によって，肺胞内に水分が貯留し肺のコンプライアンスは低下し，かつ無気肺を形成する．その結果，低酸素血症と高二酸化炭素血症をきたし肺でのガス交換が不良となる．

- 肺コンプライアンス低下とガス交換不良の結果，左心不全症例の自発呼吸は多呼吸，努力呼吸となり呼吸仕事が増加し酸素消費が増大する．努力呼吸が著明になると，吸気時の胸腔内圧は大きく陰圧となり，静脈還流量の増加をきたし左心前負荷が増加し，さらに左心不全，肺うっ血が増悪するという悪循環をきたす．

- さらに，呼吸に直接的な影響は及ぼさないが，左心不全による低心拍出状態においては末梢血管が収縮してしまうため，末梢血管抵抗の上昇を認め左室後負荷の上昇をきたす．左室後負荷の上昇に伴い左心不全はさらに悪化する．

- 呼吸困難感が強く，呼吸仕事量が増加していると内因性のカテコラミンが多

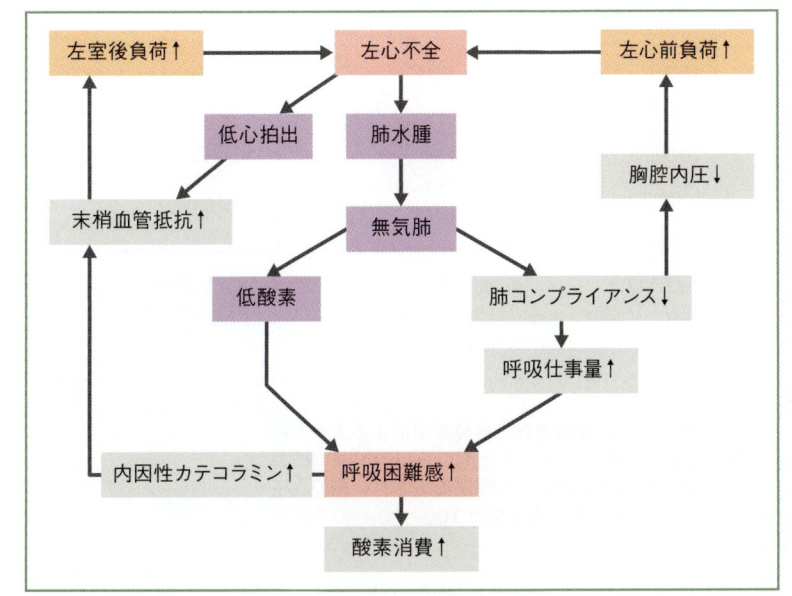

図8 左心不全の病態
左心不全によって呼吸不全が悪化し，呼吸不全の悪化が左心不全を増悪させるという，呼吸循環の悪循環の状態が左心不全の病態である．

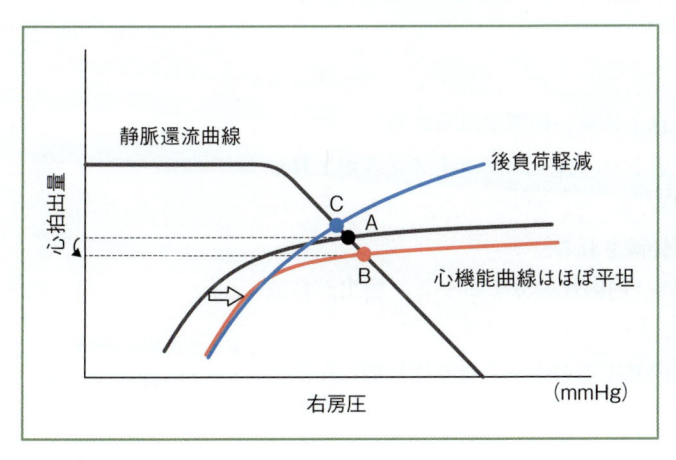

図9 左心不全症例への陽圧換気の影響
陽圧換気の導入により心機能曲線は右方変位する（赤線）ので，循環平衡点はA点からB点へと移動する．左心不全症例では心機能曲線が平坦化しているので陽圧換気導入による心拍出量減少の影響は小さい．陽圧換気により後負荷が軽減されると，心機能曲線は立ち上がる（青線）．その結果，静脈還流曲線と新たな交点（C点）ができる．

量に放出され，さらに末梢血管が収縮し，左室後負荷を上昇させ左心不全を悪化させるという悪循環をきたす．
● このように左心不全による自発努力呼吸は左心不全を悪化させ，左心不全の悪化が呼吸不全を悪化させるという悪循環を呈する病態といえる（図8）．

5 左心不全症例への陽圧換気

● 左心不全症例で図8に示すような呼吸循環の悪循環を呈した症例に対し，陽圧換気を導入することによって，その悪循環を断ち切ることができる．
● 左心不全症例の心機能曲線は平坦化している（図9）．上述のとおり，陽圧換気を導入することによってこの心機能曲線は右方変位するので，循環平衡点は図9のA点からB点へと移動する．正常心機能症例と比較して心不全症例の心機能曲線は平坦化しているので，陽圧換気導入による心拍出量減少の影響は小さいことが図からわかる．

ここがポイント
左心不全による自発努力呼吸は，呼吸循環の悪循環を呈する病態

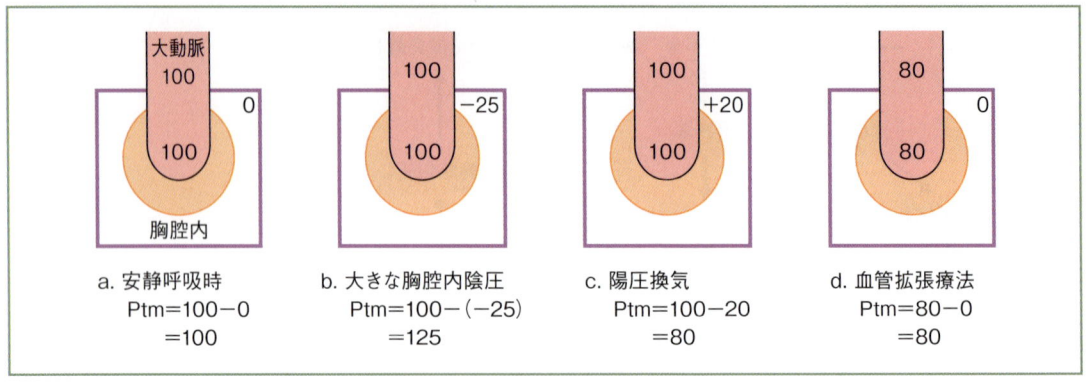

図10　胸腔内圧と左室収縮期壁内外圧差
左心不全から肺うっ血，肺水腫を伴い努力呼吸を呈した症例では，自発呼吸による大きな胸腔内陰圧により，胸郭外に100という血圧を出すためには左心室は100－(－25)＝125の圧をつくり出さねばならない(b)．一方で，同じ左心不全症例でも陽圧換気を行い胸腔内圧が＋20になれば，胸郭外に100という血圧を出すためには，左心室は100－20＝80の圧で血液を送り出せばよいことになる(c)．
Ptm：左室収縮期壁内外圧差．

(Bronicki RA, et al. Pediatr Crit Care Med 2009；10：313-22[8]）より）

- 一方，左心不全症例への陽圧換気には以下の良い影響がみられる．
  ①陽圧換気により肺水腫，無気肺が改善され，肺コンプライアンスが上昇し呼吸仕事が軽減され，酸素消費が減る．
  ②胸腔内圧が陽圧となり左室前負荷が軽減される．
  ③呼吸負荷が軽減されることにより[★3]，内因性のカテコラミン放出が軽減され左室後負荷の低下が期待される．
  ④胸腔内を陽圧にすることで，左室壁内外圧差が小さくなり相対的に左室後負荷が軽減される(図10)．
  ⑤心筋の酸素需給バランスが改善される．
- 以上より，左心不全症例への陽圧換気導入は，陽圧換気導入による静脈還流減少を凌駕する心拍出量の増加(図9のC点)，全身の酸素需給バランスの改善が期待できる．
- 図10は，胸腔内圧と左室壁内外の収縮期血圧差との関係を示している．胸腔内が－25の陰圧になれば(b)，100という血圧を胸郭外に出すためには，100－(－25)＝125という圧で左室が血液を送り出さねばならない．一方で，陽圧換気を導入し胸腔内圧を＋20の陽圧にすれば(c)，100という圧を胸郭外に出すのに，100－(20)＝80という圧で左室が血液を送り出せばよいことになり，左室にとって後負荷が軽減する．これは心不全症例への血管拡張療法と同じ効果が期待できると考えられる(d)．
- 血管拡張薬を使用して後負荷を軽減することは，心機能曲線を立ち上がらせることになる(図3の赤線)．平坦化した心機能曲線が陽圧換気により右方移動して減少する心拍出量よりも，陽圧換気による後負荷軽減により平坦化した心機能曲線を立ち上がらせる(図9青線)ことによって，得られる心拍

★3
多少の鎮静薬が使用され，その効果によることもある．

アドバイス
左心不全症例への陽圧換気導入により全身の酸素需給バランスが改善される

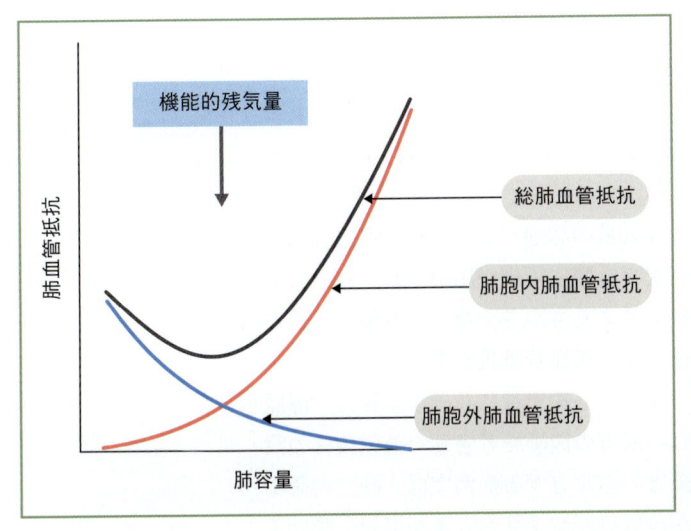

図11 肺容量と肺血管抵抗の関係
肺血管抵抗は肺容量が機能的残気量となるところで最低値をとる．肺容量が機能的残気量より大きくなっても，また小さくなっても肺血管抵抗は上昇する．

出量増加（図9のC点）のほうが多くなると考えられる．
- 逆に，陽圧換気をしている左心不全症例の呼吸器離脱の際には左室前負荷および後負荷が増大するため注意が必要である．左心不全症例における呼吸器離脱失敗症例では混合静脈血酸素飽和度が有意に低下することが明らかになっている[4, 5]．

> **ここに注意**
> 左心不全患者の呼吸器離脱の際には左室前負荷・後負荷の増大に注意

6 肺傷害が循環に及ぼす影響：陽圧換気と右心機能

- 重篤な傷害肺もまた循環に影響を及ぼす[6]が，とくに右心機能に及ぼす影響は大きい．急性肺傷害を伴うと通常は肺血管抵抗が上昇する．多くの場合，肺血管抵抗の上昇は緩やかで，右心機能は維持され循環は障害されない．
- しかし，ARDS症例や急性肺性心の症例では右心機能不全となる場合を認める．生命予後を改善するには至らないが，急性肺傷害症例で，一酸化窒素吸入やプロスタサイクリン吸入は肺血管抵抗を低下させ肺動脈圧を低下させる．逆にこれらの吸入を中止すると，右室の後負荷が増大し循環が虚脱することがある．
- 心室間の相互作用により右室機能不全は左室機能にも影響を及ぼす．肺高血圧による右心不全が左室に及ぼす悪影響としては，
  ①左室に流入する肺静脈血の減少，
  ②右室拡張期圧の上昇により心室拡張期に心室中隔が左室側に押され左室拡張期圧上昇と左室拡張障害を引き起こし，さらに左室自由壁は心膜により動きが制限される，
  ③左室の充満血液が減少する結果，両心室間相互依存により左室が右室の血液駆出を補助する力も低下する[7]，
  などがあげられる．
- その結果，さらに右室容量が増大し，左室への血液充満が障害され両心室間での悪循環が起こる[8]．つまり，重篤な肺傷害例では両心不全を呈する可能

▶ARDS
acute respiratory distress syndrome（急性呼吸窮迫症候群）

性がある．
- 肺傷害に対する人工呼吸では，陽圧換気やPEEPにより胸腔内圧がどの程度上昇するかによって右室前負荷や後負荷が受ける影響が決まる．陽圧換気による肺の膨らみやPEEPは，肺血管抵抗に影響を及ぼすが，図11に示すとおり，肺容量によってその影響が異なる．
- 適切なPEEPレベル（肺容量が機能的残気量の状態）では，肺血管抵抗は最も低い値を示すが，肺が過膨張した状況では肺血管床が圧迫され，肺血管抵抗が上昇する．逆に肺容量が機能的残気量よりも小さくなっても肺胞外血管が圧迫され，かつ低酸素性肺血管収縮により肺血管抵抗が上昇する．
- したがって，右心不全症例に対し陽圧換気が心拍出量に及ぼす影響は，静脈還流量と肺血管抵抗に規定され，これら双方の因子を考慮した換気条件の設定が必要となる．一方で，右室拡張障害のみを有する症例では，胸腔内陽圧による静脈還流量の低下による影響が後負荷軽減よりも大きな影響を受けるので，胸腔内が陰圧のほうが心拍出量としては増加する可能性がある．

（橘　一也，竹内宗之）

▶PEEP
positive end-expiratory pressure（呼気終末陽圧）

文献

1) Magder S, Scharf SM. Venous return. In：Scharf SM, et al, eds. Respiratory-Circulatory Interactions in Health and Disease. 2nd ed. New York：Marcel Dekker, Inc.；2001. p.93-112.
2) Broccard AF. Cardiopulmonary interactions and volume status assessment. J Clin Monit Comput 2012；26：383-91.
3) Feihl F, Broccard AF. Interactions between respiration and systemic hemodynamics. Part I：Basic concepts. Intensive Care Med 2009；35：45-54.
4) Teixeira C, et al. Central venous saturation is a predictor of reintubation in difficult-to-wean patients. Crit Care Med 2010；38：491-6.
5) Jubran A, et al. Continuous recordings of mixed venous oxygen saturation during weaning from mechanical ventilation and the ramifications thereof. Am J Respir Crit Care Med 1998；158：1763-9.
6) Schmidt GA. Cardiopulmonary interactions in acute lung injury. Curr Opin Crit Care 2013；19：51-6.
7) Santamore WP, Gray L Jr. Significant left ventricular contributions to right ventricular systolic function. Mechanism and clinical implications. Chest 1995；107：1134-45.
8) Bronicki RA, Anas NG. Cardiopulmonary interaction. Pediatr Crit Care Med 2009；10：313-22.

2章

換気様式とパラメータ

2-1 アシストコントロール換気

はじめに

圧制御アシストコントロール換気の具体例

- 図1は，Puritan Bennett™ 980ベンチレータ（COVIDIEN社製，アメリカ）のモニター画面である．横軸は時間経過，縦軸は上から気道内圧（P），流量（$\dot{V}$），換気量（V_T）の波形を示す．上の数字は実際の測定値であり，下の数字は設定値である．
- 設定モードは圧制御のアシストコントロール換気（assist-control mode：A/C mode）で，PEEP 5cmH₂O，振り幅5cmH₂O，呼吸数8回/分，吸気時間1.2秒，そしてトリガー[★1] 3.0L/分となっている．実際の測定値は，最高気道内圧11cmH₂O，呼吸数15回/分，1回換気量640mLである．
- 実際の呼吸回数が設定値より多いということは，自発呼吸が存在していることになる．しかし，この設定画面には自発呼吸をトリガーする値（3.0L/分）はあるものの，自発呼吸を補助する値がない．つまり，圧制御のアシストコントロール換気は，患者の自発呼吸をトリガーした場合と自発呼吸がない場合も同じ吸気流量で設定吸気圧を提供している．

▶PEEP：
positive end-expiratory pressure（呼気終末陽圧）

★1 トリガー
トリガーとは，人工呼吸器の吸気を患者の吸気努力に合わせて開始させる機能で，吸気の感知方法としては，吸気の圧と吸気の流量の2つがある．最近は，流量トリガーが主となってきている．トリガー感度の設定が低すぎると患者は大きな吸気努力が必要になり，逆に感度を上げすぎると呼吸回路の揺れなど患者の吸気以外の変化を感知し，オートトリガー状態になることがある．（図3参照）

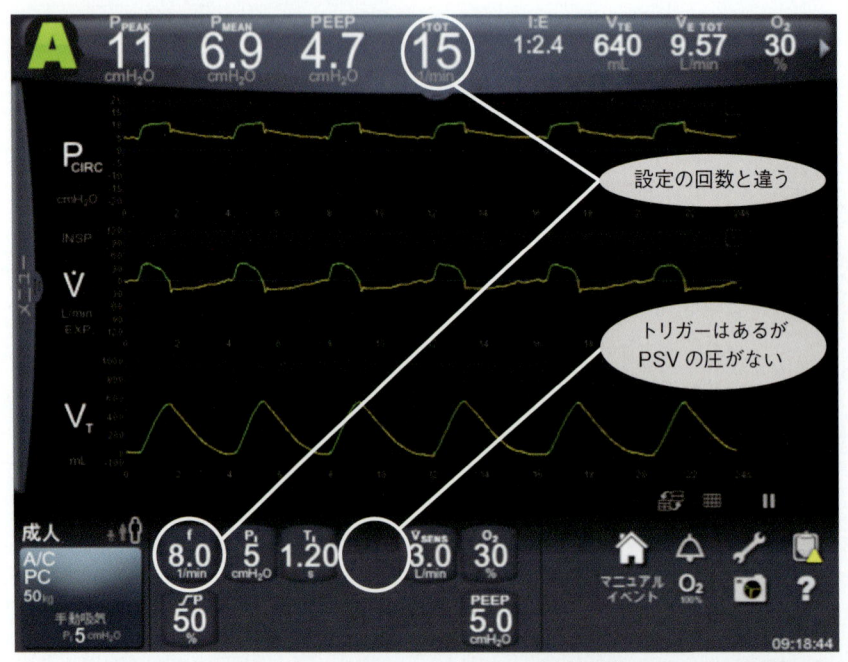

図1 Puritan Bennett™ 980ベンチレータ（COVIDIEN社製）のモニター画面
横軸は時間経過，縦軸は上から気道内圧（P），流量（$\dot{V}$），換気量（V_T）の波形．上の数字：実際の値，下の数字：設定値．

> **Column** 強制換気と補助換気の違い（図2）
>
> 　Puritan Bennett™ 980ベンチレータは各呼吸と呼吸相の時間インターバル（60秒÷設定呼吸回数）を測定する．ベンチレータがアシスト／コントロールモードで呼吸回数設定に基づいて送気している場合，適切な時間インターバルをおいてベンチレータ主導強制呼吸が送気される．その前に自発呼吸が出現したら，自発呼吸に合わせて設定呼吸が送気される．
>
> **図2　強制換気と補助換気の違い**
> アシストコントロール換気は時間インターバル前に自発呼吸が出現すれば自発呼吸に合わせて設定呼吸が送気され，自発呼吸が出現しなければ設定呼吸が強制的に送気される．

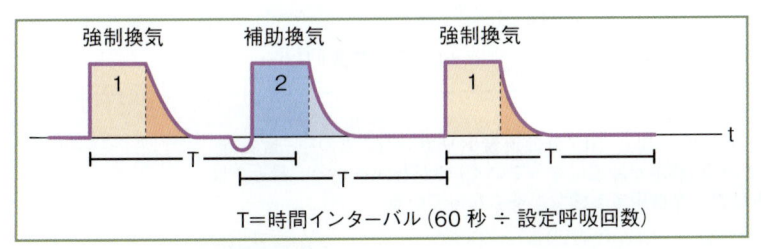

1 アシストコントロール換気の概念

- アシストコントロール換気はICU内で一般的に使用される換気モードで，自発呼吸の有無に合わせて，調節換気と補助換気（換気量または吸気圧は調節呼吸と同じ条件）を行う．自発呼吸がなくても呼吸が保証されるので，確実な呼吸管理が必要なときや，急性期で治療を優先するために肺の仕事量を軽減したいときに使用される．
- 自発呼吸がない場合，設定された換気回数で，換気量（もしくは吸気圧）や吸気流量，吸気時間，吸気へのタイミングなどは，すべて人工呼吸器に設定されたとおりに行う（調節換気）．また，自発呼吸が出現している場合は，吸気のタイミングを自発呼吸に合わせて強制換気が行われる（補助換気）．
- 補助換気の開始時に，人工呼吸器は，負の気道内圧や患者の吸気流量を検出することにより患者の呼吸の開始を検出する．呼吸を誘発するために必要な圧または流量閾値は，一般にトリガー感度とよばれている（図3）．

2 量制御，圧制御：どちらを選ぶ？

a ─ 量制御換気（volume controlled ventilation：VCV）[★2]

- 1回換気量，換気回数，吸気時間を設定して調節呼吸を行う換気モードである．換気量を設定しているので，どのような条件下でも換気量は確保できるが，図4のように気道内圧が上昇しやすい．

> **ここがポイント**
> アシストコントロール換気は自発呼吸なしでも呼吸が保証される
>
> [★2]
> 以前の人工呼吸器において，吸気相から呼気相に転じる方法は，①時間サイクル式：設定された時間が経ったら呼気に転じる，②圧サイクル式：設定した圧になったら呼気に転じる，③容量サイクル式：設定した量が入ったら呼気に転じる，の3つのうち1つだけで行われていたが，コンピュータと吸気・呼気弁の制御が発達した現在の人工呼吸器では，①～③の組み合わせで呼吸相に転じている．
> 量制御換気（VCV）では，換気量と吸気時間で，圧制御換気（PCV）では設定された気道内圧と吸気時間の2つの方法で呼気に転じている．

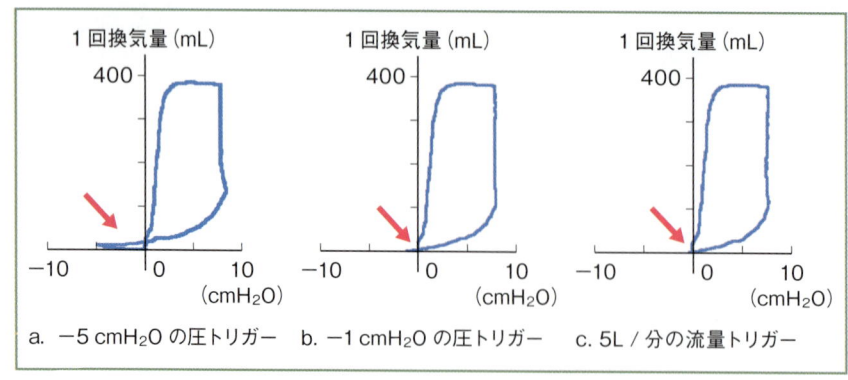

図3 圧トリガーと流量トリガーの違い

a. −5cmH₂O の圧トリガー　b. −1cmH₂O の圧トリガー　c. 5L/分の流量トリガー

−5cmH₂O (a)，−1cmH₂O の圧トリガー (b)，5L/分の流量トリガー (c) での圧−量曲線．吸気開始時の陰圧が小さくなっていく（感度が敏感になっていく）のがわかる（➡）．最近では成人の場合，2〜3L/分の流量トリガーを使用する機会が多くなっている．

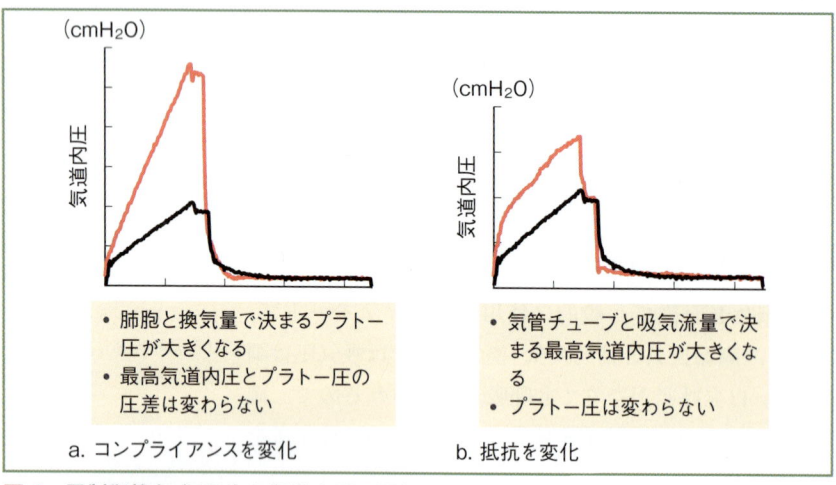

a. コンプライアンスを変化
- 肺胞と換気量で決まるプラトー圧が大きくなる
- 最高気道内圧とプラトー圧の圧差は変わらない

b. 抵抗を変化
- 気管チューブと吸気流量で決まる最高気道内圧が大きくなる
- プラトー圧は変わらない

図4 量制御換気（VCV）と気道内圧の関係

テスト肺を用いて 400mL×12回/分の VCV を行い，コンプライアンスは 60→18cmH₂O/mL に (a)，抵抗は 5→50cmH₂O/秒/mL に (b) 変化させた．

- Hager ら[1] の報告によれば，急性呼吸不全患者での高い気道内圧は予後不良と関係している．

b ― 圧制御換気（pressure controlled ventilation：PCV）

- 吸気圧，換気回数，吸気時間を設定して調節呼吸を行う換気モードである．吸気圧を設定しているので吸気圧はどんな条件下でも一定だが，図5のように，コンプライアンスが低くなると1回換気量が減少していく．また，抵抗が大きくなると，換気量の減少ばかりでなく呼気時間が延長していく★3．

▶ 1章「1-6 人工呼吸器関連肺傷害」(p.52) 参照

★3 時定数について

時定数（秒）とは，63%の呼気量が排出されるのに必要な時間で，95%の呼気量が排出されるには時定数の3倍の時間が必要になるといわれる．呼気時定数は，抵抗（cmH₂O/L/秒）×コンプライアンス（L/cmH₂O）または1回換気量（L）÷呼気流量（L/秒）で求めることができる．よって，呼気時間から抵抗やコンプライアンスの変化をみることができる（図6[2]）．

- 送気が早く終了するため，1回換気量が大きく減少する

a. コンプライアンスが変化

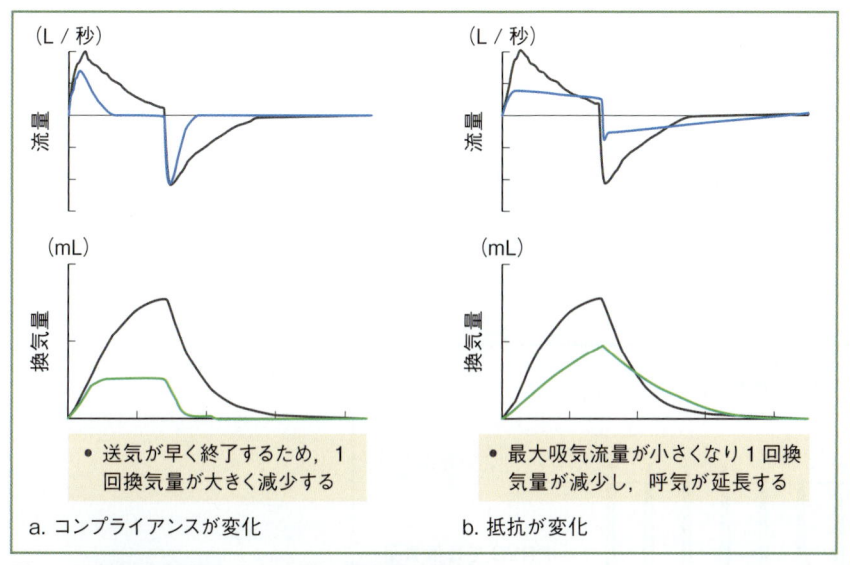

- 最大吸気流量が小さくなり1回換気量が減少し，呼気が延長する

b. 抵抗が変化

図5 圧制御換気（PCV）と流量，換気量の関係
テスト肺を用いて最高気道内圧15cmH$_2$O×12回/分のPCVを行い，コンプライアンスは60→18cmH$_2$O/mLに（a），抵抗は5→50cmH$_2$O/秒/mLに（b）変化させた．

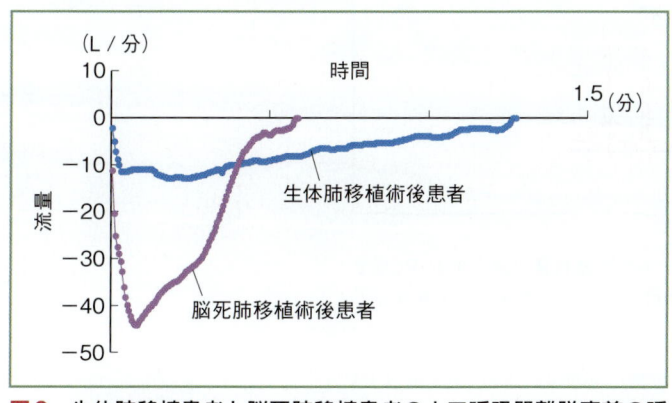

図6 生体肺移植患者と脳死肺移植患者の人工呼吸器離脱直前の呼気流量波形
生体肺移植後患者（移植肺の気道が細い→抵抗が大きい→呼気時間延長）：ICU入室後17日目，内径9.0mm気管切開チューブ，PSV 5cmH$_2$O＋PEEP 5cmH$_2$O，1回換気量460mL．
脳死肺移植後患者（移植肺が患者の胸郭より大きい→コンプライアンスが小さい→呼気時間の短縮）：ICU入室後11日目，内径8.0mm気管切開チューブ，PSV 5cmH$_2$O＋PEEP 3cmH$_2$O，1回換気量660mL．
PSV：圧制御換気，PEEP：呼気終末陽圧．
（星 邦彦，ほか．ICUとCCU 2007；31：235-40[2]より）

c ― VCVとPCVのまとめ

- 表1に示すように，肺の条件が変化するとVCVでは吸気圧が大きく変化し，PCVでは換気量に大きな変化が生じる．アラームの設定はVCVのときは気道内圧を中心に，PCVのときは流量と1回換気量を中心に設定するよう心がける必要がある．

アドバイス
VCVでは気道内圧，PCVでは流量と1回換気量を中心にアラーム設定する

表1　VCVとPCVのまとめ

	コンプライアンス低下	抵抗増大
量制御換気（VCV）	・（最高気道内圧も上昇するが）プラトー圧が上昇	・最高気道内圧が上昇（プラトー圧に変化なし）
圧制御換気（PCV）	・1回換気量が少なくなる ・送気時間が短縮	・1回換気量が少なくなる ・吸気流速が小さくなる

アラームの設定は，VCVのときは気道内圧を中心に，PCVのときは流量と1回換気量を中心に，設定する．

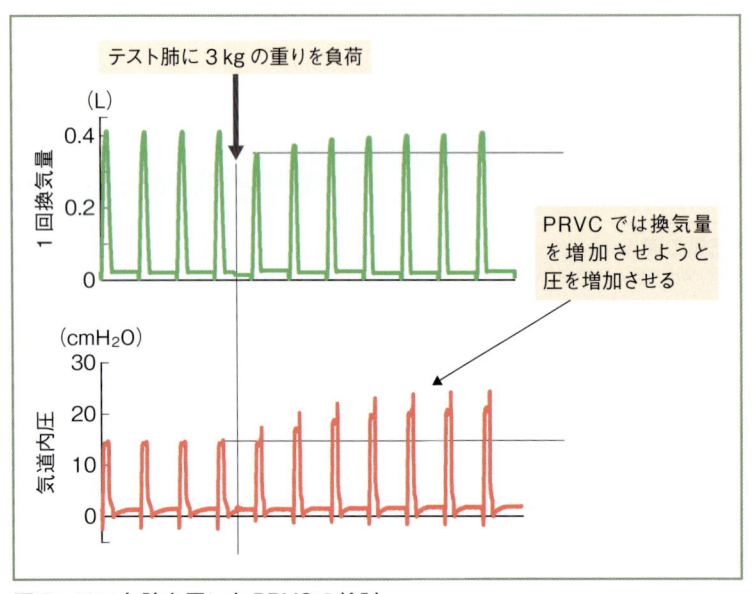

図7　テスト肺を用いたPRVCの検討

テスト肺に重りを負荷すると，圧は上昇しないものの換気量が減少する（PCVではここで終了）．PRVCモードでは換気量を維持しようと圧を徐々に上昇させていく．
PRVC：圧補正従量式換気．

（星　邦彦，ほか．人工呼吸〈麻酔〉．麻酔 2007；56：542-53[4]より）

Advice　日本呼吸療法医学会の推奨する換気様式の選択と適正換気条件

日本呼吸療法医学会・多施設共同研究委員会の「ARDSに対するClinical Practice Guideline第2版」[3]の換気様式の選択と適正換気条件を以下に示す．

- 1回換気量は10 mL/kg以下に設定する．吸気終末のプラトー圧は30 cmH$_2$O以下となるように設定する［推奨度A Level I］．
- 1回換気量は12 mL/kg以上としてはならない．吸気終末のプラトー圧は35 cmH$_2$Oを超えるように設定してはならない［推奨度A Level I］．
- ARDS患者に対する人工呼吸器の初期設定としては原則としてVCVよりもPCVを選択したほうがよい［推奨度B Level I］．

3 アシストコントロール換気の欠点を補う換気モード

- 前述したようにPCVでは，コンプライアンスや抵抗の急な変化に1回換気量が追随しない．SV300（MAQUET Critical Care AB社製，スウェーデン）に搭載された圧補正従量式換気（pressure regulated volume control：PRVC）は，圧をある程度抑えつつ，換気量を保持する換気モードである（図7[4]）．
- 作動理論は，換気量が変化すると5cmH₂Oのテスト換気を行いコンプライアンスを測定する．この値から目標の1回換気量を維持するために必要な圧の75％で3回換気する．その後，1呼吸ごとに直前のコンプライアンス値に応じて換気圧が自動的に設定され，換気量が維持される★4．

（星　邦彦）

ここがポイント

PRVCは圧をある程度抑えつつ換気量を保持する換気モード

★4
同じような換気モードでは，エビタシリーズ（Drägerwerk AG & Co，ドイツ）のAuto Flow®，HAMILTON-G5（HAMILTON MEDICAL AG，スイス）のAPVsimv，Puritan Bennett 840シリーズ（COVIDIEN，アメリカ）のVC＋などがこれに相当する．

文献

1) Hager DN, et al. Tidal volume reduction in patients with acute lung injury when plateau pressures are not high. Am J Respir Crit Care Med 2005；172：1241-5.
2) 星　邦彦，ほか．呼気の解析に時定数を用いる試み．ICUとCCU 2007；31：235-40.
3) 日本呼吸療法医学会・多施設共同研究委員会．ARDSに対するClinical Practice Guideline第2版．人工呼吸 2004；21：44-61.
4) 星　邦彦，斎藤浩二．人工呼吸（麻酔）．麻酔 2007；56：542-53.

2章 換気様式とパラメータ

2-2 間欠的強制換気

1 間欠的強制換気（IMV）とは

a ― 開発の経緯と概念

- 初期の人工呼吸器に搭載された陽圧人工換気モードは，調節換気（controlled mechanical ventilation：CMV）のみであった．これは設定されたリズムで規則的に強制換気を行うもので，患者に自発呼吸があることは想定されていなかった．もし自発呼吸があると，強制換気の呼気時間中はガス供給がないので吸気ができず，吸気時間中も人工呼吸器が送気するガス流量に過不足があると不同調の原因となった．そのため，自発呼吸が消失するように大量の鎮静薬が投与され，筋弛緩薬を使用することもまれではなかった．
- 原疾患が改善して人工呼吸器のウィーニングを試みるときも，人工呼吸器を装着したまま自発呼吸させることはできないので，とりあえず人工呼吸器を外してみるしかなかった．しかし，調節換気（CMV）から完全な自発呼吸に瞬時に移行するため，患者が負担する呼吸仕事量が一気に増加するだけでなく，深い鎮静と筋弛緩薬の使用による筋力低下のためウィーニングは失敗に終わることが多かった．
- そこで，人工呼吸中も自発呼吸ができる換気モードの必要性が叫ばれ，2つの換気モードが開発された．一つは補助換気（assist ventilation）で，もう一つが間欠的強制換気（intermittent mandatory ventilation：IMV）[1-3]である．
- 補助換気モードは患者の自発吸気を検知する機構を備え，次の吸気開始時間になる前に自発呼吸があった場合は，それに合わせて強制換気を開始させることで自発呼吸を可能とした（図1）．IMVは，強制換気の吸気供給系とは別の吸気供給系を並列に設け，自発呼吸を可能とした（図2）．

ここがポイント
人工呼吸中も自発呼吸ができる換気モードとして補助換気とIMVが開発された

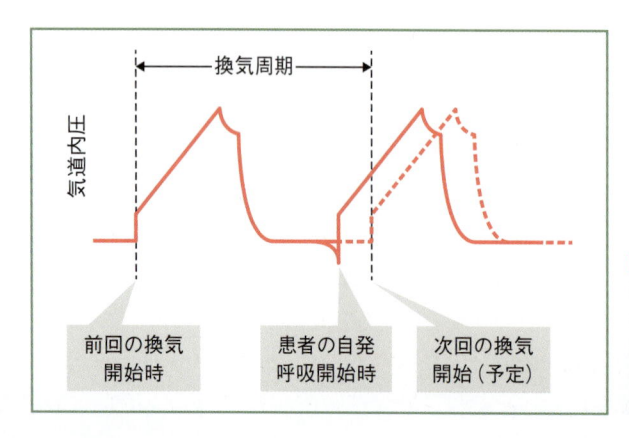

図1 補助換気の概念
自発呼吸がなければ，60秒÷設定換気回数で求められる換気周期ごとに強制換気が行われるが，毎回の換気周期が経過する前に自発呼吸があると，それに合わせて強制換気が行われる．
縦軸は気道内圧，横軸は時間経過．

（グラフ内ラベル：換気周期／気道内圧／前回の換気開始時／患者の自発呼吸開始時／次回の換気開始（予定））

86

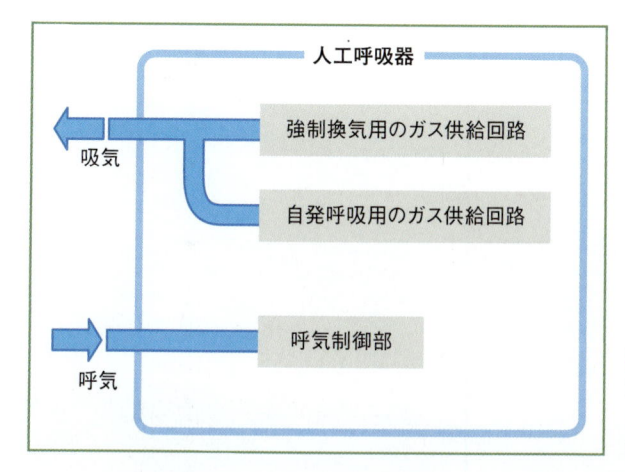

図2　初期の間欠的強制換気（IMV）の概念
設定された換気周期で定期的に強制換気の吸気を送る回路と，自発呼吸があったときにその吸気ガスを供給する回路が並列に接続されている．

b ― 量規定間欠的強制換気と圧規定間欠的強制換気

- 強制換気は，吸気ガスの送り方で大きく2つに分類される．一つは1回換気量を決めて吸気を行う量規定（VC）モードで，もう一つは吸気圧を設定する圧規定（PC）モードである．
- IMVの強制換気にもこの区別があり，前者を量規定間欠的強制換気（VC-IMV），後者を圧規定間欠的強制換気（PC-IMV）という．
- ただし，人工呼吸器によってはいずれか一方のみ選択できる機種がある．

▶VC：
volume controlled

▶PC：
pressure controlled

c ― 間欠的強制換気の動作

- IMVは，一定のリズムで強制換気を行う吸気ガス供給系と自発呼吸のための吸気ガス供給系が並列に組み込まれたもの（図2）として開発された．
- 現在発売されている人工呼吸器では吸気ガスを供給する吸気弁は1つで，強制換気の吸気も自発呼吸のための吸気ガス供給も電気的に処理され，この吸気弁が開くことで行われる．しかしIMV動作を考えるときは，開発初期の概念図（図2）を参考にすると理解しやすい．
- 自発呼吸がない場合は強制換気だけとなるので，一定のリズムで設定されたとおりの換気が繰り返し行われる（図3a）．すなわち，CMVとなる．
- 自発呼吸がある場合は，一定リズムの強制換気と患者のリズムの自発換気が併存することとなる．現在では，自発換気にプレッシャーサポート（PS）の補助を付けることがふつうなので，気道内圧波形は図3b, cのようになる．図3bはVC-IMV，図3cはPC-IMVの場合である．

ここがポイント
一定リズムの強制換気と患者のリズムの自発換気が併存する

▶PS：
pressure support

d ― 他の換気モードとの鑑別

- IMVモードの最大の特徴は強制換気と自発換気が混在する（図3b, c）ことである．
- 基本の換気モードの中で2種類の換気波形が混在しているのをみたら，IMVと判断してほぼ間違いない．

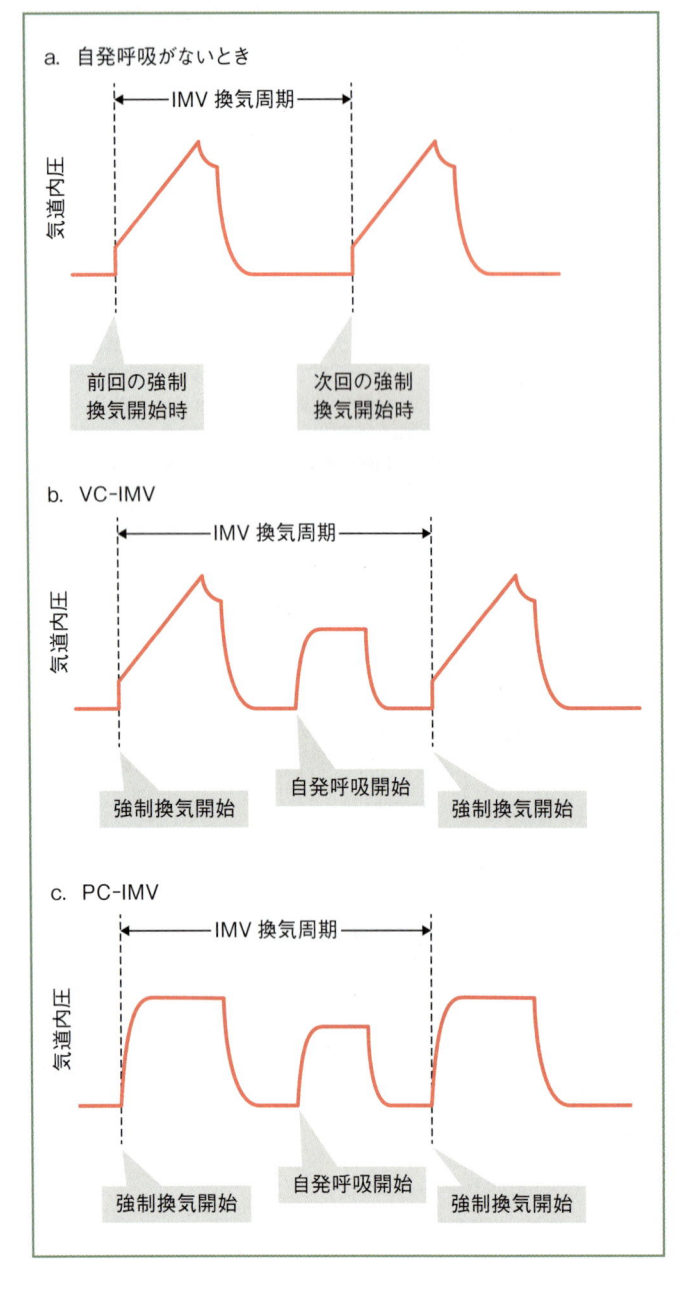

図3 IMVの動作
a：自発呼吸がないとき．60秒÷IMV回数で求められるIMV換気周期ごとに強制換気が行われる．自発呼吸がないので，CMVと同じ状態となる．
b：量規定間欠的強制換気（VC-IMV）の気道内圧波形．IMV換気周期ごとに量規定強制換気があり，その合間にプレッシャーサポートが付加された自発呼吸がみられる．
c：圧規定間欠的強制換気（PC-IMV）の気道内圧波形．IMV換気周期ごとに圧規定強制換気があり，その合間にプレッシャーサポートが付加された自発呼吸がみられる．
縦軸は気道内圧，横軸は時間経過．

- 補助換気では自発呼吸回数が増えればその回数の強制換気が行われる．
- IMVでの強制換気はIMVの設定回数だけで，それ以上の自発呼吸にはPSの補助が付くだけである．
- 自発呼吸がないときは，IMVでも補助換気でも設定された回数の強制換気が行われるだけなので，いずれもCMVとなり両者の鑑別はできない．

2-2 間欠的強制換気

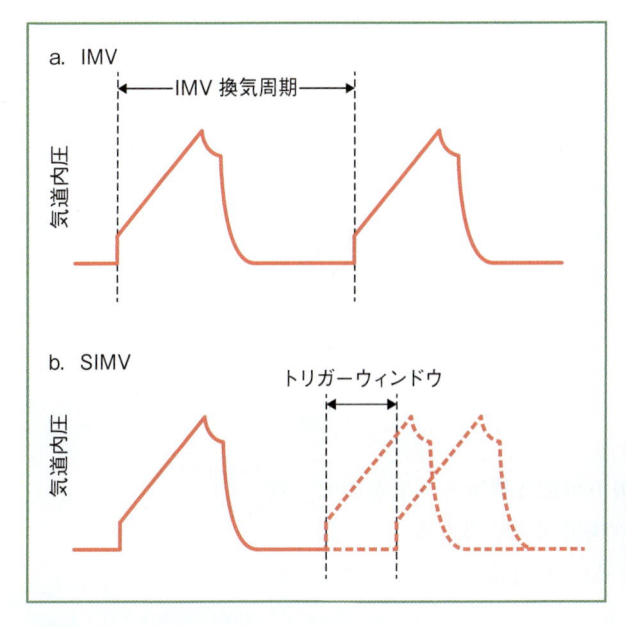

図4 同期式間欠的強制換気の概念
IMV (a) では IMV 換気周期ごとに正確に強制換気が行われるが，SIMV (b) では強制換気の間隔が正確に定まっておらず，幅をもったトリガーウィンドウのあいだに自発呼吸を感知すれば，それに合わせて強制換気が行われる．

2 同期式間欠的強制換気（SIMV）

a ― 開発の経緯と概念

- IMVは，人工呼吸器の強制換気の吸気時間以外に自発吸気があった場合にもガスを供給して自由に自発呼吸ができるようにしたものだった．しかし，患者の自発呼吸の呼気時に強制換気の吸気開始時間が重なると，呼気弁が閉じるため患者が呼気をできないだけでなく，強制換気の吸気ガスが供給されるためファイティングを起こして回路内圧が異常に上昇することを避けられなかった．
- そこで，強制換気の吸気開始時間を固定しないで，自発換気と干渉しにくくしたモードが開発された．これが同期式間欠的強制換気（synchronized intermittent mandatory ventilation：SIMV）である★1．

b ― トリガーウィンドウ

- IMVでは，CMVと同様に設定IMV回数からIMV換気周期（60秒÷設定IMV回数）が決められ，正確にその時間ごとに強制換気が行われる（図4a）．
- SIMVでもIMV換気周期を基本とするが，次の強制換気の予定時間に正確に強制換気を行うことはせず，その前後に一定の期間を設けてその時間内に自発呼吸があった場合は，それに合わせて強制換気を行う（図4b）．
- この自発呼吸に合わせて強制換気を行う期間をトリガーウィンドウ（trigger window）という．
- トリガーウィンドウの幅の決め方は人工呼吸器によって異なり，一定の時間として設定されているものや換気周期に対する比率で設定されるものがあ

ここがポイント
強制換気の吸気開始時間を固定しないSIMVは自発呼吸と同調しやすい

★1
現在では市販されている人工呼吸器で本来のIMV型の動作をする機種はなく，すべてがSIMV型の動作なのでIMVとSIMVを区別する必要はない．臨床でも，正確にいえばSIMVモードのことを単にIMVということも少なくない．

る．自発呼吸の有無や1呼吸前の強制換気のタイミングによっても変化する場合がある．
- SIMVでは，トリガーウィンドウが設定されて自発呼吸に応じて強制換気の開始時間が変動するため，強制換気は正確に一定の間隔ではなく多少の揺らぎをもったものになる．強制換気回数を計測しても，タイミングによって設定回数と誤差がある場合もある．しかし長い時間観察すれば，ほぼ設定どおりの強制換気回数となる．

3 臨床応用とその注意点

a ― 適応病態

- IMVは，強制換気を基本とするが自発呼吸も可能な換気モードなので，自発呼吸がない状態から自発呼吸の出現時まで幅広く適応となる．
- 人工呼吸器のウィーニングを行う場合も，IMVの回数を下げていけば自発呼吸の割合を徐々に増やすことが可能である．

> **アドバイス**
> IMVの回数を下げて自発呼吸の割合を徐々に増やせばウィーニングに導ける

b ― 問題点

- IMVには強制換気と自発換気があるので，設定時に両者を調整する必要があり，他の換気モードと比べて煩雑な場合がある．
- 自発呼吸がある場合は，強制換気と不同調になることが多い．ファイティングを起こすと肺損傷や換気障害のほか，胸腔内圧の上昇で循環抑制や末梢組織のうっ血を生じることもある．患者に不快感を与え，アラーム鳴動のために看護師などへの負担も増す結果となる．

c ― 特性を生かした使い方

▶ 全身麻酔からの覚醒

- 全身麻酔からの覚醒時や鎮静薬を減量させて自発呼吸の出現を待つ場合，IMVに設定しておけば，自発呼吸が出現しても患者は自由に呼吸することができる．
- 補助換気モードでも同様の使い方ができるが，体動や心拍動を誤ってトリガーした場合（オートトリガー），毎回大きな換気量で換気されるため過換気になる可能性がある．
- IMVではIMV回数以上の自発呼吸を強制換気で補助することはなく，PSで補助されるだけなので過換気になる危険性が低い．

▶ 鎮静薬のボーラス投与

- 自発呼吸で管理中に鎮静薬が追加でボーラス投与される場合，一時的に自発呼吸が停止する場合がある．そのようなときにIMVモードを選択していればIMV回数の強制換気が必ず行われるので，無呼吸になることがない．

▶ 不規則な換気パターン

- 呼吸中枢障害などで自発呼吸の換気パターンが非常に不規則な場合，換気の

間隔が空いて人工呼吸器の低換気アラームや無呼吸アラームが鳴動してしまう場合がある．このようなときにIMVモードを選択しておけば，無意味なアラーム鳴動を避けることができる．

4 設定の実際

a ─ IMVモードを選択する目的を考える

- IMVは自発呼吸も可能な強制換気モードとして広く利用されるが，状況・病態に応じて適切な設定は異なるので，設定の前にIMV選択の目的を明らかにすることが重要である．

b ─ CMVとしての設定法

- 麻酔薬の残存や大量の鎮静薬の投与などで自発呼吸がないときは，CMVとして設定しなくてはならない．
- IMVの強制換気だけで必要な分時換気量が得られるように設定する．
- 強制換気の波形を選択する．換気量の安定性を重視する場合は量規定のVC-IMVを，気道内圧を低く抑えたいときは圧規定のPC-IMVを選択する．自発呼吸があるときはPC-IMVのほうが同調しやすいことが多い．dual control[★2]の強制換気は，同調性の良い圧規定波形で換気量を保証した換気ができるので，これを使用できる機種の場合は積極的に利用する．
- VC-IMVでは1回換気量を，PC-IMVでは吸気圧を設定する．1回換気量は理想体重あたり6～8mLに設定する．急性呼吸窮迫症候群（ARDS）など健常肺胞が減少している病態では，残存する健常肺胞の割合に応じて減少させる．プラトー圧が25～30cmH$_2$Oを超えないことが一つの目安となる．肺のCT画像でも残存する健常肺胞量が推定できる．PC-IMVの吸気圧は，理想体重あたり6～8mLの1回換気量が得られるように絶対圧25～30cmH$_2$O以下の範囲で設定する[★3]．
- IMV回数は，適正なPaCO$_2$が得られる回数に設定する．成人での初期設定は，肺の傷害が少ない場合は12/分程度，肺傷害が高度で1回換気量を制限している場合は15～20/分程度に設定する．その後は血液ガス分析を行って適宜調節する．
- 吸気時間は1.2～1.7秒程度に設定する．
- VC-IMVの吸気ポーズ時間は0.2～0.5秒程度に設定する．
- 自発呼吸が出現したときのために，PSを10cmH$_2$O程度に設定する．
- PEEPは，病態に合わせて設定する．
- 吸入酸素濃度（FiO$_2$）は，適切な経皮的酸素飽和度（SpO$_2$）や動脈血酸素分圧（PaO$_2$）が得られる値に設定する．
- トリガーは，圧トリガーの場合は－0.5～－1.0cmH$_2$O，流量トリガーの場合は1～3L/分に設定する．

★2 **dual controlled ventilation (DCV)**

1回換気量を設定する強制換気の一種で，広義のVCVに分類される．VCVとの違いは，一定の吸気流量ではなく一定の吸気圧で換気が行われることで，1波形だけ見ればPCVと同じ波形になる．したがって，1回換気量は目標値と異なる可能性がある．もし1回換気量が目標値を下回った場合は次回の吸気圧を上昇させ，目標値を上回った場合は減少させる．これを毎回繰り返すことでほぼ目標の1回換気量が得られるようになる．

▶ARDS：
acute respiratory distress syndrome

▶4章「4-2 肺保護的換気法」(p.179) 参照

★3

PC-IMVの吸気圧は呼気終末陽圧（PEEP）からの相対圧で設定する機種と大気圧からの絶対圧で設定する機種とがあるので注意する．

▶PaCO$_2$：
arterial carbon dioxide tension

▶2章「2-4 呼気終末陽圧」(p.100) 参照

▶FiO$_2$：
fraction of inspiratory oxygen

▶SpO$_2$：
percutaneous oxygen saturation

▶PaO$_2$：
arterial oxygen tension

c ― 強制換気バックアップとしての設定法

- 自発呼吸を認めるが，不規則な換気パターンや一時的な無呼吸が突発的に生じる患者に設定する場合は，IMV回数を4～6/分程度に設定する．この設定では10～15秒ごとに強制換気が行われるので，人工呼吸器の無呼吸アラームや低分時換気アラームが無駄に鳴動することがなくなる．
- 他のパラメータはCMVとしての使用法と同様に設定する．

d ― ウィーニングとして用いる方法

- IMV回数の増減で換気補助割合を変えられる特性を生かした使い方である．
- この場合は，CMVとしての設定からIMV回数を徐々に減少させていく．
- 呼吸中枢や換気メカニクス★4に問題がない患者では，IMV回数を減少させると自発呼吸の呼吸仕事量が徐々に増加する[4]．
- 呼吸中枢に障害があると，IMVを減少させても自発呼吸回数や自発呼吸努力が増加せず，$PaCO_2$が上昇することがある．
- 換気メカニクスに障害があると，IMV回数の減少に伴って生じなければならない自発呼吸による換気が十分に得られず，1回換気量の減少と代償性頻呼吸の換気パターンになる．呼吸回数による代償が不十分になれば$PaCO_2$が上昇する．
- ウィーニング時にIMV回数を減少させる割合や頻度に定まった見解はないが，あまり慎重だとウィーニングに長時間を要して人工呼吸期間が延長する[5,6]ことが指摘されている．

e ― 他の換気モードへの変更が望ましい場合

▶ 重症呼吸不全

- ARDSなどの重症呼吸不全では，強制換気時の気道内圧が著しく上昇する場合や酸素化の維持が困難な場合がある．
- このような場合は，airway pressure release ventilationや高頻度振動換気法（high frequency oscillatory ventilation）への変更を考慮する．
- それでも不十分な場合は体外式膜型人工肺（extracorporeal membrane oxygenation：ECMO）の導入を考慮する．

▶ 自発呼吸とのファイティングが多い場合

- IMVには強制換気があるので自発呼吸が不安定なときも換気を維持できるが，しっかりした自発呼吸があるとファイティングを起こしやすい欠点がある．
- VC-IMVでファイティングが多い場合はPC-IMVに変更すると同調性が良くなることがある．
- 呼吸中枢の機能がほぼ正常と考えられるときは自発呼吸モードである圧支持換気（pressure support ventilation：PSV）などに変更することが望ましい．

（大塚将秀）

★4 換気メカニクス

換気運動の力学的解析のこと．吸気では，弾力性をもった肺に気道抵抗を通してガスが流入する．また，肺は同じく弾力性をもった胸郭の中にある．吸気運動の原動力となるのは，自発呼吸であれば呼吸筋の仕事量，陽圧人工呼吸であれば気道に加えられる陽圧になる．換気メカニクス異常による換気不全は，呼吸筋力の低下または肺胸郭の弾力性増大・気道抵抗増大で生じる．

▶3章「3-2 airway pressure release ventilation (APRV)」(p.144) 参照
▶3章「3-1 high frequency oscillatory ventilation (HFOV)」(p.136) 参照
▶5章「extracorporeal membrane oxygenation (ECMO)」(p.274-88) 参照

▶2章「2-3 圧支持換気」(p.94) 参照

文献

1) Kirby RR, et al. A new pediatric volume ventilator. Anesth Analg 1971 ; 50 : 533-7.
2) Kirby RR, et al. Continuous-flow ventilation as an alternative to assisted or controlled ventilation in infants. Anesth Analg 1972 ; 51 : 871-5.
3) Downs JB, et al. Intermittent mandatory ventilation : A new approach to weaning patient from mechanical ventilation. Chest 1973 ; 64 : 331-5.
4) Imanaka H, et al. Effect of synchronized intermittent mandatory ventilation on respiratory workload in infants after cardiac surgery. Anesthesiology 2001 ; 95 : 881-8.
5) Brochard L, et al. Comparison of three methods of gradual withdrawal from ventilatory support during weaning from mechanical ventilation. Am J Respir Crit Care Med 1994 ; 150 : 896-903.
6) Esteban A, et al. A comparison of four methods of weaning patients from mechanical ventilation. Spanish Lung Failure Collaborative Group. N Engl J Med 1995 ; 332 : 345-50.

2-3 圧支持換気

1 圧支持換気（PSV）とは

- 健常者では，換気能は呼吸需要を十分に上回っている（図1a）．呼吸筋疲労や肺・胸郭コンプライアンスが低下することで換気能が低下することや，発熱や代謝性アシドーシスによって呼吸需要が増加することで呼吸不全は生じる[1]．多くの呼吸不全患者では，患者自身の換気能が呼吸需要を下回った状態となっている（図1b）．また，人工呼吸は挿管チューブあるいは気管切開チューブを用いて施行されるが，この細い人工気道を介して呼吸することそのものが呼吸需要増大に関与する（図1c）．したがって，呼吸不全患者の自発呼吸は換気補助が必要である（図1c）．
- 圧支持換気（pressure support ventilation：PSV）とは，患者の自発呼吸に同調して，設定したPS（pressure support）圧で換気補助する換気モードである[2]．したがって，PSVは自発呼吸がある患者に使用し，患者の呼吸仕事量を軽減させる[3]．PSVは，人工呼吸器と患者の同調性に優れており，最小限の鎮静・鎮痛で管理することができる．1回換気量，呼吸回数，吸気時間は患者の吸気努力によって規定される．

> **ここがポイント**
> PSVは自発呼吸に同調して換気補助を行い，患者の呼吸仕事量を軽減させる

2 PSVの作動

- 図2に圧支持換気（PSV）の典型的な圧-時間曲線を示してPSVの作動を説明する．
  - 患者の吸気努力をトリガーすると（A），
  - 設定されたPS圧まですみやかに上昇することで吸気が開始する（B）．
  - 気道内圧の上昇は，設定されたPS圧と立ち上がり時間で規定される．吸気流速を調整することで吸気時は一定の圧が保たれる（C）．

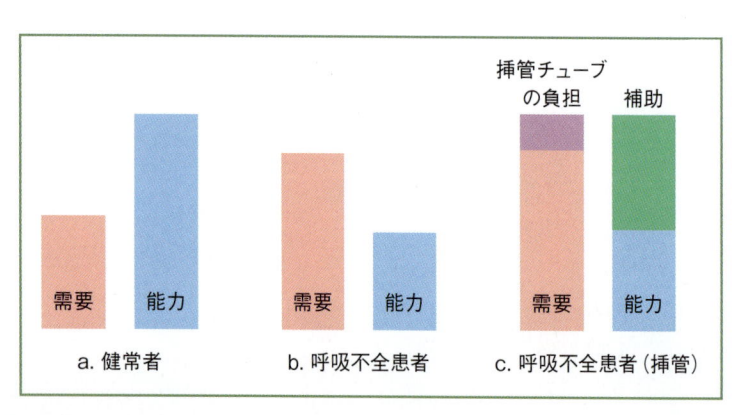

図1　なぜ，自発呼吸の補助（圧支持換気）が必要となるのか？
呼吸不全患者の多くでは換気能力が低下し，呼吸需要が増大することで換気能力は呼吸需要を下回っている．さらに人工呼吸チューブを介して呼吸する負担が加わる．
このような呼吸需要＜換気能力との差をうめるためにPSVは必要となる．

a. 健常者　　b. 呼吸不全患者　　c. 呼吸不全患者（挿管）

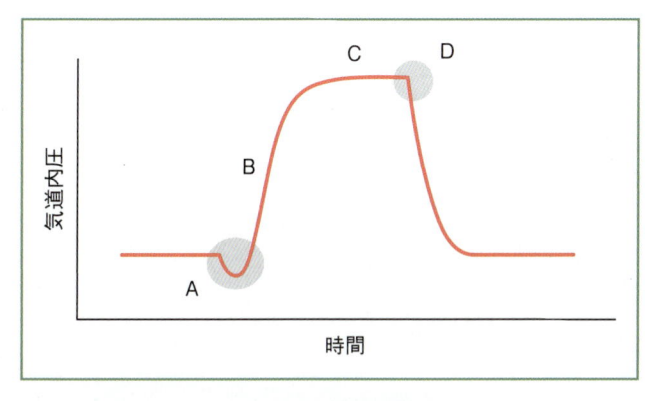

図2 圧支持換気（PSV）の圧-時間曲線
A：吸気のトリガー．
B：PS圧まで上昇し，吸気が開始．
C：吸気流速を調整して気道内圧を一定に保つ．
D：吸気の終わりを検知して，PSVを終了させる．

表1 強制換気と圧補助換気（PSV）の違い

	A/C or SIMV（PCV or VCV）	PSV
換気モード	強制換気	補助換気
吸気の開始	吸気開始に合わせて	吸気開始に合わせて
吸気時間	設定可能	患者の吸気時間
吸気の終了	設定どおり	吸気終了に合わせて

A/C：補助／調節換気，SIMV：同期式間欠的強制換気，PCV：圧制御換気，VCV：量制御換気．

- 吸気流速は設定したPS圧，患者の呼吸運動によって生じた圧で決定される．吸気流速が決められた一定のレベルまで低下すると，吸気は終了する（D）．
- 1回換気量は設定されたPS圧と患者の吸気努力，気道抵抗，肺コンプライアンスおよび吸気時間で規定され，流量-時間曲線下の面積で表される．PSVの圧および流量波形は，患者にとってその設定が適切であるかどうかの指標となる．

3 PSVの利点

- PSVの利点は患者の自発呼吸に対する同調性である．同期式間欠的強制換気（SIMV）や補助／調節換気（A/C）モードにおける強制換気の換気量を決定する設定の一つである圧制御換気（pressure controlled ventilation：PCV）と比較した場合，PSVの特徴は吸気時間や吸気終了の時間を患者の吸気の終了に同調させることである．この点でPSVは，強制換気のモードと比較して呼吸同調性に富んでいると考えられる（表1）．
- 患者が挿管チューブを不快に感じない程度の鎮静・鎮痛を行うことで横隔膜の動きや咳嗽反射を温存できるため，その換気様式は生理的であり，喀痰排出も深鎮静で強制換気を行っている患者と比較すると行いやすい．
- PSVが駆動した際に換気補助を行っていれば，PSレベルを増加させると呼吸仕事量は減少する（図3の左側）．前述のとおり，挿管チューブを介して

ここがポイント
患者の自発呼吸に対する同調性がPSVの利点

▶SIMV：
synchronized intermittent mandatory ventilation

▶A/Cモード：
assist/control mode

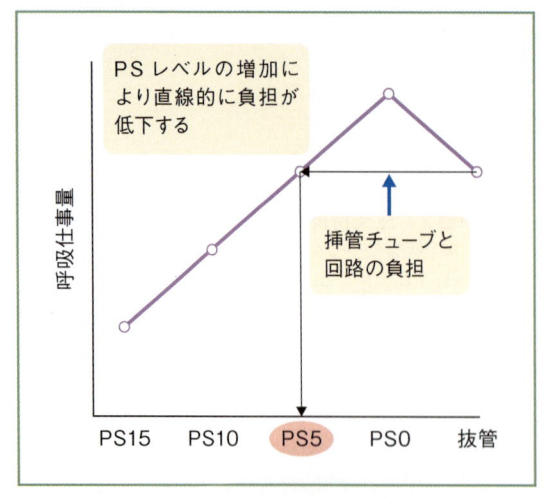

図3 圧支持換気(PSV)におけるPS圧と呼吸仕事量の関係
PS圧:pressure support圧.

呼吸することで呼吸仕事量は増加する．また，呼吸回路も呼吸の抵抗となり，呼吸仕事量を増加させる(図3の右側)[4]．

- PS圧5cmH₂Oの換気補助における患者の呼吸仕事量は抜管時における呼吸仕事量と近似するため，PS圧5cmH₂Oで安定した呼吸であることがウィーニングの指標となる．

> **アドバイス**
> PS圧5cmH₂Oで安定した呼吸であることがウィーニングの指標となる

4 PSVの立ち上がり時間の調整

- 一部の機種においては，PSVあるいはPCVの吸気時に，吸気圧が目標圧力の95％に達するまでの時間を立ち上がり時間という．PSVの立ち上がり時間を100％に設定すると立ち上がり時間は0.1秒となり，5％に設定すると，吸気時間の80％か2.5秒のいずれか短いほうとなる．
- 吸気流速の速い患者で立ち上がり時間が遅いと，患者の吸気仕事量が増大し患者満足度が低くなる．逆に立ち上がり時間が早いと，最大吸気流速が大きくなるため，呼気トリガーに影響を与える可能性がある．

5 PSVを使用しない患者

- 自発呼吸が減少した患者：PSVは自発呼吸を補助する換気モードであるため，中枢神経障害や神経筋疾患，鎮静薬・鎮痛薬の使用あるいは筋弛緩薬の使用など，自発呼吸が減少し，必要な分時換気量が得られない患者ではA/CモードあるいはSIMVなどの強制換気を主体とした換気モードを選択する．
- 呼吸不全で努力呼吸が強い患者：呼吸不全の患者で努力呼吸が強い患者では，吸気流速がきわめて速く，吸気時間が短いことがある．このような患者では吸気をトリガーして，PSVが駆動しても患者の吸気流速が速いため十分な換気補助とならない場合がある．この際には，PSVを増減させても換気量・呼吸回数は大きく変わらない．このような患者では吸気の立ち上がり

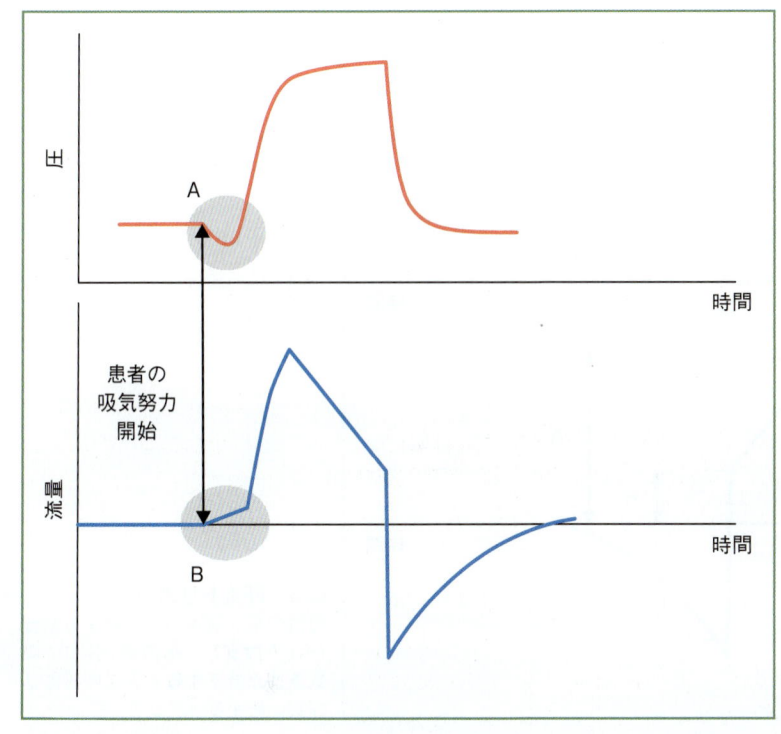

図4 吸気トリガー
A：圧トリガー，B：流量トリガー．

速度を増加させ，吸気トリガーを鋭敏にし，吸気の終了を遅らせる．
- 上記のような方法でも，換気補助となっていないと判断した場合には，より深い鎮静・鎮痛を施し，強制換気を主体とする換気モードを使用する．
- 小児患者では，気管チューブや細い気道によって気道抵抗が高いため，PSVの適応は困難となることが多い．

6 PSVによって呼吸仕事量が軽減しているかどうかを評価する方法

- PSVが自発呼吸の補助として有効に作用すれば1回換気量が増加し，呼吸仕事量が軽減する．
- 患者に意識があれば呼吸苦の軽減などを聴取することも可能であるが，呼吸仕事量が軽減すると呼吸回数が減少することで判断できる．
- 呼吸努力が強かった場合に呼吸仕事量が軽減した場合には，脈拍や血圧の低下も指標となりうる．

> **ここがポイント**
> 呼吸数の減少，脈拍や血圧の低下が呼吸仕事量の軽減を示す

7 吸気トリガー（圧トリガー，流量トリガー）

- 人工呼吸器が患者の吸気努力を感知することを吸気トリガーという．吸気トリガーには圧トリガーと流量トリガーの2種類がある．
- 圧トリガー：患者の吸気努力によって気道内圧が低下することで患者の吸気を感知する（図4のA）．圧トリガーの感度は一般的に−0.5〜−1.0cmH$_2$Oに設定する．

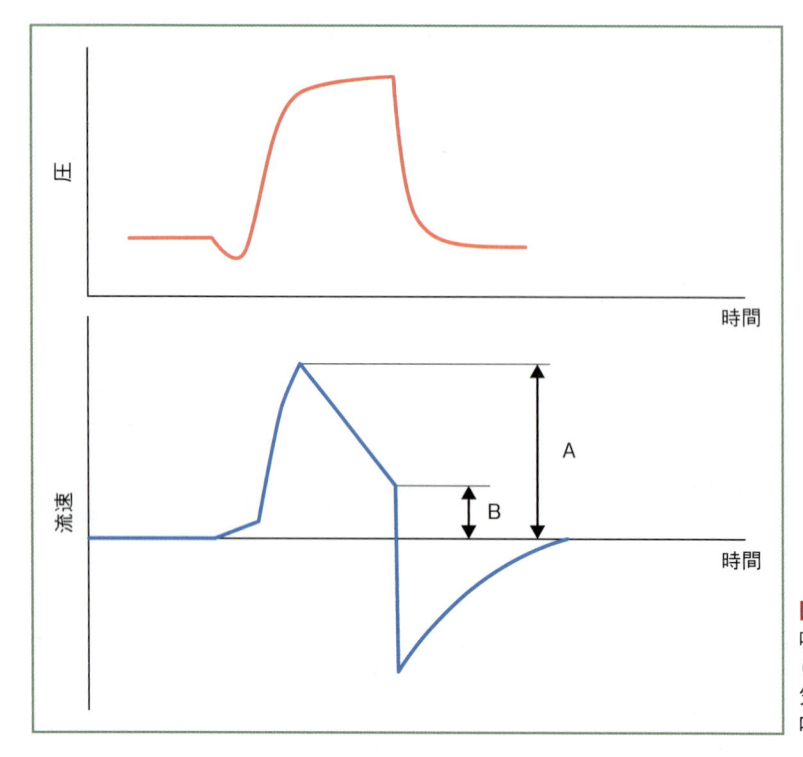

図5 呼気トリガー
吸気の最大流速（A）に対する割合（％）を設定し，その値（B）まで吸気流速が低下すると人工呼吸器は呼気に転ずる．

- 流量トリガー：人工呼吸器回路内のわずかな定常流量が患者の吸気努力により変化することで患者の吸気を感知する（図4のB）．流量トリガーの感度は一般的に成人で1〜5L/分に設定する．
- 圧トリガーあるいは流量トリガーのいずれにおいても，設定値が大きすぎると，患者の吸気努力開始からトリガーされるまでの時間が延長するため，患者の呼吸仕事量は増大する[5]．設定値を下げすぎると，トリガー感度が上がることで，体動や心拍動を感知するミストリガーを生じてしまい，患者との同調性が低下するとともに呼吸性アルカローシスや肺の過膨張を引き起こす[5]．

> **ここに注意**
> 設定値を上げすぎると呼吸仕事量は増大，下げすぎるとミストリガーが発生する

8 呼気トリガー（termination criterion）

- 吸気時の最大流速から設定された割合まで流速が低下した場合，吸気は終了と判断され呼気に転ずる（図5のB/A）．呼気トリガーの標準的な設定は15〜25％前後だが，患者の病態に応じて設定を変更する．
- 拘束性肺障害での設定：拘束性肺障害（間質性肺炎，ARDSなど）では，肺コンプライアンスが低下しているため吸気流速の低下が著しく，患者が吸気の途中にもかかわらず人工呼吸の補助が終了し（premature termination），人工呼吸器との同調性が低下することがある[6]．このような場合は，呼気トリガーを低く設定することで，患者の呼吸仕事量を軽減することができる．この際，1回換気量は上昇し，呼吸数は減少する．
- 閉塞性肺障害での設定：閉塞性肺障害（COPDなど）では，肺コンプライア

▶ARDS：
acute respiratory distress syndrome（急性呼吸窮迫症候群）

▶COPD：
chronic obstructive pulmonary disease（慢性閉塞性肺疾患）

ンスの上昇やauto-PEEPの影響によって吸気流速の低下が緩やかとなり，患者が吸気を終了しているにもかかわらず，人工呼吸器は吸気補助を継続してしまう（delayed termination）．このような場合は，呼気トリガーを高く設定することで，患者の呼吸仕事量を軽減することができる．
- カフなしチューブの使用：カフのないチューブを使用しなければならない患者では，回路のリークが存在するため，吸気流速の低下が遅れて呼気トリガーが困難な場合がある．このような場合に対して吸気時間の上限が規定されるが，結果としては人工呼吸器との同調性が低下する．

9 PSVを用いたウィーニング

- 患者の呼吸状態が安定すると，人工呼吸器離脱や抜管に向けて呼吸器の設定を変更していく．この際，鎮静・鎮痛薬を減量することで，自発呼吸が現れる．強制換気の換気モードからPSVへ変更し，自発呼吸主体の換気モードとする．F_IO_2やPEEPおよびPS圧を患者の呼吸状態に応じて変更する．
- 前述のように，PEEP 3〜5cmH₂O，PS圧5cmH₂Oで人工呼吸器回路の抵抗を相殺できると考えられており，この状態をminimum supportと称する．
- minimum supportで患者の呼吸状態を評価し，人工呼吸器離脱および抜管が可能かどうかを判断する（spontaneous breathing trial：SBT）．
- SBTの手段としてT-piece trialも行われるが，PSVと比較して再挿管率に有意な差はない[7]．PSVは無呼吸時にバックアップ換気が行われるため，安全にSBTを施行することができる．

（長江正晴，江木盛時）

▶PEEP：
positive end-expiratory pressure（呼気終末陽圧）

▶F_IO_2：
fraction of inspiratory oxygen（吸入酸素濃度）

ここがポイント
PSVでは無呼吸時にバックアップ換気が行われる．バックアップ換気の設定も適切に行う必要がある

文献

1) Banner MJ, et al. Components of the work of breathing and implications for monitoring ventilator-dependent patients. Crit Care Med 1994；22：515-23.
2) Dekel B, et al. Pressure support ventilation. Arch Intern Med 1996；156：369-73.
3) Banner MJ, et al. Patient and ventilator work of breathing and ventilatory muscle loads at different levels of pressure support ventilation. Chest 1991；100：531-3.
4) Brochard L, et al. Inspiratory pressure support compensates for the additional work of breathing caused by the endotracheal tube. Anesthesiology 1991；75：739-45.
5) Gilstrap D, MacIntyre N. Patient-ventilator interactions. Implications for clinical management. Am J Respir Crit Care Med 2013；188：1058-68.
6) Tokioka H, et al. The effect of breath termination criterion on breathing patterns and the work of breathing during pressure support ventilation. Anesth Analg 2001；92：161-5.
7) Boles JM, et al. Weaning from mechanical ventilation. Eur Respir J 2007；29：1033-56.

2-4 呼気終末陽圧

はじめに

- 人工呼吸のときに呼気の終末が大気に開放される場合をzero end-expiratory pressure(ZEEP)とよぶ．それに対して，呼気の終末がゼロ圧にならずに，陽圧で終了するものを呼気終末陽圧(positive end-expiratory pressure：PEEP)とよぶ．PEEPの役割としては，調節呼吸の場合は，最大吸気圧で肺胞を広げ，PEEPで肺胞の虚脱を防ぐと考えることが多い．一方，気管支喘息やCOPDのように気道閉塞をきたす病変の場合は，呼気が十分に呼出できず呼気終末に肺胞内が陽圧になっていることがある(これを内因性のPEEP〈intrinsic PEEP〉またはauto-PEEPとよぶ)．この場合，患者が自発呼吸を行っているときには，吸気時に肺胞内が陰圧になるまで付加された呼吸仕事量を行うことになる．このような病態に対して，内因性PEEPと同程度のPEEPを外側から加えると，吸気時の呼吸仕事量が軽減される(カウンターPEEPとよばれる)．

- 本項では，ARDSに代表される虚脱しやすい肺病変に対してのPEEPについて考えることにする．自発呼吸時に気道に陽圧をかけるCPAPは，1930年代に臨床応用された．1936年に発表されたPoultonらの報告によると，内科的治療法で改善しない自発呼吸のある心原性肺水腫患者の気道に陽圧をかけたら，患者の呼吸苦が軽減した[1]．また，本項の対象の中心となるARDSを最初に報告したのは，1967年，Ashbaughらであるが，彼らは，ARDS患者には，PEEPが無気肺や低酸素血症の改善において有効であったと報告している[2]．

1 静的圧容量曲線と肺容量

- 肺の静的圧容量曲線には，吸気脚と呼気脚がある．正常肺でも，呼気脚は吸気脚よりも上方に位置するが，その乖離はあまりない．傷害肺の一部では，この曲線の吸気脚と呼気脚の乖離が生じる(図1)．
- 傷害肺では，吸気脚には，2つの変曲点がみられることがあり，それらの変曲点のうち，圧の低いほうを下変曲点(lower inflection point：LIP)，圧の高いほうを上変曲点(upper inflection point：UIP)とよぶ．傷害肺でも時間が経過した場合は，これらの変曲点がみられない場合もある．
- 虚脱した肺を膨らませる際に，気道内圧をゼロから高めるときに，LIPまではあまり肺容量の変化がないが，LIPを超えると肺容量が格段に確保されるようになる．一方，UIPを超えて気道内圧を上昇させても有意な肺容量の増加が見込めない．一方，いったん広がった肺が虚脱するときは，圧容量曲線

> **ここがポイント**
> 調節呼吸においては最大吸気圧で肺胞を広げ，PEEPで肺胞の虚脱を防ぐ

▶ **COPD**：
chronic obstructive pulmonary disease

▶ **ARDS**：
acute respiratory distress syndrome
▶ **CPAP**：
continuous positive airway pressure

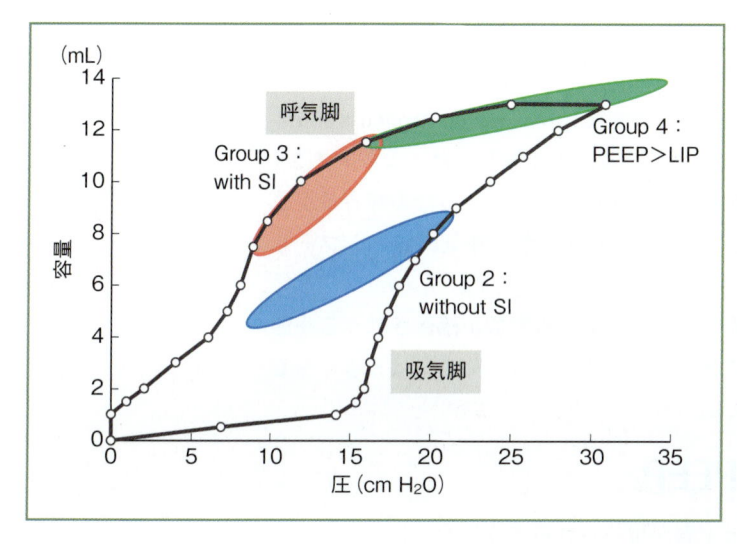

図1 傷害肺の圧容量曲線とtidal loopとの関係

図中にtidal loopが3つ描かれている．Group 2は，PEEPをlower inflection point（LIP）よりも低く設定し，リクルートメント手技（SI）を行っていない場合．Group 3は，PEEPを静的圧容量曲線で得られた全肺容量の半分が呼気終末の肺容量になるように設定し，30 cmH$_2$Oでリクルートメント手技を行った場合．Group 4は，PEEPをLIPよりも1〜2 cmH$_2$O高めに設定した場合．
1回換気量はいずれも5 mL/kgに設定した．
(Rimensberger PC, et al. Crit Care Med 1999 ; 27 : 1940-5[3]より）

の吸気脚を戻るのではなく，呼気脚に沿って虚脱する．
- 吸気脚のLIPとUIPのあいだの傾きが急峻である（コンプライアンスが高そうな）ため，この2つの圧のあいだで人工呼吸をすると効率がよいようにみえる．一部には，傷害肺では，PEEPはLIPと同等かそれよりも少し高い圧に設定するのがよいといわれる．はたしてそうであろうか．

a—PEEPはLIPと同等か，それよりも少し高い圧がよいのか？

- Rimensbergerらは，動物実験で，LIPよりも高いPEEPを用いた人工呼吸では，人工呼吸の1回換気ごとのtidal loopは，吸気脚よりも呼気脚側に位置し，結果的にコンプライアンスが低い部分（圧変化の割には換気量が得られない）で行っていることを示した（図1）[3]．
- リクルートメント手技で肺容量が確保されれば，PEEPをLIPよりも低く設定しても，ある程度の肺容量確保が得られつつ，動的コンプライアンス（dynamic compliance）の高い部分で人工呼吸が可能である．一般の臨床で設定されているPEEPのレベルもLIPよりも低いことが多い．一方，胸壁コンプライアンスが低下している症例においては，気道内圧を高くすると胸郭を広げながら肺容量がさらに確保されるため，限定的な症例においてのみ，LIPよりも高いPEEPが使用されうる．
- ARDSは，患者ごとに病態が異なる症候群である．肺容量のリクルートメント（気道内圧による肺容量の確保）の程度も，患者ごとに異なる．Gattinoniらの研究によると，ARDSの患者では，平均で23%の肺の領域が気道内圧を上昇させても含気が得られない頑固な無気肺であるとされる[4]．また，45 cmH$_2$Oの気道内圧を用いても，半数の患者では，含気が増える領域が10%以下しかないとされる．PEEPを含め気道内圧の設定においては，肺が圧によって含気のある肺野確保が可能なのかどうかの判断が必要である．

ここがポイント
気道内圧の設定においては，肺野が圧によってrecruitableなのかを判断する

b ― PEEPレベルが同じなら，肺容量の確保は同じか？

- 同じPEEPレベルで，1回換気量や圧制御換気（pressure controlled ventilation：PCV）での最大吸気圧を変化させてみる．人工呼吸では，より大きな1回換気量や高い吸気圧で含気のある肺野が確保される．いったん肺容量が確保されれば，tidal loopは，前述のように，吸気脚から呼気脚側へシフトしうる．
- このことから，大きな1回換気量や高い吸気圧で肺容量が確保されうる病態であれば，同一のPEEPレベルであっても，呼気終末の肺容量は大きくなる可能性があることに留意すべきであろう．

2 高いPEEPと低いPEEP

- ARDSの新しい定義としてBerlin定義が用いられるようになった．ARDSを酸素化の程度で，軽症，中等症，重症と区分する．重症度が上がるにつれ，死亡率も高くなる．このBerlin定義は，酸素化の程度と重症度（死亡率）を組み合わせた点では評価ができよう．一方で，酸素化の程度あるいは重症度に合わせて，酸素化が悪ければ高いPEEPを用いるというように，条件反射的にPEEPを設定してよいのであろうか．
- ARDSにおいて，高いPEEPと低いPEEPの有効性を比較した研究はいくつかある[5-7]．しかし，いずれの研究でも，単一の研究ではどちらかのPEEPが有用であることを示すことができなかった．一方，3つの研究を統合したメタ解析研究では，$PaO_2/FIO_2<200$という旧定義のARDS（Berlin定義の中等症と重症のARDS）では，高いPEEP群のほうが生存者が多かったことを示している[8]．
- それでは，重症のARDSでは，一律に高いPEEPを用いるのがよいのかというとそうではない．高い気道内圧によって含気のある肺野確保が可能な（recuitableな）病態であれば，高いPEEPを用いることはよいであろう．一方，重力の影響を受けやすい背側（仰臥位の場合）に無気肺を形成している場合は，気道内圧の上昇によって含気がある肺野確保が効果的でない場合がある．このような病態では，高いPEEPを用いても酸素化の改善は得られない．
- 前述のように，Gattinoniらの研究によると，ARDSの患者の半数は，$45cmH_2O$の高い気道内圧を用いても含気の増加が10％以下とされる[4]．一方，こういった患者では腹臥位管理（1日平均17時間というある程度長い時間の腹臥位管理）をすると，酸素化も改善し，生命予後も改善する可能性が示唆されている[9]．★1
- すなわち，肺野の気道内圧によるrecruitabilityを評価せずに，高いPEEPを用いるべきか低いPEEPを用いるべきかは判断できない．

▶PaO_2：
arterial oxygen tension（動脈血酸素分圧）

▶FIO_2：
fraction of inspiratory oxygen（吸入酸素濃度）

★1
ちなみに，このGuérinらの研究で用いられたPEEPレベルは，背臥位群・腹臥位群ともに平均で$10cmH_2O$であった．つまり，腹臥位の恩恵を受けうる患者では，必ずしも高いPEEPが必要でないということを示している．

3 最良のPEEPの選択方法

- どのPEEPレベルを選択するかは，臨床で最も悩むところである．PEEPの設定においては，次の方法が選択される．
  ①酸素化での評価
  ②F_{IO_2}とPEEPの設定表（ARDS NetworkあるいはLOVS研究）
  ③PEEP above LIP
  ④PEEP up to P_{plat} 28～30 cmH$_2$O
  ⑤食道内圧の応用（呼気終末の経肺圧が陽圧になるように設定する方法）
  ⑥decremental PEEP titration

▶LOVS：
Lung Open Ventilation Study

a — 酸素化での評価

- ベッドサイドでは最も一般的に用いられる方法である．酸素化を改善させるために，PEEPを少し高めに設定して，設定変更後15～30分ほど後に血液ガス分析を行い，酸素化の改善を評価するというものである．
- この方法は簡便に評価ができる一方，PEEPレベルを上昇させたからといって，必ず酸素化が改善するわけではないことにも留意すべきである．

b — F_{IO_2}とPEEPの設定表の利用

- これは酸素化の程度に応じてF_{IO_2}やPEEPを上昇させる方法であり，Browerら[5]の研究（ARDS Network）やMeadeら[6]の研究（LOVS）で用いられた．臨床的によく用いられるアプローチであるが，一方で，F_{IO_2}と気道内圧を別々に設定できないという欠点がある．
- 肺のrecruitabilityに注目すれば，気道内圧を上昇させることによって含気が増やせない患者であっても，この設定表では低酸素血症があればPEEPを上昇させるという選択をすることになり，かえって害が生じうることを認識しなければいけない．
- Browerらの研究では，高いPEEP群では，研究の最初の4日間で13.2±3.5 cmH$_2$O，低いPEEP群では8.3±3.2 cmH$_2$Oだった[5]．Meadeらの研究では，高いPEEP群では，最初の3日間で14.6±3.4 cmH$_2$O，低いPEEP群では9.8±2.7 cmH$_2$Oだった[6]．

ここに注意
設定表では低酸素血症があればPEEPを上昇させる選択をすることになり，かえって害が生じることがある

c — PEEP above LIP

- 全例でPEEPをLIP以上に設定する必然性がないことは前述のとおりである．しかしこの方法は，過去の臨床研究では比較的多く選択された．Amatoら[10]，Ranieriら[11]，Villarら[12]の研究でもこの方法が使用された．

d — PEEP up to P_{plat} 28～30 cmH$_2$O

- Mercatらの研究で用いられた方法であり[7]，高いPEEP群では，プラトー圧（P_{plat}）が28～30 cmH$_2$Oに到達するように設定された．結果的には，PEEP

は，研究初日で14.6±3.2cmH₂Oだった（対照群のPEEPは，7.1±1.8cmH₂Oだった）．
- この方法も，気道内圧を上昇させても含気の容量が容易に増えない患者では，良い設定法とはいえない．

e — 食道内圧の応用

- Talmorらは，食道内圧を測定して，呼気終末の経肺圧が陽圧になるように管理した[13]．これは，呼気終末の経肺圧が陰圧になると肺胞の虚脱が起こりうるという考えによる．この方法を用いた群では，初日のPEEPを18.7±5.1cmH₂Oまで上昇させている．この数字だけみると，呼気終末の経肺圧を陽圧にするために，全例でPEEPを高く設定しているようにみえるかもしれないが，この群の31人中3人の患者ではPEEPを低下させた．
- 基本的な概念は，PEEPの高低によって肺野の含気がさらに増えるのかを評価することであり，圧によって含気が増えない場合は，かえってPEEPを下げる指標になりうる．

f — decremental PEEP titration

- この方法は，リクルートメント手技を用いて肺を十分に広げた後に，PEEPを20〜25cmH₂O程度のレベルから，徐々に（多くは2cmH₂O程度ずつ）低下させて，最良のPEEPを探る方法である[14]．
- これは，図1で示した圧容量曲線の呼気脚に注目すると理解しやすい．最良のPEEPを選ぶ指標としては，酸素化で評価する場合と動的コンプライアンスで評価する場合，あるいはその両方で評価する場合がある．図1のGroup 3のtidal loopが，この方法による最良のPEEPに近い．リクルートメント手技の後，PEEPを高いレベルから段階的に低くしていき，肺容量が急激に低下する直前の圧付近では，1回換気量での動的コンプライアンスは比較的よい（低い駆動圧で1回換気量が得られている）．
- 最近発表されたKacmarekらの研究では，最良のコンプライアンスが得られたレベルよりも3cmH₂O高いPEEPを選択している[15]．この研究では，decremental PEEP titrationでPEEPを選択したopen lung approach（OLA）群では初日のPEEPが15.3±3.8cmH₂O，一方，対照群（ARDS Networkの表を用いる）では11.6±1.5cmH₂Oであった．OLA群と対照群とでは，生存率に差がなかったものの，駆動圧の低下や，研究開始後3日間の酸素化の改善が得られたとした．この研究はパイロット研究であるため，この後，大規模研究が行われることが期待されている．

▶ 4章「4-2 肺保護的換気法」(p.179) 参照

おわりに

- 以上のように，適切なPEEPレベルを求める試みは，世界中のいろいろな研究者が行ってきているが，いまだに最良の方法は見つかっていない．生理学的に，肺容量の確保の観点からみると，食道内圧を用いる方法やdecremen-

アドバイス
decremental PEEP titrationは最良のPEEPの指標となりうる

tal PEEP titrationが理に適っているようにみえる．
- また，日本ではまだ普及していないが，electrical impedance tomographyを用いて，肺の断面を可視化する方法もある．この方法であれば，PEEPを変化させた後に，含気のある肺野が増えているのかどうかをベッドサイドでリアルタイムに評価しうる．しかし，この手段を用い，どのようにPEEPを設定すべきかに関しての定まった方法はない．この領域においても，継続して適切なPEEPを求める研究は継続される．

（中川　聡）

文献

1) Poulton, PE. Left-sided heart failure with pulmonary edema；Its treatment with the "pulmonary plus pressure machine". Lancet 1936；2：981-3.
2) Ashbaugh DG, et al. Acute respiratory distress in adults. Lancet 1967；290：319-23.
3) Rimensberger PC, et al. Lung recruitment during small volume ventilation allows minimal positive end-expiratory pressure without augmenting lung injury. Crit Care Med 1999；27：1940-5.
4) Gattinoni L, et al. Lung recruitment in patients with the acute respiratory distress syndrome. N Engl J Med 2006；354：1775-86.
5) Brower RG, et al. Higher versus lower positive end-expiratory pressure in patients with the acute respiratory distress syndrome. N Engl J Med 2004；351：327-36.
6) Meade MO, et al. Ventilation strategy using low tidal volume, recruitment maneuvers and high positive end-expiratory pressure for acute lung injury and acute respiratory distress syndrome：A randomized controlled trial. JAMA 2008；299：637-45.
7) Mercat A, et al. Positive end-expiratory pressure setting in adults with acute lung injury and acute respiratory distress syndrome：A randomized controlled trial. JAMA 2008；299：646-55.
8) Briel M, et al. Higher vs lower positive end-expiratory pressure in patients with acute lung injury and acute respiratory distress syndrome：Systematic review and meta-analysis. JAMA 2010；303：865-73.
9) Guérin C, et al. Prone positioning in acute respiratory distress syndrome. N Engl J Med 2013；368：2159-68.
10) Amato MB, et al. Effect of protective-ventilation strategy on mortality of acute respiratory distress syndrome. N Engl J Med 1998；338：347-54.
11) Ranieri VM, et al. Effect of mechanical ventilation on inflammatory mediators in patients with acute respiratory distress syndrome：A randomized controlled trial. JAMA 1999；282：54-61.
12) Villar J, et al. A high positive end-expiratory pressure, low tidal volume ventilator strategy improves outcome of persistent acute respiratory distress syndrome：A randomized, controlled trial. Crit Care Med 2006；34：1311-8.
13) Talmor D, et al. Mechanical ventilation guided by esophageal pressure in acute lung injury. N Engl J Med 2008；359：2095-104.
14) Piraino T. Decremental PEEP titration：A step away from the table. Respir Care 2013；58：886-8.
15) Kacmarek RM, et al. Open lung approach for the acute respiratory distress syndrome：A pilot, randomized controlled trial. Crit Care Med 2016；44：32-42.

2章 換気様式とパラメータ

2-5 逆比換気

1 逆比換気（IRV）の定義

- 逆比換気（inversed ratio ventilation：IRV）とは，吸気時間（inspiration time：TI）が呼気時間（expiration time：TE）よりも長い，すなわち吸気呼気時間比（I：E比）が1：1以上の換気法である．
- IRVには吸気流量制御の観点から以下の3種類の方法がある．
  ① VC-IRV：量制御換気によるIRV．
  ② VC-IRVp：量制御換気の吸気ポーズ時間を長くしたIRV．
  ③ PC-IRV：圧制御換気によるIRV．
- VC-IRVの場合，吸気の進行により気道内圧が増加するため，圧外傷（barotrauma）や循環抑制の危険がある．近年では，最高気道内圧の管理が容易なPC-IRVが主流になってきた．
- 基本的に調節換気のモードであり，自発呼吸を温存したAPRV（airway pressure release ventilation）とはまったく概念の異なる換気モードである点に注意が必要である．
- 非生理的な呼吸パターンであることから，患者の不快感や自発呼吸との非同調性を減弱させるために，鎮静下で筋弛緩薬を用いた状況下での実施が一般的である．
- VC-IRVおよびPC-IRVの圧・流量・換気量波形を図1，2に示す．

> **ここがポイント**
> 逆比換気（IRV）とは，I：E比が1：1以上の換気法

> ▶ VC：
> volume controlled

> ▶ PC：
> pressure controlled

> **ここがポイント**
> 鎮静下で筋弛緩薬を用いて実施するのが一般的

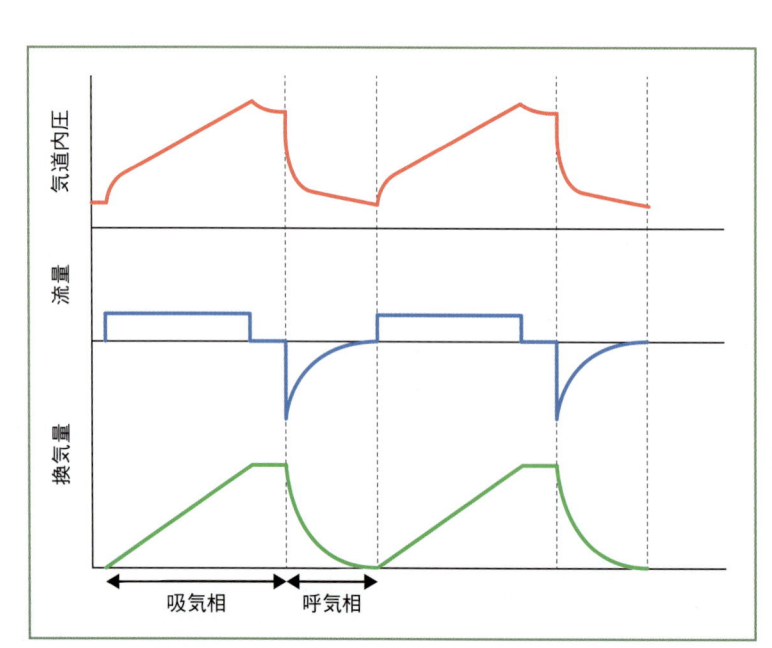

図1 VC-IRVの圧・流量・換気量波形
VC-IRVでは吸気の進行に合わせて気道内圧が直線的に増加するため，圧外傷の発生に注意が必要である．
VC-IRV：量制御換気による逆比換気．

106

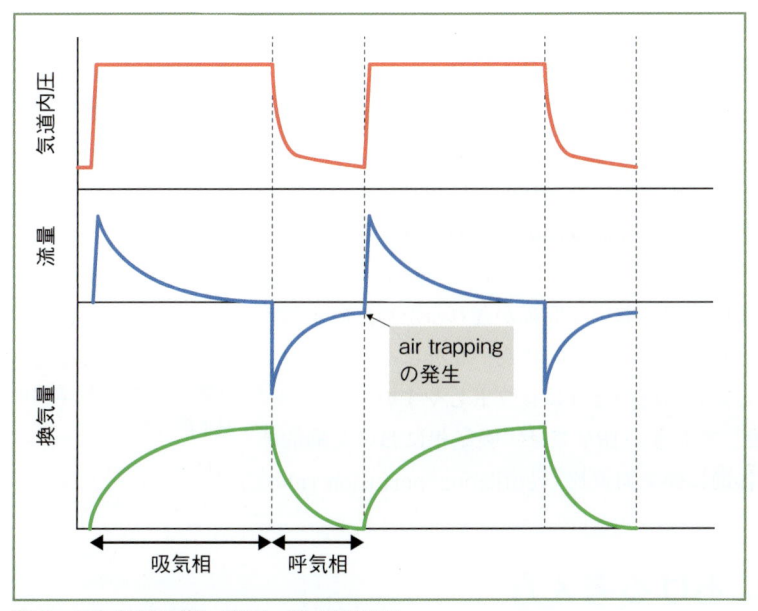

図2　PC-IRVの圧・流量・換気量波形
PC-IRVでは長い吸気陽圧の維持と短い呼気時間によるair trappingの発生により，より多くの肺胞の開存が期待できる．
PC-IRV：圧制御換気による逆比換気．

2 IRVにおける酸素化改善のメカニズム

a ― 吸気

- 病的で広がりにくい肺胞では，設定した気道内圧が肺胞に達するまでに正常肺胞よりも時間がかかり，critical opening pressure（臨界開口圧）★1にまで肺胞内圧が到達する前に吸気が終わってしまう可能性がある．これを改善させるためには，より高い吸気気道内圧を設定するか，もしくはより長い吸気時間を設定するかのどちらかの対応策が想定される．
- より高い吸気気道内圧の設定は，圧外傷の可能性が高まる懸念があり，できれば回避したほうがよい．
- IRVでは，吸気時間を延ばすことによって，広がりにくい肺胞の肺胞内圧が徐々に設定吸気気道内圧に近づき，平衡に達するように促すことで肺胞全体が開存する，と考えられている．

b ― 呼気

- 呼気時間の短縮により，時定数★2の長い肺胞では十分な呼気時間が得られず，完全に肺胞が虚脱しないうちに呼気が終了し次の吸気が開始される．すなわち，内因性PEEPが発生する．
- 内因性PEEPは肺胞のair trapping（空気とらえこみ現象）であり，通常，慢性閉塞性肺疾患（COPD）や気管支喘息では生体に不利益な現象とされてい

★1 critical opening pressure

虚脱した肺胞を再度拡張させるためには比較的高い陽圧を必要とし，とくに病的肺の場合，critical opening pressureは高くなる傾向にある．critical opening pressure以下では末梢気道は閉塞し，血流への持続的なガス吸収のため肺胞は虚脱することになる．PEEP付加などにより，この圧以上に気道内を保つことで肺内シャントが減少し，換気血流比の改善が期待できる．

★2 時定数 (time constant)

呼気の呼出は気道抵抗と肺コンプライアンスの値に影響を受ける．時定数は気道抵抗と肺コンプライアンスの積で表される概念であり，呼気において元の63％のガスが呼出されるまでにかかる時間を表す．一般的に肺コンプライアンスの上昇・気道抵抗の上昇によって時定数は増加し，呼気の呼出に時間を要する．

▶PEEP：
positive end-expiratory pressure（呼気終末陽圧）

る．しかしIRVにおけるair trappingは，肺胞が呼気時に再度虚脱するのを防ぎ，酸素化能を改善する可能性があると認識されている．

> **ここに注意**
> IRVでのair trappingは酸素化能を改善する可能性がある

c ― 換気血流比

- 通常換気において吸気相では，正常肺胞のほうが病的で広がりにくい肺胞の内圧より高い状態であることが多く，肺血流は病的肺胞のほうにシフトしやすい．
- 一方で呼気時では，時定数の長い肺胞において収縮が遅れるため，時定数の長い肺胞の内圧が時定数の短い肺胞の内圧より常に高い状態になる．よって呼気相において血流は時定数の短い肺胞のほうにシフトしやすい．
- I：E比が従来の換気法に比較して大きいIRVでは，吸気相において病的肺胞の開存が実現するため，総体的に換気血流比（ventilation-perfusion ratio）は改善する．

> **ここに注意**
> IRVでは吸気相で病的肺胞が開存するため換気血流比は改善する

3 IRVの換気設定における考え方

- 設定すべき主なパラメータは吸気呼気時間比（I：E比）もしくは吸気時間と気道内圧である．
- 通常，I：E比は2：1～2.5：1以下に設定し，PaO_2が改善すれば段階的に正常比率に戻すのが一般的である．
- 自発呼吸が出現すると逆転したI：E比が維持できないので，鎮静薬や筋弛緩薬の使用が必須である．
- 適正なI：E比の設定の仕方は報告がないが，目安として以下の方法を取るのがよい．

a ― 吸気圧

- 設定吸気圧は，病的で広がりにくい肺胞のcritical opening pressure以上の圧である必要がある．

b ― 吸気時間

- 吸気時間に関しては，設定吸気圧がすべての肺胞にまで到達しているかが重要である．設定吸気圧で開存できる肺胞がすべて開いたら，その時点で1回換気量の増加が停止するため，換気量が止まるまでの吸気時間を設定するとよい．

c ― 呼気時間

- 適正呼気時間に関しては，内因性PEEPレベルと肺胞換気量のバランスによって決定する．
- 呼気時間の短縮は一方では内因性PEEPにより一度開いた肺胞の開存を維持する効果があるが，他方で内因性PEEPの上昇により肺胞換気量の低下をきたし，酸素化能の低下や二酸化炭素の蓄積といった問題を引き起こす．

4 IRVの換気設定の実際

- 酸素運搬能をみながら設定圧を決める．
- 最適吸気時間は1回換気量をモニタリングし，換気量が増加しなくなる吸気時間を設定するのが望ましい．
- 最適呼気時間の決定は非常に難しい．最適呼気時間のみを単独で決定するのは困難で，血液ガス分析の結果によって調整していく．
- 設定吸気圧，適正吸気圧を決定した後で，呼気時間に関しては酸素化能や二酸化炭素の蓄積の程度を勘案しながら細かく調整していくのが現実的である．

> **ここがポイント**
> 設定吸気圧，適正吸気圧の決定後，呼気時間を細かく調整していく

5 IRVを使用してもガス交換能が改善しない理由

- 設定気道内圧が低い，もしくは十分な吸気時間が得られていないため，虚脱した肺胞において critical opening pressure に達することなく吸気が終了している．
- 呼気時間が長すぎるため肺胞内圧が呼気終末に critical closing pressure 以下になり，肺胞が再虚脱している．
- 時定数の長い肺胞で呼気時間が短縮すると内因性PEEPが上昇するが，内因性PEEPの程度が高いと，十分な肺胞換気がなされず肺胞低換気に陥り，肺胞の酸素濃度が低下してしまっている．

6 IRVの考えられうる副作用

- 最高気道内圧は低下するが平均気道内圧が上昇するため，静脈還流の低下や肺血管抵抗の上昇による心拍出量の低下が発生する．
- 高い肺胞内圧がすべての肺胞で実現されるため，気胸などの圧損傷のリスクは高くなる．
- 自然な自発呼吸様式とはかけ離れているため，鎮静や筋弛緩を必要とし，患者の意識状態などの評価が困難である．

7 動物および臨床データによるIRVのエビデンス

a ― 動物実験データまとめ

ブタの肺胞洗浄モデルを用いた I：E 比の違いによる影響を評価した報告[1]

- 呼気時間の短縮につれて肺胞の虚脱再開通が減り，PaO_2/FiO_2（P/F）比の改善がみられた．またEIT（electrical impedance tomography）を用いた評価でも，吸気時間の延長とともに下位肺（dependent lung）への換気の再分配が生じていることが示された．

ブタのオレイン酸肺傷害モデルを用いた PEEP 20cmH₂O のCMVと I：E 比 3：1 のIRVを比較した報告[2]

- PEEP群で肺内シャント率，PaO_2の有意な改善がみられ，IRVのPEEPに対

▶ FiO_2：
fraction of inspiratory oxygen（吸入酸素濃度）

▶ CMV：
conventional mechanical ventilation

する優位性はこの条件では否定的であった．

▶ イヌのオレイン酸肺傷害によるARDSモデル[3]
- 吸気時間を長くすることで平均気道内圧が上昇し，通常の換気と比較してIRVのほうがガス交換を改善させる．しかし，内因性PEEPの発生を助長するような過度に短い呼気時間では，逆にガス交換の優位性は小さくなることが示唆された．

▶ 羊の肺胞洗浄モデルを用いた換気モードとI：E比の違いによる影響を評価した報告[4]
- 平均気道内圧が一定の条件においては，換気モード（PCV・VCV）やI：E比の違いにかかわらず，ガス交換能や血行動態に有意差はない．

b — 臨床データまとめ

▶ 平均気道内圧とPaCO₂
- IRVでは従来の換気と比較して平均気道内圧を上昇させ，$PaCO_2$が減少するという報告[5-8]が多い．これは，長い吸気時間により虚脱肺胞の再開通が起こり，換気に寄与する肺胞数が増加していることを示唆する．

▶ 酸素化の改善
- 酸素化に関しては，IRVではCMVと比較して酸素化を改善するという報告[7]や，酸素化は改善せず，もしくは悪化したという報告[8,9]もあり，IRVの酸素化改善への寄与に関する見解は一致しない．
- しかし，一部では酸素化の改善はIRV開始後3〜6時間以降に起こったという報告[10,11]もあり，平均気道内圧の上昇により徐々に肺胞がリクルートメントされていく機序が要因と考えられる．

▶ 循環に与える影響
- IRVが循環系に与える影響に関しても見解は一定ではないが，心係数の低下，平均血圧の低下を示した報告[6-8]もあり，IRV実施の際には循環抑制に注意が必要であると考えられる．

おわりに

- IRVは酸素化改善など，臨床上のメリットに関するエビデンスに乏しく，現在ではあまり用いられていない換気モードである．しかし，調節換気下でPEEPレベルやFIO_2を上昇させても酸素化の改善が得られないARDS患者などの重症例に対しては，導入を考慮するに値する換気モードであるといえる．

（盛　直博，桑迫勇登）

▶ARDS：
acute respiratory distress syndrome（急性呼吸窮迫症候群）

文献

1) Boehme S, et al. Influence of inspiration to expiration ratio on cyclic recruitment and derecruitment of atelectasis in a saline lavage model of acute respiratory distress syndrome. Crit Care Med 2015；43：65-74.

2) Neumann P, et al. Effects of inverse ratio ventilation and positive end-expiratory pressure in oleic acid-induced lung injury. Am J Respir Crit Care Med 2000 ; 161 : 1537-45.
3) Yanos J, et al. The physiologic effects of inverse ratio ventilation. Chest 1998 ; 114 : 834-8.
4) Mang H, et al. Cardiorespiratory effects of volume- and pressure-controlled ventilation at various I/E ratios in an acute lung injury model. Am J Respir Crit Care Med 1995 ; 151 : 731-6.
5) Zavala E, et al. Effect of inverse I : E ratio ventilation on pulmonary gas exchange in acute respiratory distress syndrome. Anesthesiology 1998 ; 88 : 35-42.
6) Mercat A, et al. Cardiorespiratory effects of pressure-controlled ventilation with and without inverse ratio in the adult respiratory distress syndrome. Chest 1993 ; 104 : 871-5.
7) Chan K, Abraham E. Effects of inverse ratio ventilation on cardiorespiratory parameters in severe respiratory failure. Chest 1992 ; 102 : 1556-61.
8) Lessard MR, et al. Effects of pressure-controlled with different I : E ratios versus volume-controlled ventilation on respiratory mechanics, gas exchange, and hemodynamics in patients with adult respiratory distress syndrome. Anesthesiology 1994 ; 80 : 983-91.
9) Huang CC, et al. Effects of inverse ratio ventilation versus positive end-expiratory pressure on gas exchange and gastric intramucosal PCO(2) and pH under constant mean airway pressure in acute respiratory distress syndrome. Anesthesiology 2001 ; 95 : 1182-8.
10) 西山芳憲, 伊藤雅治. Inverse Ratio Ventilationの肺機能に及ぼす影響. ICUとCCU 1992 ; 16 : 1091-5.
11) 左利厚生ほか. Inversed Ratio Ventilation (IRV) の臨床的検討. ICUとCCU 1989 ; 13 : 417-25.

2-6 人工呼吸器との同調性

はじめに

- 人工呼吸器との同調性の問題は，筋弛緩下で人工呼吸が行われることがほとんどである全身麻酔下ではあまり問題にはならない．しかし，呼吸不全患者などを対象にICUなどで行われる人工呼吸では，患者の自発呼吸努力がある状態がほとんどであり，人工呼吸器との同調性の問題は頻繁に発生している．
- 不同調が起こる原因は，人工呼吸器の性能や換気条件の設定だけではなく，患者の病態や鎮静薬などの医療行為などが大きくかかわっている．
- 同調性の維持が予後にかかわる可能性を示唆する報告[1,2]もあり，本項では人工呼吸器との不同調の診断と対策についてふれたい．

1 不同調の診断法

- バッキングやファイティング[★1]は人工呼吸法が普及した早期から問題であったが，このようなアラームが鳴り響くような明らかな不同調がなくとも，実際には不同調はよく発生している．
- 同調性を評価するためには，最近の人工呼吸器には標準装備されているグラフィックモニターの気道内圧波形や流量波形が有用である．それぞれの波形の意味を理解することが大切であり，本項ではこの波形の変化から判別できる不同調を中心に解説する．
- また，最新の人工呼吸器では食道内圧や横隔膜筋電図を測定できる機種も登場しており，より正確に自発呼吸努力をモニターできる．これらの情報を用いれば正確に同調性を評価でき，人工呼吸器との同調性をいっそう向上させられる可能性もある．

2 不同調の分類

- 自発呼吸がある患者での人工呼吸では，患者の吸気努力に一致して人工呼吸が開始される補助換気が一般的である．補助換気では吸気努力を感知して人工呼吸を開始する相（吸気トリガー相），吸気中（吸気相），および吸気から呼気への転換相（吸気サイクルオフ相）の3つの時相に分けて不同調を考えるとよい[3,4]．
- 不同調には**表1**に示すような種類があり，それぞれにおける特徴と対策について以下にふれたい．

ここがポイント
患者の自発呼吸努力がある状態下では人工呼吸器との同調性の問題が発生する

★1 バッキング，ファイティング

バッキングとは，気道分泌物の貯留や気管挿管チューブや気管切開カニューレの刺激などによって人工呼吸中の患者で咳嗽反射が誘発され，咳込んだ状態となること．とくに，人工呼吸器の補助や強制換気が自発呼吸と同調しないために咳込んだ状態となることをファイティングという．

ここがポイント
同調性の評価にはグラフィックモニターの気道内圧波形や流量波形が役立つ

表1　不同調の種類

吸気開始相（吸気トリガー相）
・誤動作，オートトリガー
・ミストリガー
・トリガー遅れ
・2回トリガー
・逆トリガー

吸気相
・初期流速の不一致
・吸気流量パターンの不一致

吸気から呼気への転換相（吸気サイクルオフ相）
・早すぎる吸気終了
・遅すぎる吸気終了

3 吸気トリガー相の不同調

a ― 誤動作，オートトリガー (auto-triggering)

- 誤動作，オートトリガーとは自発呼吸努力を伴わずに誤って人工呼吸器がトリガーされてしまうことである．呼吸器回路のリーク，呼吸器回路内の水分貯留，呼吸器回路の揺れ，心拍動などが誤動作の原因となる．
- 不自然な換気回数の増加を伴う呼吸性アルカローシスがある場合は発生が疑われる．また，気道内圧波形や流量波形にノコギリ状の揺れがみられることが多い（図1）．
- 自発呼吸努力があるかどうかを患者の胸腹部の動きをよくみて観察することが診断に重要である．上腹部に手を添えて，横隔膜の収縮を確認しながら気道内圧波形や流量波形を観察すれば判別できることも多い．また，トリガー感度を鈍くして補助換気が消失しないかどうかの観察や，一時的に呼吸器回路を外したりすることも役立つ．
- 呼吸器回路に心拍動が伝わることも誤動作の原因の一つであり，心拍動と気道内圧や流量波形の振れの周期が一致していないかも確認する[5]．
- 対策は呼吸器回路のリーク，回路内の水分貯留や回路の揺れなどの原因を除去する．トリガー感度が鋭敏すぎると誤動作の誘因になりやすいため，トリガー感度を誤動作しない範囲で，最も鋭敏な設定とする．心拍動が原因の場合には対処しにくいが，気道内圧や流量波形を観察し，心拍動による波形の揺れよりもトリガー感度を高くするとよい（図1b）．

b ― ミストリガー (ineffective triggering)，トリガー遅れ (triggering delay)

- ミストリガーは，グラフィックモニターの気道内圧波形や流量波形上ではトリガー閾値に至らない気道内圧の低下や流量波形の吸気側へのぶれで判断できる．必ずしも流量波形上では吸気側となっているわけではなく呼気流量の減少としてのみ現れる場合もある（図2）[6]．
- トリガー遅れとは，自発呼吸努力が発生してから人工呼吸器が反応するまでの時間が長いことである．
- ミストリガーやトリガー遅れの原因は，人工呼吸器の性能上の問題だけではなく，トリガー設定が鈍すぎる場合もある．人工呼吸器の進歩によってトリガーにかかる時間は減少しており，トリガーにかかる時間は流量トリガーのほうが圧トリガーより少し短いともいわれている[7]．
- 患者側の因子としては過鎮静などによる呼吸ドライブの低下や呼吸筋力低下があるが，内因性PEEP★2が大きな原因の一つである．内因性PEEPの原因は呼気時の気道抵抗が大きいこと（COPD，喘息，細い気管内チューブなど）や呼気時間が短く肺胞気を十分に呼出できないこと（呼吸数や1回換気量が多い場合に起こりやすい）である．

ここがポイント
自発呼吸努力があるかどうか胸腹部の動きを観察することなどが診断に重要

アドバイス
心拍動が原因の場合には心拍動による波形の揺れよりもトリガー感度を高くする

▶PEEP：
positive end-expiratory pressure（呼気終末陽圧）

★2 内因性PEEP
intrinsic PEEP，auto-PEEP，もしくはdynamic hyperinflation．
肺胞が呼気相にガスを十分に呼出できず膨らんだ状態のままとなることがあり，このときの呼気終末の肺胞内圧を内因性PEEPという．

▶COPD：
chronic obstructive pulmonary diseases（慢性閉塞性肺疾患）

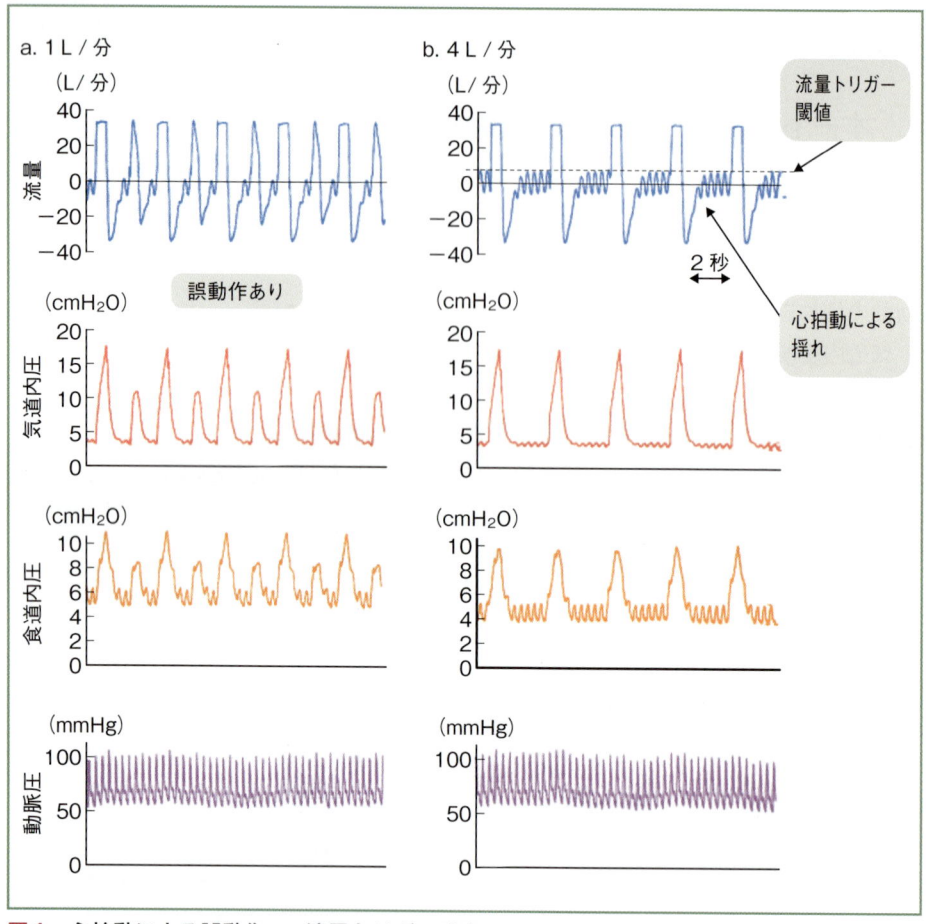

図1 心拍動による誤動作──流量トリガー感度
a：流量波形に細かな波があり，それによってトリガーされた吸気が多数みられる．
b：流量トリガー閾値を心拍動による揺れのピークより上に設定することによって誤動作を減少している．気道内圧波形と流量波形には動脈圧波形に一致した周期のノコギリ状の波がみられる．

(Imanaka H, et al. Crit Care Med 2000；28：402-7[5] より)

- 自発呼吸努力が始まっても内因性PEEP値を胸腔内圧が超えなければ口元には圧低下が伝わらないため，ミストリガー，トリガー遅れ，トリガー仕事量の増大だけではなく，呼吸仕事量増大の原因にもなる[8]（図3a）．
- 内因性PEEPの対策は呼吸サイクル中の呼出時間を十分にとることである．呼出が終了する前に吸気相が開始するような流量波形は内因性PEEPの存在が疑われる（図4）．過大な1回換気量や吸気圧設定は相対的に呼気時間が不十分になるため適正化が必要であるが，不十分な吸気圧ではむしろ吸気時間が長くなったり，呼吸数が増加したりすることもあるため，吸気圧を上げたほうがよい場合もある．
- 補助換気時の不適切トリガー設定によるトリガー遅れは吸気時間延長により呼気時間が短縮し，内因性PEEPが増強し，トリガー遅れが大きくなるといった悪循環が発生する可能性もあるため，トリガー設定の適正化も重要で

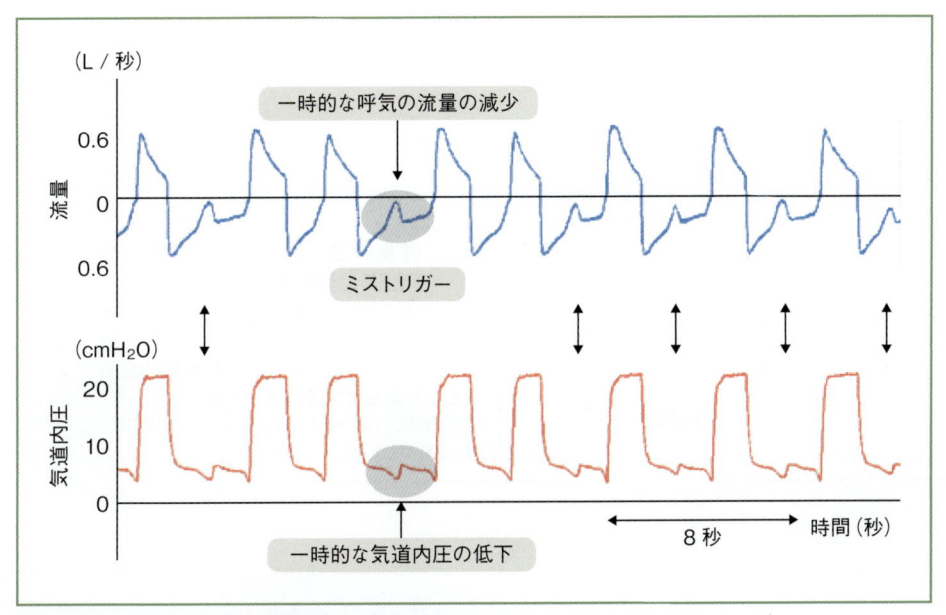

図2 ミストリガー時の気道内圧と流量波形
流量波形の呼気相に呼気流量の減少する揺れが発生している．気道内圧波形にもゆれがみられるが，トリガー閾値には達していない．

(Thille AW, et al. Intensive Care Med 2006；32：1515-22[6] より)

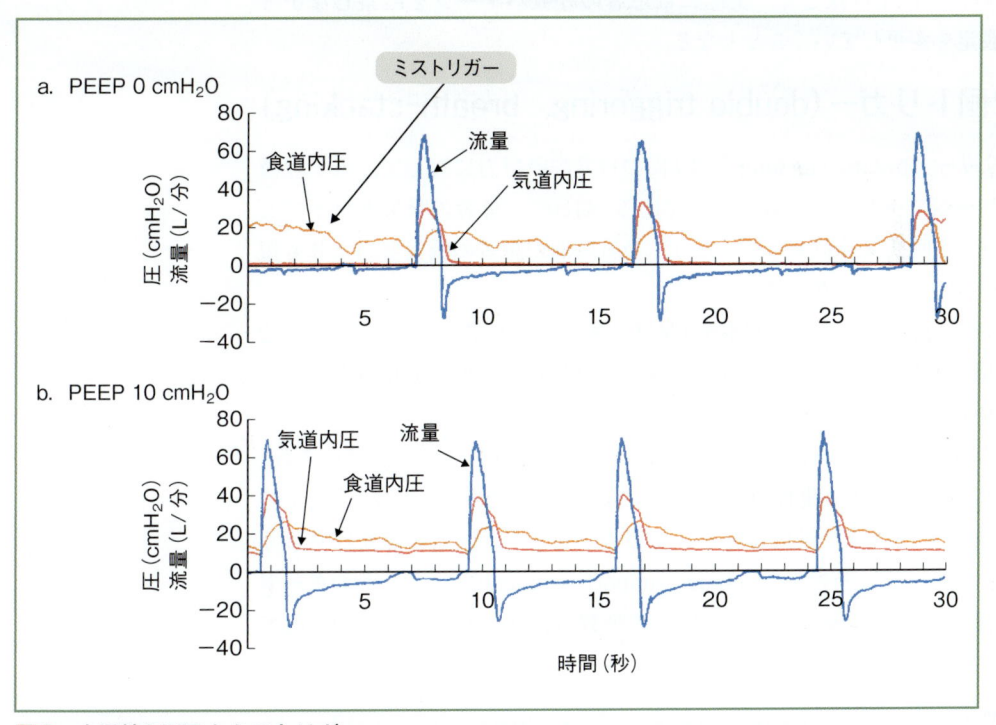

図3 内因性PEEPとミストリガー
a：自発呼吸努力によって食道内圧が低下しても，内因性PEEPのため気道内圧の低下は小さく，人工呼吸器はトリガーされていない．
b：カウンターPEEPとよばれる内因性PEEPにみあったPEEPをかけることによってミストリガーが減少している．

(Hess DR. Respir Care 2005；50：166-86[8] より)

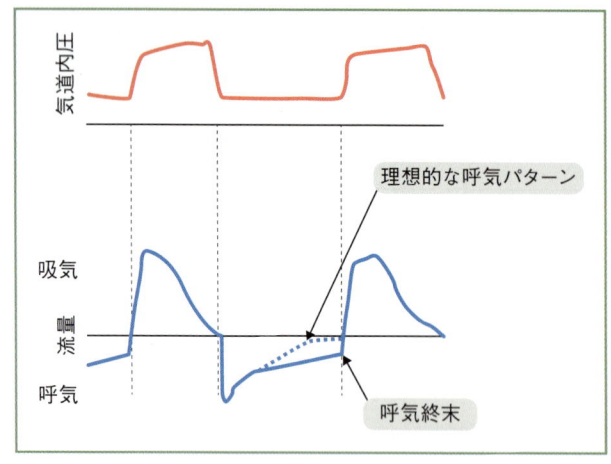

図4 呼気パターンからみた内因性PEEPの発生素因
呼気終末の呼気流量がゼロにならないまま，吸気が開始されている場合は内因性PEEPの発生が疑われる．呼気時間の延長などの対応も考えるべきである．
(内山昭則．人工呼吸 Jpn J Respir Care 2015；32：190-9[4])より)

ある．

- ほかに，内因性PEEPと同じレベルのPEEPをかける方法（カウンターPEEP）がある（図3b）[8]．内因性PEEP値は自発呼吸努力がない場合には呼気閉塞法による気道内圧測定によって計測できるが，補助換気時では食道内圧測定が必要であるため一般的ではない[9]．そのため，どれだけのPEEPをかけるのかの設定は難しく，実際には患者の呼吸パターンを観察しながらPEEP設定を変更していくこととなる．

c─2回トリガー（double triggering，breath-stacking）

- 2回トリガー，breath-stackingとは1回の自発呼吸努力に対して，人工呼吸器が2回連続でトリガーされることである（図5）[6]．患者の吸気ドライブと比較して，1回換気量が少なかったり，吸気時間が患者の吸気努力よりも短かったりする場合に発生する．
- 2回トリガー時はデータ上の1回換気量は小さくとも不完全な呼出に続いて2回目の吸気が起こっており，真の1回換気量は増加し肺保護的換気とはなっていない可能性が高い．
- 補助換気モード下の内科ICU患者254人の26％に2回トリガーが認められ，そのときの担当医師は観察のみ（16％），鎮痛鎮静薬で対処（32％），人工呼吸条件を変更（52％）で対処したという報告がある[10]．鎮痛鎮静薬はあまり有効ではなく，圧支持換気（pressure support ventilation：PSV）へのモード変更と吸気時間の延長が不同調を伴う呼吸数の割合の低下に最も効果的であった．

d─逆トリガー（reverse triggering，entrainment）

- 人工呼吸と自発呼吸との不同調に関連して人工呼吸によって自発呼吸努力が誘導される逆トリガー（entrainment）という現象がある（図6）．近年，食道内圧測定や横隔膜筋電図といった人工呼吸中の自発呼吸努力をより正確に評

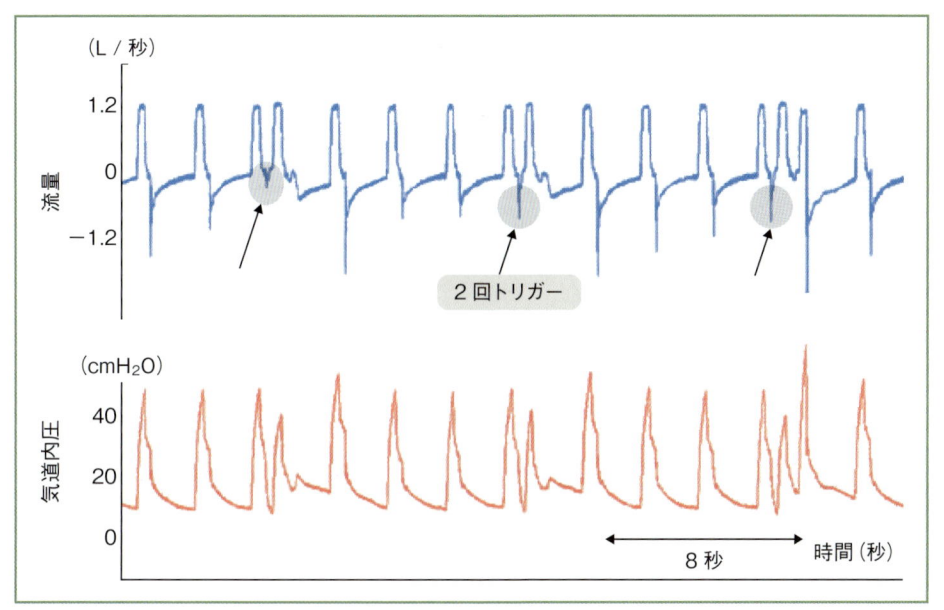

図5 2回トリガー
1回の呼吸で2回連続して人工呼吸器がトリガーされている．
(Thille AW, et al. Intensive Care Med 2006；32：1515-22[6] より)

価できる方法が普及するにつれて，より知られるようになった[★3]．
- 逆トリガーには1回換気量や経肺圧の増大の可能性があり肺保護的換気が行えないことや，呼吸筋が興奮しながら引き延ばされるため人工呼吸に伴う呼吸筋傷害につながる可能性もある．有効な対処法はいまだ定まってはおらず，今後の研究が待たれる．

4 換気モードと不同調

- 一般的に用いられている人工呼吸モード，量制御補助換気（volume controlled ventilation：VCV）や圧制御補助換気（pressure controlled ventilation：PCV）[★4]，圧支持換気（PSV）にはそれぞれ**表2**に示すような特徴がある．
- 自発呼吸時の患者側の自由度が増すためVCV，PCV，PSVの順で自発呼吸への同調性は高くなるが，不同調の問題は依然として残っている．VCVもしくはPCVとPSVが共存するような同期式強制換気（synchronized intermittent mandatory ventilation：SIMV）の場合には，それぞれの1回の換気ごとに特徴を把握する必要がある．
- それぞれの換気モードにおける吸気相と，吸気から呼気への転換相における問題点について以下に示す．

5 吸気相の不同調

- 量制御補助換気（VCV）では1回換気量だけではなく，通常，吸気流量と流量パターンや吸気時間が固定されているため，患者の自発呼吸努力によってトリガーされた補助換気の場合には**図7**のような不一致が起こりうる．

★3 逆トリガー

迷走神経などを介した反射のような面があり，鎮静などによって大脳皮質，皮質下など上位中枢の活動がむしろ低下した場合に現れやすい面もあると報告されている[11]．
逆トリガーの気道内圧と流量の波形はミストリガーや2回トリガーと似ており，これまでミストリガーや2回トリガーと考えられていたものの一部は逆トリガーであった可能性もある．

★4 補助換気

アシスト換気（assist ventilation）ともいう．

ここに注意
VCVでは自発呼吸努力の時間と設定吸気時間のずれから不同調が起こりうる

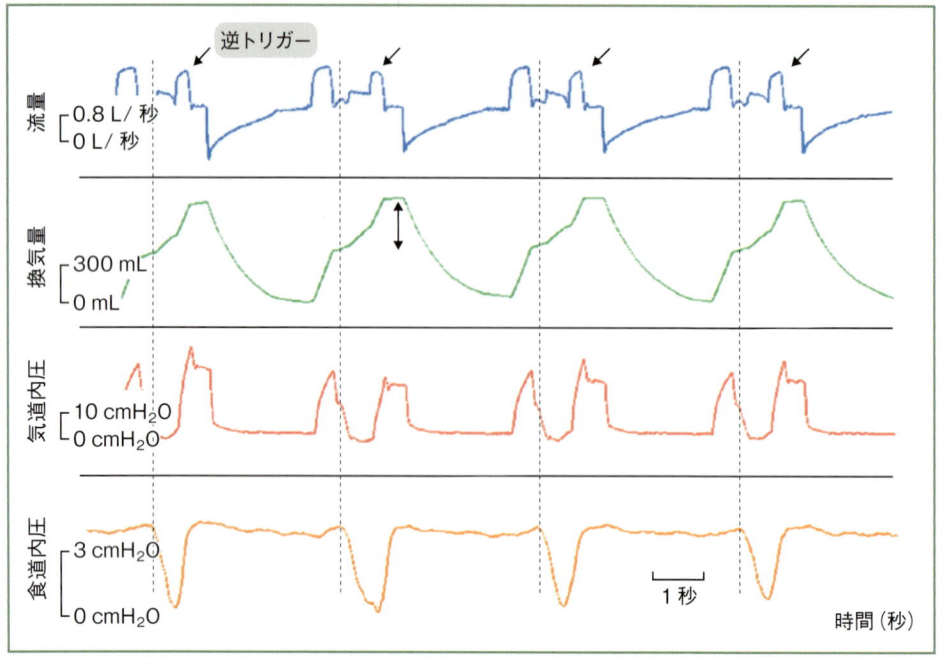

図6 逆トリガー
人工呼吸器の強制換気に引き続いて，自発呼吸努力が起こり食道内圧が低下し，すぐに補助換気がトリガーされている．その間の呼気はほとんどなく，換気量は増大している．

(Akoumianaki E, et al. Chest 2013：143：927-38[11] より)

表2　人工呼吸モードの特徴

	量制御（VCV）の補助換気	圧制御（PCV）の補助換気	圧支持換気（PSV）
吸気の初期流量	設定した流量に従う	調節できる場合あり	調節できる場合あり
吸気流量パターン	あらかじめ設定したパターンに従う	設定圧を維持するように人工呼吸器が調整	設定圧を維持するように人工呼吸器が調整
吸気から呼気への転換相	あらかじめ設定した吸気時間に従う	あらかじめ設定した吸気時間に従う	吸気サイクルオフ基準（調節できる場合あり）の設定によって患者に同調させる

- 前述の2回トリガーも吸気時間が固定されているVCVでみられやすい★5．グラフィックモニターの気道内圧波形や流量波形をみながら1回換気量，流量パターンや吸気時間の設定を変える必要がある．
- しかし，状況によって自発呼吸のパターンが異なってくるのは当然であり，より自発呼吸への追随性のよい圧制御補助換気（PCV）や圧支持換気（PSV）に変更するのも一つの方法である．設定圧だけを維持するように人工呼吸器が吸気流量を調整するPCVやPSVではVCVより自発呼吸との同調性に優れる．

★5
吸気流量が自発呼吸よりも低ければ気道内圧は低下して換気補助にならないばかりか，患者の不快感を増しバッキングやファイティングといった明らかな不同調の原因になることはよく経験されるところである．

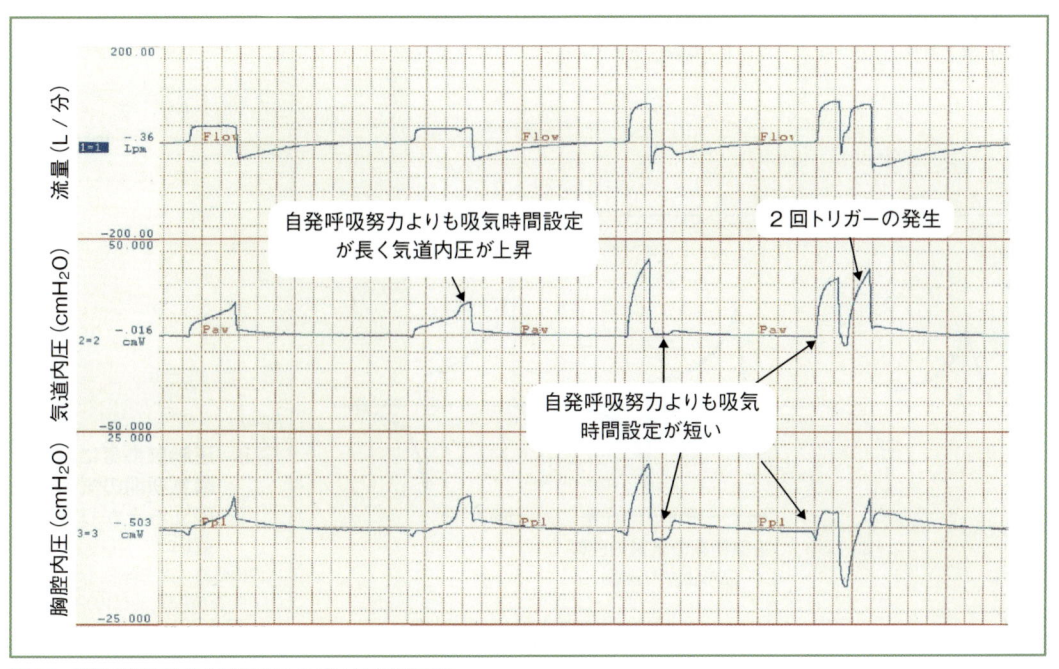

図7 量制御補助換気（VCV）における不同調
自発呼吸努力の時間と設定吸気時間のずれから不同調が発生する．

（内山昭則．人工呼吸 Jpn J Respir Care 2015；32：190-9[4]）より）

- 1回換気量が保証されるという点を重視したい場合は量制御換気（VCV）の一種である dual controlled ventilation（DCV）★6 を利用するのも一つの方法である．DCVでは「流量一定」ではなく，「圧一定」となるように吸気で換気量を制御する．流量波形はPCVと同じとなる．また，DCVにおいてもあまり1回換気量の設定を低くしすぎると，まったく気道内圧が上昇せず補助換気にならない場合もあるため，注意が必要である．
- 最近はPCVやPSVにおいて，初期吸気流量を変更し気道内圧の立ち上がり速度を設定できる人工呼吸器が多い．グラフィックモニターの気道内圧波形を観察し，自発呼吸努力にみあった初期流量設定を行うとよい（図8）．速すぎる初期吸気流速は不快であり，肺傷害の発生が吸気流量と関係する可能性を示唆する報告もある[12]．一方，一般的に呼吸不全患者では自発呼吸努力が強く呼吸数も多いため，速い初期流速が必要であることが多い．

6 吸気から呼気への転換相（吸気サイクルオフ相）の不同調

- 補助換気における吸気時間設定のときに考えるべき因子に，患者の吸気努力の時間がある．患者の吸気努力の終了より人工呼吸器の吸気時間が短い場合（早すぎる吸気終了）は，換気補助が不足して呼吸仕事量が増大したり，前述の2回トリガーが発生したりする．このような吸気時間の不一致の問題はPCVにおいても残っており，吸気時間の設定は重要である．流量波形のパターンが一つの目安になる（図9）．

★6 **dual controlled ventilation（DCV）**

人工呼吸器によってモード名が異なり，Volume control+（Bennett），Auto-flow（Dräger），Pressure regulated volume control PRVC（Maquet），Volume target pressure control（Newport），Adaptive pressure ventilation（Hamilton）とよばれている．

ここがポイント
PCVでの吸気時間の不一致には流量波形のパターンが目安になる

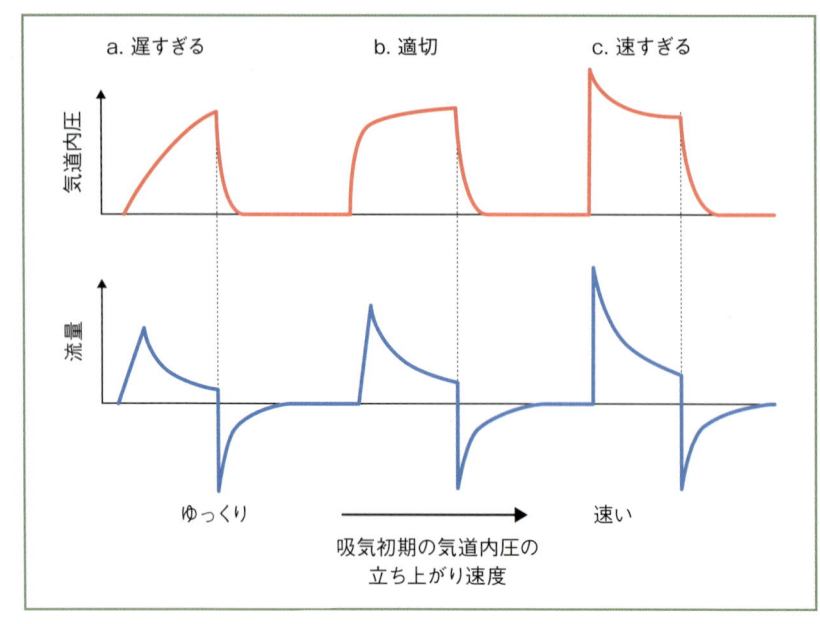

図8 圧制御換気における吸気初期の気道内圧の立ち上がり速度の違い
(内山昭則. 人工呼吸 Jpn J Respir Care 2015；32：190-9[4]より)

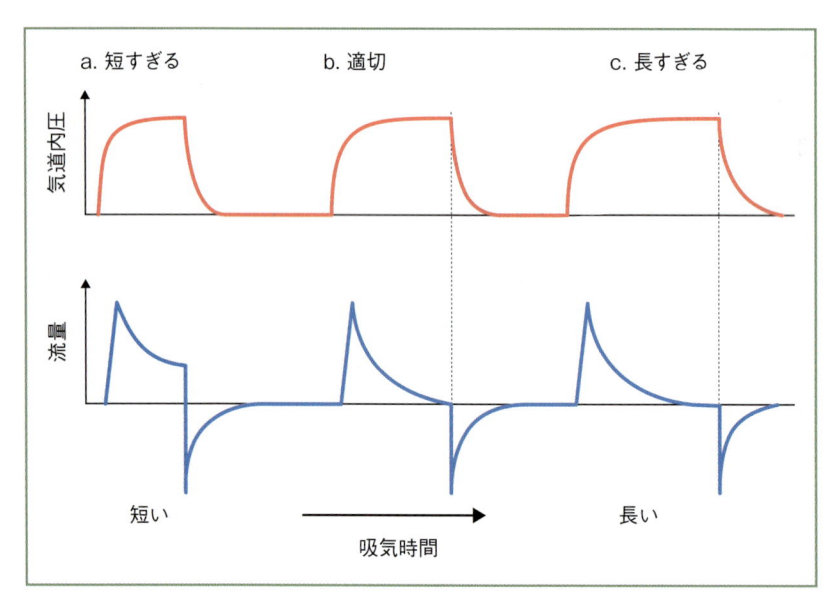

図9 PCVにおける流量波形からみた吸気時間の設定方法
理想的には吸気が終了してスムーズに呼気に移る吸気時間が適切である．
(内山昭則. 人工呼吸 Jpn J Respir Care 2015；32：190-9[4]より)

- PSVは吸気から呼気への転換タイミングを患者の自発呼吸に一致させ，同調性を改善した換気モードである．PSVにおける吸気から呼気への転換タイミングについては吸気の最大流量に対する吸気流量の低下度合いによって設定されており，ターミネーションクライテリアやサイクルオフ設定とよばれている．
- PSVは通常は吸気最大流量の25〜30％まで吸気流量が低下した時点で呼気相に転換するものが多い．実は肺メカニクスによって吸気流量パターンは異なっており，疾患によってはPSVの吸気時間が短くなったり，長くなったりするため，サイクルオフ設定の調整が必要となることもある(**図10**)．こ

▶ターミネーションクライテリアについては，2章「2-3圧支持換気」(p.98)参照

ここがポイント
気道内圧波形や流量波形がサイクルオフ設定の調整に役立つ

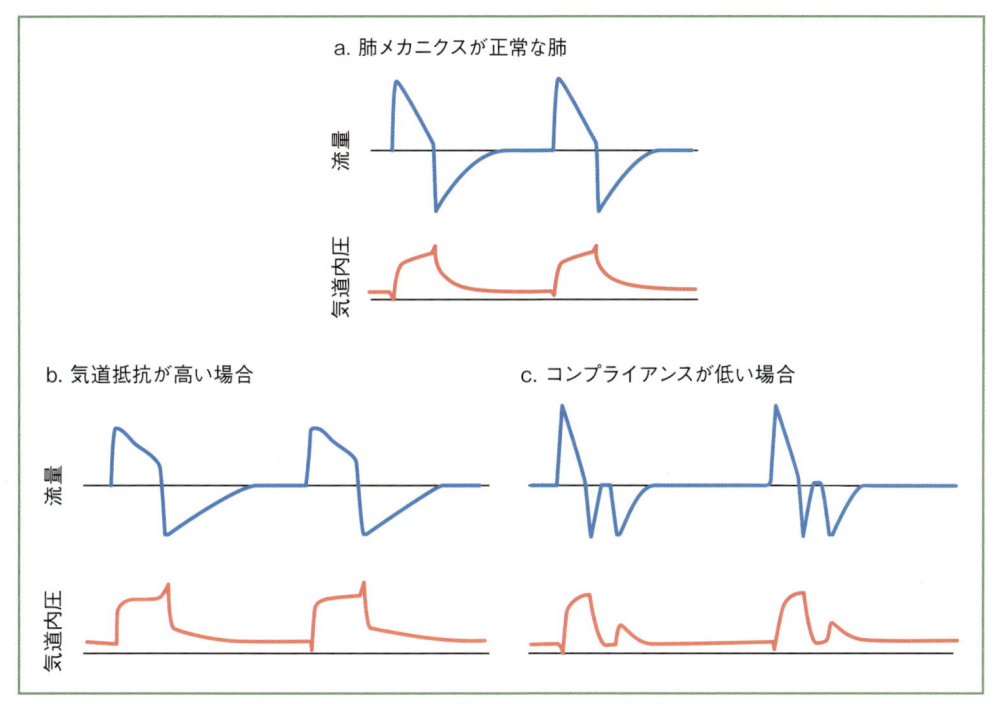

図10 PSVにおける吸気のサイクルオフと肺メカニクスとの関係
気道抵抗の高い肺では最大の吸気流量が低く，流量の低下もゆっくりであるため，吸気時間が長くなりやすい（b）．コンプライアンスの低い肺では最大吸気流量は高くとも，流量の低下のスピードは速いため吸気時間は短くなりやすい（c）．

（内山昭則．人工呼吸 Jpn J Respir Care 2015；32：190-9[4]より）

のような場合にも，グラフィックモニターの気道内圧波形や流量波形がサイクルオフ設定の調整に役立つ．

▶2章「2-3 圧支持換気」(p.94)参照

7 不同調の影響

- 不同調の存在が予後に影響することを示唆する報告がいくつかある．内科ICUで人工呼吸開始から24時間以内のミストリガーの頻度を測定し，呼吸数の10%以上の頻度でミストリガーがみられた症例では人工呼吸期間が長くなったという報告がある[1]．また，不同調の割合が呼吸数の10%を超える患者ではICU死亡率や院内死亡率が高値であるという報告もある[2]．
- 肺メカニクスの異常や内因性PEEPの存在は不同調の大きな原因であり，もともと存在する肺機能の低下が予後に影響している可能性が高い．しかし，不同調は肺機能の悪化や肺傷害の進行，呼吸筋機能の低下や鎮静薬の増量を招き，これらは予後の悪化につながっている．不同調を改善できれば予後が改善できる可能性もある．
- 自発呼吸努力を残した補助換気は有用であるが，補助換気と肺傷害との関連を示唆する研究結果がある．Papazianらは重症ARDSの早期に48時間の筋弛緩下の人工呼吸が予後を改善したと報告している[13]．吉田らも動物実験にて肺傷害の程度によっては自発呼吸を残した補助換気よりも，筋弛緩下の人

アドバイス
不同調の存在が予後に影響するとの報告がある

▶ARDS：
acute respiratory distress syndrome（急性呼吸窮迫症候群）

> **Column** proportional assist ventilation (PAV) と NAVA
>
> 　不同調を改善する方法として proportional assist ventilation (PAV) と NAVA (neurally adjusted ventilatory assist：神経調節補助換気) という新しい人工呼吸モードがある．
> 　PAVモードは想定した肺メカニクス値と気道内圧，流量データから患者の呼吸筋の発生圧を随時算出し，それに比例して気道内圧をコントロールすることによって，自発呼吸との同調性のより高い補助換気を可能としている．しかし，想定した肺メカニクスが正しいのかという点と内因性PEEPによる不同調は把握できない点には問題点が残る．
> 　自発呼吸努力のモニタリングを気道からではなく，食道内の電極を用いて横隔膜筋電図を測定し，それに比例した補助換気を行うという新しい概念の人工呼吸モードがNAVAである．理論的にはNAVAではより速く，正確に自発呼吸努力の測定が可能となる．ノイズの混入など筋電図測定上の問題点は残るが，今後のさらなる発展が期待される．
> 　今のところ，残念ながら，これらのより同調性の高いNAVAやPAVモードで予後が改善したという結果は得られてはいない[3]．

工呼吸のほうが肺傷害の程度が軽くなる可能性を示した[14]．
- 不同調の存在が肺傷害にどのように関与するのかははっきりしていないが，筋弛緩の効果の一部が不同調の改善にある可能性はある．今後の研究が待たれるところである．

（内山昭則）

▶吉田らの報告については，「1-6 人工呼吸器関連肺傷害」(p.56) 参照

文献

1) de Wit M, et al. Ineffective triggering predicts increased duration of mechanical ventilation. Crit Care Med 2009；37：2740-5.
2) Blanch L, et al. Asynchronies during mechanical ventilation are associated with mortality. Intensive Care Med 2015；41：633-41.
3) Gilstrap D, MacIntyre N. Patient-ventilator interactions. Implications for clinical management. Am J Respir Crit Care Med 2013；188：1058-68.
4) 内山昭則．人工呼吸と自発呼吸との同調・不同調　人工呼吸 Jpn J Respir Care 2015；32：190-9.
5) Imanaka H, et al. Autotriggering caused by cardiogenic oscillation during flow-triggered mechanical ventilation. Crit Care Med 2000；28：402-7.
6) Thille AW, et al. Patient-ventilator asynchrony during assisted mechanical ventilation. Intensive Care Med 2006；32：1515-22.
7) Uchiyama A, et al. A comparative evaluation of pressure-triggering and flow-triggering in pressure support ventilation (PSV) for neonates using an animal model. Anaesth Intensive Care 1995；23：302-6.
8) Hess DR. Ventilator waveforms and the physiology of pressure support ventilation. Respir Care 2005；50：166-86.
9) Blanch L, et al. Measurement of air trapping, intrinsic positive end-expiratory pressure, and dynamic hyperinflation in mechanically ventilated patients. Respir Care 2005；50：110-23.

10) Chanques G, et al. Impact of ventilator adjustment and sedation-analgesia practices on severe asynchrony in patients ventilated in assist-control mode. Crit Care Med 2013 ; 41 : 2177-87.
11) Akoumianaki E, et al. Mechanical ventilation-induced reverse-triggered breaths : A frequently unrecognized form of neuromechanical coupling. Chest 2013 ; 143 : 927-38.
12) Maeda Y, et al. Effects of peak inspiratory flow on development of ventilator-induced lung injury in rabbits. Anesthesiology 2004 ; 101 : 722-8.
13) Papazian L, et al. Neuromuscular blockers in early acute respiratory distress syndrome. N Engl J Med 2010 ; 363 : 1107-16.
14) Yoshida T, et al. The comparison of spontaneous breathing and muscle paralysis in two different severities of experimental lung injury. Crit Care Med 2013 ; 41 : 536-45.

2-7 非侵襲的陽圧換気

はじめに

- 非侵襲的陽圧換気（noninvasive positive pressure ventilation：NPPV）療法とは，気管挿管や気管切開などによらず，マスクなどのインターフェースを用いて陽圧換気を行う酸素療法である．
- 近年までにNPPVに関する数多くの研究がなされており，急性心不全や慢性閉塞性肺疾患（chronic obstructive pulmonary disease：COPD）の急性増悪などを含む急性呼吸不全から，閉塞性睡眠時無呼吸症候群（obstructive sleep apnea syndrome：OSAS）などの慢性呼吸不全まで，幅広い疾患に対して使用されている．

> **ここがポイント**
> NPPVは急性心不全，急性・慢性呼吸不全など幅広い疾患に使用される

1 NPPVのメカニズム

- NPPVは，マスクなどのインターフェースから陽圧をかけることで鼻腔，口腔を通じて気道内に圧がかかり，肺胞を拡張させることが可能となる．
- 虚脱肺が拡張することでシャントが軽減し，ガス交換能が改善する．また，換気圧を加えることで呼吸仕事量の軽減効果も期待できる．
- Berlin定義による急性呼吸窮迫症候群（ARDS）の診断には一定のPEEPとP/F比が必要であるため，NPPVによる陽圧が重要な役割を担っている．

a―NPPVの特徴

- 単なる酸素療法に比べて一定の吸入酸素濃度（F_IO_2）を供給でき，かつPEEPを付加することで肺気量の増加が期待できる．
- 気管挿管を必要とせず，インターフェースの着脱も容易であるため，陽圧酸素療法の開始や離脱が低侵襲で可能である．
- 原則として患者を覚醒した状態で管理できるため，鎮静薬や鎮痛薬が不要もしくは著しく減量できる．
- 会話によるコミュニケーションが可能であり，人工呼吸器関連肺炎（ventilator-associated pneumonia：VAP）のリスクを軽減できる[1]．
- 呼気弁がないため呼出時の気道抵抗が低く，呼吸仕事量に与える影響が少ない．
- インターフェースの種類が豊富で，病態や患者自身の快適性に合わせて選択することができる．
- 回路リークを前提としているため，高いガス流量を供給できる．

▶ ARDS：
acute respiratory distress syndrome
▶ PEEP：
positive end-expiratory pressure（呼気終末陽圧）
▶ P/F：
PaO_2/F_IO_2
▶ PaO_2：
arterial oxygen tension
▶ F_IO_2：
fraction of inspiratory oxygen

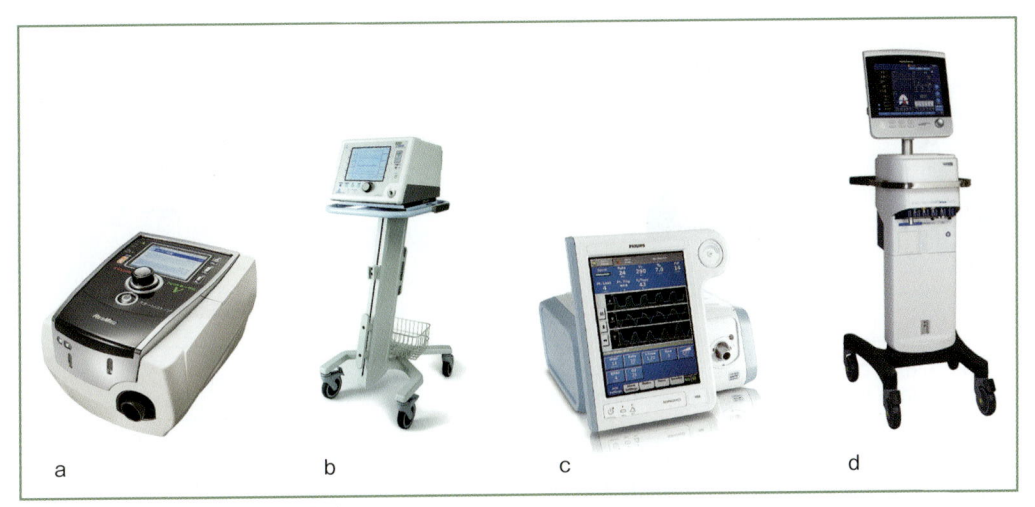

図1　NPPVが可能な人工呼吸器
a：NIPネーザル®V（帝人ファーマ），b：BiPAP Vision（フィリップス・レスピロニクス），
c：V60ベンチレータ（フィリップス・レスピロニクス），d：HAMILTON-G5（日本光電）．

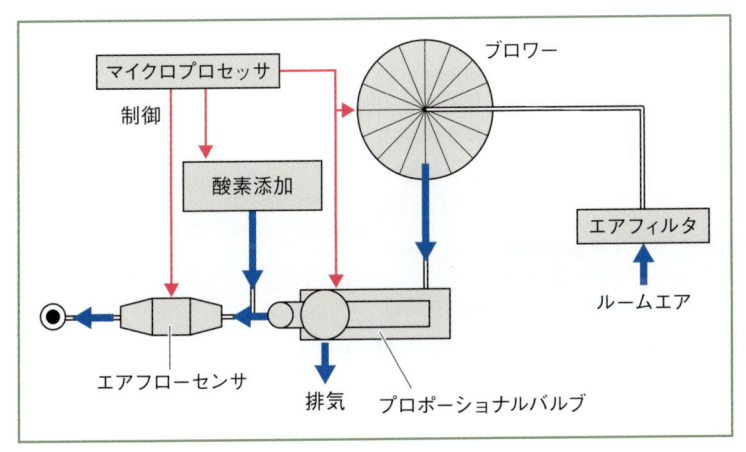

図2　NPPVが可能な人工呼吸器の基本構造
ブロワーを用いることで大気から空気を取り込み，陽圧を生み出す．

b─NPPVが可能な人工呼吸器

- NPPVが可能な人工呼吸器は大きく3種類に分類できる（図1）．
  ①通常型人工呼吸器にNPPVが可能なモードが組み込まれている人工呼吸器．
  ②NPPV専用器．
  ③在宅用人工呼吸器．
- いずれも基本的には人工呼吸器内部でブロワーを用いることで陽圧を生み出している（図2）．
- 設定した圧を達成するために，リーク補正機構が重要である．
- 種類によっては酸素配管と空気配管が必要なもの，酸素配管のみ必要なもの，いずれも不要なものがあり，使用環境や患者の病態に合わせて選択する．

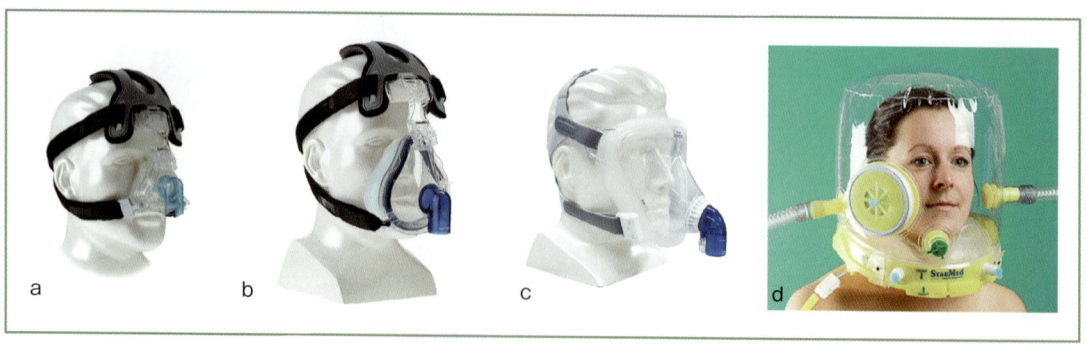

図3 NPPVのインターフェース
a：nasal type，b：face type，c：full-face type，d：helmet type.

表1 NPPVで用いるインターフェースの利点と欠点

	利点	欠点
nasal type	・誤嚥の危険性が少ない ・喀痰排出が容易 ・フィット性がよい ・会話が可能	・口からのリークが多い ・口腔内の乾燥 ・鼻腔が閉塞していると効果が減弱
face type	・口からリークが減少 ・口呼吸が容易	・誤嚥の危険性が増加する ・会話や食事，喀痰排出が困難 ・皮膚潰瘍の危険性が高い
full-face type	・皮膚潰瘍が少ない ・フィット性がよい	・薬物の吸入療法が困難
helmet type	・皮膚潰瘍が少ない	・同調性が悪い ・声が聞きづらい ・緊急時の気道確保が困難

(Hess DR. The growing role of noninvasive ventilation in patients requiring prolonged mechanical ventilation. Respir Care 2012；57：900-18 より)

c ― NPPVで用いるインターフェース

- NPPVのインターフェースには鼻のみを覆うnasal type，鼻と口を覆うface type，顔全体を覆うfull-face type，頭部全体を覆うhelmet typeがある（図3）．
- それぞれの利点と欠点を勘案して，病態によって使い分ける（表1）．一般的には睡眠時無呼吸症候群（OSAS）などの慢性呼吸不全に対してはnasal type，急性低酸素血症にはface typeもしくはfull-face typeを用いることが多い．

2 NPPVで用いる換気モード

- NPPVで用いられる換気モードとして，持続性気道内陽圧（continuous positive airway pressure：CPAP）と二相性気道内陽圧（bilevel positive airway pressure：Bilevel PAP）の2つがある．

ここに注意
NPPVの4つのインターフェースの利点と欠点を考え，病態により使い分ける

a ― CPAP

- 自発呼吸の吸気・呼気時に一定の陽圧をかける換気法である.
- 気道内に持続的に陽圧をかけることで心不全や肺水腫の病態を改善し，COPD急性増悪など内因性PEEPが生じている症例では吸気トリガー感度を改善する効果が期待できる.
- 吸気・呼気時ともに気道内には一定の陽圧が与えられるのみで，換気は患者自身の呼吸に依存している. つまり，CPAPは自発呼吸が安定している症例に適応となる.

> **ここが ポイント**
> CPAPは自発呼吸の吸気・呼気時に持続的に一定の陽圧をかける換気法

b ― Bilevel PAP

- 吸気・呼気に対して2つの異なるPEEPを設定する換気法である.
- 高めのPEEP相（inspiratory positive airway pressure：IPAP）と低めのPEEP相（expiratory positive airway pressure：EPAP）を設定する. IPAPとEPAPの差が圧支持（pressure support：PS）に該当する.
- 患者の自発呼吸に同調させる方法と患者の呼吸トリガーがなくても換気を行う方法があり，前者をspontaneous mode（S mode），後者をtime mode（T mode）とよぶ.

> **ここが ポイント**
> Bilevel PAPは吸気・呼気に2つの異なるPEEPを設定する換気法

▶ S mode
- 圧支持換気（pressure support ventilation：PSV）に相当し，患者の自発呼吸に合わせてトリガーされ，換気が行われる.

▶ T mode
- 圧制御調節呼吸であり，設定した呼吸数，吸気時間，吸気圧に従い換気が行われる.

▶ S/T mode
- NPPV専用器に搭載されており，S modeとT modeの両者の特徴を併せもつ.
- 自発呼吸に応じてS modeによる換気が行われるが，一定時間内に自発呼吸が感知されない場合は自動的にT modeによる換気に切り替わる.

c ― その他の設定項目

- 患者との同調性を向上させるために，気道内圧や流量のグラフィックを観察したうえで，以下の項目を調整する（図4）.

▶ PS（＝IPAP－EPAP）
- 患者の呼吸仕事量が増大している場合，適切なPSを設定することで呼吸仕事量を軽減させることが可能である.
- ただし，高すぎるPSは呑気による腹部膨満や嘔吐の原因となったり，NPPVに対する同調性が悪くなってリーク量が増加するため，必要最小限にとどめる.

> **ここに 注意**
> 適切なPSにより呼吸仕事量の軽減が可能

▶ ライズタイム
- ライズタイムはEPAPからIPAPへの立ち上がり速度を規定する設定項目

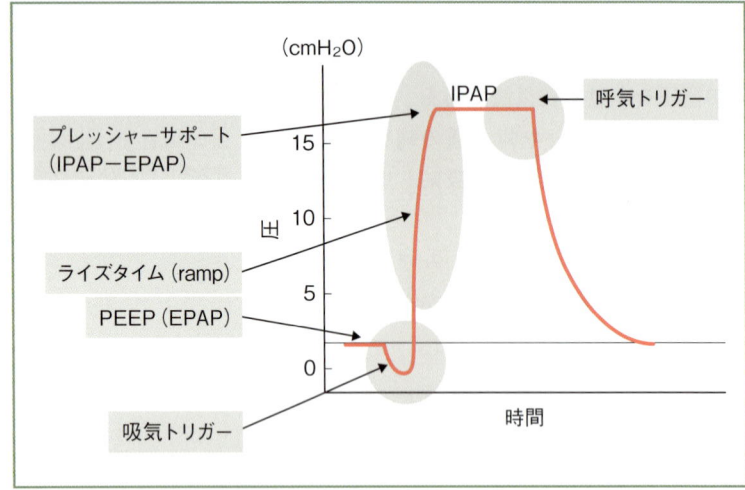

図4 NPPV使用時の患者の自発呼吸との同調性のあるときの圧・時間曲線

NPPV使用時に設定する項目を図に示す.
PEEP：呼気終末陽圧.

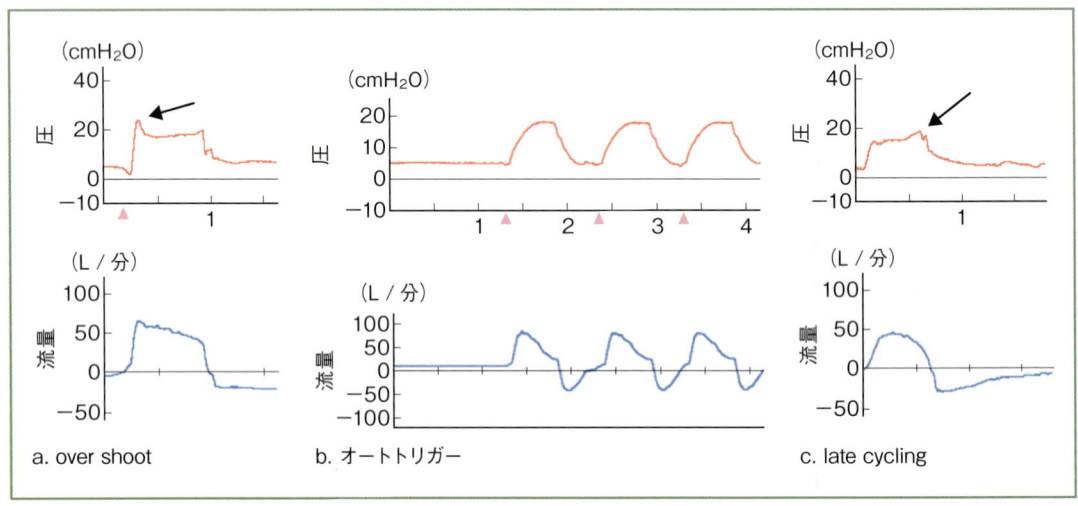

図5 NPPV使用時の調整が必要な圧・時間曲線，流量・時間曲線
3つの対応するべき所見を図に示す.
←：over shoot／late cycling，▲：吸気トリガー.

で，患者の吸気努力に合わせて調整する.

- 吸気初期のover shoot（図5a）を認めた場合は，ライズタイムを減らす必要がある.

吸気トリガー

- EPAPからIPAPに移行する際の感度である.
- 呼気トリガーの設定が高いとオートトリガー（図5b）が生じやすくなる.
- 逆に吸気トリガーが低すぎると吸気が感知されない（ミストリガー）おそれがある.

呼気トリガー

- IPAPからEPAPに移行する際の感度である.
- 呼気トリガーの設定が高いと吸気時間が短くなる.
- late cycling（図5c）が生じた場合は呼気トリガーを上げる必要がある.

アドバイス
呼気トリガーが高いとオートトリガーを生じやすくなる

アドバイス
late cyclingがみられたら呼気トリガーを上げる

▶ その他

- 特殊な換気モードがいくつか提唱されており，有用性については今後の検証が望まれる．

AVAPS (average volume assured pressure support)

- 目標換気量を維持するようにPSや呼吸数を自動調整する機能を有する換気モード．

NAVA (neurally adjusted ventilatory assist)

- 横隔膜筋電位をトリガーとして用いることで，従来のトリガーと比べて人工呼吸器との同調性を改善させる換気モード．

▶3章「3-4 neurally adjusted ventilatory assist (NAVA)」(p.159)参照

3 NPPVの適応と禁忌，管理上の注意点

a ― NPPVの適応

- NPPVの一般的な適応としては，主として以下の点が重要である．
  ①意識の低下がなく，治療に協力的である．
  ②循環動態が安定している．
  ③気道が保たれており，自力で喀痰排出が可能である．
  ④マスクの装着が可能である．
  ⑤消化管の通過障害がない．
- 上記を満たさない場合は気管挿管による気道確保を選択したほうが無難である（表2）．
- 患者がNPPVに対する不快感のために人工呼吸器との同調性が悪くなった場合は，デクスメデトミジンによる鎮静が有効な場合もある．

b ― NPPV施行上の注意点

- 人工気道による気道確保がなされていないため，常に嘔吐や誤嚥の危険がある．
- NPPVの効果がマスクフィットに依存しているため，回路リークを生じやすい．ある程度のリーク量までは自動的に補正が行われるが，リーク量が多すぎると設定した圧が加わらなくなる．また，リーク量が多いと送気量が多くなるため，加湿効果が悪化し，気道の乾燥を招く．
- 呼気側をモニタリングできないため，通常型人工呼吸器に比べて適切に換気が行われているかのモニタリング精度が劣る．舌根沈下などによる上気道閉

表2　NPPVが適応となりにくい状況

全身状態不良	意識レベル低下，循環動態不安定
マスク装着不良	顔面外傷，るいそうなど
陽圧換気困難例	食道術後，ドレナージされていない気胸
喀痰が多い症例	肺炎や喀血など
誤嚥を生じやすい症例	消化管閉塞，咳嗽反射低下

Advice NPPVを成功させるためのコツ

NPPVで適切な効果を得るためには，以下の項目に注意して管理することが重要である．

1. 患者の協力
2. 加温加湿器の使用
3. 適切なインターフェース
4. マスク周囲や口からのリーク
5. 上気道抵抗
6. 食道への呑気

このなかでも患者の協力は必須で，とりわけNPPV導入時の対応が重要である．

①患者の協力を得るため，マスクなどのインターフェースを装着する際には十分な説明を行い，可能であれば坐位の状態で声をかけながら開始する．

②NPPVマスクの装着のポイントは，「焦らず，じっくりと」である．そのためにはマスクの種類やサイズを各種準備しておくことが大切である．

③患者が慣れることから始めてみる．導入初期は最小限の吸気圧にとどめる．決して無理強いせずに，適宜休息を入れながら行うことが効果的な場合もある．

④マスク装着に慣れたらストラップを固定するが，その際も左右均等な強さになるように注意し，あまりきつく締めすぎないようにすることがポイントである．

⑤加湿が不十分な場合，口腔内が乾燥して舌苔を形成することがある．加温加湿器で十分に加湿するとともに，マスクからのリーク量を減らすなどの管理も必要である．

塞を検知しにくいため，常に患者の呼吸状態を注意深く観察する必要がある．

4 NPPVが有効な疾患

- 現在までにNPPVは幅広い疾患に対して用いられており，すでにさまざまなエビデンスが蓄積されている（**表3**）．

a ― うっ血性心不全，心原性肺水腫

- 急性心原性肺水腫に対し，NPPV（とくにCPAP）を第一選択とすべきである

ここがポイント
急性心原性肺水腫ではCPAPを第一選択とすべき

表3 NPPVが有効な疾患 ── エビデンスが示す推奨度

	推奨度			
	A	B	C1	C2
うっ血性心不全/心原性肺水腫	←→			
COPD急性増悪	←→			
免疫抑制患者の急性呼吸不全	←→			
急性呼吸窮迫症候群（ARDS）		←―――→		
周術期		←→		
緩和ケア			←→	
気管支喘息			←―――→	
間質性肺炎			←→	

COPD：慢性閉塞性肺疾患．
（日本呼吸器学会NPPVガイドライン作成委員会，編．NPPV〈非侵襲的陽圧換気療法〉ガイドライン．改訂第2版．南江堂；2015[2]の内容をもとに作成）

(evidence level 1，推奨度A）[2]．
- 急性心原性肺水腫に対するNPPVの有用性は数多く報告されており，ガイドライン[2]でも強く推奨されている．
- NPPVによる治療が不成功となり気管挿管が必要となる病態として，心原性ショックや右心不全，意識障害，あるいはNPPV開始後も低酸素血症が改善しない場合，があげられる．

b — COPD急性増悪

- COPD増悪による急性呼吸不全に対し，NPPVを使用すべきである（evidence level 1，推奨度A）[2]．
- COPD急性増悪に対するNPPVの有用性も報告は数多く，エビデンスが蓄積されている領域である．
- 重症例でも施設のNPPVに対する習熟度によって管理が可能とする報告や，自発呼吸トライアル（spontaneous breathing trial：SBT）に失敗したCOPDに対してNPPVを用いることで再挿管率が低下し，ICU在室日数が短縮したとの報告もあり，NPPVの有用性が確認されている．

> **ここがポイント**
> COPD増悪による急性呼吸不全ではNPPVを使用する

c — 免疫不全患者の急性呼吸不全

- 免疫不全患者の急性呼吸不全に対し，NPPVを人工呼吸管理の第一選択とすることを推奨する（evidence level 2，推奨度A）[2]．
- 2つの無作為比較試験（randomized controlled trial：RCT）で，免疫抑制患者の急性呼吸不全に対するNPPVが侵襲的人工呼吸管理に比べてICU死亡率を低下させた[3,4]．NPPVによって嚥下機能保持が可能となり，VAPなどの合併症を軽減できたためと考えられている．

d — ALI/ARDS

- ARDS症例でのNPPV施行については慎重であるべきである（evidence level 1，推奨度C1）[2]．
- 他臓器の障害が少ない軽症のARDSに対しては，NPPVの使用が推奨される（evidence level 2，推奨度B）[2]．
- 1つのメタ解析では，NPPV単独による治療で成功したものが約半数にとどまったことから，ARDSに対するNPPVの施行は慎重に検討するべきと報告している[5]．
- 一方，軽症のARDSに対するNPPV管理では，気管挿管に至る率が低く，院内死亡率も低い傾向にあったため，早期のNPPV施行が有用である可能性がある[6]．
- NPPVによる呼吸管理で重要な点は，気管挿管を決断するタイミングが遅きに失する（delayed intubation）のを避けることである．delayed intubationは死亡率を高めるため，必要と判断されれば直ちに侵襲的人工呼吸管理に移行すべきである．Antonelliらの報告[7]では，NPPV開始後2時間でP/F比<

> **ここに注意**
> 必要と判断されればNPPVから直ちに侵襲的人工呼吸管理へ移行の決断をする

175であれば侵襲的人工呼吸管理のほうがよいとされている．

e—周術期人工呼吸

- 周術期の呼吸器合併症の予防・治療にNPPVの有用性が期待できる（evidence level 2，推奨度B）[2]．
- 心臓血管外科術後の前向きRCTでは，抜管後予防的にNPPVを行うことで循環動態の悪化なく酸素化が改善し，呼吸器合併症の発生率が有意に減少し（5.1% vs 10.6%，$p=0.03$），ICU再入室例も有意に少なかった（3.0% vs 5.9%，$p=0.03$）[8]．
- このほかにもNPPVによる呼吸器合併症の予防・治療が有効であったとする報告がある．
- エビデンスとしてはいまだ不十分な領域ではあるものの，周術期におけるNPPVは，ある程度有用性が期待できると考える．

f—緩和ケア領域

- 終末期や悪性腫瘍に伴う呼吸不全に対する緩和ケアとして，NPPVを使用してもよい（evidence level 2，推奨度C1）[2]．
- 緩和ケアの領域でも呼吸困難感を軽減させる目的でNPPVが試みられている．
- 7施設で行われた前向きRCTでは，予後予想6か月以内の患者で急性呼吸不全を呈した例に対し，酸素療法群とNPPV群で48時間以内の呼吸状態と麻薬使用量を比較した．その結果，呼吸困難感はNPPV群で有意に軽度で，麻薬使用量も少なかった[9]．
- 同様の研究がいくつか報告されており，この領域でのさらなる研究が待たれる．

g—気管支喘息

- 喘息発作による急性呼吸不全に対し，NPPVは試みてもよい（evidence level 2，推奨度C1：経験が少ない施設においては推奨度C2）[2]．
- ある前向きRCTでは，呼吸数>30回/分，およびSpO$_2$<92%を満たす喘息発作の患者をNPPV群と対照群に分けて評価したところ，ICU在室日数や気管支拡張薬吸入量がNPPV群で有意に減少した[10]．
- 単一施設における後ろ向き研究でも，NPPV導入によって気管挿管が必要な患者数が減少したと報告されている[11]．
- これらの研究から喘息に対するNPPVの有効性が示唆されているが，喘息発作のさらなる増悪が認められる場合はすみやかに侵襲的人工呼吸管理に移行できる準備が必要である．

h—間質性肺炎

- 間質性肺炎における急性呼吸不全に対し，NPPVを試みてもよい（evidence

▶SpO$_2$：
percutaneous oxygen saturation（経皮的酸素飽和度）

level 4，推奨度C1)[2]．
- NPPV導入前後で間質性肺炎急性増悪の治療成功率などを比較した後ろ向き研究では，NPPV導入群において導入前の患者群より生存率が高かった（27% vs 65%，$p=0.02$)[12]．これはNPPV導入によってVAPが減少したこと，鎮静薬が減量できたこと，人工呼吸器関連肺傷害（ventilator assosiated lung injury：VALI）が避けられたことなどが要因と考えられている．
- 同様な後ろ向き研究でも，NPPV群は気管挿管群と比べて死亡率が低かった（61.7% vs 89.7%)[13]．
- 現時点では十分なエビデンスがあるとは言い難いが，間質性肺炎自体の死亡率が高く，侵襲的人工呼吸管理による合併症も重篤化しやすいことから，NPPVを試みる利点があると考えられる．

（方山真朱，布宮　伸）

文献

1) Antonelli M, et al. A comparison of noninvasive positive-pressure ventilation and conventional mechanical ventilation in patients with acute respiratory failure. N Engl J Med 1998；339：429-35.
2) 日本呼吸器学会NPPVガイドライン作成委員会，編．NPPV（非侵襲的陽圧換気療法）ガイドライン．改訂第2版．東京：南江堂；2015.
3) Antonelli M, et al. Noninvasive ventilation for treatment of acute respiratory failure in patients undergoing solid organ transplantation：A randomized trial. JAMA 2000；283：235-41.
4) Hilbert G, et al. Noninvasive ventilation in immunosuppressed patients with pulmonary infiltrates, fever, and acute respiratory failure. N Engl J Med 2001；344：481-7.
5) Agarwal R, et al. Role of noninvasive ventilation in acute lung injury/acute respiratory distress syndrome：A proportion meta-analysis. Respir Care 2010；55：1653-60.
6) Zhan Q, et al. Early use of noninvasive positive pressure ventilation for acute lung injury：A multicenter randomized controlled trial. Crit Care Med 2012；40：455-60.
7) Antonelli M, et al. A multiple-center survey on the use in clinical practice of noninvasive ventilation as a first-line intervention for acute respiratory distress syndrome. Crit Care Med 2007；35：18-25.
8) Zarbock A, et al. Prophylactic nasal continuous positive airway pressure following cardiac surgery protects from postoperative pulmonary complications：A prospective, randomized, controlled trial in 500 patients. Chest 2009；135：1252-9.
9) Cuomo A, et al. Noninvasive mechanical ventilation as a palliative treatment of acute respiratory failure in patients with end-stage solid cancer. Palliat Med 2004；18：602-10.
10) Gupta D, et al. A prospective randomized controlled trial on the efficacy of noninvasive ventilation in severe acute asthma. Respir Care 2010；55：536-43.
11) Murase K, et al. The use of non-invasive ventilation for life-threatening asthma attacks：Changes in the need for intubation. Respirology 2010；15：714-20.
12) Tomii K, et al. Role of non-invasive ventilation in managing life-threatening acute exacerbation of interstitial pneumonia. Intern Med 2010；49：1341-7.
13) Güngör G, et al. Why do patients with interstitial lung diseases fail in the ICU? A 2-center cohort study. Respir Care 2013；58：525-31.

3章

特殊な人工呼吸様式

3-1 high frequency oscillatory ventilation (HFOV)

1 high frequency oscillatory ventilation (HFOV) とは

- HFOVは日本では「高頻度振動換気法」とよばれ，一般的な陽圧人工呼吸によって惹起されうる肺傷害である人工呼吸器関連肺傷害（ventilator associated lung injury：VALI）を最小限に抑えるといった肺保護的観点から考案された特殊な人工呼吸法で，未熟児や新生児の集中治療においてはなくてはならない存在になっている．
- VALIを最小限にするためには，通常の陽圧人工呼吸（conventional ventilation：CV）であれば，1回換気量を制限して換気に伴う肺胞内圧の変化を最小限とし，同時に適切なPEEPを用いて虚脱した肺胞を開放された状態に維持することが重要になってくる．
- VALIの詳細については本書の他項に解説されている．本項では肺保護的換気の一つとしてのHFOVの原理から臨床における有効性までを，主に成人を対象として解説する．成人に対するHFOVは，ARDSを対象とした大規模研究の結果から通常の陽圧人工呼吸と比較して有効性を証明するには至らず，ARDS以外の呼吸器疾患に対しても十分なデータが揃っていないのが現状である．

> **ここがポイント**
> HFOVはVALIを最小限に抑える肺保護的観点から考案された人工呼吸法

> ▶PEEP：
> positive end-expiratory pressure（呼気終末陽圧）

> ▶1章「1-6 人工呼吸器関連肺傷害」(p.52)参照

2 HFOVの原理

- HFOVでは，解剖学的死腔量とほぼ同じか，それよりも小さな1回換気量（stroke volume）を用いて，1秒間に5～15回，すなわち5～15Hzという高頻度の振動数で換気が行われる．成人では10Hz前後の振動数が最もよく使用されており，吸気と呼気が非常に速い速度で繰り返されるため送り込まれたガスが直ちに肺胞まで届くのではなく，気道において，吸気時に圧縮され，呼気時に戻り，これを繰り返しながら少しずつガス交換がなされていく．
- 図1に示すように，気管チューブから先の太い中枢気道では主に乱流となり，気管支レベルにおいては吸気ガスは気道の中心部を奥に進み，呼気ガスは気管支壁に沿って押し戻されるため，気管支の太さによって特徴のある層流となる．あまりガスが移動しない末梢気道では，主に物質の拡散によって換気が行われる[1]．
- HFOVの振動による気道内圧の変動は，Yピース部で最も大きく，気管チューブを超えるとチューブの抵抗によって減衰し，気管・気管支から肺胞レベルに達するまでの気道抵抗によってさらに減衰し，肺胞での圧変化はご

> **ここがポイント**
> HFOVでは1秒間に5～15回（5～15Hz）の高頻度の振動数で換気が行われる

> **ここがポイント**
> HFOVでは肺胞での圧変化を最小限に抑えて肺を保護しつつ換気を行う

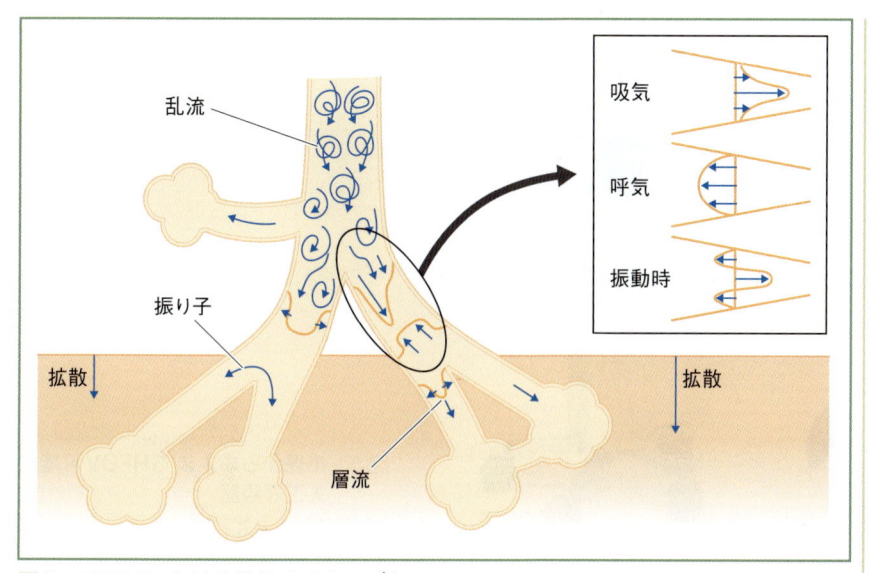

図1 HFOVにおける換気のメカニズム
中枢気道では乱流，気管支レベルでは層流，末梢気道〜肺胞では拡散によって換気が行われる．

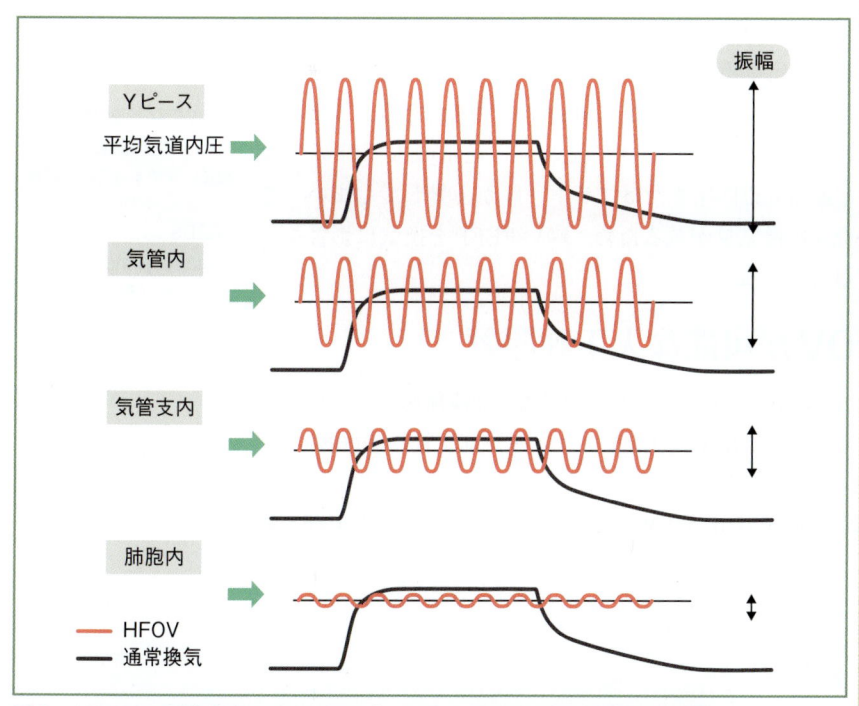

図2 HFOVと通常換気におけるYピースから肺胞までの圧変化の比較
HFOVの振動（赤波形）は，Yピース部で最も大きく，気管・気管支から肺胞に達するまで気道抵抗により減衰し，肺胞での圧変化はごく小さくなる．

く小さなものになる（図2）．肺胞での圧変化を最小限に抑えながらも換気が可能な点がHFOVによる肺保護効果のメカニズムとなる．
● もう一つの大きな特徴は，振動数と1回換気量または振幅（amplitude）と

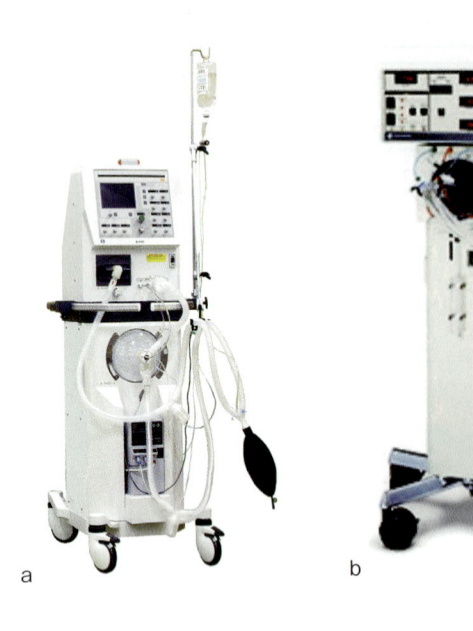

図3 小児から成人までHFOV可能な人工呼吸器
a：R100（メラトン社）
b：3100B（ケアフュージョン社）

いった換気にかかわる人工呼吸設定と，酸素化に関連する平均気道内圧（mean airway pressure：MAP）を独立して調整することが可能な点にある．HFOVにおけるMAPの設定は重要であり，ARDS肺のように虚脱しやすい肺胞を有する場合に，これを開放した状態に維持する効果がある．通常の人工呼吸におけるPEEPのような意味合いが強いが，通常の人工呼吸ではPEEPを高くするほど最高気道内圧またはプラトー圧が上昇してしまい，これを抑えようとすると1回換気量が減るため，高いPEEPを換気に影響なく設定するのは容易ではない．

> **ここがポイント**
> HFOVでは振動数・1回換気量・振幅の設定とMAPを独立に調整することが可能

▶ARDS：
acute respiratory distress syndrome（急性呼吸窮迫症候群）

3 成人でHFOVが可能な人工呼吸器

- 現在，小児から成人までHFOVが可能な人工呼吸器は2機種ある．一つはメトラン社のR100（日本製）で，もう一つはケアフュージョン社の3100B（アメリカ製）である（図3）．
- いずれの人工呼吸器も駆動源を用いてダイアフラムとよばれる膜を振動させ

Advice HFOVの禁忌

　HFOVの禁忌に関しては，高度な気流制限の存在する場合に換気効率が悪くなるため，そのような患者での使用は控えるべきである．ただし，重度の閉塞性換気障害でなければ問題なく管理できたとする報告が多い．
　HFOVは高い気道内圧を使用するため，明らかな頭蓋内圧亢進症例で使用せざるをえない場合には頭蓋内圧をモニタリングしたほうがよい．血行動態の悪化を生じることもあるので，高度に心機能の低下した症例や大量のカテコラミンを使用している症例では，使用するリスク・ベネフィットを十分に検討すべきである．

ることによって，人工呼吸器から送り出されるガスを膜を介して振動させる仕組みになっている．前者ではロータリー型の弁を用いて駆動ガスを出し入れすることで，後者ではピストンを用いることで，ダイアフラムを振動させている．
- R100は通常換気の人工呼吸も可能なHFOVとの併用機であり，3100BはHFOVだけを行うための専用機となっている★1．

★1 後述する海外での臨床研究の多くは3100Bを用いて行われているが，イギリスでの大規模研究ではR100が用いられた．

4 成人ARDSに対するHFOVの有用性

- 2010年に発表されたメタ解析[2]では，それまでに報告されてきたARDS患者を対象としたHFOVと通常の陽圧人工呼吸（CV）との比較対照試験が解析に使用され，HFOVはARDS患者に対し合併症を増やすことなく生存率を改善するかもしれないと結論づけられ，2013年に出されたコクランレビュー[3]でも同様の結果が示されていた．しかし，その後に2つの大規模RCTの結果が発表され状況は一転した．

a─2つの大規模RCTの概要

- 一つはOSCILLATEと名づけられた北米を中心に行われたRCT[4]で，当初600例ずつを比較しようと計画されたがHFOV群275例とCV群273例との中間解析で，HFOV群の院内死亡率が47％とCV群の35％に比し統計学的に有意に高く，これ以上症例を増やしてもHFOVの優位性を示すことは不可能と判断され，この段階で研究が中止となった．本研究では，以前の研究に比べて高いMAPが使用されるプロトコールであったこと，HFOV群で鎮痛薬，鎮静薬，筋弛緩薬の投与量が多いこと，結果的に昇圧薬の使用頻度が高くなっていたことから，過鎮静や高い気道内圧による循環抑制が転帰に影響した可能性が指摘されている．
- もう一つの研究はイギリスを中心に行われたOSCARと名づけられたRCT[5]で，最終的にHFOV群387例とCV群386例が比較されたが，30日死亡率はそれぞれ41.7％と41.1％であり，統計学的に有意差がまったくないという結果が示された．

▶RCT：
randomized controlled trial（無作為比較試験）

▶OSCILLATE：
Oscillation for Acute Respiratory Distress Syndrome Treated Early

▶OSCAR：
High Frequency Oscillation in ARDS

b─OSCILLATE[4]とOSCAR[5]の比較検討

- これら2つのRCTの結果は非常に印象的であり，ARDS患者に対してHFOVを施行してもCVと比較して同等の生存率か，症例や状況によっては高い死亡率となってしまう危険性が示されたことになる．
- OSCILLATEにおいては，以前の研究結果からHFOVはより酸素化の悪い重症ARDSに対し有効となる可能性が指摘されていたため，10cmH₂Oないしそれ以上のPEEPを用いて通常の陽圧人工呼吸を行った状態でP/F比が200以下の患者を研究対象とした．その結果，両群のP/F比の平均は121対114であった．またAPACHE IIスコアは平均29と高く，全体的に呼吸状態も全身状態も悪い患者が研究対象となっている．

▶P/F：
PaO₂/FiO₂
▶PaO₂：
arterial oxygen tension
▶FiO₂：
fraction of inspiratory oxygen（吸入気酸素分画）
▶APACHE IIスコア：
acute physiologic and chronic health evaluation II score

表1 OSCILLATEとOSCARにおけるHFOV管理の条件と動脈血ガス分析

HFOV設定とABG	OSCILLATE 1日目	OSCILLATE 2日目	OSCAR 1日目	OSCAR 2日目
F_IO_2	0.62	0.51	—	—
振動数（Hz）	5.5	6.6	7.8	7.5
平均気道内圧（cmH_2O）	31	28	27	25
意図的カフリーク（%）	6.7	18.0	—	—
動脈血pH	7.32	7.31	7.30	7.31
$PaCO_2$（mmHg）	46	48	55	56

F_IO_2：吸入気酸素分画，$PaCO_2$：動脈血二酸化炭素分圧．

- 一方，OSCARでは5 cmH_2O以上のPEEPでP/F比が200以下の患者を対象としており，平均P/F比は113で，APACHE IIスコアは平均22と，OSCILLATEよりは重症でない患者を対象としている[★2]．
- 表1にHFOVの設定を示したが，OSCILLATEではPaO_2を55～80 mmHgに維持するためのF_IO_2は平均で1日目で0.62，2日目で0.51であり，MAPの平均はそれぞれ31 cmH_2Oと28 cmH_2Oであった．OSCARのMAPが1日目で27 cmH_2O，2日目で25 cmH_2Oであったことを考慮すると，OSCILLATEではプロトコールに従って高いMAPが選択されていることがわかる．
- 振動数は1日目も2日目もOSCILLATEのほうが低くなっており，人工呼吸器の機種が違うこともあるが，より肺保護的ではない可能性がある．
- いずれの研究でも動脈血pHは同等であるが，$PaCO_2$はOSCILLATEで正常に近くなっており，OSCARのほうが高二酸化炭素血症を許容している印象を受ける．ちなみに，意図的カフリークとはHFOV中に気管チューブのカフの空気を抜く手段で，前述したようにHFOVでは呼気が主に気道の壁側から排出されるため，カフの空気を抜くことで気道内の二酸化炭素を多く含むガスが気管チューブの外側から漏れて排出されることになり，$PaCO_2$の低下を期待できる[★3]．
- 対象も方法も異なる2つの研究を直接比較することはできないが，OSCILLATEではプライマリエンドポイントである院内死亡率とは別に28日死亡率のデータも利用できるため，OSCARのプライマリエンドポイントである30日死亡率と比較してみると，呼吸状態も全身状態もより重症な患者を対象としたOSCILLATE（APACHE II 29）におけるHFOV群の28日死亡率は，OSCAR（APACHE II 22）におけるHFOV群の30日死亡率とほぼ同じであることがわかる（図4）．
- さらに目を引くのは，OSCILLATEにおけるCV群の死亡率の低さである．OSCARのCV群では8 mL/kg理想体重の1回換気量と平均10 cmH_2Oの低めのPEEPが用いられているのに対し，OSCILLATEのCV群ではARDSnetのhigher PEEP群のプロトコールを採用し，6 mL/kg理想体重の1回換気量

[★2] いずれのRCTも研究対象の約75%は感染や誤嚥による肺炎を含む肺性ARDSであった．

▶ $PaCO_2$：arterial carbon dioxide tension（動脈血二酸化炭素分圧）

[★3] ただし，この方法は咽頭部やカフ上部の分泌物が下気道に流入し肺炎の原因となる危険を含むため，コントロールできない高CO_2血症でしか使用は勧められていない．2日目に頻度が増えているということは高CO_2血症のコントロールが容易でなかった結果であろう．

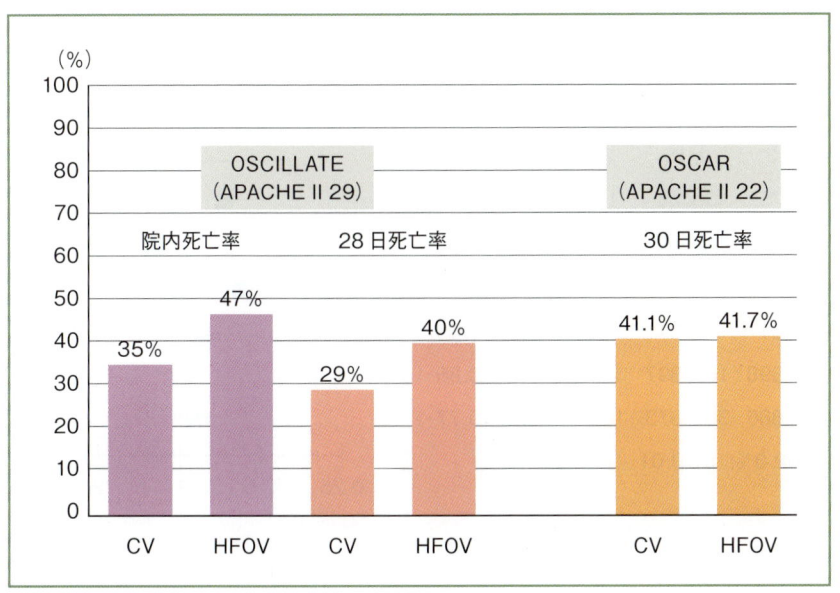

図4 OSCILLATEとOSCARにおける死亡率の比較
CV：通常の陽圧人工呼吸，HFOV：高頻度振動換気法．

表2 30日死亡率または院内死亡率におけるHFOVの効果

	HFOV	CV	Weight	RR (95% CI)
Derdak 2002[a]	28/75	38/73	19.7	0.72 (0.50-1.03)
Shah 2004[b]	6/15	6/13	6.0	0.87 (0.37-2.04)
Bollen 2005[c]	16/37	8/24	8.8	1.30 (0.66-2.55)
Ferguson 2013[4]	129/275	96/273	30.5	1.33 (1.09-1.64)
Young 2013[5]	196/398	192/397	35.0	1.02 (0.88-1.17)
Total	375/800	340/780	100.0	1.04 (0.83-1.31)
Heterogeneity：	I^2=60.3%, p=0.039			

a) Am J Respir Crit Care Med 2002；166：801-8，b) Intensive Care Med 2004；30：S84，c) Crit Care 2005；9：R430-9.
HFOV：高頻度振動換気法，CV：通常の陽圧人工呼吸，Weight：重み付け，RR：相対リスク，CI：信頼区間．

(Huang CT, et al. Crit Care 2014；18：R102[7]を基に作成)

で平均18cmH$_2$OのPEEPを使用しているため，より重症のARDSに対してより高いPEEPによる人工呼吸戦略[6]がマッチした結果といえる．

▶3章「3-5 tracheal gas insufflation (TGI)」(p.165)参照

C — 最新のメタ解析の結果

- 上記2つの大規模RCTを含めて検討したメタ解析の結果を以下に解説する．

Huangらのメタ解析

- Huangら[7]は**表2**に示された5つのRCTを使用してメタ解析を行ったが，30

表3 院内死亡率におけるHFOVの効果

	HFOV	CV	Weight	RR (95% CI)
Bollen 2005[c]	16/37	8/24	7.3	1.30 (0.66-2.55)
Demory 2007[d]	4/13	4/15	3.0	1.15 (0.36-3.72)
Derdak 2002[a]	28/75	38/73	15.3	0.72 (0.50-1.03)
Ferguson 2013[4]	129/275	96/273	22.2	1.33 (1.09-1.64)
Mentzelopoulos 2007[e]	11/27	18/27	10.3	0.61 (0.36-1.04)
Mentzelopoulos 2012[f]	33/61	41/64	18.2	0.84 (0.63-1.13)
Young 2013[5]	165/398	163/397	23.8	1.01 (0.86-1.19)
Total	386/886	368/873	100.0	0.96 (0.77-1.19)
Heterogeneity :	I^2=62.0%, p=0.01			

a) Am J Respir Crit Care Med 2002 ; 166 : 801-8, c) Crit Care 2005 ; 9 : R430-9, d) Crit Care Med 2007 ; 35 : 106-11, e) Crit Care Med 2007 ; 35 : 1500-8, f) Eur Respir J 2012 ; 39 : 635-47.
HFOV:高頻度振動換気法, CV:通常の陽圧人工呼吸, Weight:重み付け, RR:相対リスク, CI:信頼区間.

(Maitra S, et al. Anesthesiology 2015 ; 122 : 841-51[8] より)

日死亡率または院内死亡率におけるHFOVの効果はRR:1.04, 95% CI:0.83-1.31, p=0.71を示し, 統計学的な有意差はなかった. 症例の不均一性の検討ではI^2=60.3%, p=0.039と中等度の不均一性を示した.

- また, CV群に肺保護戦略を採用した3つの研究(Shah 2004, Ferguson 2013[4], Young 2013[5])で検討するとRR:1.13, 95% CI:0.90-1.42, p=0.30となり, 症例数の多い後2者ではRR:1.23, 95% CI:0.89-1.68, p=0.21となり, 統計学的に有意差はないもののHFOVはARDS患者の死亡率を上げる傾向を示している.

- また, 早期に中止となった2つの研究(Ferguson 2013[4], Bollen 2005)で検討すると, RR:1.33, 95% CI:1.09-1.62, p<0.01となり, HFOVは有意にARDS患者の予後を悪化させることになる. 人工呼吸日数や30日までの人工呼吸フリー日数には両群で有意差はなかった. P/F比とMAPはHFOV群で高かったが, $PaCO_2$には有意差はなかった. 合併症としての圧外傷(RR:1.19, 95% CI:0.83-1.72, p=0.34)と血行動態悪化(RR:1.16, 95% CI:0.97-1.39, p=0.12)では, 有意差はないがHFOV群で多い傾向を認めた.

Maitraらのメタ解析

- もう一つのメタ解析はMaitraら[8]によって行われたもので, 表3に示した7つのRCTを用いて解析を行っている. Huangらの結果と同様に, 院内死亡率においてRR:0.96, 95% CI:0.77-1.19, p=0.70とARDS患者に対するHFOVの有効性は認められなかった.
- HFOVを12時間しか使用していない研究(Demory 2007)と間欠的に使用し

▶RR:
relative risk
▶CI:
confidence interval

ここがポイント
ARDSに対するHFOVの有効性はこのメタ解析では認められなかった

た研究（Mentzelopoulos 2012）の2つを除いても同様の結果であった．2つの大規模調査（Ferguson 2013[4]，Young 2013[5]）を1つずつ除いて検討しても同様の結果であったが，2つとも除外するとRR：0.81，95％ CI：0.88-0.98，$p=0.04$と統計学的に有意にHFOVのほうが優れるという結果となった．
- CV群において厳密には肺保護戦略を採用していない3つの研究（Bollen 2005，Derdak 2002，Young 2013[5]）とそれ以外の肺保護戦略を採用した4つの研究とを分けてサブグループ解析を行ったが，HFOVの有用性は見いだせなかった．合併症としての圧外傷（RR：1.17，95％ CI：0.87-1.58，$p=0.30$）と血行動態の悪化（RR：1.25，95％ CI：0.64-2.43，$p=0.52$）には有意な差はなかった．治療が必要な低酸素血症（RR：0.60，95％ CI：0.39-0.93，$p=0.02$）はHFOV群で有意に少ない結果となった．

5 ARDS以外の患者へのHFOVの適応

- 現在のところ，ARDS以外の患者に対するHFOVの有効性を検討した報告はなく，特発性肺出血，びまん性肺胞出血，外傷性肺挫傷，外傷による難治性肺出血に対する止血効果として症例報告がなされている程度である．

〈中根正樹〉

文献

1) Slutsky AS, Drazen JM. Ventilation with small tidal volume. N Engl J Med 2002；347：630-1.
2) Sud S, et al. High frequency oscillation in patients with acute lung injury and acute respiratory distress syndrome（ARDS）：Systematic review and meta-analysis. BMJ 2010；340：c2327.
3) Sud S, et al. High-frequency ventilation versus conventional ventilation for treatment of acute lung injury and acute respiratory distress syndrome. Cochrane Database Syst Rev 2013；2：CD004085.
4) Ferguson ND, et al；OSCILLATE Trial Investigators；Canadian Critical Care Trials Group. High-frequency oscillation in early acute respiratory distress syndrome. N Engl J Med 2013；368：795-805.
5) Young D, et al. OSCAR Study Group；High frequency oscillation for acute respiratory distress syndrome. N Engl J Med 2013；368：806-13.
6) ARDS Definition Task Force, Ranieri VM, et al. Acute respiratory distress syndrome：The Berlin definition. JAMA 2012；307：2526-33.
7) Huang CT, et al. Efficacy and adverse events of high-frequency oscillatory ventilation in adult patients with acute respiratory distress syndrome：A meta-analysis. Crit Care 2014；18：R102.
8) Maitra S, et al. High-frequency ventilation does not provide mortality benefit in comparison with conventional lung-protective ventilation in acute respiratory distress syndrome：A meta-analysis of the randomized controlled trials. Anesthesiology 2015；122：841-51.

3-2 airway pressure release ventilation (APRV)

はじめに

- 急性呼吸窮迫症候群（acute respiratory distress syndrome：ARDS）に対する人工呼吸療法として，肺胞過伸展や虚脱再開通を回避する肺保護的換気戦略という概念が広く受け入れられている．肺保護的換気戦略の具体的換気設定として，補助/調節（A/C）モードにより1回換気量を6mL/kg（理想体重）以下に，かつ，プラトー圧を30cmH$_2$O以下に制限する低容量換気戦略が用いられている[1]．

- しかし，2009～2010年に世界を席巻した新型インフルエンザA-H1N1肺炎によるARDSでは，低容量換気戦略では酸素化を改善できない症例が多く報告された[2]．この状況に直面し，American Thoracic Societyがホームページ上に「Alternative ventilatory modes」，すなわち緊急避難的処置として紹介した換気法の一つがairway pressure release ventilation（APRV）であった．

1 APRVの「定義」と換気メカニズム

a — APRVの定義

- APRVは，高いPEEPを用いたCPAP相にきわめて短い大気への圧解放（airway pressure release）相を時間サイクルで組み入れた換気モードと定義される．すなわち，CPAPの亜型であり，自発呼吸温存を想定している．PEEPに換気を上乗せする従来型換気モードとはまったく異なる．
- 高低2つのPEEPを用いる二相性CPAP（biphasic positive airway pressure：BIPAP）や，吸気が呼気よりも長い逆比換気（inversed ratio ventilation：IRV）と同様に分類されているが，後述のようにAPRVの圧解放相の意義はBIPAPの低圧相とは異なるし，逆比率は15:1にも及ぶことがあり，IRVで使用する4:1以下よりもはるかに大きい点でこれら2つの換気モードとも異なる．

b — APRVの換気メカニズム

- ARDSへの人工呼吸ではプラトー圧に制限があるため，従来型換気モードで設定できるPEEPは換気圧上乗せ分を引いた15cmH$_2$Oが現実的な上限である[3]．しかし換気圧の上乗せがないAPRVでは，従来型換気では設定できない高いPEEPが設定できる．この結果，肺胞内圧が高く維持され平均気道内圧も上昇するため，リクルートメント効果により酸素化の改善が期待でき

▶PEEP：
positive end-expiratory pressure（呼気終末陽圧）
▶CPAP：
continuous positive airway pressure（持続性気道内陽圧）

ここがポイント❗
APRVは換気圧の上乗せがないため高いPEEPを設定できる

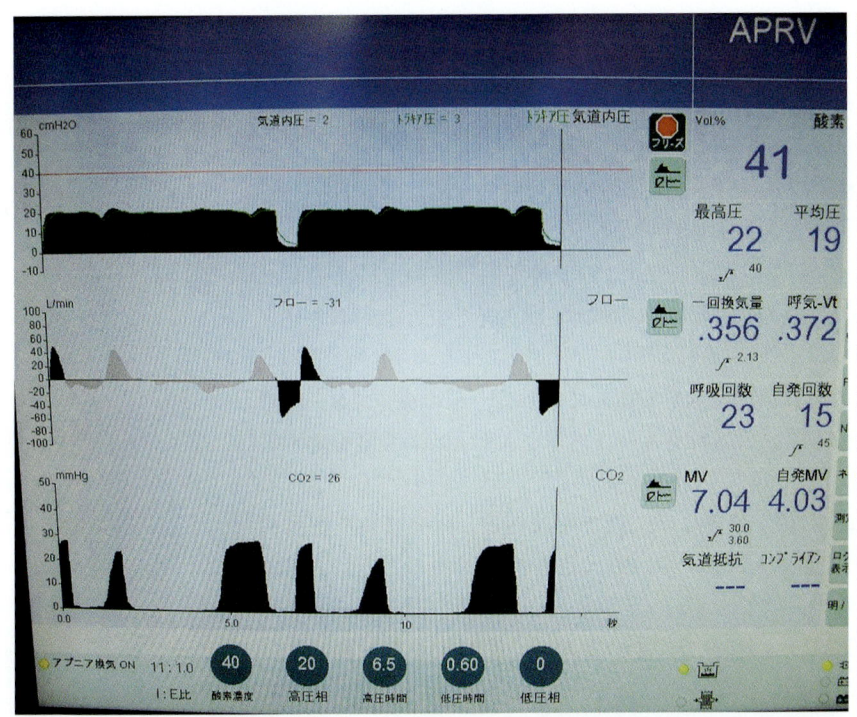

図1 APRV施行中の気道内圧（上段），流量（中段），呼気二酸化炭素分圧（下段）波形
流量波形のうち，灰色の波形は自発呼吸による回路内ガスの移動を，黒は高圧相と低圧相の移行に伴うガスの移動を示す．P_{high}は20cmH$_2$Oと高いが，400mL弱の1回換気量の自発呼吸が高圧相のあいだに2回，毎分計15回出現し，7Lのうちの4Lが自発呼吸により換気されている．
高圧相：P_{high}，高圧時間：T_{high}，低圧時間：T_{low}，低圧相：P_{low}．

- る．
- しかし，PEEP上昇により静脈還流の低下や二酸化炭素排出障害を生じる可能性がある．圧解放相にはこれらの副作用を相殺する目的がある．圧解放により胸腔内圧が低下すれば静脈還流が改善し，圧解放のあいだに吐き出されたCO_2濃度の高い回路内ガスはフレッシュガスに入れ替わる．自発呼吸があれば，静脈還流やCO_2排出を助けるため圧解放の頻度は減らすことができる．
- 従来型換気において不十分なPEEPでは呼気相における肺胞の虚脱を生じ，吸気相で再開通する，いわゆるtidal recruitmentを起こす．tidal recruitmentにより肺胞構造に大きな力（strain）が加わり，人工呼吸器関連肺傷害（VALI）が発生すると考えられている．すなわちVALIの回避には，肺胞を常時安定して開通させておく必要がある[*1]．

2 APRVの設定方法

- APRVの設定は，Habashiの方法[5]が最も論理的でわかりやすい．低圧（P_{low}）は大気圧すなわちゼロであるので，設定項目はPEEPレベル（P_{high}），CPAP相を継続する時間（T_{high}），圧解放時間（T_{low}）の3つとなる（図1）．P_{high}は酸

ここがポイント
圧解放相でPEEP上昇による副作用を相殺する

▶VALI：
ventilator-associated lung injury

★1
ビデオシステムを用い陽圧換気による肺胞のサイズ変化や開通性を評価した研究[4]では，短い圧解放時間が肺胞の安定性をもたらし，換気が均一化された．圧解放による呼出量が10mL/kgを超えても肺胞の形態に影響はなかったことが観察されている．

素化改善に必要な気道内圧として，少なくとも直前の換気モードでの平均気道内圧よりも高いレベルで開始する．通常25〜30cmH₂Oのあいだで初期設定される．圧解放による肺胞虚脱のリスクがあるため，T_{low} はきわめて短く設定する．

- Habashiは流量波形をモニターしながら最大呼出流量の50〜75%に低下した時点で圧解放を終了することを推奨している．最近の動物研究では，前述のとおり，最大呼出流量の75%に低下した時点が最も肺保護的で最大のリクルートメント効果が得られた[4]．なお，圧解放相は自発呼気とは同調させず時間サイクルで行う．
- 酸素化低下が食い止められ循環動態も安定していれば，その設定で8〜12時間経過を観察する．APRVによるリクルートメントには8時間程度を要することがある．
  - 酸素化改善が得られれば，慎重にP_{high}低下を試みる．同時に自発呼吸の再開を検討する．必要以上に高いPEEPは慎むべきであることはAPRVであっても変わらない．
  - T_{high}は延長させCPAPをめざす．前述のとおり，圧解放相の役割は，高PEEPの副作用の相殺であるので，T_{high}は副作用が出ないギリギリまで延長してよい．すなわち，総分時換気量や自発呼吸の出現程度により適宜変更する．
  - P_{high}低下により平均気道内圧は低下するが，T_{high}の延長により低下の影響を小さくすることが可能である．

> **アドバイス**
> 最大呼出流量の50〜75%に低下した時点で圧解放を終了する

3 APRVはなぜ必要か？

- 従来型換気モードでガス交換が維持できないことが現実的な理由であろうが，より積極的な理由として以下の3つがあげられる．

a — 酸素化が改善される

- 第一に，低容量換気に比べ平均気道内圧が高く維持できるため，酸素化の改善が期待できる．人工肺を用いた体外循環ができない環境での酸素化改善策となりえる．
- 単一施設での後方視的研究ではSIMVと比較し有意な酸素化改善と生存率の改善傾向（31%対59%）がみられた[6]．
- さらに複数施設での前向き研究では，生理学的重症度が有意に高い症例でも同等の生存率，人工呼吸期間，ICU滞在期間，気胸・VAP発生率が示されている[7]．
- 人工呼吸の世界的実態調査[8]ではA/Cとの比較で酸素化を含め差は認められないと報告されたが，設定はAPRVではなくBIPAPであった．

▶SIMV：synchronized intermittent mandatory ventilation（同期式間欠的強制換気）
▶VAP：ventilator-associated pneumonia（人工呼吸器関連肺炎）

b — VALIが回避される

- 第二に，人工呼吸器関連肺傷害（VALI）の回避に役立つ．APRVは，肺胞洗

表1 当院におけるAPRVの開始基準

- 低容量換気下に下記の3条件が同時に満たされない場合，あるいは近い将来満たされなくなると想定される場合
  ① $F_IO_2 \leqq 0.6$
  ② $SpO_2 \geqq 90$
  ③ プラトー圧≦30 cmH₂O

F_IO_2：吸入酸素分画，SpO_2：経皮的酸素飽和度．

浄ARDSモデルにおいて，死亡率上昇と相関するhigh-mobility group box-1濃度が低容量換気に比べ低かった[9]．
- ブタ敗血症急性肺傷害モデルでAPRV，低容量換気，HFOV，リクルートメント手技併用open lung戦略を比較したところ，予防的なAPRVは酸素化改善に優れ，気管支肺胞洗浄液中のTNF-αとIL-8濃度はほとんど上昇せず，組織学的にも肺胞構造は温存された[10]．tidal recruitmentが防止できればVALI回避に役立つ．

▶HFOV：high frequency oscillatory ventilation（高頻度振動換気）
▶TNF：tumor necrosis factor
▶IL：interleukin

c ― 高い肺保護効果がある

- 脳死下臓器提供において従来型換気モードにより肺保護的換気戦略を行っても，臓器提供を受けた総数の2割しか移植適応とならない．しかし，APRVでドナー肺を管理すると移植適応は84％に上り，移植後3年の生着率は9割を超えた[11]．ドナー肺の換気戦略として低容量換気ではなくAPRVを選択する施設もある[12]．以上の研究結果はAPRVの肺保護効果を示唆するものである．

4 APRVの適応と世界での使用状況

- 適応はいうまでもなく急性低酸素性呼吸不全であるが，平均PaO_2/F_IO_2（P/F）が300 mmHg以上の軽症患者を対象としても従来型換気と比較し酸素化に差は認められない[7]ことから，重症例が対象となる．
- 筆者の施設では，原則として表1の開始基準を，低容量換気からAPRVに変更する基準としてきた．APRVに慣れた施設であれば，より早期の導入が可能である．
- リクルートメント効果が期待できる荷重側肺虚脱のある二次性ARDSは良い適応である．肥満症例にも有効との印象がある．CT画像上びまん性浸潤陰影がある間質性肺炎では酸素化も含め効果的でない場合が多い．smoke inhalationモデルではAPRVと通常換気群のあいだで酸素化能に差はないとの報告があり[13]，病態生理学的な適応は十分に考えられるがデータが不足している．
- 圧解放は高PEEPの副作用が出て初めて必要となる．副作用がなければCPAPで管理できるためAPRVを使用する必要はない．この点と前述の酸素化の状況を考慮すると，APRVで初期設定するP_{high}は25 cmH₂O以上で，

▶PaO_2：arterial oxygen tension（動脈血酸素分圧）
▶F_IO_2：fraction of inspiratory oxygen（吸入酸素分画）

APRVからの離脱はPEEP 18cmH$_2$O程度となる．15cmH$_2$O未満のPEEPを用いAPRVを施行した研究（RCTを含む）が散見されるが，そもそもAPRVの適応ではない．
- APRVは，以前はドイツとわが国で使用頻度が高かったが，熱傷患者を中心にBerlin定義における重症例（P/F＜100mmHg）に対して北米でも使用が増加している．定期的に人工呼吸の世界的実態調査を行っているEstebanらの報告でも使用例は着実に増加している[14]．

5 APRV使用上の注意点と問題点

a ── APRVを正しく設定するには？

- APRVを効果的に使用するためにはHabashiプロトコールに準じるべきである．またAPRVに関する文献を読む場合にはAPRVの設定内容や対象患者を確認することをお勧めする[15]．
- 圧解放による再虚脱のリスクと高PEEPの副作用相殺のバランスをとることがAPRVを成功させるためのポイントである．Habashi以前の論文では，圧解放時間設定に関し明確な理論がなく[16]，効果が認められなかった報告では結果的に長すぎる設定が採用されており[17]，肺胞虚脱を生じた可能性がある．

> **アドバイス**
> APRVを効果的に使用するにはHabashiプロトコールに準じるべき

> **アドバイス**
> 圧解放による再虚脱のリスクと高PEEPの副作用相殺とのバランスをとるとよい

b ── 圧解放相での呼出量は6mL/kgでなくていいのか？

- 圧解放相での呼出は最大吸気位からの受動的な運動であり，従来型換気での1回換気量は最大呼気位から開始される．
- ARDS患者の圧容量曲線のヒステリシスから容易に理解できるとおり，吸気相と呼気相では圧変化に対する換気量変化は異なり，呼気相のほうが大きい．換気圧や換気量と肺傷害との関連は吸気相についてのみ検討されており，呼気相における換気量の及ぼす影響は定量的に評価されていない．
- しかし，もしも気になるのであれば，P$_{low}$をより短縮すれば呼出量は減少できる．その結果，静脈還流やCO$_2$蓄積の問題が発生しないのであれば容認できる．

c ── 高PEEPはVALI発生リスクを高めないのか？

- VALIを規定するのは気道内圧ではなく経肺圧である．APRVで自発呼吸を温存すれば，努力吸気による胸腔内圧（肺胞外圧）の低下が高いPEEP圧（肺胞内圧）に加わり経肺圧も上昇するため，VALI発生リスクを増すのではないかという指摘がある[18]．この点についてはデータが少なく結論は出せない★2．
- 比較的高圧管理であるが，気胸の発生頻度は変わらない．その理由はAPRVがCPAPの亜型であるという点に尽きると考える．

> **★2**
> VALI発生機序として経肺圧以外に，たとえば換気圧の関与も報告されており[19]，経肺圧単独で議論してよいか不明である．APRVには不均一換気の是正効果があるとされており，今後，多角的に検討すべきであろう．

d ― 自発呼吸は温存すべきか？

- APRVの動物研究では自発呼吸が温存されておらず[20]，自発呼吸のない小児[21]でもAPRVの効果が確認されていることから，自発呼吸の温存は必須とはいえない．しかし横隔膜近傍領域のリクルートメントや換気血流比不均衡の是正など，CPAPの亜型であるAPRVの最大の特徴は自発呼吸下に発揮される．
- PSVとの比較では，自発呼吸のあるAPRVはnon-aerated領域を再開通し正常の含気に変えた[22]．また，自発呼吸運動の存在は，圧解放の頻度を減らし肺胞虚脱のリスクを少なくする点で有利である．
- APRV開始後，酸素化と循環系の安定が得られ浅鎮静で管理できれば，T_{high}を延長し，自発呼吸の再開を促す．

▶PSV：pressure support ventilation（圧支持換気）

e ― APRV施行中のモニタリング項目は何か？

- APRV施行中の特別なモニタリング項目はない．適正PEEPレベルはSpO_2により監視し，酸素化低下を迅速に把握する．そのためにはSpO_2が92〜94％で推移するFiO_2を設定するとよい．APRV施行中のSpO_2の低下は肺胞虚脱と連動するが，多くはPEEPの下げすぎや過鎮静による．
- 自発呼吸数，分時換気量，呼吸パターン，グラフィックモニター上の圧・流量波形，患者の表情や快適性はAPRV施行中の重要な観察項目である．
- 比較的高圧による管理となるため，とくに敗血症性ショックのある症例では輸液管理を厳重に行う．しかし，APRVに特徴的な管理法はなく，stroke volume variationなど通常のパラメータを利用すればよい．
- 自発呼吸を効果的に行わせるために浅い鎮静が重要である．鎮静にはデクスメデトミジンとオピオイドがよく使用される．とくにオピオイドは呼吸を深く大きくする効果があり必須である．浅鎮静を行うためにスケールを用い鎮痛・鎮静度を定期的に評価する．

▶SpO_2：percutaneous oxygen saturation（経皮的酸素飽和度）

f ― APRVからの離脱はどうすべきか？

- APRVからの離脱では，自発呼吸を再開させ，圧解放の回数を減じながらPEEPを低下させる方法が用いられる．最終的には比較的高いPEEPを用いたCPAPに移行し，その後PEEPを下げていく．SIMVやBIPAPといった強制換気を用いたモードに変更する必要はない．
- CPAP中の補助換気としてはチューブ補償を用いる．人工呼吸器の呼吸弁の性能にもよるが，通常はPEEP 15〜18cmH$_2$O，T_{high} 12〜15秒でCPAPへの移行を検討し，CPAP移行後さらにPEEPを低下させて離脱を試みる．

アドバイス
離脱は，自発呼吸を再開し，圧解放の回数を減らし，PEEPを低下させて行う

おわりに

- APRVの理論的背景と問題点を総括した．ARDS重症例において低容量換気には設定限界があることはすでに経験されており，緊急手段としての

APRVの役割は世界的に理解されつつある．換気メカニズムや適応が特殊であるため，比較臨床試験による有用性の確認は進んでいないが，動物研究を中心にデータが集まりつつある．今後の研究に期待したい．

（小谷　透）

文献

1) Ventilation with lower tidal volumes as compared with traditional tidal volumes for acute lung injury and the acute respiratory distress syndrome. The Acute Respiratory Distress Syndrome Network. N Engl J Med 2000；342：1301-8.
2) Australia and New Zealand Extracorporeal Membrane Oxygenation（ANZ ECMO）Influenza Investigators, Davies A, et al. Extracorporeal Membrane Oxygenation for 2009 Influenza A（H1N1）Acute Respiratory Distress Syndrome. JAMA 2009；302：1888-95.
3) Checkley W, et al. Effects of a clinical trial on mechanical ventilation practices in patients with acute lung injury. Am J Respir Crit Care Med 2008；177：1215-22.
4) Kollisch-Singule M, et al. Mechanical breath profile of airway pressure release ventilation：The effect on alveolar recruitment and microstrain in acute lung injury. JAMA Surg 2014；149：1138-45.
5) Habashi NM. Other approaches to open-lung ventilation：Airway pressure release ventilation. Crit Care Med 2005；33（3 Suppl）：S228-40.
6) Liu L, et al. Practical use of airway pressure release ventilation for severe ARDS--A preliminary report in comparison with a conventional ventilatory support. Hiroshima J Med Sci 2009；58：83-8.
7) Maxwell RA, et al. A randomized prospective trial of airway pressure release ventilation and low tidal volume ventilation in adult trauma patients with acute respiratory failure. J Trauma 2011；69：501-10；discussion 511.
8) González M, et al. Airway pressure release ventilation versus assist-control ventilation：A comparative propensity score and international cohort study. Intensive Care Med 2010；36：817-27.
9) Matsuzawa Y, et al. Airway pressure release ventilation reduces the increase in bronchoalveolar lavage fluid high-mobility group box-1 levels and lung water in experimental acute respiratory distress syndrome induced by lung lavage. Eur J Anaesthesiol 2010；27：726-33.
10) Albert S, et al. Comparison of "open lung" modes with low tidal volumes in a porcine lung injury model. J Surg Res 2011；166：e71-81.
11) Hanna K, et al. Airway pressure release ventilation and successful lung donation. Arch Surg 2011；146：325-8.
12) Powner DJ, Graham R. Airway pressure release ventilation during adult donor care. Prog Transplant 2010；20：269-73.
13) Batchinsky AI, et al. Comparison of airway pressure release ventilation to conventional mechanical ventilation in the early management of smoke inhalation injury in swine. Crit Care Med 2011；39：2314-21.
14) Esteban A, et al. Evolution of mortality over time in patients receiving mechanical ventilation. Am J Respir Crit Care Med 2013；188：220-30.
15) 小谷　透．Airway pressure release ventilation（APRV）．臨床麻酔 2011；35：1403.
16) Stock MC, et al. Airway pressure release ventilation. Crit Care Med 1987；15：462-6.
17) Rose L, Hawkins M. Airway pressure release ventilation and biphasic positive airway pressure：A systematic review of definitional criteria. Intensive Care Med 2008；34：1766-73.

18) Myers TR, MacIntyre NR. Respiratory controversies in the critical care setting. Does airway pressure release ventilation offer important new advantages in mechanical ventilator support? Respir Care 2007 ; 52 : 452-8 ; discussion 458-60.
19) Amato MB, et al. Driving pressure and survival in the acute respiratory distress syndrome. N Engl J Med 2015 ; 372 : 747-55.
20) Matsuzawa Y, et al. Airway pressure release ventilation reduces the increase in bronchoalveolar lavage fluid high-mobility group box-1 levels and lung water in experimental acute respiratory distress syndrome induced by lung lavage. Eur J Anaesthesiol 2010 ; 27 : 726-33.
21) Kuruma Y, et al. Airway pressure release ventilation for respiratory management in a pediatric case after adult-size kidney transplantation. Paediatr Anaesth 2008 ; 18 : 1271-2.
22) Yoshida T, et al. The impact of spontaneous ventilation on distribution of lung aeration in patients with acute respiratory distress syndrome : Airway pressure release ventilation versus pressure support ventilation. Anesth Analg 2009 ; 109 : 1892-900.

3-3 proportional assist ventilation (PAV)

1 PAV開発の経緯

- 人工呼吸を要する急性呼吸不全患者において，早期から換気モードを部分的補助，すなわち自発呼吸へ切り替えていくことが，人工呼吸による筋萎縮などの合併症を回避するため，積極的に行われている．
- とくに，人工呼吸器からの離脱を図るストラテジーとして，日中の鎮静薬を減量するための自発覚醒トライアル（spontaneous awaking trial：SAT）と自発呼吸トライアル（spontaneous breathing trial：SBT）をセットで行うことの有効性が示されて以降[1]，自発呼吸モードの質も問われるようになってきた．2015年6月に発表された人工呼吸器離脱に関する3学会合同プロトコルでもSATとSBTを連続して行うことが提案されており[2]，SBT時の人工呼吸器モードには持続性気道内陽圧（continuous positive airway pressure：CPAP）および圧支持換気（pressure support ventilation：PSV）が含まれている．
- 補助換気のための吸気圧を設定するPSVは，部分補助換気で最も汎用されている人工呼吸器モードである．これまで比較対象となるような実用的な自発呼吸用のモードがなかったことから，その臨床的評価はほとんど行われてこなかった．むしろ，人工呼吸器離脱時に行うSBTでは，中心的な役割を果たしており，その価値に疑念を挟む余地もなかった[3]．
- 一方，患者‐人工呼吸器非同調（以下，非同調）は，人工呼吸器のパフォーマンス（＝ソフトウェアアルゴリズム）と患者の換気メカニクスのギャップによって発生することが知られている（表1，図1）．一般に，流量に基づく換

表1 非同調の主な分類

非同調の原因	説明
ineffective triggering（図1a）	・患者は吸気努力しているが圧トリガー設定値に対して十分な陰圧を発生できない，もしくは，設定感度が鈍いためサポート圧が発生しない
double triggering（図1b）	・設定された1回換気量もしくは吸気流量が患者要求に満たない場合にみられる ・強い吸気努力により回路内に陰圧がかかったことにより二重に呼吸を感知してしまう
flow（図1c）	・呼吸器の供給流量と患者要求流量の不一致で発生する
cycle（図1d）	・患者の吸気流量がなかなか低下しないために人工呼吸器は吸気を続けるが，患者が呼気を開始した結果，圧が上昇する ・閉塞性肺疾患などで気道抵抗が高い場合にみられる

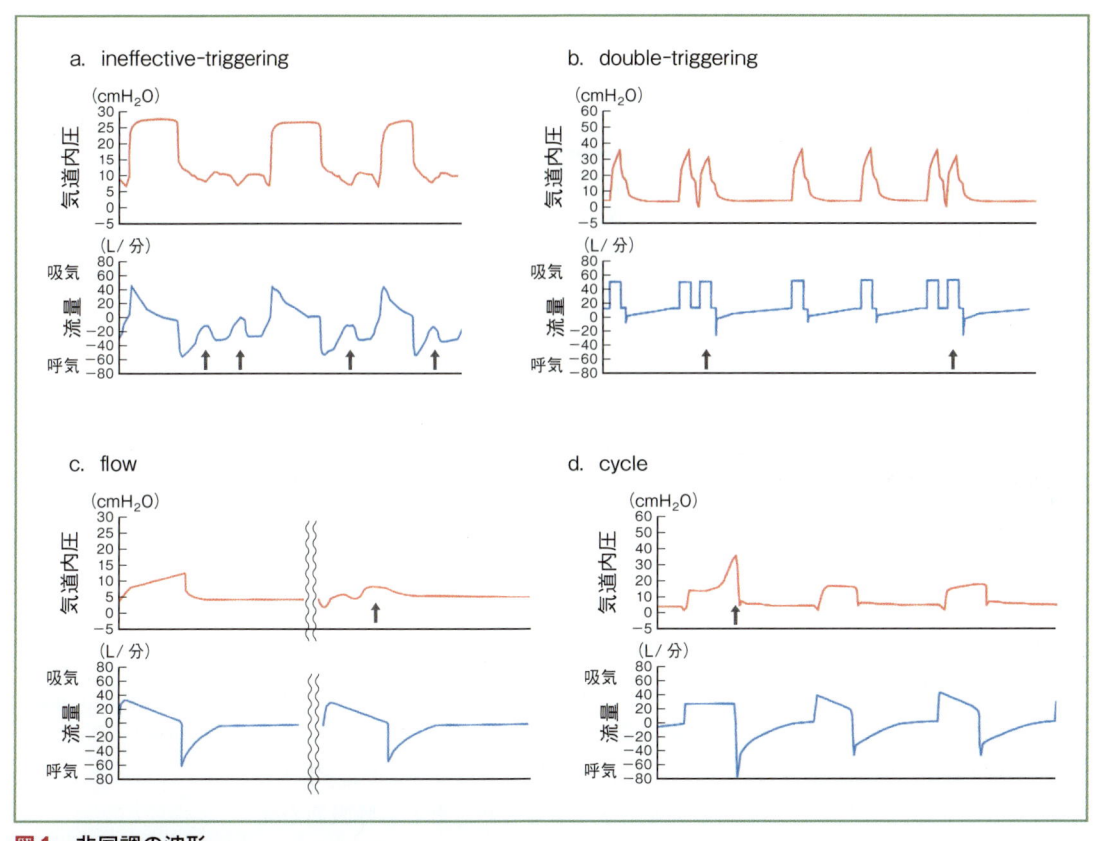

図1 非同調の波形
表1参照．矢印（↑）は患者人工呼吸器非同調を示す．

気サイクルシステムの人工呼吸器では，PSVの場合，吸気終末から呼気への切り替えが遅れ，補助が過少もしくは過大となりやすい．

- Beckらは，高いPSV設定では，患者-人工呼吸器の連動性が低くなり，1回換気量の多くの部分が，横隔膜収縮の減衰している段階で送気されていると報告している[4]．また，最近のいくつかの報告によると，PSV中の高い非同調発生率は，人工呼吸期間を延長させることも示唆されている[5,6]．PSVモードでは提供する「圧」を設定するだけなので，一定の圧補助により同調できるかどうかは患者次第となってしまう．
- proportional assist ventilation (PAV) は，前述した欠点を克服するために開発された新しいコンセプトの人工呼吸モードである．このモードの原理は1992年にYounesらによって提唱された[7]．自発呼吸の大きさに応じて補助する吸気圧を増減するモードである（図2）★1．

2 換気メカニズムと動作原理

- PAVモードでは，瞬間的な流量（flow：F）と容量（volume：V）から気道抵抗（resistance：R）と呼吸器エラスタンス（elastance：E）を算出することにより呼吸仕事量を定量化し，この呼吸仕事量を部分的に任意の割合で補償す

★1
現在，COVIDIEN社のPuritan Bennett™ (PB) シリーズ (PB840, PB980) にPAV™＋モードとして搭載され，臨床使用が可能となっている．なお，ドレーゲル・メディカル社のEvitaシリーズの proportional pressure supportは，同様のモードである．

ここがポイント
PAVは自発呼吸の大きさに応じて補助する吸気圧を増減する換気モード

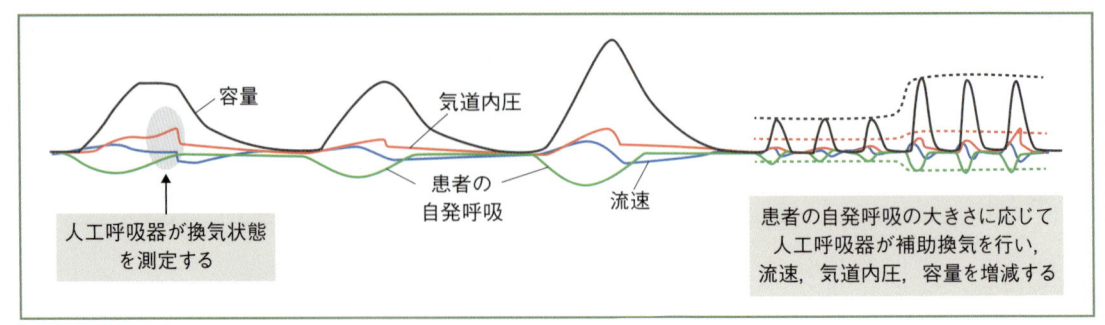

図2 PAVモードの換気パターン
PAV：proportional assist ventilation.
(Carteaux G, et al. Bedside adjustment of proportional assist ventilation to target a predefined range of respiratory effort. Crit Care Med 2013；41：2125-32 より)

- る換気メカニズムとなっている[★2].
- この測定は，自発呼吸中にごく短時間の気道閉塞を起こすことにより行われ，気道閉塞が短時間で呼吸中枢に認識されないため，自発呼吸の影響を受けずにEが測定される．また，Rは気道閉塞の開放直後の数ミリ秒間の圧低下をガス流速で割ることで求めている．計測されたRは，呼気抵抗であるが，これを吸気抵抗の近似値として用いている．
- 呼吸仕事量は，吸気に要する力（圧力）をP_{insp}として計算でき，$P_{insp} = V \times E + F \times R$となる．また，人工呼吸器が発生させる力を$P_{vent}$とし，呼吸筋が発生させる圧を$P_{mus}$とすると，呼吸条件により次のようになる．

    調節呼吸：$P_{insp} = P_{vent} = V \times E + F \times R = V/C + F \times R$
    気道内圧：$P_{aw} = P_{vent} + PEEP = V/C + F \times R + PEEP$
    自発呼吸：$P_{insp} = P_{mus} = V/C + F \times R$
    補助換気：$P_{insp} = P_{vent} + P_{mus} = V/C + F \times R$

- 健常者では自発呼吸においてP_{mus}が大きければ大きいほど，1回換気量（V_T）が大きくなるが，肺傷害のある患者では，気道抵抗が増加する因子やコンプライアンスの低下する因子が存在するため，換気量あたりの呼吸仕事量が増加する．たとえ，同じ吸気努力を行ったとしても，肺傷害があるほうが吸気ガス量は少なくなる．このような患者では吸気努力を増加させて，より大きいP_{mus}を発生させるようにするため，この状態が持続すると呼吸筋は疲弊してきてしまう．
- 自発呼吸に人工呼吸器による補助換気が加わると，上述の式から$P_{vent} = P_{insp} - P_{mus}$と表すことができる．$P_{insp}$は古典的に，$P_{insp} = K1 \times F + K2 \times V_T$となり（K1：cmH$_2$O/L/秒，K2：cmH$_2$O/L），$P_{insp}$と$P_{mus}$を代入すると，以下の式が成り立つ．

    $P_{vent} = [K1 \times F + K2 \times V_T] - [R \times F + E \times V_T]$
    $= (K1 - R) \times F + (K2 - E) \times V_T$

- FとVの係数を患者のRとEに一致させれば，人工呼吸器の発生させるP_{vent}は，患者の呼吸筋が発生させるP_{mus}と一致し，呼吸仕事量を軽減すること

★2
PB840（およびPB980）のPAV™＋モードでは，RとEを5秒ごとに半自動的に測定するように設定され，リアルタイムに患者の呼吸仕事量が反映される．

ここがポイント
人工呼吸器のP_{vent}が患者の呼吸筋のP_{mus}と一致し，呼吸仕事量を軽減する

Column PAV™＋の%support（サポート率）の設定方法

　サポート率の設定は，おおむね50〜70％から開始することが多い．それ以降の漸減は，感覚に頼ることが多くなる．そこで，以下に示す方法を使用すれば，理想的なサポート率を設定できる．試してみてもらいたい．

① 設定には次の値を測定して，利用する．
　A：最高回路内圧（Peak）
　B：サポート率
　C：PEEPの設定値

② A，B，Cの値を以下の表に当てはめることで，$P_{mus, Peak}$ を算出できる．
　$P_{mus, Peak} = (A-C) \times (100-B)/B$

③ この表の白抜きの範囲は，患者の$P_{mus, Peak}$の目標範囲（$5\,cmH_2O \leq$ 患者の$P_{mus, Peak} \leq 10\,cmH_2O$）である．この範囲に収まるようにサポート率を調整する．

Gain＼ΔPaw	1	2	3	4	5	6	7	8	9	10	12	15	17	20	22	25	27	30	32	35	37	40
20	4	8	12	16	20	24	28	32	36	40	48	60	68	80	88	100	108	120	128	140	148	160
25	3	6	9	12	15	18	21	24	27	30	36	45	51	60	66	75	81	90	96	105	111	120
30	2	5	7	9	12	14	16	19	21	23	28	35	40	47	51	58	63	70	75	82	86	93
35	2	4	6	7	9	11	13	15	17	19	22	28	32	37	41	46	50	56	59	65	69	74
40	2	3	5	6	8	9	11	12	14	15	18	23	26	30	33	38	41	45	48	53	56	60
45	1	2	4	5	6	7	9	10	11	12	15	18	21	24	27	31	33	37	39	43	45	49
50	1	2	3	4	5	6	7	8	9	10	12	15	17	20	22	25	27	30	32	35	37	40
55	1	2	3	4	5	6	7	7	8	10	12	14	16	18	20	22	25	26	29	30	33
60	1	1	2	3	4	5	5	6	7	8	10	11	13	15	17	18	20	21	23	25	27
65	1	1	2	3	3	4	4	5	6	8	9	11	12	13	15	16	17	19	20	22
70	0	1	1	2	2	3	3	4	4	5	6	7	9	9	11	12	13	14	15	16	17
75	0	1	1	1	2	2	3	3	3	4	5	6	7	7	8	9	10	11	12	13
80	0	1	1	1	2	2	2	3	3	4	4	5	6	6	7	8	8	9	9	10
85	0	0	1	1	1	1	2	2	2	3	3	4	4	4	5	5	6	6	7	7
90	0	0	0	0	1	1	1	1	1	2	2	2	2	3	3	4	4	4	4

Gain (percentage of assistance) ／ Delta P_{aw} (cm H_2O) = $P_{aw, Peak}$ − PEEP

（Carteaux G, et al. Bedside adjustment of proportional assist ventilation to target a predefined range of respiratory effort. Crit Care Med 2013；41：2125-32 より）

となる．この理論がPAVモードの動作原理となっている．

- 実際の設定は，医師が必要と考える呼吸仕事量に基づいて，理想的な補助の目標値（％support；サポート率）を入力する．たとえば，％supportを70％に設定すると吸気仕事量の70％を人工呼吸器が，30％を患者が行うこととなる（Column「PAV™＋の％support（サポート率）の設定方法」参照）．
- 結果的にPAVモードでは，患者自身では吸気の開始時間はもちろんのこと，呼吸深度（患者の吸気努力が継続しているあいだは，人工呼吸器の補助が続く）および呼気の終了も行うことができる．このため，PAVモードでは患者の呼吸中枢と人工呼吸器の調和がとれ，各呼吸の時間と深度が自由となるため快適性が向上する．

> アドバイス
> 理想的なサポート率を設定して患者の呼吸の快適性を向上させる

3 使用上の注意

- 呼吸仕事量の増減については気道内圧曲線を考えるとわかりやすい（図3）．
- PEEPから上のプラトー圧までの部分がV_T/C（1回換気量／コンプライアン

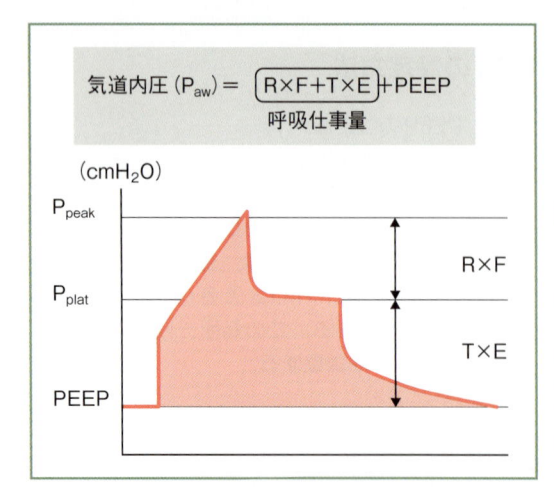

図3　気道内圧曲線と呼吸仕事量
気道内圧曲線を用いて呼吸仕事量を推定すると理解しやすい．気道内圧は，PEEPからP_{plat}，P_{plat}からP_{peak}に分けることができる．それぞれの要素としてPEEP–P_{plat}はエラスタンス変化と関連し，P_{plat}–P_{peak}は推移と関連している．
R：抵抗，F：流量，T：1回換気量，E：エラスタンス，PEEP：呼気終末陽圧，P_{peak}：最高気道内圧，P_{plat}：プラトー圧．

ス）を，その上の尖っている部分までがR×Fを示していると考えられる．呼吸仕事量が異常をきたす病態は，①気道抵抗（R）の異常，②コンプライアンス（C）の異常，③呼吸数の異常の3つに分けることができ，この病態評価が自発呼吸時には重要となってくる．

- ①Rの異常で呼吸仕事量が上昇している場合（図3）は，気道閉塞，気管支痙攣，気管支喘息発作などを考える必要がある．また，②Cの異常による場合は，肺コンプライアンスと胸郭コンプライアンスのどちらに異常があるのかを把握し，肺であれば無気肺など，胸郭であれば腹圧上昇を考慮することができる．
- PAV™＋では，これらの換気メカニクスの数値が可視化されるため，自発呼吸モードへの変更が適切かどうかも評価できる．ただし，EおよびRの測定が不十分な場合は，実際の呼吸仕事量を上回る圧補助が行われること（run way現象）がある．とくにこの現象は，%supportが100%近くの高い場合に起こりやすい．このため，高気道内圧を回避するため，適切なアラーム設定を行うことが望ましい．
- それ以外でPAV™＋モードが正常作動しないことの多くは，自発呼吸が著しく弱くスタートアップが不能な場合である．これは覚醒不全や意識障害の遷延，もしくは極端な呼吸コンプライアンスの低下が原因であることが考えられる．微弱な呼吸によりスタートアップできない場合は，自発呼吸モード自体が不適切と考え，調節換気へ戻すことが望ましい．

> **アドバイス**
> 高気道内圧を回避するため，アラーム設定を適切に！

4 PAVモードの活用

- PAVモードは，PSVモードと比較して追従性が高いことが報告されている[8]（図4）．PB840へのPAV™＋モードの追加以降，ヒトを対象とした臨床研究報告が増えてきている．
- Kondiliらは，サンドバッグを胸部に負荷することによる変化を10人の急性呼吸不全患者においてPSVモードとPAV™＋モードの比較を行った．この結果，PAV™＋のほうがPSVよりも負荷による1回換気量低下や呼吸数増

> **ここがポイント**
> PAVはPSVに比べて追従性が高いという報告がある

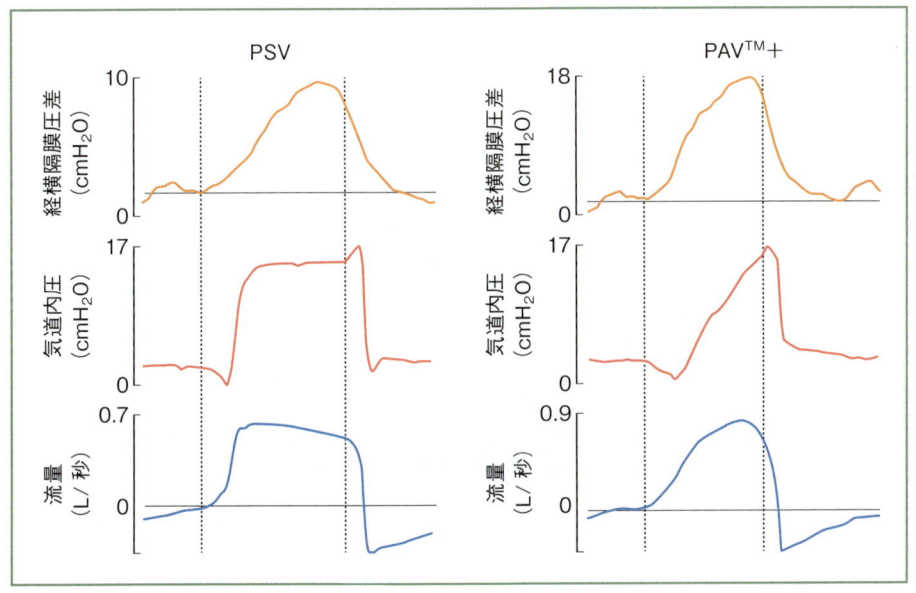

図4　PAVとPSVとの比較──追従性
PAVでは横隔膜が最大収縮したときと最大吸気流速の時相が一致している．点線と点線の間が患者吸気時間を示している．
PAV：proportional assist ventilation，PSV：圧支持換気．
（Costa R, et al. Intensive Care Med 2011；37：1494-500[8]）より）

加などの変化は抑えられ，より柔軟な換気補助が達成されていた[9]．
- またCostaらは，離脱困難であった11人に対してPSVとPAV™＋の前向きクロスオーバー試験を行ったところ，PSVはPAV™＋と比較して人工呼吸器の吸気時間が，患者の吸気時間よりも有意に長かったと報告した．さらにPAV™＋では，PSVと比較して呼気のトリガー遅延の頻度が少なく，同調できていた時間が長かったことも示され，結論としてPAV™＋は患者と人工呼吸器との同調性を改善し，とくに吸気終末（呼気開始）の非同調発生率を減少させ，同調時間を増大させたと報告している[8]．
- これらの報告からPAV™＋モードが，自発呼吸を適切に補助することが可能であることが示唆されることとなり，PSVとの臨床比較が行われた．
- ギリシャのXirouchakiら[10]は，調節換気モードで少なくとも36時間以上人工呼吸を行った重症患者208人を対象にPAV™＋とPSVの無作為化試験を行った．各モードで48時間人工呼吸を行い，その忍容性を比較したところ，PAV™＋群のほうがPSV群よりも低酸素血症となる頻度が少なく（3人 vs 10人，$p=0.043$），忍容性が高かった．また，少なくとも1回以上の患者−人工呼吸器非同調を認めた割合は，PAV™＋群のほうがPSV群よりも有意に少なかった（5.6％ vs 29.0％，$p<0.001$）．
- さらにXirouchakiら[10]は，この試験のサブ解析で，人工呼吸器設定変更や鎮静薬，鎮痛薬，血管作動薬の変更回数をモードの違い（PAV™＋，PS）で比較した．この結果，人工呼吸設定変更回数は，PAV™＋のほうがPSよりも少なく（8.9±4.6回 vs 10.7±5.7回），とくに非同調や呼吸状態悪化による

設定変更回数が少なかった（3% vs 42%）．また，鎮静薬，鎮痛薬，血管作動薬の変更回数は，PAV™＋で鎮静薬のみ有意に変更回数が少なかった（4.0±3.8回 vs 2.8±3.4回）．

- このRCTの一連の結果から，PAV™＋はPSVと比較して，自発呼吸モードとしての忍容性が高く，非同調を減少させる必要のある重症患者にとって有用である，と結論づけられている．この研究報告は，患者数は多いものの単一施設からのデータであることから，PAV™＋の臨床的有用性を最終的に示すためには多施設データによる確認が必要であろう．

- 最後に，Amatoらは，過去のARDS患者のデータを解析し，呼吸コンプライアンスあたりの機能的肺容量（駆動圧；$\Delta P = V/C$，cmH_2O）が，従来の体重あたりの機能的肺容量（mL/kg）よりも生命予後と関連していることを報告した[11]．これはすべて呼吸努力のない静的呼吸コンプライアンスが用いられているが，PAV™＋モードは自発呼吸下の呼吸コンプライアンスが経時的に測定できることから，ARDSなどの急性呼吸不全治療時にも応用できるかもしれない．

（齋藤伸行）

> **ここがポイント**
> PAV™＋は非同調を減少させる有用な自発呼吸モード

▶ ARDS：
acute respiratory distress syndrome（急性呼吸窮迫症候群）

文献

1) Girard TD, et al. Efficacy and safety of a paired sedation and ventilator weaning protocol for mechanically ventilated patients in intensive care（Awakening and Breathing Controlled trial）：A randomised controlled trial. Lancet 2008；371：126-34.
2) 日本集中治療医学会，日本呼吸療法医学会，日本クリティカルケア看護学会．人工呼吸器離脱に関する3学会合同プロトコル．http://www.jsicm.org/pdf/kokyuki_ridatsu1503b.pdf
3) Esteban A, et al. A comparison of four methods of weaning patients from mechanical ventilation. Spanish Lung Failure Collaborative Group. N Engl J Med 1995；332：345-50.
4) Beck J, et al. Electrical activity of the diaphragm during pressure support ventilation in acute respiratory failure. Am J Respir Crit Care Med 2001；164：419-24.
5) Thille AW, et al. Patient-ventilator asynchrony during assisted mechanical ventilation. Intensive Care Med 2006；32：1515-22.
6) Chao DC, et al. Patient-ventilator trigger asynchrony in prolonged mechanical ventilation. Chest 1997；112：1592-9.
7) Younes M, et al. Proportional assist ventilation. Results of an initial clinical trial. Am Rev Respir Dis 1992；145：121-9.
8) Costa R, et al. A physiologic comparison of proportional assist ventilation with load-adjustable gain factors（PAV＋）versus pressure support ventilation（PSV）. Intensive Care Med 2011；37：1494-500.
9) Kondili E, et al. Respiratory load compensation during mechanical ventilation--Proportional assist ventilation with load-adjustable gain factors versus pressure support. Intensive Care Med 2006；32：692-9.
10) Xirouchaki N, et al. Proportional assist ventilation with load-adjustable gain factors in critically ill patients：Comparison with pressure support. Intensive Care Med 2008；34：2026-34.
11) Amato MB, et al. Driving pressure and survival in the acute respiratory distress syndrome. N Engl J Med 2015；372：747-55.

3-4 neurally adjusted ventilatory assist (NAVA)

はじめに

- 集中治療領域での人工呼吸管理の目的は，呼吸不全患者における呼吸努力の軽減と酸素化能の改善である．このためには，患者の自発呼吸と人工呼吸器との同期が重要であり，その同期性の向上を目指して，同期式間欠的強制換気 (synchronized intermittent mechanical ventilation：SIMV) や圧支持換気 (pressure support ventilation：PSV) による人工呼吸器モードが導入されてきた．

- しかし，従来の人工呼吸器における自発呼吸の感知方法[★1]では，気管チューブにおける負荷抵抗，人工呼吸回路や気管チューブにおけるエアリーク，COPDなどによる内因性PEEPなどの影響を受けやすい．このため，患者の自発呼吸と人工呼吸器との同期に限界があり，吸気トリガーの感知不良による不適切な補助機械換気が行われることはまれではない．

- 患者の呼吸努力は呼吸ごとに変化するが，SIMVやPSVでは，変化する呼吸努力に対応した多様な呼吸パターンを供給することは困難である．実際に，人工呼吸管理を受けている患者の1/4において，吸気開始や吸気終了に非同調性を感じており，不適切な呼吸管理に苦痛を感じている[1]．自発呼吸と人工呼吸器との非同調は，過度の鎮静へとつながりやすく，その結果，呼吸筋の廃用性萎縮・衰弱，人工呼吸器からの離脱遅延，人工呼吸期間の延長を誘発するため[2]，その同調性の向上は重要である．

- 患者の自発呼吸と人工呼吸器との非同調を改善するためには，脳幹部にある呼吸中枢からの出力信号を直接トリガーできれば理想的であるが，臨床的には困難である．そこで，呼吸中枢から横隔神経を経て横隔膜へ伝えられたシグナルが注目されるようになり，Edi (electrical activity of diaphragm；横隔膜電気的活動) をトリガーするNAVA (neurally adjusted ventilatory assist；神経調節補助換気) モードが1999年に開発された[3]．2006年以降，本格的に臨床応用されるようになり[4]，わが国でも2013年以降に臨床導入できるようになった．

- 人工呼吸器との同調性向上と，患者の呼吸仕事量の軽減を目的として導入されたPAVは，気道の抵抗と肺のコンプライアンスから呼吸筋発生圧を算出して，呼吸仕事量の一定割合を補助する換気モードである．このためPAVでは，NAVAと同様に1呼吸ごとに変化する吸気努力に対応可能となり，呼吸器との同調性の向上が望まれるが，両者にはいくつかの違いがある．まず，NAVAでは横隔膜の電気的活動を直接モニタリングした実測値をもとに自発呼吸を補助している．一方で，PAVではレジスタンスとエラスタン

★1 自発呼吸の従来の感知方法

回路内の圧変化を感知する圧トリガーや流量変化を感知する流量トリガー．

ここがポイント

NAVAは横隔膜電気的活動 (Edi) をトリガーする換気モード

▶PAV：proportional assist ventilation

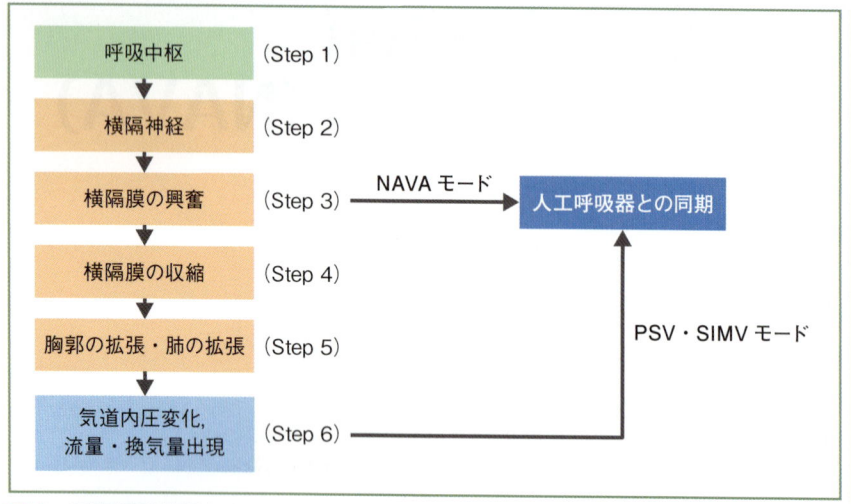

図1 呼吸運動連関と人工呼吸器との同期性の関係
呼吸中枢から換気が生じるまでの一連の呼吸運動連関を示す．SIMVやPSVモードではStep 6をトリガーとするが，NAVAモードではStep 3をトリガーとする．
SIMV：同期式間欠的強制換気，PSV：圧支持換気，NAVA：神経調節補助換気．

スから算出された仮想値の呼吸筋発生圧をもとに自発呼吸を補助しているが，その肺メカニクスデータの正確性を確認することが容易ではない．次に，NAVAでは人工呼吸回路や気管チューブにおけるリークの影響を受けにくいが，PAVでは回路のリークと患者の吸気努力との区別がつかずオーバーアシスト（ランナウェイ現象）を起こすなど，リークの影響を受けやすい．
- 本項では，このNAVAモードの原理および換気メカニズム，臨床データ，適応と使用上の注意点について詳述する．

1 NAVAの原理および換気メカニズム

- 呼吸中枢からの出力信号によって，気道内圧が変化し換気量が出現するまでの呼吸運動連関を図1に示す．呼吸中枢から発せられた信号は，横隔神経から神経筋接合部へ達して，横隔膜活動電位を引き起こす．この横隔膜活動電位によって横隔膜は収縮し，肺が拡張して気道を経由して肺内に空気が流入する[5]．
- 患者の自発呼吸と人工呼吸器との同調性の向上を目的とした従来のPSVやSIMVモードでは，図1のStep 6（気道内圧変化，流量・換気量出現）をトリガーとするが，新たなNAVAモードでは，Step 3（横隔膜の興奮）をトリガーとするため，呼吸中枢からのシグナルを早い段階でモニタリングできる．よって，気管チューブにおけるカフリークの影響や，体動や心拍動の影響も受けにくくなるなど，自発呼吸との同調性の改善が期待できる．また，圧や流量の変化が小さい浅く速い呼吸様式の患者や体格の小さい患者でも，自発呼吸との同調性が向上するなどの利点がある．
- 横隔膜の電気的活動（Edi）をモニタリングしながら，従来のSIMV＋PSVモードで人工呼吸管理を行っている症例のモニター画面を図2に示す．Ediは4つ

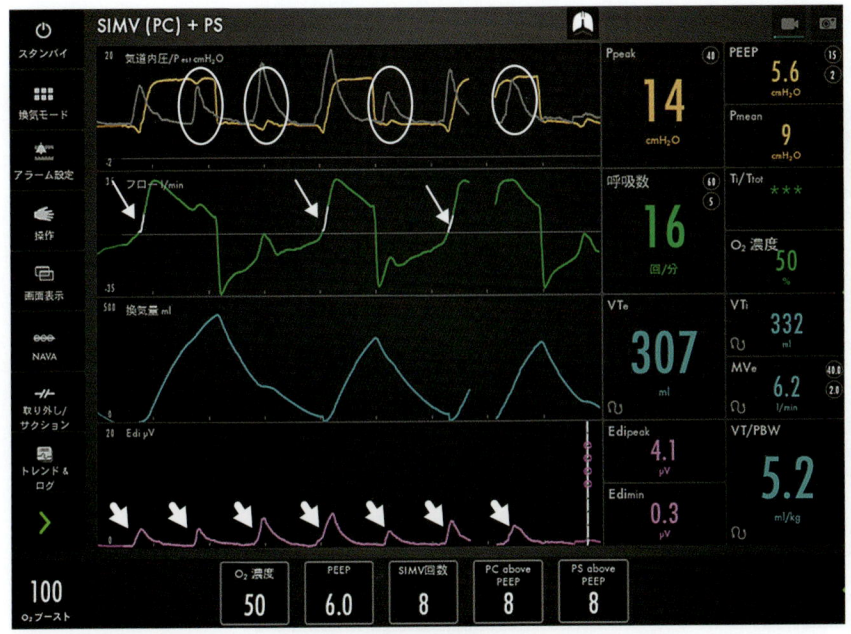

図2 SIMV＋PSVモードにおける横隔膜活動電位のモニタリング
横隔膜活動電位をモニタリングしながら，SIMV＋PSVモードで呼吸管理した症例のモニター画面を示す．横隔膜の電気的活動による自発呼吸（短い矢印）を認めるが，圧トリガーとして感知される自発呼吸（長い矢印）と，感知されない自発呼吸（楕円形で囲まれた部）を認めている．
SIMV：同期式間欠的強制換気，PSV：圧支持換気．

の段のうちいちばん下の段に表示されているが，太く短い矢印で示すように，横隔膜は画面上だけでも7回収縮している．しかし，上から2段目に表示されている細く長い矢印で示すように，圧トリガーで自発呼吸を感知できているのは，わずか3回である．その結果，いちばん上の段に表示されている楕円形で示すように，4回の横隔膜の収縮が人工呼吸器と同期していないことになり，従来の人工呼吸器モードにおける同期性の限界が示されている．

- 横隔膜の電気的活動（Edi）をトリガーしない補助機械換気が継続されれば，患者の呼吸努力と無関係に過度の呼吸補助を続けることとなり，VIDD（ventilator-induced diaphragm dysfunction；廃用性横隔膜機能低下）を誘発しやすいことが予測される．
- Ediをモニタリングするためには，経鼻的（あるいは経口的）にEdiカテーテルを挿入する必要がある．挿入したEdiカテーテル★2と人工呼吸器とを接続すると，カテーテルからEdi信号が送られ，Ediをトリガーとした補助機械換気が開始される．
- 横隔膜活動電位の単位はμVと，小さな電位変化であり，通常5〜15μVの範囲で示されることが多い．このため，Ediカテーテルが横隔膜活動電位を的確にモニタリングするためには，心電図の電位や食道の活動電位がアーチファクトとなるため，これらのノイズを除去する必要があり，Ediカテーテルを適切な位置に留置することは重要である．

★2 Ediカテーテル

Ediカテーテルは，小児用の6Fr径のカテーテル，成人用の8〜16Fr径のカテーテルが製品化されているが，実際の臨床では，成人では8Frや10Frカテーテルを選択することが多い．適切な挿入長の算出方法の詳細は他書に譲るが，選択する頻度の多い8Fr・125cmカテーテルでは，カテーテル挿入長＝0.9×（鼻から耳介下端を経由して剣状突起までの距離）＋18cmで算出可能である．

ここがポイント
Ediカテーテルを適切な位置に留置すれば，ノイズは除去できる

3章 特殊な人工呼吸様式

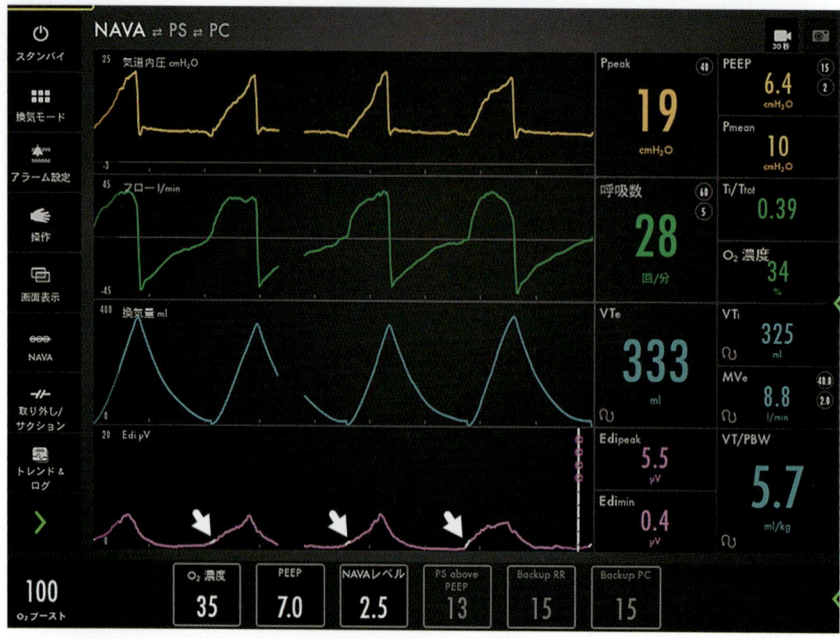

図3 NAVAモードにおける人工呼吸器モニター画面
Ediトリガー値が0.5μVであるため，Ediが0.5μVを示した時点で吸気が始まっており（矢印），横隔膜の電気的活動に応じた補助機械換気が示されている．

- Ediカテーテルが適切な位置に挿入されているかどうかは，人工呼吸器のモニター画面上で確認することができる．モニター画面で，カテーテル位置の調整画面を選択すると，4つの波形が描出される．4つの波形のうち，中央の2つの波形が青色で表示されていれば，Ediカテーテルが適切な長さで挿入されていることを意味しており，上方あるいは下方の2つの波形が青色であれば，Ediカテーテルの位置を微調整する必要がある．

2 臨床データ

- NAVAモードで呼吸管理中の人工呼吸器のモニター画面を図3に示す．Ediの波形は，4つの波形のうちいちばん下の波形に表示されている．Ediをトリガーにして NAVAモードで補助機械換気を行う場合は，Ediのトリガーレベルの初期設定が0.5μVのとき（通常起動時の初期設定），Ediが0.5μVに上昇した時点（図3における矢印の時点；実際の画面では，色が変わって表示されている）で，吸気の開始と判断され補助機械換気が開始となる．一方，Ediの最大値の70％の値までEdiが低下した時点が吸気の終了（呼気の始まり）と判断されて，補助機械換気が停止する．なお，Ediの最高値が小さい場合は，Ediが最も低くなる時点が吸気の終了（呼気の始まり）と判断される．NAVAモードでの呼気時間は2.5秒（小児では1.5秒）以下になるように設定されている．

- NAVAモードでの換気圧（cmH$_2$O）は，設定するNAVAレベル（通常使用レベルは0.5〜3.0；単位はcmH$_2$O/μV）とEdiの最大値−最小値の電位差（μV）

> **Column** NAVAモードの問題点と今後の展望
>
> 　NAVAモードでは，人工呼吸器との同調性の向上，呼吸筋群の廃用性萎縮予防などの魅力的な効果が期待される一方で，使用できる人工呼吸器が限られており，Ediカテーテルが高価であるなど，医療コストが高い問題点もある．
> 　コストが高い状況下で，その有用性が長期呼吸管理症例，筋弛緩性疾患症例，小児症例などの特殊な疾患群に限定されるのなら，NAVAモードの今後の発展性が懸念される．臨床応用が始まってから数年しか経過していないため，未知な部分も多いのが現状であり，今後，コストやデバイス面での改善，および臨床面での研究が進み，NAVAモードの新たな用途や効果が発見され，さまざまな臨床状況でNAVAモードを導入しやすくなる環境が整うことが期待される．

とを乗じた値で決定される.

- 図3の場合，Ediの最大値は5.5μV，最小値は0.4μVであり，差は5.1μVである．この値に，NAVAレベルの2.5cmH₂O/μVを乗ずると5.1μV×2.5cmH₂O/μV≒12.8cmH₂Oとなる．さらに，PEEPが7cmH₂Oであるため，最大気道内圧は12.8cmH₂O+7cmH₂O=19.8cmH₂Oとなり，モニター上のP_peak値(19.0cmH₂O)と一致している．

- NAVAモードは，NAVAレベルを調節することによって換気圧や換気量を調節し，患者自身の呼吸努力変化（横隔膜活動電位変化）に対応して，より適切に補助機械換気のタイミングを図り，適切な換気圧や換気量を提供することができることが特徴である．

- NAVAレベルの増減によって，補助機械換気の強度を調節できるが，NAVAレベルを上げると供給圧が上昇して，最高気道内圧が過度に上昇しすぎることが懸念される．しかしNAVAモードでは，化学受容器や圧受容器，迷走神経反射を介した生体の呼吸フィードバック機構も許容して補助機械換気を供給するため，仮に一過性に供給圧が上昇したとしても呼吸生理上のフィードバック機構が作用して，中枢からの呼吸刺激が低下し横隔膜の活動電位の最大値が低下する．そして，横隔膜電気的活動の生理的なdown regulationによって，気道内圧の上昇が抑制され平衡状態に達する．

- NAVAモードでは，このような呼吸フィードバック機構にも対応できることから，過大あるいは過小な呼吸補助を防ぎ，呼吸にかかわる筋肉群の廃用性萎縮・衰弱を予防する効果も期待できる．

3 適応と使用上の注意点

- NAVAモードを活用するためには，適切にEdiをモニタリングすることが重要である．NAVAモードは自発呼吸下で使用できる呼吸管理方法であり，筋弛緩薬を使用している症例や，上位頸髄損傷や中枢神経障害によって呼吸中枢からの出力信号がない症例では使用できない．また，食道静脈瘤，食道潰瘍，食道狭窄などの食道疾患を合併したり，抗凝固薬・抗血小板薬内服に

▶PEEP：
positive end-expiratory pressure（呼気終末陽圧）

ここがポイント
NAVAモードには，呼吸にかかわる筋肉群の廃用性萎縮・衰弱の予防効果もある

- よって出血傾向を伴うなど，Ediカテーテルを挿入できない症例でも，NAVAモードを使用できない．
- 一方で，患者の呼吸努力に応じた多様な呼吸様式に適応しやすく，呼吸筋群の廃用性萎縮の予防にも適していると考えられるため，長期間の人工呼吸管理が予測される症例に適していると考えられる．また，自発呼吸と人工呼吸器との同調性を改善することから，従来の人工呼吸モードで人工呼吸器とのファイティングが起こりやすい症例にも適していると考えられる[6]．
- さらに，体動や気管チューブでのリークの影響を受けにくいために，カフのない気管チューブを用いる小児症例にも適している．
- また，呼吸回数が多い症例，ARDSやCOPDによって肺のコンプライアンスが低下あるいは上昇している症例，Duchenne型筋ジストロフィーなどの変性筋疾患によって胸郭のコンプライアンスが低下している症例，下位頸髄損傷によって横隔膜は温存されているが呼吸補助筋群の機能が低下している症例，新生児などの体格が小さな症例では，回路内の圧変化や気流変化が小さくなっているため，SIMVやPSVの従来の人工呼吸モードでは，圧や流量変化を感知しにくくなるため，NAVAモードの適応であると考えられる[6]．
- NAVAモードでは，カテーテルの位置不良や長期使用に伴うカテーテルの劣化などによってEdiをモニタリングできないときや，横隔膜の萎縮や横隔膜の過緊張によって活動性が低下している（Ediの振幅が小さい）ことによってEdiを測定できないときには，PSVモードへ移行するバックアップ機能が備わっており，緊急時にも対応することが可能である．
- また，横隔膜の活動電位と設定するNAVAレベルによって供給圧が決定されるが，咳嗽などによって横隔膜活動電位が急上昇し，それに伴って供給圧が異常上昇することが起こりうる．このため，最高気道内圧の上限値を適切に設定することが安全面で重要である．

（小寺厚志）

ここがポイント
NAVAモードは，患者の呼吸努力に応じた多様な呼吸様式に適応しやすい

▶ARDS：
acute respiratory distress syndrome（急性呼吸窮迫症候群）

▶COPD：
chronic obstructive pulmonary disease（慢性閉塞性肺疾患）

アドバイス
安全のために適切な上限値を設定すべき

文献

1) Thille AW, et al. Patient-ventilator asynchrony during assisted mechanical ventilation. Intensive Care Med 2006；32：1515-22.
2) Bosma K, et al. Patient-ventilator interaction and sleep in mechanically ventilated patients：Pressure support versus proportional assist ventilation. Crit Care Med 2007；35：1048-54.
3) Sinderby C, et al. Neural control of mechanical ventilation in respiratory failure. Nat Med 1999；5：1433-6.
4) Sinderby C, Beck J. Proportional assist ventilation and neurally adjusted ventilatory assist--Better approaches to patient ventilator synchrony? Clin Chest Med 2008；29：329-42, vii.
5) Beck J, Sinderby C. Proportional assist ventilation and neurally adjusted ventilatory assist. In：Esquinas AM, ed. Applied Technologies in Pulmonary Medicine. Basel：Karger；2011. p.1-5.
6) Sinderby C, Beck J. Neurally adjusted ventilatory assist（NAVA）：An update and summary of experiences. Neth J Crit Care 2007；11：243-52.

3-5 tracheal gas insufflation (TGI)

はじめに

- tracheal gas insufflation（TGI）は気管チューブから気管内に留置した細いカテーテルからガスを流すことにより，CO_2ガスの再呼吸を減らし換気効率を改善する換気補助手段である．動脈血二酸化炭素分圧（$PaCO_2$）を下げるか，同じ$PaCO_2$を得るのに必要な換気条件を低く抑えることができる．
- $PaCO_2$を下げるといった短期的な効果についての報告は多いが，呼吸不全患者の予後を改善するとの報告は少ない．

1 メカニズム

- TGIは通常の人工呼吸に上乗せする形で気管内に新鮮ガスを供給し，解剖学的死腔や人工呼吸回路死腔に残っているCO_2ガスを洗い流し，再呼吸を減らし，結果的に換気効率を改善させる[1,2]．
- TGIカテーテル先端より近位側（手前）にあるCO_2ガスを洗い流す作用が主であるが，遠位側のガス交換を促進する効果も報告されている[2]．PaO_2がやや上昇するが，これは①再呼吸が減る分だけ吸入酸素濃度が上昇するため，②内因性PEEP効果により肺容量が増えるためと考えられている．
- 特殊なTGI用気管チューブ，active exhalation valve機能のある人工呼吸器を併用すると，気道内圧および1回換気量を下げることができることが肺傷害モデルで報告されている[3]．人工呼吸中の換気圧を下げることで呼吸不全患者の生命予後を改善できるかもしれない[4]．

2 方法

a ― TGIカテーテル

- 市販のTGIシステムはない．気管チューブ内腔側から，内径1～2mmの細いカテーテルを，気管チューブ先端と気管分岐部のあいだ（気管分岐部の上約2cm）に進め定常流を流す（図1）[5]．TGIカテーテル先端が気管分岐部に近いほどTGIの効率は良くなるが[2]，厳密な位置は重要ではない．
- 酸素空気ブレンダーを用い，TGIガスと人工呼吸器から供給されるガスの酸素濃度をそろえる必要がある．さらに加温加湿器を用い必ず加湿する．
- TGIカテーテルは気管チューブ断面積を減らし抵抗を増大させる．TGIカテーテルが細いほど抵抗増加は緩和される．一方，TGIカテーテルが細いとガスの噴出速度が速くなるため，気管粘膜を損傷したり呼気を妨げる危険性が増す．

ここがポイント

TGIはCO_2の再呼吸を減らして換気効率を改善する換気補助手段である

▶$PaCO_2$：
arterial carbon dioxide tension

▶PEEP：
positive end-expiratory pressure（呼気終末陽圧）

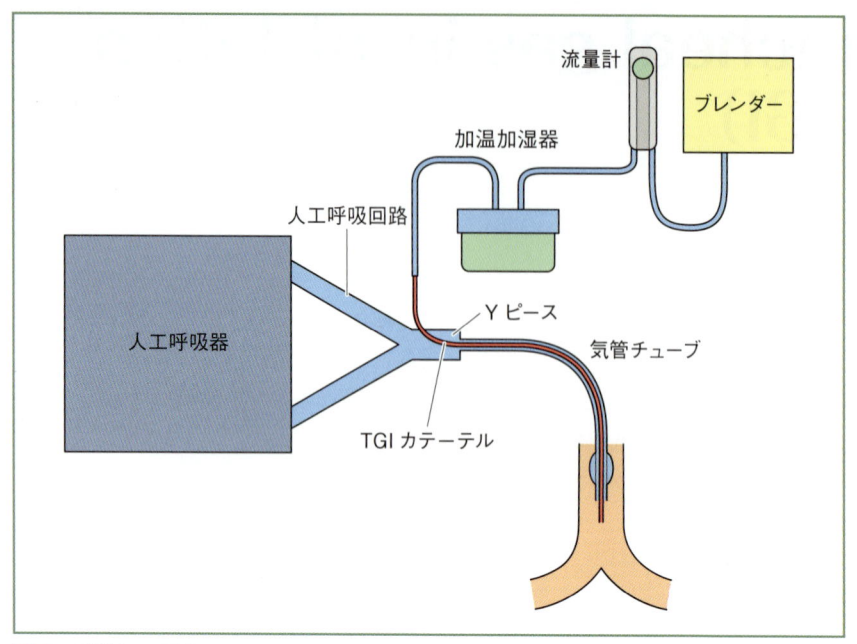

図1 TGIシステム
細いカテーテルをYピースから挿入し，気管チューブ先端と気管分岐部のあいだに進める．酸素空気ブレンダーによって人工呼吸設定と同じ吸入酸素濃度に設定し，加温加湿器によって加湿したガスを気管内に注入する．

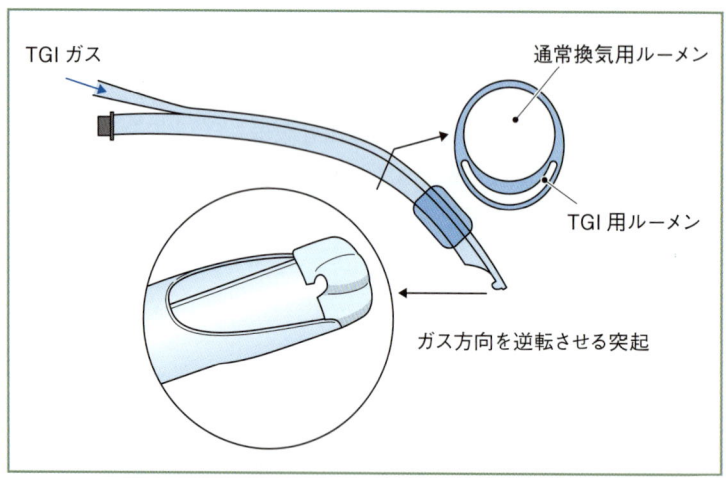

図2 逆方向性TGI用の気管チューブ
特殊なダブルルーメンチューブ．メインルーメンを通じて通常の人工呼吸を行う．2番目のルーメンからTGIガスを流し，気管チューブ先端の突起によってTGIガスの向きを口側に逆転させる．
(Imanaka H, et al. Am J Respir Crit Care Med 1999；159：49-54[6]より抜粋)

b─TGI流量と方向

- TGI流量を上げるほど$PaCO_2$は低下するが，10L/分でほぼ平衡に達するため[1]，4～6L/分の流量が用いられることが多い．
- 上記のシステムは，ガスが気管分岐部に向かって出るので順方向性TGIとよばれる．順方向性TGIでは遠位側に乱流が生じガス交換を促進するのでCO_2軽減効果は優れているが[2]，内因性PEEP発生の危険性は大きくなる．
- 一方，特殊な気管チューブを用いTGIガスの向きを口元方向に逆転させて

ここがポイント
TGIでは4～6L/分の流量が用いられる

噴出する逆方向性TGIシステムが報告されている(**図2**)[2, 6].逆方向性TGIでは,呼気を促進する方向にTGIガスが流れるので内因性PEEPはほとんど発生しない.

c — TGIの時相

- 通常,TGIガスは持続的に供給する持続TGIシステムが主である.切り替え弁を用いれば,吸気相・呼気相のどちらかに選択的にTGIガスを供給することができる[7, 8].

d — TGIと併用する換気モード

- TGIガスと人工呼吸器からの1回換気量の合計を一致させれば,圧制御換気(pressure controlled ventilation:PCV)と量制御換気(volume controlled ventilation:VCV)とでTGIの効率は変わらないとされる[9].
- 高頻度オシレーション換気(high frequency oscillation ventilation:HFOV)にTGIを併用すると,小さい1回換気量というHFOVの利点を維持しつつCO_2排出促進が期待できる[10, 11].

3 臨床データ

- 解剖学的死腔が大きい条件,たとえば気管の太い実験動物を小さい1回換気量で換気する場合,TGIの効果は大きく,$PaCO_2$は40%以上低下する[1, 2, 7].
- Nakosらは呼吸不全患者でTGI(6L/分)の効果を検討し,1回換気量が一定なら$PaCO_2$が25%低下し,$PaCO_2$を一定に保つと1回換気量を25%減少させることができたと報告した[12].RavenscraftらはさまざまなHoe吸器疾患患者にTGI(最大6L/分)を施行し,15%の$PaCO_2$減少を報告した[13].Kuoらは急性呼吸窮迫症候群(acute respiratory distress syndrome:ARDS)患者で,permissive hypercapnia[★1]とTGI(4〜6L/分)を併用し,$PaCO_2$が13〜17%低下することを報告した[9].
- 最近ギリシャの研究グループがARDS患者にHFOVとTGIを併用すると,HFOV単独群や通常換気群に比べガス交換[10],生命予後[11]が改善することを報告した.

4 注意点

a — 内因性PEEP

- TGIは内因性PEEP,機能的残気量を増やす.これは噴出するジェット流が肺胞レベルまで伝達される,TGIカテーテルにより気管チューブの抵抗が上昇する,TGI流量が人工呼吸回路や呼気弁を通過するため,とされる[1, 2].TGI流量が大きい,吸気時間が長い,患者の気道抵抗が大きいほどこの効果は増加する[5].

ここに注意
順方向性TGIでは内因性PEEP発生の危険あり

ここがポイント
HFOVに併用すると,低い1回換気量でCO_2排出の促進が期待できる

★1
permissive hypercapnia条件ではTGIにより洗い流されるガスのCO_2濃度が大きくなるので,$PaCO_2$の下げ幅は大きくなると期待できる.

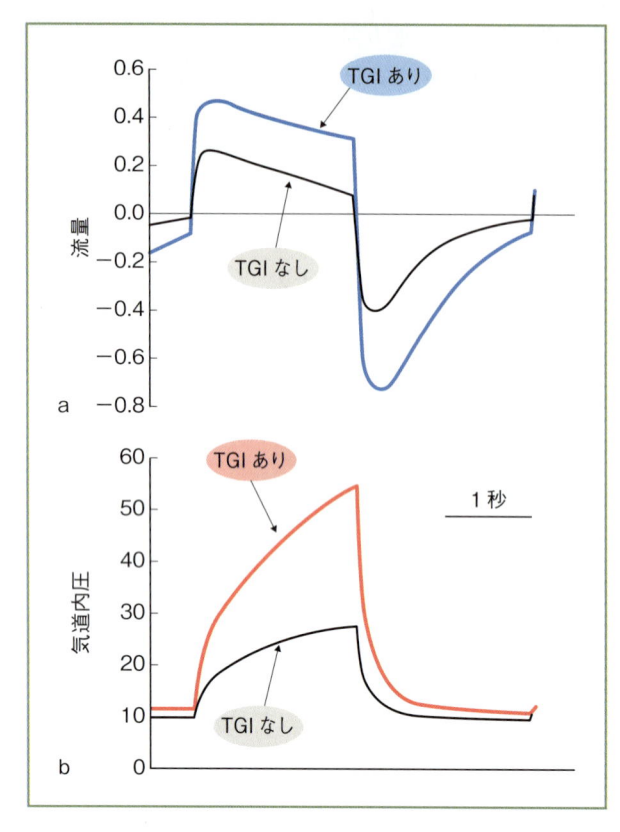

図3　VCVにTGIを併用
a：流量，b：気道内圧．
TGIによる換気量増加を補正しない場合，合計の吸気流量，1回換気量が増加し，気道内圧が著しく上昇する．
(Imanaka H, et al. Am J Respir Crit Care Med 1996；153：1019-24[5]より)

b ― 1回換気量の増大

- VCVでは人工呼吸設定を調整しないと，当然TGI流量の分だけ1回換気量が増えてしまう（**図3**）[5]．TGI流量と吸気時間を乗じた分だけ，1回換気量設定を下げればよい．あるいは呼気相に選択的にTGI流量を供給すれば1回換気量への影響は考えなくてよい．
- PCVでは，人工呼吸器は気道内圧を維持するべくTGI流量の分だけ吸気流量を低下させるため，1回換気量は比較的変動しにくい（**図4**）[5]．しかし，人工呼吸器からの流量が吸気途中でゼロに達すると人工呼吸器の調整が効かなくなる．すなわち，人工呼吸器の呼気弁が閉じたままTGI流量が流れ込み1回換気量が上昇してしまう．

c ― 気道内圧の上昇

- VCVで1回換気量を調整しても，TGIによる内因性PEEP効果のため最高気道内圧が上昇する．PCVでも内因性PEEP効果に加え1回換気量が増えるため気道内圧が設定値を上回ることがある（**図4**）[5]．
- active exhalation valve[★2]を備えた人工呼吸器を用いると，気道内圧を下げたり1回換気量を減らすことができる[3]．

★2 active exhalation valve

pressure release機能のある呼気弁．

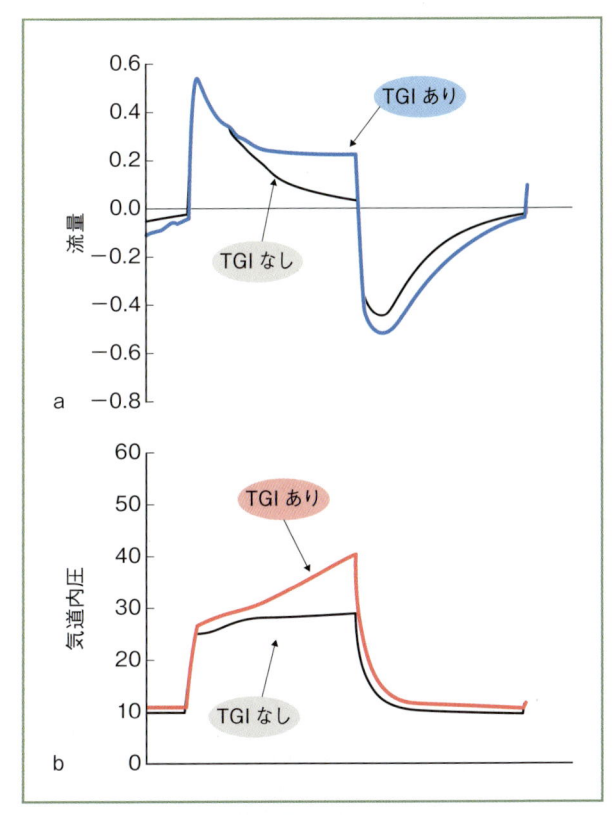

図4 PCVにTGIを併用
a：流量，b：気道内圧．
PCVでは人工呼吸器からの流量は吸気途中でゼロになるが，その後もTGI流量が流れ続ける．その結果，1回換気量と気道内圧が上昇する．
（Imanaka H, et al. Am J Respir Crit Care Med 1996；153：1019-24[5]より）

d―人工呼吸器機能の障害

- 呼気時にもTGIガスが流れているので，呼気1回換気量がその分大きく表示される．次に回路内に余分の定常流が流れることになるので，補助換気モードで自発呼吸をトリガーする機能が鈍くなり，内因性PEEPが増加するとさらに障害される．

e―安全性

- TGIシステムは個々の施設の手作りであり，安全性に注意が必要である．たとえば，気管チューブが閉塞すると末梢気道にTGI流量が充満し過剰な圧を引き起こすかもしれない．気道吸引操作のたびにTGIカテーテルを抜去し，再挿入するが，TGIカテーテルが誤って深くなると，片側肺に過剰な圧を引き起こすかもしれない．細いTGIカテーテルから流量を流すので，システム自体が高圧となりリークや破損が起こる可能性がある．高速で噴出するガスや乾燥ガスにより気管粘膜を傷害するおそれがある．

5 TGI中のモニタリング

- TGIの合併症を防ぐためには気道内圧や内因性PEEPをモニターする必要がある．そのためには人工呼吸器のグラフィックモニターが有用である（図3，

4).
- 1回換気量はTGI流量，回路コンプライアンス，呼気時間から補正する必要がある．カプノグラフも有用で，TGIによりCO_2が十分洗い流されていれば，呼気終末CO_2濃度は低下する[13]．

> アドバイス
> 合併症予防のためには，人工呼吸器のグラフィックモニターが有用

おわりに

- TGIは死腔を軽減することで，$PaCO_2$を下げたり1回換気量を下げたりする換気補助手段である．内因性PEEPの発生に十分注意し，PEEPや1回換気量などの人工呼吸器設定を調整する必要がある．

（今中秀光）

文献

1) Nahum A, et al. Tracheal gas insufflation during pressure-control ventilation. Effect of catheter position, diameter, and flow rate. Am Rev Respir Dis 1992；46：1411-8.
2) Nahum A, et al. Effect of catheter flow direction on CO_2 removal during tracheal gas insufflation in dogs. J Appl Physiol (1985) 1993；75：1238-46.
3) Kirmse M, et al. Pressure-release tracheal gas insufflation reduces airway pressures in lung-injured sheep maintaining eucapnia. Am J Respir Crit Care Med 1999；160：1462-7.
4) Amato MB, et al. Driving pressure and survival in the acute respiratory distress syndrome. N Engl J Med 2015；372：747-55.
5) Imanaka H, et al. Tracheal gas insufflation - Pressure control versus volume control ventilation. A lung model study. Am J Respir Crit Care Med 1996；153：1019-24.
6) Imanaka H, et al. Expiratory phase tracheal gas insufflation and pressure control in sheep with permissive hypercapnia. Am J Respir Crit Care Med 1999；159：49-54.
7) Burke WC, et al. Modes of tracheal gas insufflation. Comparison of continuous and phase-specific gas injection in normal dogs. Am Rev Respir Dis 1993；148：562-8.
8) Imanaka H, et al. Expiratory phase and volume-adjusted tracheal gas insufflation：A lung model study. Crit Care Med 1998；26：939-46.
9) Kuo PH, et al. Efficacy of tracheal gas insufflation in acute respiratory distress syndrome with permissive hypercapnia. Am J Respir Crit Care Med 1996；154：612-6.
10) Mentzelopoulos SD, et al. Scanographic comparison of high frequency oscillation with versus without tracheal gas insufflation in acute respiratory distress syndrome. Intensive Care Med 2011；37：990-9.
11) Mentzelopoulos SD, et al. Intermittent recruitment with high-frequency oscillation/tracheal gas insufflation in acute respiratory distress syndrome. Eur Respir J 2012；39：635-47.
12) Nakos G, et al. Tracheal gas insufflation reduces the tidal volume while $PaCO_2$ is maintained constant. Intensive Care Med 1994；20：407-13.
13) Ravenscraft SA, et al. Tracheal gas insufflation augments CO_2 clearance during mechanical ventilation. Am Rev Respir Dis 1993；148：345-51.

4章

人工呼吸中の管理

4-1 人工呼吸の適応

はじめに

- 人工呼吸自体は原因を治療するわけではなく、根本的な治療が効果を発揮するまでのあいだの時間稼ぎである。肺炎であれば抗菌薬、心原性肺水腫であれば降圧薬や利尿薬などで治療を行うことが根本的な呼吸不全の治療である。人工呼吸器関連肺炎、人工呼吸器関連肺傷害などの合併症により呼吸状態を悪化させる危険性もあり、利点が欠点を上回り有益であると判断したときに人工呼吸を行う。

1 人工呼吸管理の適応となる各病態について[1]

a ― 低酸素血症の原因

- 動脈血酸素分圧(partial pressure of oxygen in arterial blood：PaO_2)の減少には主に4つの原因、すなわち、①換気血流比不均衡、②シャント、③拡散障害、④肺胞低換気、⑤吸入酸素濃度(fraction of inspiratory oxygen：FiO_2)低下[★1]、がある。

▶ 換気血流比不均衡

- 低酸素血症の原因として最も頻度が高い。ガス交換領域で換気と血流とのバランスが悪く、すべてのガスの移動が非効率的となる。
- 換気血流比が低い領域では新鮮なガスが供給されにくく肺胞内の酸素濃度が下がりやすいため、酸素含量は正常な領域と比べ低下する。肺胞内が水・血液・膿・滲出液などによって満たされた状態、具体的には心不全、肺胞出血、肺炎、急性呼吸窮迫症候群(acute respiratory distress syndrome：ARDS)などがそれにあたる。
- 酸素含量は以下の式で表される。酸素飽和度が100％となってからはどれだけPaO_2が高くなっても酸素含量はわずかしか増えないことがわかる。

$$酸素含量 = 1.34 × ヘモグロビン量(g/dL) × \frac{酸素飽和度(\%)}{100} + 0.003 × PaO_2(mmHg)$$

- 換気血流比が高い領域では血流が少なくなっており、他の領域の血液と混合した際に血液の酸素化にあまり寄与しない。血栓などにより血流が乏しい領域、肺気腫により肺胞の毛細血管が破壊された領域などがそれにあたる。

▶ シャント

- 静脈血の一部が換気されている肺領域を通過することなく動脈系に達する。無気肺やARDS、心不全などで完全に肺胞の含気がなくなった場合と、解剖

★1
高地や低濃度酸素混合気の吸入など、特別な状況。

ここがポイント
酸素飽和度が100％になってからは酸素含量はわずかしか増えない

アドバイス
100％酸素を吸入させても低酸素血症の改善に乏しい場合、シャントを疑う

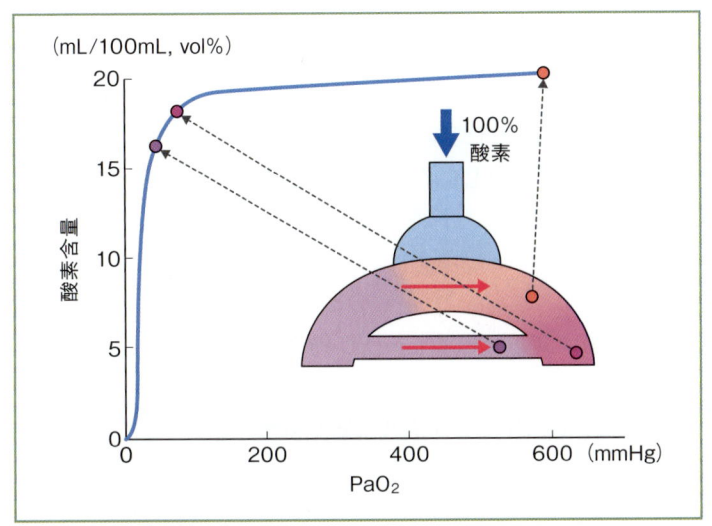

図1　100%酸素投与時にシャントによりPaO₂が低下する様子
ある程度上昇すると動脈血酸素分圧（PaO₂）が高くなっても酸素含量はわずかしか増えず，酸素含量の少ないシャント血と混合されると全体の酸素含量も減り，PaO₂が低下する．

学的に右左シャントがある場合とがある．
- PaO_2がある程度上昇すると，それ以上PaO_2が上昇しても酸素含量はあまり上昇しない（**図1**）．100%酸素で酸素化された動脈血に酸素含量の低いシャント血が混合するとPaO_2は著しく低下する．

拡散障害
- 肺毛細血管血と肺胞気のあいだで，PaO_2が平衡に達していないことを意味する．
- 単位時間あたりに組織を拡散するガスの量は，組織の面積とガス分圧の差，ガスの組織に対する溶解度に比例し，組織の厚さに反比例する（拡散におけるFickの法則）．
- 間質性肺炎や肺線維症，サルコイドーシスや肺に病変を起こす膠原病（強皮症，全身性エリテマトーデスなど），肺胞上皮癌といった膜が肥厚する病変では拡散障害により低酸素血症をきたす．また，肺切除のように，肺胞毛細血管関門の表面積が減少する場合にも拡散能は低下する．
- 拡散障害による低酸素血症は，高濃度酸素を投与することで（肺胞気酸素分圧が大きく上昇しガス拡散が容易となるため）改善する．

肺胞低換気
- 単位時間に肺胞に流れ込む新鮮なガスの量（肺胞換気量）が減少している．中枢神経障害や呼吸抑制のある薬物，神経筋疾患，気道狭窄，呼吸筋疲労など肺外にある病変によって起こり，肺は正常であることが多い．
- 肺胞低換気では常に動脈血二酸化炭素分圧（partial pressure of carbon dioxide in arterial blood：$PaCO_2$）の上昇を伴う（次頁の式参照）．

$$PaCO_2 = \frac{二酸化炭素産生量}{肺胞換気量} \times 0.863$$

(肺胞換気量＝換気量－死腔換気量)

- 肺胞低換気に伴い$PaCO_2$が上昇するために室内気では低酸素をきたしうるが，酸素投与下では肺胞低換気のみでは低酸素はきたしにくい（下記の肺胞気式参照）．

$$肺胞気酸素分圧 = (大気圧 - 水蒸気圧) \times F_IO_2 - \frac{PaCO_2}{呼吸商}$$

- 大気圧は海水位では760 mmHg，水蒸気圧は37℃では47 mmHg，呼吸商は一般に0.8と想定する．
- たとえば，$PaCO_2$が60 mmHg上昇してもF_IO_2が0.1上昇すれば肺胞気酸素分圧の値はほとんど変わらない．

b ― 高二酸化炭素血症の原因

- 肺胞低換気，換気血流比不均衡，シャントが主である．
- 二酸化炭素は溶解度が酸素よりはるかに大きく，約20倍速く拡散する．そのため拡散障害のみでは高二酸化炭素血症にはなりにくい．

肺胞低換気

- 肺胞換気量と$PaCO_2$は反比例する（下記の式参照）．

$$PaCO_2 = \frac{二酸化炭素産生量}{肺胞換気量} \times 0.863$$

- 高二酸化炭素血症は肺胞換気量を増加させることによってのみ改善することができ，そのためには人工呼吸を必要とすることがある．

換気血流比不均衡，シャント

- 二酸化炭素のガス交換効率も低下するため$PaCO_2$は上昇する．しかし，$PaCO_2$が上昇することで化学受容器が反応し肺胞換気量を増加させるため，$PaCO_2$は正常レベルへと下降していく．これに対しPaO_2は換気量増加によってやや上昇するが，正常化するほどには改善しない．
- 過換気によって代償するだけの呼吸筋の予備能がない患者では，換気血流比不均衡やシャントでも高二酸化炭素血症となりうる．

c ― 呼吸仕事量の増大

- 呼吸数が多いほど，流速が速いほど，粘性抵抗に抗する仕事量が増大する．1回換気量が増加すると，弾性収縮力に抗する仕事量が増大する．
- 呼吸障害が起こると生体は努力呼吸を行うことで適正な酸素化と換気を維持しようとするが，努力呼吸が長く続くと呼吸筋疲労を起こし適正な酸素化と換気を維持することができなくなる．

2 人工呼吸開始の判断

- 一般的な適応基準を**表1**に示した[2]．

表1　一般的な人工呼吸の適応

	パラメータ	適応	正常範囲
換気力	呼吸数（回/分） 1回換気量（mL/kg） 肺活量（mL/kg） 最大吸気圧（絶対値）（cmH$_2$O）	<5または>35 <3 <10 <20	10〜20 8〜12 65〜75 75〜100
酸素化能	PaO$_2$（mmHg） A-aDO$_2$（mmHg）	<60（F$_I$O$_2$=0.6） >350（F$_I$O$_2$=1.0）	75〜100（F$_I$O$_2$=0.21） 25〜65（F$_I$O$_2$=1.0）
換気効率	PaCO$_2$（mmHg） V$_D$/V$_T$	>60 >0.6	35〜45 0.3

PaO$_2$：動脈血酸素分圧，A-aDO$_2$：肺胞気-動脈血酸素分圧較差，PaCO$_2$：動脈血二酸化炭素分圧，VD/VT（死腔換気量/1回換気量）：死腔率，F$_I$O$_2$：吸入酸素濃度．

a ― ガス交換による判断

- ガス交換が判断材料となる．
  ①酸素化障害（低酸素血症）．
  ②換気障害（高二酸化炭素血症）．

b ― 呼吸仕事量による判断

- 努力呼吸（補助呼吸筋の使用）も判断材料となる．
  ①呼吸仕事量が増大した場合：気道狭窄や肺コンプライアンス低下により呼吸仕事量が増加し，呼吸筋力を上回った場合．
  ②呼吸筋力が低下した場合：Guillain-Barré症候群や重症筋無力症クリーゼなどの神経筋疾患によることが多く，肺炎などを合併していない限り肺自体は正常である．

c ― 予後による判断

- 患者の意思やそれに対する家族の意見，併存疾患を含めた生命・神経学的予後，呼吸不全の原因疾患の可逆性，呼吸不全の原因に対する治療法の有無を検討する．
- 長期人工呼吸管理が必要と思われる場合は気管切開も検討する．気管挿管を拒否する場合や終末期患者では非侵襲的陽圧換気（noninvasive positive pressure ventilation：NPPV）が良い適応となる場合がある．

3　NPPVか，気管挿管か

- それぞれの利点，欠点を考慮して選択する（表2）．
- NPPVの利点としては，マスクをバンドで固定するため離脱，再装着が比較的容易であり，会話や経口摂取も可能である．圧迫感やエアリークに伴う不快感，接触部位の皮膚障害などの合併症はあるが，総じて苦痛は少なく鎮

> **ここがポイント**
> 血液ガスが正常でも人工呼吸を開始すべきときがある．血液ガスだけでなく全身状態をみて判断する

> **ここがポイント**
> 呼吸仕事量の増大，呼吸筋力の低下は人工呼吸器開始の目安

表2 NPPVと気管挿管下人工呼吸の適応，利点と欠点

	NPPV	気管挿管下人工呼吸
適応	・軽度～中等度の呼吸不全	・重症呼吸不全
利点	・比較的早期に開始可能 ・鎮痛・鎮静薬が不要 ・会話・経口摂取が可能	・確実な気道確保 ・気管内吸引が可能 ・最大気道内圧・PEEPをかけやすい
欠点	・気道確保が不確実 ・気管内吸引は不可能	・気管挿管に伴う合併症 ・鎮痛・鎮静薬が必要 ・VAPのリスク ・肺圧外傷(barotrauma)の可能性

PEEP：呼気終末陽圧，VAP：人工呼吸器関連肺炎．

痛・鎮静薬を必要としないことが多く，会話もできるため医療従事者や家族とのコミュニケーションも取りやすい．一時的に経鼻カニューレからの酸素投与に切り替え食事を摂ることも可能であり，QOLの面でもメリットがある．

- 一方，気道確保が不確実であるため，最大気道内圧やPEEPが高くなると消化管に送気される可能性が高くなり，横隔膜挙上による呼吸状態悪化，嘔吐につながるリスクがある．また，気管内吸引は不可能であり，気道分泌物を自力で喀出しづらい場合は不向きである．

- 気管挿管下人工呼吸は確実な気道確保ができるため，気道内圧調整や喀痰コントロールを行いやすい．しかし，気管挿管を行う際に挿管・換気困難，食道挿管，歯牙・軟部組織損傷，低酸素血症，嘔吐，低血圧(呼吸状態安定化や薬剤投与により交感神経系の緊張が低下するため)，不整脈，徐脈，心停止といった合併症を起こす可能性がある．注意深い麻酔方法の選択，愛護的な挿管操作，挿管・換気困難対策，応援を呼ぶなどの対策が必要となる．声帯のあいだを気管チューブが通るため苦痛が強く鎮痛・鎮静薬を必要とすることが多く，気道反射を抑制しうるため人工呼吸器関連肺炎(VAP)のリスクがある．高い気道内圧をかけられるがゆえに肺圧外傷(気胸，気縦隔)を起こすリスクが高い．

- PEEPは虚脱した肺胞を開き，換気を増加させることにより換気血流比不均衡やシャントを改善することで酸素化を改善する．

- ARDSの場合，PaO_2 55～80 mmHgを目標にFiO_2とPEEPを調整し，一般的に5～20 cmH$_2$O前後のPEEPを必要とする[3]．高い圧が必要と思われる場合，気管挿管で管理する．

a―NPPVの適応

- 一般的な適応と禁忌を**表3**[4,5]に示した．

b―気管挿管の適応

- これらのうちOとVについてはNPPVでも対応できる場合がある．
- M⇒mental stasus：Glasgow Coma Scale 8以下を基準とすることが多い．

▶VAP：ventilator-associated pneumonia

▶PEEP：positive end-expiratory pressure (呼気終末陽圧)

アドバイス
気管挿管の適応は「MOVES」と覚える！

表3　NPPVの適応，禁忌

適応	・呼吸困難が強い ・頻呼吸：閉塞性換気障害患者で＞24回/分，拘束性換気障害患者で＞30回/分 ・呼吸仕事量増加の徴候がある場合，補助呼吸筋の使用 ・$PaCO_2$＞45 mmHg，pH＜7.35 ・PaO_2/F_IO_2＜200
禁忌	**絶対禁忌** ・呼吸停止 ・マスクが顔に合わない ・頻回な嘔吐，上部消化管出血 ・気道閉塞 ・顔面外傷 ・患者が拒否 **相対禁忌** ・不安定な状態：ショック，コントロールできない心筋虚血・不整脈・上部消化管出血 ・興奮，協力を得られない状態 ・気道が保持できない ・嚥下障害 ・気道分泌物が多く，吸引などで対応できない ・多臓器不全 ・上気道・上部消化管手術後早期 ・進行性の重症呼吸不全 ・妊娠

(Nava S, et al. Lancet 2009；374：250-9[4]/Mas A, et al. Int J Chron Obstruct Pulmon Dis 2014；9：837-52[5]の内容をもとに作成)

　　　maintain airway：意識障害による舌根沈下，気道狭窄・閉塞．
- O⇒oxygenation：酸素化不良．
- V⇒ventilation：換気不良．
- E⇒expectoration：喀痰排出困難．
　　　expected course：評価の時点では許容範囲だが，今後，呼吸状態が悪化する可能性が高い場合．
- S⇒shock：脳循環不全による意識障害を起こしうる．酸素化・呼吸仕事量軽減目的．

C — いつNPPVから気管挿管へ移行するか

- NPPV装着後30分〜2時間までに判断する[6]．
- ▎**NPPV失敗の予測因子**[5]
- 開始前：ARDS，精神状態の変化，ショック，重症度スコア高値★3，大量の分泌物，極端な呼吸数増加，高濃度酸素投与下での低酸素血症．
- NPPV開始後：極端なエアリーク，同調不良，NPPV使用中の不快感．
- 60分後：呼吸数，pH，PO_2，PCO_2が改善しない，呼吸筋疲労の徴候．

（萩谷圭一，水谷太郎）

★3
Acute Physiology and Chronic Health Evaluation (APACHE) II score＞29

▶PO_2：
partial pressure of oxygen（酸素分圧）

▶PCO_2：
partial pressure of carbon dioxide（二酸化炭素分圧）

文 献

1) West JB. Respiratory Physiology: The Essentials. 7th ed. Philadelphia: Lippincott Williams & Wilkins; 2004. 堀江孝至, 訳. ウエスト呼吸生理学入門 疾患肺編. メディカル・サイエンス・インターナショナル; 2009. p.23-40.
2) 3学会合同呼吸療法認定士認定委員会テキスト編集委員会. 第19回3学会合同呼吸療法認定士講習会テキスト. 2014. p.336-9.
3) The Acute Respiratory Distress Syndrome Network. Ventilation with lower tidal volumes as compared with traditional tidal volumes for acute lung injury and the acute respiratory distress syndrome. N Engl J Med 2000; 342: 1301-8.
4) Nava S, Hill N. Non-invasive ventilation in acute respiratory failure. Lancet 2009; 374: 250-9.
5) Mas A, Masip J. Noninvasive ventilation in acute respiratory failure. Int J Chron Obstruct Pulmon Dis 2014; 9: 837-52.
6) Kikuchi T, et al. Protocal-based noninvasive positive pressure ventilation for acute respiratory failure. J Anesth 2011; 25: 42-9.

4章 人工呼吸中の管理

4-2 肺保護的換気法

はじめに

- 急性呼吸窮迫症候群（acute respiratory distress syndrome：ARDS[★1]）が初めて報告されたのは1967年のことで，死亡率が45％と非常に高く，またICUでよく遭遇する症候群として紹介された[1]．次第に，臨床だけでなく基礎研究でも集中治療分野における最優先課題へと発展していくのだが，当時，臨床・基礎研究を阻む大きな問題点は，ARDSの定義が定まっていなかったことにあった．

- 1994年にAmerican-European Consensus criteriaによって，ARDSは①急性発症，②X線上，両側肺浸潤影，③低酸素血症，④左心不全の否定，を満たすものとして定義された[2]．診断基準ができたことで，肺保護的換気法（lung-protective ventilation）に関するさまざまな臨床・基礎研究が精力的に行われるようになった．また，ARDS定義の変遷は別項を参照いただきたい．

- ARDSは病理組織学的にはdiffuse alveolar damageを呈し，肺全体に（浮腫のため）肺胞密度が上昇するが，不均一な胸膜圧／経肺圧分布のため腹側肺から背側肺にかけて不均一な肺含気分布を呈する[3]．仰臥位では，腹側肺領域は過膨張しやすく，背側肺領域は無気肺を形成する結果，正常肺はそのあいだの限られた領域に存在することになる（baby-lung concept）[4]．

- こうしたARDSの不均一な肺内含気分布の理解や人工呼吸器関連肺傷害（ventilator-associated lung injury：VALI）の理解が深まるにつれて，ARDSに対する人工呼吸管理の概念に大きな変化をもたらすことになる．つまり，人工呼吸管理の目的が，呼吸仕事量を最小限にしつつガス交換を最適化することから，VALIを最小限にしつつ生命を維持するために最低限のガス交換を保つことに変化したのである[5]．これがARDSに対する肺保護的換気法の始まりである．

- VALIを最小限にするために低1回換気量による肺保護的換気を行えば，高二酸化炭素血症になりやすく，たとえば頭蓋内圧亢進の危険性が増加するかもしれない．逆にガス交換を最適化させようと大きな1回換気量で換気すれば，VALIの危険性が増加するだろう．つまり何かを優先したければ別の何かを犠牲にする必要がある．以前は，間違いなく大きな1回換気量でガス交換の最適化を行っていたが，肺保護的換気法という概念の登場により，現在は低1回換気量を用いたVALIからの肺保護に，より大きな関心が移った[5]．

1 肺保護的換気法とは

- 今までにVALIを最小限にするためにさまざまな換気戦略が行われてきた．

[★1] ただし当時はacuteではなくadultであった．

▶ARDS定義の変遷については1章「1-1 急性呼吸窮迫症候群」(p.2) 参照

ここがポイント
ガス交換の最適化より，低1回換気量を用いたVALIからの肺保護がより重要

179

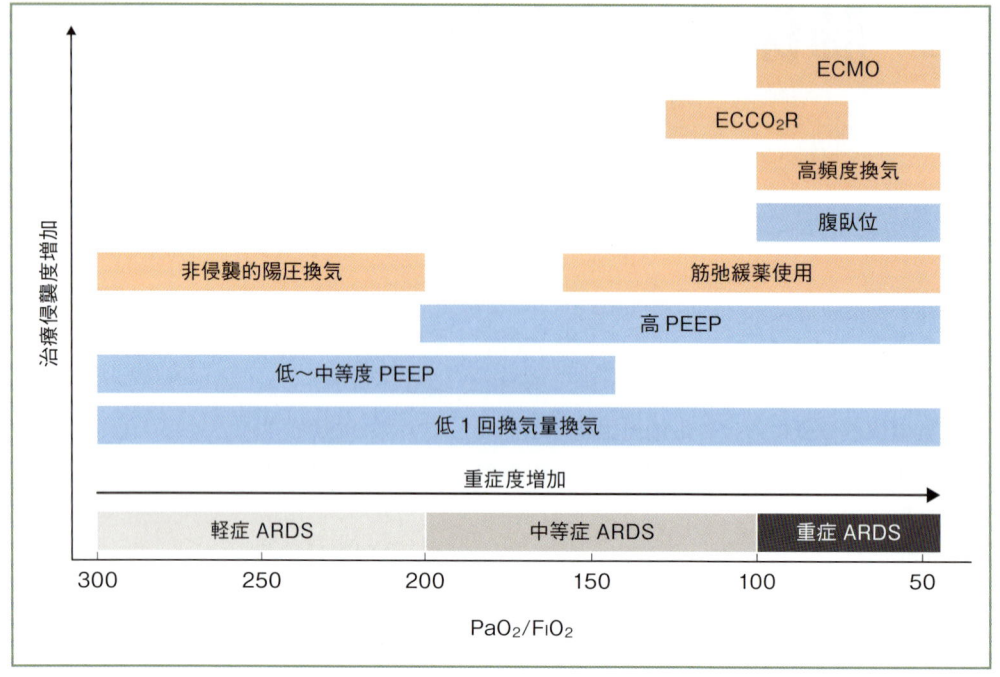

図1 Berlin定義によるARDS重症度に応じた治療選択肢

ARDS重症度に応じた肺保護的換気戦略を示している．低1回換気量，PEEPを基本に，より重症なARDSに対しては，筋弛緩薬併用，腹臥位療法併用，さらにはECMOを選択してよい．
$ECCO_2R$：extracorporeal CO_2 removal，ECMO：extracorporeal membrane oxygenation（体外式膜型人工肺）．

(Ferguson ND, et al. Intensive Care Med 2012；38：1573-82[11]より)

すなわち，高いstress（経肺圧）とstrain（肺安静位から換気量が加わった結果，肺がどれだけ変形したかを示す）に関連するbarotraumaとvolutraumaを防ぐための低1回換気量，低プラトー圧，低駆動圧（＝プラトー圧－PEEP，後述），呼吸ごとに繰り返される肺胞の開通と虚脱（tidal recruitment）に関連するatelectraumaを防ぐための高い呼気終末陽圧（positive end-expiratory pressure：PEEP）付加がその根幹である[6-8]．

- 低1回換気量法，低駆動圧とPEEP付加は，ARDSの重症度にかかわらず必須の肺保護的換気である．より重症ARDSの場合，肺保護的換気戦略を補助するものとして，重症ARDSに対する筋弛緩薬併用，腹臥位療法併用などがあげられる[9, 10]．Berlin定義によりARDSの重症度分類がなされた結果，このように重症度別にARDSに対する肺保護的換気戦略を行うことが可能となった（図1）[11]．

a―低1回換気量

- 上述のとおり，ARDSは不均一な胸膜圧／経肺圧分布のため腹側肺から背側肺にかけて不均一な肺含気分布を呈する結果，成人であっても換気に適した正常な肺容量が5歳前後の男子程度と非常に減少する（baby-lung concept）．

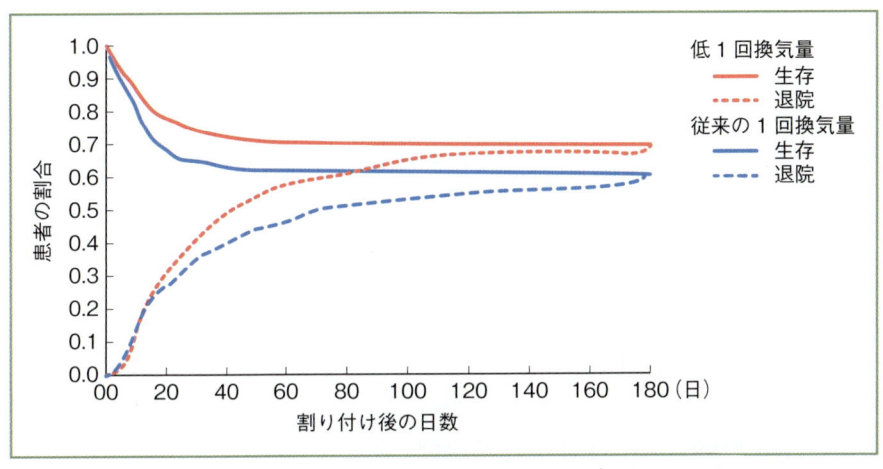

図2 低1回換気量（6 mL/kg）と従来の1回換気量（12 mL/kg）の生存曲線
低1回換気量（6 mL/kg）と低プラトー圧（≦30 cmH₂O）を用いた肺保護的換気戦略が，2000年ARDS Networkによる大規模無作為比較試験によっても確認された（1回換気量：6 mL/kg vs 12 mL/kg，死亡率：31% vs 39.8%，p=0.007）．

（ARDS Network. N Engl J Med 2000；342：1301-8[7] より）

すなわち，低1回換気量を用いることで比較的小さな正常肺領域の過膨張を防ごうという意味が込められている．

- 低1回換気量（6 mL/kg）と低プラトー圧（≦30 cmH₂O）を用いた肺保護的換気戦略が，VALIを最小限にすることでARDS患者の生命予後を改善させることが1998年ブラジルのAmatoらによって初めて報告され[6]，その後2000年にARDS Networkによる大規模無作為比較試験（RCT）によっても確認された（1回換気量：6 mL/kg vs 12 mL/kg，死亡率：31% vs 39.8%，p=0.007）（図2）[7]．これにより初めて，VALIの臨床における重要性（ARDSの患者予後に影響を与えているのかどうか）が確認された．**表1**と**表2**にARDSガイドラインやARDS Networkによる大規模RCTから推奨されるARDSに対する人工呼吸器設定をまとめた[7, 9, 10, 12]．

- ARDSに対して**表1**のような肺保護的換気法を行ったとき，われわれを悩ます状況がしばしば発生する．すなわち，（1回換気量を制限したために）pH<7.2を伴う呼吸性（混合性）アシドーシスが起こる場合と，（1回換気量を制限したが）プラトー圧が30 cmH₂Oを超えてしまう場合とである．

    - pH<7.2を伴うアシドーシスに対しては，①人工鼻から加温加湿器に変更するなど死腔を減らす努力をする，②呼吸回数を上限の35回/分，1回換気量を上限の8 mL/kgにする，③重炭酸ナトリウムの投与を行う．
    - プラトー圧が30 cmH₂Oを超えてしまう場合には，①1回換気量を4 mL/kgまで減量する，②PEEPを2 cmH₂Oずつ減量する．

このようなプロトコールがARDS患者を対象にした大規模RCTで使用されているので参考にしていただきたい[7, 9, 10]．

- さらに2000年ARDS Network臨床試験[7]の結果で強調しておきたい点は，生存率と酸素化能（PaO₂/FiO₂）は相関していないという結果である．1日目

▶PaO₂：
arterial oxygen tension（動脈血酸素分圧）

▶FiO₂：
fraction of inspiratory oxygen（吸入酸素濃度）

表1 ARDSに対する人工呼吸器設定──ARDS Networkによる推奨

呼吸器設定	目標	注意事項
1回換気量	6～8mL/kg以下	・実体重でなく，予想体重で計算することに注意 　予想体重（男性）＝50＋0.91×（身長cm−152.4） 　予想体重（女性）＝45.5＋0.91×（身長cm−152.4）
プラトー圧	30cmH₂O以下	・0.5～1秒吸気ホールドしたときの吸気圧
呼吸回数	6～35回/分	・pH 7.2～7.45になるように調節する
吸気：呼気時間比	1：1～1：2	
酸素化の目標	PaO_2：55～80mmHg （SpO_2：88～95％）	
PEEP/FiO_2	PEEP/FiO_2表に準じる	・表2を参照

PaO_2：動脈血酸素分圧，SpO_2：経皮的酸素飽和度，PEEP：呼気終末陽圧，FiO_2：吸入酸素濃度．

表2 PEEP/FiO_2表

PEEP (cmH₂O)	5	5	8	8	10	10	10	12	14	14	14	16	18	18～24
FiO_2	0.3	0.4	0.4	0.5	0.5	0.6	0.7	0.7	0.7	0.8	0.9	0.9	0.9	1.0

PEEP/FiO_2の組み合わせを示している．PEEP決定の際にARDS Networkで用いられている表である．
PEEP：呼気終末陽圧，FiO_2：吸入酸素濃度．

PaO_2/FiO_2：158±73 vs 176±76（1回換気量6mL/kg vs 12mL/kg, $p<0.05$），3日目PaO_2/FiO_2：160±68 vs 177±81（1回換気量6mL/kg vs 12mL/kg, $p<0.05$）というように，死亡率の低かった低1回換気量群のほうが酸素化能は低かった．結果的には，7日目になると12mL/kg群はより高いPEEPを必要とし，PaO_2/FiO_2：165±71 vs 164±88（1回換気量6mL/kg vs 12mL/kg, ns）と酸素化能に差がなくなってしまう．

- 短期的な酸素化能の改善のために大きな1回換気量を患者に与えたり[★2]，また不用意にFiO_2を上昇させたりすることは，決して患者の長期予後にはつながらない．ARDS Networkでは，PaO_2の目標は55～80mmHg（酸素飽和度88～95％）であり，FiO_2は可及的すみやかに高濃度酸素障害を防ぐために60％以下にするべきであるとしている．

- また低1回換気量群が予後を改善した理由は，低1回換気量（6mL/kg）によるものなのか，低プラトー圧（≦30cmH₂O）によるものなのかという議論があった．たとえば，プラトー圧30cmH₂O以下に制限すれば1回換気量制限は必要ないという議論である[13]．しかし，プラトー圧が30cmH₂O以下に制限できていたとしても1回換気量を制限することでさらに死亡率を減少させていたこと，またプラトー圧の上昇と死亡率の上昇に正の相関があることから，結果的には，どのプラトー圧であったとしても1回換気量は制限するべきだという結論に達している[14]．

▶ns：
not significant

★2
多くの場合，大きな1回換気量はtidal recruitmentを増加させ，酸素化能は一時的に改善する．

ここに注意
高1回換気量設定，不用意なFiO_2の上昇は患者の長期予後につながらない

b ― 低駆動圧(driving pressure)★3

- 上述の臨床研究の登場以降，VALIを引き起こすstressやstrainを制限するために，低1回換気量，低プラトー圧，高PEEPを基本とする肺保護的換気戦略がARDSに対する人工呼吸管理の標準治療となった．しかし，実際に患者をみている救急/集中治療医は，呼吸器設定時にしばしばジレンマに直面する．たとえば，PEEPを上げると同時にプラトー圧も上がってしまい，プラトー圧制限が困難になるという状況によく遭遇する．また，1回換気量，プラトー圧，PEEPがARDSの予後因子としてどれほど関与しているかは不明であった．

- ARDS患者では実際の換気に関与する正常肺の割合は激減しており(baby-lung concept)[4]，その程度を正確に表す指標は呼吸器系コンプライアンス(compliance of respiratory system：C_{RS})の低下である．AmatoらはARDSの予後因子として，体格で標準化されただけの1回換気量そのものよりも，1回換気量をC_{RS}で標準化した値，つまり"機能的"な肺のサイズで標準化した値(駆動圧：$\Delta P = $ 1回換気量$/C_{RS}$)のほうが優れているという仮説を立て解析した[8]．

- Amatoらの解析結果によれば，低1回換気量，低プラトー圧，高PEEPを基本とする肺保護的換気戦略の効果は，同時に駆動圧の低下を伴う場合にのみ認められていたことがわかった(Topics参照)．駆動圧は，1回換気量を"機能的"な肺のサイズで標準化した値であるので，換気に関与する正常肺(baby-lung)に加わる肺実質の変形をより直接的に示すと考えられる．そのために1回換気量や他の呼吸器パラメータよりも優れたARDSの予後因子と

★3
駆動圧＝プラトー圧－PEEP，いわゆる吸気圧のこと．

ここがポイント
高PEEPで，かつ駆動圧が低下する場合のみ肺保護効果が認められた

Topics どの呼吸器パラメータが無作為比較試験の結果に最も影響を与えたのか

Amatoらは，過去に行われた9つのRCTのARDS患者3,562例のデータを対象に，mediation analysisという統計手法を用いて，どの呼吸器パラメータ(1回換気量，プラトー圧，PEEP，駆動圧)がRCTの結果に最も影響を与えたのかを解析した．

結果，呼吸器パラメータの中で，駆動圧が最も強く生存率に関与していたことが明らかとなった．たとえ1回換気量やプラトー圧が正常上限以下に制限されていたとしても，駆動圧の増加は死亡率の増加に相関していた(相対リスク〈RR〉：1.36, 95% CI：1.17−1.58, $p<0.001$)(図3)[8]．またプラトー圧の上昇は，必ずしも死亡率の増加には関連がなく，高い駆動圧に伴う場合にのみ，死亡率の増加に相関していた．

つまり，PEEPを上げると同時にプラトー圧も上がってしまうような場合(駆動圧は一定)は，死亡率は増加しないのである(図4)[8]．逆にいえば，PEEPを上げても駆動圧が一定であれば，PEEPの肺保護効果(すなわち，死亡率の低下)は現れない．PEEPを上げて駆動圧が低下する場合にのみ，PEEPの肺保護効果が認められた(図4)[8]．

▶RR：
relative risk

▶CI：
confidence interval

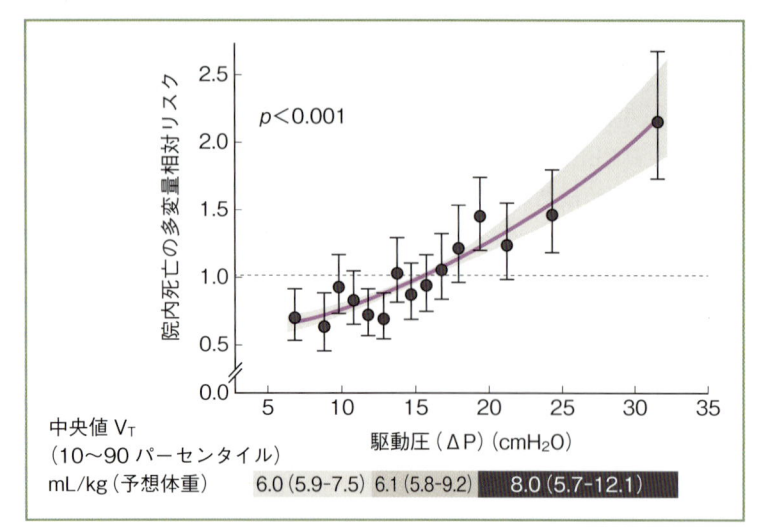

図3 院内死亡の相対リスクと駆動圧の関係

全1,249死亡事象を駆動圧の値で15の群に分けプロットしている（黒点）．すべての群の死亡平均リスクを1.0とし，それに対する各群の相対リスクが示されている．
1回換気量が正常上限以下（6.0〜8.0 mL/kg）に制限されていたとしても，駆動圧の増加は院内死亡リスクの増加に相関している．

（Amato MB, et al. N Engl J Med 2015；372：747-55[8]より）

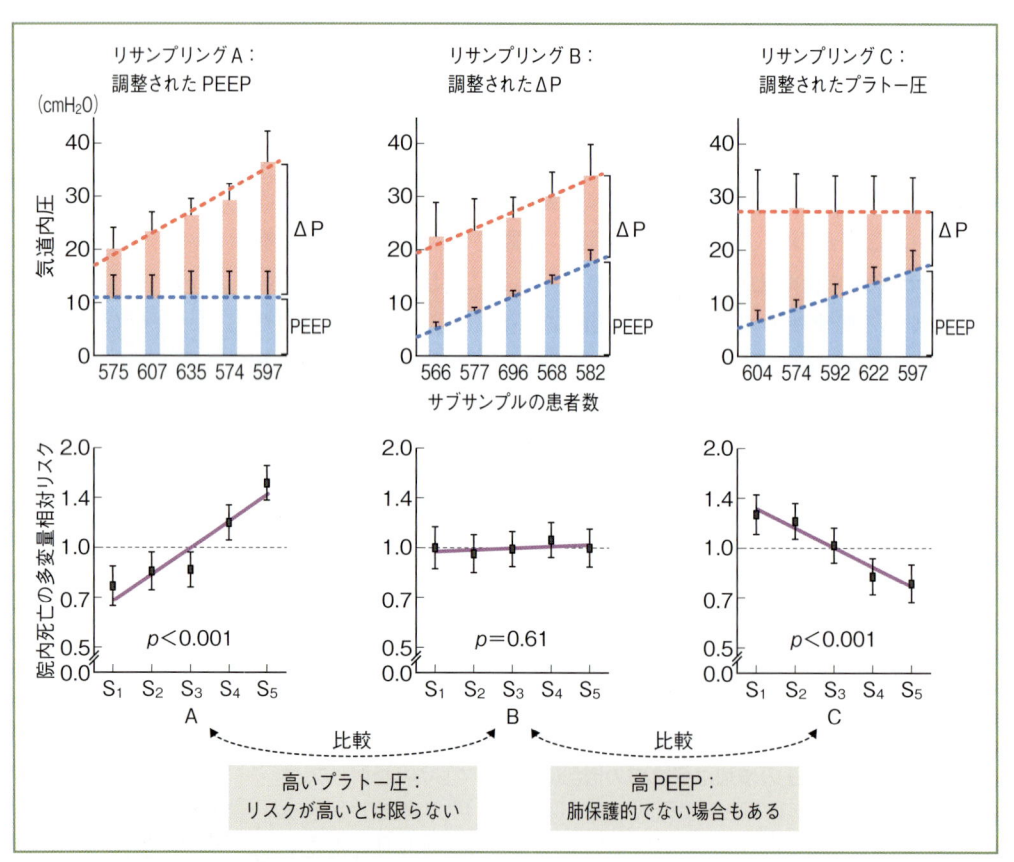

図4 多変量調節後の院内死亡の相対リスク

プラトー圧の上昇は，必ずしも死亡率の増加には関連がなく（中央の上下），高い駆動圧に伴う場合にのみ，死亡率の増加に相関していた（左の上下）．つまり，PEEPを上げると同時にプラトー圧も上がってしまうような場合（駆動圧は一定）は，死亡率は増加しないのである（中央の上下）．逆にいえば，PEEPを上げても駆動圧が一定であれば，PEEPの肺保護効果（すなわち，死亡率の低下）は現れない（中央の上下）．PEEPを上げて駆動圧が低下する場合にのみ，PEEPの肺保護効果が認められた（右の上下）．

（Amato MB, et al. N Engl J Med 2015；372：747-55[8]より）

なったのであろう．

- ただし注意すべき点は，強い呼吸努力がある場合は，人工呼吸器からの駆動圧だけでなく，横隔膜を含む呼吸筋の収縮による胸膜圧の低下が加わるために，駆動圧は，肺実質に対するstressを過小評価する[15]．その場合，駆動圧を超える圧（駆動圧＋胸膜圧の変化値）で肺実質が伸展されていることに注意が必要である．したがって，駆動圧を下げたものの患者の呼吸努力が強くなるような人工呼吸管理は本末転倒である．

c─PEEP

- PEEPの肺保護効果は呼気終末に肺胞の虚脱を防ぐことによって，tidal recruitmentによるatelectraumaを最小限にすることにある．過去に高PEEPと通常のPEEP（ARDS Networkの提示しているPEEP/FiO_2の表；**表2**）を比較した代表的な大規模臨床研究は3つある（ALVEOLI 2004, LOVES 2008, EXPRESS 2008）[16-18]．いずれもPEEPレベルによる予後の差を見いだせなかった．
- しかし，その後2010年のJAMAに発表されたこれら大規模臨床研究のメタ解析では，より重症なARDS患者（P/F比≦200 mmHg）においては，より高いPEEP（約15 cmH$_2$O）が院内死亡率とICU死亡率を低下させることを報告している[19]．PEEPの設定は確立された方法はないのが現状であるが，近年，呼気経肺圧に着目したPEEPの設定方法が注目されている[20]．
- 肺の虚脱は呼気の経肺圧★4で規定されている．とくに，胸壁コンプライアンスの低下したARDS患者（胸水貯留，腹水貯留，肥満，体幹熱傷，腹部コンパートメント症候群など）では，予想以上に胸膜圧の上昇を認め，結果として呼気時経肺圧が陰圧になっていることがある[21]．呼気経肺圧が陰圧，すなわち呼気肺胞伸展圧が陰圧，これは気道の閉塞や肺胞の虚脱を意味する．
- Talmorらは，肺胞の虚脱を防ぐためには，呼気経肺圧を0以上にするようなPEEPが必要という仮説のもと，単一施設でのRCTを行った[20]．結果，呼気経肺圧を0以上に保つようPEEPを調節した群のほうが，酸素化能の改善，呼吸器系コンプライアンスの改善を認めた．現在，多施設臨床研究が進行中であるので，その結果が待たれる[20]．

2 肺保護的換気法を補助する治療

- 上記3つの戦略，すなわち，低1回換気量，低駆動圧，PEEP付加が（重症度に関係なく）ARDSに対する肺保護的換気戦略の根幹である．次に，補助的に作用し肺保護的換気戦略を促進する治療を述べる．主に軽症ARDSに対する自発呼吸温存，重症ARDSに対する筋弛緩薬併用，重症ARDSに対する腹臥位療法併用などがあげられる[9,10]．

a─軽症ARDSに対する自発呼吸温存

- 肺保護的換気を促進させるため，人工呼吸管理中に自発呼吸を温存するかど

▶ALVEOLI：
Assessment of Low tidal Volume and increased End-expiratory volume to Obviate Lung Injury

▶LOVES：
Lung Open Ventilation Study

▶EXPRESS：
Positive End-Expiratory Pressure Setting in Adults with Acute Lung Injury and Acute Respiratory Distress Syndrome

★4 経肺圧

経肺圧（呼気時）＝PEEP－胸膜圧

▶経肺圧については，1章「1-6 人工呼吸器関連肺傷害」(p.52)参照

▶PEEPの詳細については，2章「2-4 呼気終末陽圧」(p.100)参照

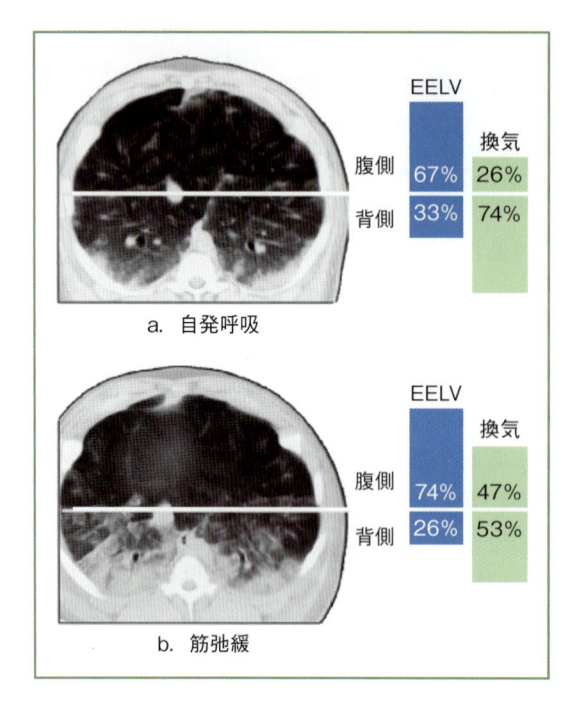

図5 肺CT含気/換気分布の違い——自発呼吸 vs 筋弛緩

ブタ急性肺傷害モデル（軽度ARDSモデル）に対して，人工呼吸管理中に自発呼吸を温存すると背側優位の換気パターン（緑色の換気：1回換気量の74%が背側に分布している〈a〉）となり，CT上も肺含気分布の改善を認める．

それに対し，自発呼吸を消失させると，換気分布は腹側にシフトし（緑色の換気：1回換気量の47%が腹側に分布している〈b〉），CT上も肺含気分布の悪化を認める．

これは，横隔膜の持続収縮（筋のトーヌス）消失により重力方向に胸膜圧が高くなる（1章「1-6 人工呼吸器関連肺傷害」の「腹腔臓器」〈p.53〉参照）だけでなく，横隔膜の周期的収縮（吸気時）消失により吸気時の経肺圧が低下するためである．

APRV：気道圧開放換気，EELV：呼気終末肺容量．

（Putensen C, et al. The impact of spontaneous breathing during mechanical ventilation. Curr Opin Crit Care 2006；12：13-8 より抜粋）

うかは長年議論されている．人工呼吸管理中の自発呼吸の役割に関しては，酸素化能の改善，ICU滞在日数および挿管期間の減少など自発呼吸の有用性を報告する研究がある[22-24]．一方で，重症ARDS患者に対する早期かつ短期間の筋弛緩薬投与がARDS患者の生存率を改善させるという相反する臨床結果が近年示された[9]．

自発呼吸温存の有用性

- 自発呼吸温存の利点は，呼吸筋の活動により呼吸サイクル中（吸気，呼気ともに），肺を取り囲む胸膜圧を低下させることで，経肺圧の増加・維持が可能なことである[25]．横隔膜の持続的筋緊張（筋のトーヌス）は，横隔膜を介して腹腔内圧が胸腔内に伝わり胸膜圧の上昇を引き起こすことを防ぐ．結果，呼気終末肺容量（EELV）を維持することが示されている[26]．麻酔薬による鎮静や筋弛緩は，健常者においてさえ400〜500 mLの呼気終末肺容量を減少させ，呼吸器系コンプライアンスの低下および背側肺を中心に無気肺を増加させることが示されている[26]．また，横隔膜の収縮による吸気中の経肺圧のcyclicな増加は，背側肺領域優位の換気を促す．このように，人工呼吸管理中に自発呼吸を温存することは，胸膜圧を持続的に低下させることにより，最も侵襲性の低い肺リクルートメント法であると考えられる[27]．

- 人工呼吸管理中の自発呼吸の温存は，軽症ARDSにおいてガス交換の改善とCT上含気分布の改善が報告されている（図5）[22-24, 28]．2001年，Putensenらは，外傷が原因の急性肺傷害患者（ARDSではない）を対象に臨床試験を行い，筋弛緩薬投与群に比べて，自発呼吸温存群は酸素化能の改善とICU滞在日数の低下を認めたと報告した[23]．

▶EELV：
end-expiratory lung volume

▶1章「1-6 人工呼吸器関連肺傷害」(p.52) 参照

- ここで強調しておくべき点は，自発呼吸温存の有用性を示す基礎/臨床研究のほとんどは自発呼吸努力が穏やかで軽症ARDSを対象に行われた，ということである．まず，軽症ARDSであるのでプラトー圧が比較的低く管理できていた．実際，過去24年間に行われたBIPAP/APRVのレビューをみても，BIPAP中のプラトー圧/高圧相が20cmH$_2$O未満であったことがわかる[29]．次に，軽症ARDSでは，おそらくpH，PaCO$_2$，PaO$_2$また呼気終末肺容量も比較的保たれていることから，自発呼吸を人工呼吸管理中に温存してもその呼吸努力が過度にならない．したがって，経肺圧の観点からみても，比較的低いプラトー圧と穏やかな呼吸努力の組み合わせ（低い駆動圧＋小さな陰圧の胸膜圧）が適度に吸気経肺圧を増加させ，肺リクルートメントに効果的に作用すると考えられる．

▸BIPAP：
biphasic positive airway pressure
▸APRV：
airway pressure release ventilation
▸PaCO$_2$：
arterial carbon dioxide tension（動脈血二酸化炭素分圧）

自発呼吸温存の害

- しかし自発呼吸温存は，①プラトー圧を制限していたとしても経肺圧の過度な上昇によりbarotraumaを引き起こす[28]，②1回換気量を制限していたとしてもpendelluft現象★5のために肺局所（背側領域）のvolutraumaを引き起こす可能性がある（図6）[13]．プラトー圧30cmH$_2$Oで管理中，横隔膜の収縮により，大きな陰圧の胸膜圧が−10cmH$_2$O発生したとすると，経肺圧は40cmH$_2$Oとなりbarotraumaは必発である．実際，ウサギ重症ARDSモデルにおいて，高いプラトー圧で管理中に強い自発呼吸を温存すると，病理組織学的肺傷害の悪化，CT上無気肺の増加が示されている[28]．
- また，こうした状況（高いプラトー圧，強い呼吸努力）は，呼吸器系コンプライアンスの低下と強い呼吸困難感を反映し，重症ARDSで起こりやすい[28]．さらに，1回換気量6mL/kg未満で人工呼吸管理中，強い自発呼吸努力のため発生したpendelluft現象によって引き起こされる背側肺のstretchは，筋弛緩時1回換気量15mL/kgで換気したときに引き起こされる背側肺のstretchに相当する[13]．
- このように肺保護的換気戦略中の自発呼吸温存は，ARDSの重症度が軽症であり，かつ自発呼吸努力を控えめにコントロールしない限り，VALIの危険性を減少させるためには効果的ではない．

★5 pendelluft現象（振り子空気現象）
傷害肺に自発呼吸を温存すると，人工呼吸器の吸気流量のほとんどが背側肺へ流入するだけでなく，吸気時に腹側肺から背側肺へ（胸膜圧の変化値に大きな圧較差が同時に生じるため：solid-like behavior）肺内の空気が移動する：吸気時に腹側肺が*deflate*し同時に背側肺が*inflate*するという現象．1章「1-6 人工呼吸器関連肺傷害」の図4（p.55）参照．

b—重症ARDSに対する筋弛緩薬併用

- 近年，重症ARDS（PEEP≧5cmH$_2$OでP/F比＜150mmHg）に対する早期かつ48時間の筋弛緩が，90日後生存率（ただし両群でベースラインのP/F比，プラトー圧，SAPS IIスコアを調節）を改善させるという臨床結果が示された[9]．興味深いことに，P/F比＜120mmHgとさらに重症のARDSでは，生存率を改善させる筋弛緩の効果はより強く直接的に示されている[9]．
- また，筋弛緩の効果は，酸素化能を改善し，その酸素化能を（筋弛緩後も）維持でき，血中および気管支肺胞洗浄中のサイトカインの減少も伴っていた[30, 31]．さらに，アメリカからの報告でも，重症敗血症（severe sepsis）で人工呼吸管理の患者に対する早期の筋弛緩の使用は，病院内の死亡率の低下

▸SAPS II：
2nd Simplified Acute Physiology Score

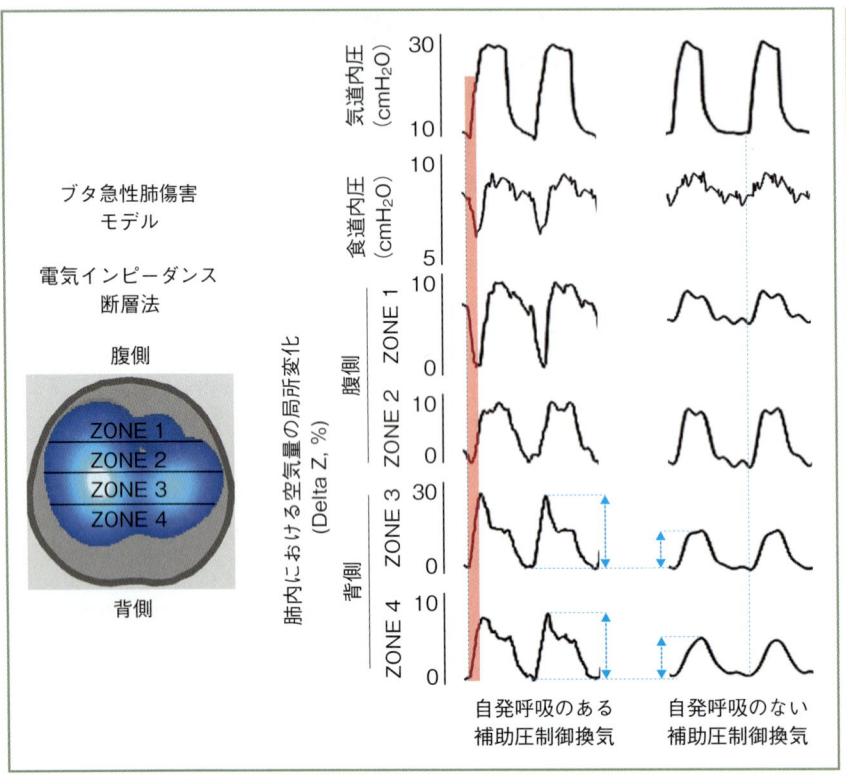

図6 pendelluft 現象
ZONE 1（腹側肺領域）からZONE 4（背側肺領域）までのelectrical impedance tomography（EIT）波形は，それぞれの肺領域での空気の動き（inflate〜deflate）を表す．ARDSに対する人工呼吸管理中に強い自発呼吸を温存する（食道内圧波形が吸気時に大きく低下：左波形の赤色部分）と，吸気時に腹側肺（ZONE 1）が deflate し同時に背側肺（ZONE 3と4）が inflate するというpendelluft現象が発生する．右波形は同じ人工呼吸器設定で筋弛緩をしたときである．左波形と比較し，ZONE 1からZONE 4まですべての肺領域で時相が一致して，吸気と呼気を繰り返している．自発呼吸温存時は，同じ1回換気量でも背側肺（ZONE 3と4）に入る空気の量（点線矢印）が，筋弛緩時に比べて，Pendelluft現象のために1.5〜2倍近く増加していることに注意．

（Yoshida T, et al. Am J Respir Crit Care Med 2013；188：1420-7[15]より）

と関連していることが明らかとなった[32]．

c ── その他，腹臥位療法など

- 別項で詳しく述べられているのでそちらを参照していただきたい．

▶4章「4-5 筋弛緩」(p.207) 参照

▶4章「4-6 腹臥位療法」(p.214) 参照

おわりに

- ARDSに対する人工呼吸管理は生命維持のためには必須であるが，基本的には傷害肺をさらに悪化させる─VALIを引き起こす─ということを認識してほしい．
- VALIの重要性が臨床研究で確認されてからまだ15年しか経過していない，すなわち肺保護的換気戦略はまだ歴史が浅いのである．この15年でわかってきたことは，低1回換気量，低駆動圧，PEEP付加が（重症度に関係なく）

アドバイス
肺保護的換気戦略の根幹は低1回換気量，低駆動圧，PEEP付加

ARDSに対する肺保護的換気戦略の根幹であるということ，ARDSの治療戦略は重症度別に考慮すべきであるということである．
- 今後は，不均一な換気分布を呈するARDS肺の局所情報をとらえるモニターの登場などによりさらに肺保護的換気法は発展していくと思われる．

(吉田健史)

文献

1) Ashbaugh DG, et al. Acute respiratory distress in adults. Lancet 1967；2：319-23.
2) Bernard GR, et al. The American-European Consensus Conference on ARDS. Definitions, mechanisms, relevant outcomes, and clinical trial coordination. Am J Respir Crit Care Med 1994；149：818-24.
3) Gattinoni L, et al. Prone position in acute respiratory distress syndrome. Rationale, indications, and limits. Am J Respir Crit Care Med 2013；188：1286-93.
4) Gattinoni L, Pesenti A. The concept of "baby lung". Intensive Care Med 2005；31：776-84.
5) Slutsky AS, Ranieri VM. Ventilator-induced lung injury. N Engl J Med 2013；369：2126-36.
6) Amato MB, et al. Effect of a protective-ventilation strategy on mortality in the acute respiratory distress syndrome. N Engl J Med 1998；338：347-34.
7) Ventilation with lower tidal volumes as compared with traditional tidal volumes for acute lung injury and the acute respiratory distress syndrome. The Acute Respiratory Distress Syndrome Network. N Engl J Med 2000；342：1301-8.
8) Amato MB, et al. Driving pressure and Survival in the Acute Respiratory Distress Syndrome. N Engl J Med 2015；372：747-55.
9) Papazian L, et al. Neuromuscular blockers in early acute respiratory distress syndrome. N Engl J Med 2010；363：1107-16.
10) Guérin C, et al. Prone positioning in severe acute respiratory distress syndrome. N Engl J Med 2013；368：2159-68.
11) Ferguson ND, et al. The Berlin definition of ARDS：An expanded rationale, justification, and supplementary material. Intensive Care Med 2012；38：1573-82.
12) 日本呼吸器学会ARDSガイドライン作成委員会．ALI/ARDS診療のためのガイドライン．第2版．東京：学研メディカル秀潤社；2010.
13) Eichacker PQ, et al. Meta-analysis of acute lung injury and acute respiratory distress syndrome trials testing low tidal volumes. Am J Respir Crit Care Med 2002；166：1510-4.
14) Hager DN, et al. Tidal volume reduction in patients with acute lung injury when plateau pressures are not high. Am J Respir Crit Care Med 2005；172：1241-5.
15) Yoshida T, et al. Spontaneous effort causes occult pendelluft during mechanical ventilation. Am J Respir Crit Care Med 2013；188：1420-7.
16) Brower RG, et al；National Heart, Lung, and Blood Institute ARDS Clinical Trials Network. Higher versus lower positive end-expiratory pressures in patients with the acute respiratory distress syndrome. N Engl J Med 2004；351：327-36.
17) Meade MO, et al；Lung Open Ventilation Study Investigators. Ventilation strategy using low tidal volumes, recruitment maneuvers, and high positive end-expiratory pressure for acute lung injury and acute respiratory distress syndrome：A randomized controlled trial. JAMA 2008；299：637-45.
18) Mercat A, et al；Expiratory Pressure (Express) Study Group. Positive end-expiratory pressure setting in adults with acute lung injury and acute respiratory distress syndrome：A randomized controlled trial. JAMA 2008；299：646-55.

19) Briel M, et al. Higher vs lower positive end-expiratory pressure in patients with acute lung injury and acute respiratory distress syndrome : Systematic review and meta-analysis. JAMA 2010 ; 303 : 865-73.
20) Talmor D, et al. Mechanical ventilation guided by esophageal pressure monitoring in acute lung injury. N Engl J Med 2008 ; 359 : 2095-104.
21) Sarge T, Talmor D. Targeting transpulmonary pressure to prevent ventilator induced lung injury. Minerva Anestesiol 2009 ; 75 : 293-9.
22) Wrigge H, et al. Spontaneous breathing improves lung aeration in oleic acid-induced lung injury. Anesthesiology 2003 ; 99 : 376-84.
23) Putensen C, et al. Long-term effects of spontaneous breathing during ventilatory support in patients with acute lung injury. Am J Respir Crit Care Med 2001 ; 164 : 43-9.
24) Hering R, et al. Effects of spontaneous breathing during airway pressure release ventilation on renal perfusion and function in patients with acute lung injury. Intensive Care Med 2002 ; 28 : 1426-33.
25) Akoumianaki E, et al. The application of esophageal pressure measurement in patients with respiratory failure. Am J Respir Crit Care Med 2014 ; 189 : 520-31.
26) Hedenstierna G, Edmark L. The effects of anesthesia and muscle paralysis on the respiratory system. Intensive Care Med 2005 ; 31 : 1327-35.
27) Keenan JC, et al. Lung recruitment in acute respiratory distress syndrome : What is the best strategy? Curr Opin Crit Care 2014 ; 20 : 63-8.
28) Yoshida T, et al. The comparison of spontaneous breathing and muscle paralysis in two different severities of experimental lung injury. Crit Care Med 2013 ; 41 : 536-45.
29) Rose L, Hawkins M. Airway pressure release ventilation and biphasic positive airway pressure : A systematic review of definitional criteria. Intensive care Med 2008 ; 34 : 1766-73.
30) Gainnier M, et al. Effect of neuromuscular blocking agents on gas exchange in patients presenting with acute respiratory distress syndrome. Crit Care Med 2004 ; 32 : 113-9.
31) Forel JM, et al. Neuromuscular blocking agents decrease inflammatory response in patients presenting with acute respiratory distress syndrome. Crit Care Med 2006 ; 34 : 2749-57.
32) Steingrub JS, et al. Treatment with neuromuscular blocking agents and the risk of in-hospital mortality among mechanically ventilated patients with severe sepsis. Crit Care Med 2014 ; 42 : 90-6.

4-3 ウィーニングと抜管基準

はじめに

- 人工呼吸からの離脱[★1]とは，離脱が可能と見込まれる患者をスクリーニングして自発呼吸トライアル（spontaneous breathing trial：SBT）を行い，抜管に至るまでの一連の過程である（図1）．
- 人工呼吸からの離脱に要する時間は人工呼吸期間の40％を占めており，離脱の遅れは人工呼吸期間を延長させ，最終的には人工呼吸器関連肺炎などの合併症の増加やICU在室日数の延長につながる．一方で拙速な離脱による再挿管もICU在室日数の延長や死亡率の上昇など転帰を悪化させることが知られている．したがって，適切な時期を見極め，安全かつすみやかに離脱を行うことが必要である．

1 離脱開始の基準

- 人工呼吸からの離脱は，SBTが実施可能かどうかをスクリーニングするところから始まる．その条件としては，まず人工呼吸の原因となった病態が改善していることが重要であり，次に酸素化と換気が十分かつ循環が安定していることが必要である．
- また意識・精神状態が良好で発熱がなく，代謝・電解質異常や貧血が是正されていることが望ましい．ただし，すべての条件を満たさずとも離脱が可能

[★1] weaningとdiscontinuation, liberation

人工呼吸からの離脱はしばしばウィーニング（weaning）とよばれる．これは従来，換気補助を段階的に減少させる方法がとられていたことに由来する．しかし離脱は必ずしも段階的に行う必要はなく，discontinuationやliberationという用語が用いられることが増えてきている．

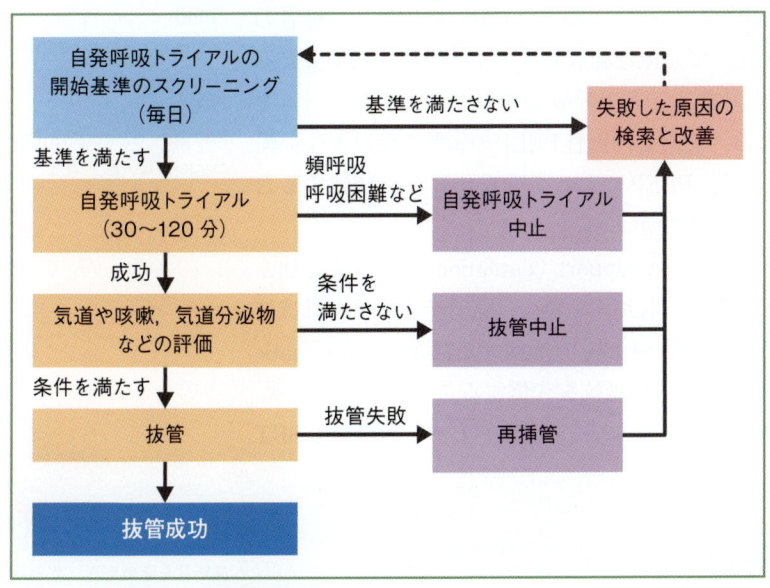

図1 人工呼吸からの離脱の流れ

表1 自発呼吸トライアルの開始基準

1. 呼吸不全の原因がある程度改善している証拠がある
2. 適切な酸素化（PEEP≦5～8cmH₂O，F₁O₂≦0.4～0.5でPaO₂/F₁O₂＞150～200mmHg）および適切なpH（≧7.25）
3. 血行動態が安定：急性心筋虚血がなく，臨床上明らかな低血圧がない状態（強心薬なしか，ドパミンあるいはドブタミン5μg/kg/分未満の低用量で使用）
4. 吸気努力を開始する能力がある

PEEP：呼吸終末陽圧，F₁O₂：吸入酸素濃度，PaO₂：動脈血酸素分圧．
（MacIntyre NR, et al. Chest 2001；120：375S-95S[1]より）

な場合もあり，患者の原疾患や経過によって判断することになる．表1にアメリカの呼吸関連3学会のガイドライン[1]でのSBTの開始基準を示す．

2 自発呼吸トライアル（SBT）

- SBTは人工呼吸器を外すか換気補助を最小限にした状態で，患者が自発呼吸に耐えられるかどうかを観察する試験である．SBTはTピースやCPAPモードで行うのが一般的であり，初回のSBTではどちらの方法でも大差はない．

a ― Tピースを用いる方法

- Tピースはt字形の呼吸回路であり，加湿したガスを一方から反対側に流し，途中の側孔に気管チューブを接続する構造になっている．SBTを行う場合は人工呼吸回路を外し，Tピースを接続した状態で患者に自発呼吸を行ってもらう．30分と120分のTピース試験で抜管の成功率，再挿管率，死亡率に差はなく[2]，120分以上実施する必要はない．

b ― CPAPモードを用いる方法

- 人工呼吸器に接続したままCPAPモード，PEEP 3～5cmH₂Oとし，患者の状態を観察する．Tピースと比べて急激な肺容量低下や呼吸仕事量増大が抑制できる，F₁O₂が正確に設定できる，人工呼吸器のモニター・アラームを利用できるといった利点がある．ただし内因性PEEPの影響を受けやすい慢性閉塞性肺疾患などの患者では，PEEPによって呼吸仕事量が軽減するため，SBTの評価が若干甘くなる可能性がある．
- CPAPモードには圧支持換気（pressure support ventilation：PSV）を付加することもあれば，しないこともある．付加する場合は気管チューブの抵抗に相当するとされる5～8cmH₂Oのサポート圧で補助する．ATC（automatic tube compensation）でも気管チューブの抵抗を代償することが可能であり，Tピース試験と比較して再挿管率に差はない[3]．CPAPモードの場合もSBTの実施時間はTピースと同じでよい．

c ― SBTの評価

- SBTの実施中は呼吸や循環への負荷が過大となる可能性があるため，酸素

▶CPAP：
continuous positive airway pressure（持続性気道内陽圧）

アドバイス
Tピースを用いてSBTを実施する場合，120分以上行う必要はない

▶PEEP：
positive end-expiratory pressure（呼気終末陽圧）

▶F₁O₂：
fraction of inspiratory oxygen（吸入酸素濃度）

ここに注意
SBTの失敗を示唆する臨床所見を認めたら，すみやかにSBTを中止する

表2 自発呼吸トライアル（SBT）の失敗を示唆する臨床所見

呼吸数	>35回/分が5分以上持続
SpO$_2$	<90%
心拍数	>140回/分，または20%以上の増減が持続
収縮期血圧	>180mmHg，または<90mmHg
症状	不快感，発汗

SpO$_2$：経皮的酸素飽和度．

（McConville JF, et al. N Engl J Med 2012；367：2233-9[4]より）

表3　抜管の条件

1. 自発呼吸トライアルに成功している
2. 上気道が確保されている
3. 咽頭・喉頭の機能が保たれている
4. 気道分泌物が多量でない
5. 十分な咳嗽がある
6. 意識・精神状態が安定している

化だけでなく呼吸数や呼吸様式，心拍数，血圧などを慎重に観察する必要がある．**表2**[4]のようなSBTの失敗を示唆する臨床所見を認めた場合は，SBTをすみやかに中止しなければならない★2．

- 人工呼吸からの離脱を正確に予測する指標はないが，呼吸数（回/分）を1回換気量（L）で除算したrapid shallow breathing index（<105）は信頼度が高いとされる[5]．呼吸困難がなくSBTに成功すれば抜管を考慮することになる．

d—SBTに失敗した場合

- SBTに失敗した場合は，その原因を検討しなければならない．SBT失敗の原因としては呼吸負荷の増大や呼吸筋力の低下，ガス交換の障害のほかに，神経系や循環器系，精神的な要因などがある．栄養状態も呼吸筋低下に影響する．原因を改善したら再度SBTを実施する．段階的なウィーニングによる予後の改善効果は証明されていない．改善可能な原因すべてに対処してもSBTに失敗する場合には気管切開が必要かもしれない．
- 離脱の遷延に関与する危険因子としては，ICU入室時の重症度が高いこと，初回のSBTまでの人工呼吸期間が長いこと，原疾患が慢性肺疾患や肺炎であること，SBT直前のPEEPが高いこと，などがあげられている[6]．

3　抜管

a—抜管の条件

- SBTに成功したら抜管を考慮することになるが，抜管にはSBTだけでなく，気道が開存し咽喉頭の機能が保たれていること，十分な咳嗽があることなども条件であり（**表3**），実際にはそれらを合わせて判断する．
- 抜管後の上気道閉塞は長期挿管や繰り返しの挿管，挿管時の損傷，太い気管チューブ，女性などが危険因子とされる．
- 気道の開存性は，気管チューブのカフを虚脱させてリークを確認することにより評価できる（カフリーク試験）．量制御換気（VCV）でカフを虚脱させて，リーク量が1回換気量の12〜17%未満だった場合には上気道閉塞のリスクが高い[7,8]★3．

★2
それ以上の継続は患者を疲弊させ，呼吸筋疲労を増悪させる．

アドバイス
SBTに失敗した場合は原因を検討しなければならない

▶VCV：volume controlled ventilation

★3
上気道閉塞の高リスク患者では抜管前のステロイドの投与により再挿管率を軽減できる可能性がある[9]．

- 気道分泌物の量を定量的に評価することは難しいが，2時間ごとよりも頻回に吸引が必要な場合には多量と考えられる．咳嗽の強さの指標としてはpeak cough flowがあり，60L/分が抜管成功の目安と報告されている[10,11]．

b ― 再挿管

- 抜管の条件を満たしていても必ず抜管に成功するとは限らず，10〜20％の患者は失敗するとされている．抜管はできるだけ人出の多い時間帯に再挿管の準備をしたうえで行い，抜管後しばらくのあいだは呼吸や循環の状態を慎重に観察する必要がある．
- 抜管失敗の原因には呼吸不全，上気道閉塞，不十分な咳嗽，誤嚥，心不全などがある．一度呼吸筋疲労を起こすと回復には25時間要するとされており[12]，再挿管となった場合には，いったん十分な換気補助を行って患者を休息させる．そして原因を検討して改善し，再度の離脱を目指す．

4 人工呼吸からの離脱を促進する方法はあるのか？

a ― プロトコルによる離脱と鎮静の中断，早期離床

- 人工呼吸離脱プロトコルは医師以外の医療従事者でも使用可能であり，プロトコルを使用しない場合よりも人工呼吸期間やICU在室日数が短縮する[13]．十分な経験をもつ医師による離脱との比較では差はないとする報告もあるが，open ICUのようにICU専従医のいない状況では有用と考えられる★4．
- また持続鎮静を1日に1回中断もしくは減量することにより過鎮静が防止され，人工呼吸期間が短縮する．早期のリハビリテーションも人工呼吸器期間やICU在室日数が短縮するとされている．

b ― 人工呼吸モード

▶ SIMV (synchronized intermittent mandatory ventilation)
- SIMVは強制換気と自発呼吸が混在する換気モードであり，呼吸仕事量は強制換気の回数に依存する．人工呼吸からの離脱に使用する場合は強制換気の回数を2〜3回/分ずつ減らし，最終的に4〜5回/分にする．ただしTピースやPSVなどと比べて離脱に要する時間が長いとされ[15,16]，離脱のためのモードとしては適していない．

▶ PAV (proportional assist ventilation) とNAVA (neurally adjusted ventilatory assist)
- PAVとNAVAはいずれも患者の呼吸努力に比例した換気補助を行う換気モードである．PAVではコンプライアンスと気道抵抗（resistance）から求めた患者の吸気筋力を指標として換気補助を行うのに対し，NAVAでは患者の横隔膜の電気活動を指標にして換気補助を行うという違いがある．いずれも人工呼吸器との同調性に優れているのが特徴である．
- PAVで求められる呼吸仕事量やNAVAにおける横隔膜の電気活動は離脱の

★4
人工呼吸器離脱に関する3学会合同プロトコル（日本集中治療医学会，日本呼吸療法医学会，日本クリティカルケア看護学会）[14]などを参考に，施設に応じて作成するとよい．

▶4章「4-4 鎮静，鎮痛」（p.197）参照

▶3章「3-3 proportional assist ventilation (PAV)」（p.152），「3-4 neurally adjusted ventilatory assist (NAVA)」（p.159）も参照

際の指標となる可能性があるが，現時点では離脱においてこれらの換気モードがSBTよりも有用であることを示唆する証拠はない[17]．

▶ SmartCare® とASV（adaptive support ventilation）

- SmartCare® とASVは呼吸数や1回換気量，呼気終末二酸化炭素分圧などを指標としてPSVや圧制御換気（PCV）の圧を自動的に調節する換気モードであり，換気補助が最低限となれば離脱が可能と判断される．離脱プロトコルを内蔵した換気モードともいえる．
- これらの換気モードは離脱に要する期間と人工呼吸期間，ICU在室日数を短縮するとされているが[18]，離脱が比較的容易な患者が対象となっており，それ以外の患者における証拠は不十分である．現時点では対象患者を見極めたうえで使用する必要がある．

▶PCV：pressure controlled ventilation

アドバイス
SmartCare® とASVは対象患者を見極めて使用する

c — 非侵襲的陽圧換気とhigh-flow nasal cannula

▶ 非侵襲的陽圧換気（NPPV）

- 非侵襲的陽圧換気（noninvasive positive pressure ventilation：NPPV）は抜管後も換気補助を継続できるのが利点であり，NPPVを使用した早期の離脱や抜管後の再挿管回避が期待される．NPPVは死亡率や再挿管率を低下させ，ICU在室日数を短縮する[19]．これらの対象患者は主に慢性閉塞性肺疾患であり，離脱に難渋し，気道分泌物が少ない症例ではNPPVを考慮してもよいと考えられる．

▶ high-flow nasal cannula（HFNC）

- HFNCは加湿した高流量のガスを経鼻カニューレから投与する方法であり，軽度のPEEPや呼吸仕事量の減少の効果がある．HNFCを抜管後に使用することにより，従来の酸素療法と比べて再挿管率[20]やNPPVの導入率[21]を低下させたとする小規模の研究はあるものの，結果にばらつきがあり評価は定まっていない．またNPPVと比較した研究はない．

▶HFNCについては，「ハイフローセラピー（HFT）」（p.18）参照

おわりに

- 人工呼吸からの離脱は患者のスクリーニング，SBT，抜管という流れで行われる．スクリーニングによりSBTの開始基準を満たした患者にはすみやかにSBTを行い，SBTに成功したら上気道や咳嗽の評価を行ったうえで抜管に進む．各段階で離脱に失敗した場合はその原因を検討し，改善することが必要である．

（小野寺睦雄）

文 献

1) MacIntyre NR, et al. Evidence-based guidelines for weaning and discontinuing ventilatory support：A collective task force facilitated by The American College of Chest Physicians；The American Association for Respiratory Care；And the American College of Critical Care Medicine. Chest 2001；120：375S-95S.

2) Esteban A, et al. Effect of spontaneous breathing trial duration on outcome of attempts to discontinue mechanical ventilation. Spanish Lung Failure Collaborative Group. Am J Respir Crit Care Med 1999 ; 159 : 512-8.
3) Haberthur C, et al. Extubation after breathing trials with automatic tube compensation, T-tube, or pressure support ventilation. Acta anaesthesiol Scand 2002 ; 46 : 973-9.
4) McConville JF, Kress JP. Weaning patients from the ventilator. N Engl J Med 2012 ; 367 : 2233-9.
5) Yang KL, Tobin MJ. A prospective study of indexes predicting the outcome of trials of weaning from mechanical ventilation. N Engl J Med 1991 ; 324 : 1445-50.
6) Penuelas O, et al. Characteristics and outcomes of ventilated patients according to time to liberation from mechanical ventilation. Am J Respir Crit Care Med 2011 ; 184 : 430-7.
7) Miller RL, Cole RP. Association between reduced cuff leak volume and postextubation stridor. Chest 1996 ; 110 : 1035-40.
8) Jaber S, et al. Post-extubation stridor in intensive care unit patients. Risk factors evaluation and importance of the cuff-leak test. Intensive Care Med 2003 ; 29 : 69-74.
9) François B, et al. 12-h pretreatment with methylprednisolone versus placebo for prevention of postextubation laryngeal oedema : A randomised double-blind trial. Lancet 2007 ; 369 : 1083-9.
10) Salam A, et al. Neurologic status, cough, secretions and extubation outcomes. Intensive Care Med 2004 ; 30 : 1334-9.
11) Su WL, et al. Involuntary cough strength and extubation outcomes for patients in an ICU. Chest 2010 ; 137 : 777-82.
12) Travaline JM, et al. Recovery of PdiTwitch following the induction of diaphragm fatigue in normal subjects. Am J Respir Crit Care Med 1997 ; 156 : 1562-6.
13) Blackwood B, et al. Protocolized versus non-protocolized weaning for reducing the duration of mechanical ventilation in critically ill adult patients. Cochrane Database Syst Rev 2014 ; (5) : CD006904.
14) 日本集中治療医学会，日本呼吸療法医学会，日本クリティカルケア看護学会．人工呼吸器離脱に関する3学会合同プロトコル．http://square.umin.ac.jp/jrcm/contents/guide/page08.html
15) Brochard L, et al. Comparison of three methods of gradual withdrawal from ventilatory support during weaning from mechanical ventilation. Am J Respir Crit Care Med 1994 ; 150 : 896-903.
16) Esteban A, et al. A comparison of four methods of weaning patients from mechanical ventilation. Spanish Lung Failure Collaborative Group. N Engl J Med 1995 ; 332 : 345-50.
17) Teixeira SN, et al. Comparison of Proportional Assist Ventilation Plus, T-Tube Ventilation, and Pressure Support Ventilation as Spontaneous Breathing Trials for Extubation : A Randomized Study. Respir Care 2015 ; 60 : 1527-35.
18) Rose L, et al. Automated versus non-automated weaning for reducing the duration of mechanical ventilation for critically ill adults and children. Cochrane Database Syst Rev 2014 ; 6 : CD009235.
19) Burns KE, et al. Noninvasive ventilation as a weaning strategy for mechanical ventilation in adults with respiratory failure : A Cochrane systematic review. CMAJ 2014 ; 186 : E112-22.
20) Maggiore SM, et al. Nasal high-flow versus Venturi mask oxygen therapy after extubation. Effects on oxygenation, comfort, and clinical outcome. Am J Respir Crit Care Med 2014 ; 190 : 282-8.
21) Testa G, et al. Comparative evaluation of high-flow nasal cannula and conventional oxygen therapy in paediatric cardiac surgical patients : A randomized controlled trial. Interact Cardiovasc Thorac Surg 2014 ; 19 : 456-61.

4-4 鎮静，鎮痛

1 人工呼吸中の鎮静，鎮痛の目的

- 学術論文や日常臨床会話において，鎮静（sedation）が示す概念は一定ではない．狭義には鎮静は催眠，抗不安，健忘の3要素から構成され鎮痛（analgesia）を含まない．多くの場合，鎮静は催眠との関連が強く，全身麻酔での鎮静作用のように催眠とほぼ同義に使用されることもある．
- 広義には鎮痛を含めて患者の苦痛を和らげ，安定させるものとして用いられる．近年話題となった鎮痛を重視した鎮静（analgo-sedation）はその例であるし，臨床会話でも「患者を鎮静する」，「セデーションする」などと使用されるときは，鎮痛を含める場合が多い．
- 本項では，「鎮静」を狭義に用いることを原則とするが，広義の「鎮静」の混在が避けられない箇所もあるため，文脈から判別していただきたい．
- 人工呼吸中には鎮痛，鎮静は不可欠である．わが国で作成されたガイドラインは2007年の日本呼吸療法医学会の「人工呼吸中の鎮静ガイドライン」[1]が最初のものであり，成人重症患者を広く対象としたものである．
- 2013年のアメリカ集中治療医学会（Society of Critical Care Medicine）の新たなガイドライン "Clinical practice guidelines for the management of pain, agitation, and delirium in adult patients in the intensive care unit"[2]は，タイトルが示すように疼痛（Pain），不穏（Agitation），せん妄（Delirium）の病態管理を目的とする内容で，3つの頭文字から2013 PAD guidelinesとよばれている．疼痛を管理する鎮痛，不穏を管理する鎮静に加えて，せん妄の管理が重要視されていることが特徴である．
- 日本集中治療医学会は2013 PAD guidelinesの理念を踏襲しながら，わが国の実情を反映させた「日本版・集中治療室における成人重症患者に対する痛み・不穏・せん妄管理のための臨床ガイドライン」[3]を2014年に発表した．日本版のガイドラインはJapanese-PADガイドライン（J-PAD）とよばれ，J-STAGEから無料で入手できる★1のでご一読いただきたい．
- これらのガイドラインが示すものに，鎮静が臓器や細胞に及ぼす影響に関して近年明らかになった研究結果を加えて，鎮痛，鎮静の目的を**表1**にまとめた．鎮痛，鎮静の目的は患者の苦痛の緩和と安全の確保と，治療効果向上と予後改善を骨子とする．これらの目的を解説する形式で本項を記述する．

★1
https://www.jstage.jst.go.jp/article/jsicm/21/5/21_539/_pdf

2 疼痛の管理

- かつては人工呼吸中には，呼名や刺激に反応しないような深い鎮静が多用されたが，現在はできる限り浅い鎮静レベルが推奨されるようになった[2,3]．

表1　鎮静，鎮痛の目的

1. 患者の苦痛緩和と安全確保	2. 治療効果向上と予後改善
a. 疼痛の管理 　・気管チューブの刺激緩和 　・気管内吸引の苦痛緩和 　・創部痛の緩和 b. 興奮の管理 　・不安の緩和 　・長期臥床のストレス緩和 　・夜間睡眠の促進 　・侵襲的処置時や筋弛緩薬投与時の意識消失 c. せん妄の管理 　・自己抜去の防止 　・認知機能の維持	a. 酸素消費量の抑制 　・呼吸仕事量抑制 　・心仕事量抑制 b. 換気改善と圧外傷抑制 　・人工呼吸器との同調性改善 　・過剰な呼吸ドライブ抑制 c. 臓器，細胞の保護 　・過剰な交感神経活動抑制 　・腎機能保護 　・免疫細胞保護

　深い鎮静レベルで管理するとICU滞在期間や入院期間が延長することは以前から複数の研究で明らかにされていたが，最近の多施設前向き研究によって，人工呼吸開始早期の深鎮静により死亡率が増加することも示された[4]．浅い鎮静レベルを実現する前提として，適切な疼痛の管理が必須となった．以前に比べて鎮痛の重要性が大きくなったといえる．

> **ここがポイント**
> 浅い鎮静レベルを実現する前提として，適切な疼痛管理が必須

a ― 疼痛の評価

- 人工呼吸中には，気管チューブや胸腔チューブの刺激や気管内吸引の処置の侵襲を受ける．それに加えて外傷患者や手術後症例では創部痛が存在しうる．医療者は，すべての人工呼吸患者は常時，痛みを感じていることを前提に診療を行う必要がある．疼痛を評価することが，疼痛の管理の第一歩である．

自己申告できる場合

- 疼痛は主観的に感じるもので，患者が申告して初めて存在するため，患者自身の疼痛の評価がゴールドスタンダードである．患者が疼痛を自己申告できる場合は，numerical rating scale（NRS）またはvisual analogue scale（VAS）を用いる．
- NRSは痛みを0～10の11段階に分け，痛みがまったくないのを0，考えられる中で最悪の痛みを10として，痛みの点数を口頭ないしは目盛りの入った線上に示してもらう方法である．VASは一端が「まったく痛まない」，他端が「これ以上ない痛み，もしくは想像しうる最大の痛み」を配した10cmのスケールに現在の痛みがどこに相当するかを患者に記してもらう方法である．ともに痛み対策の目標スコアを3未満とし，3を超えると患者に有意な痛みが存在することを示しており，鎮痛薬の開始，増量などの介入が必要となる．
- NRSとVASはともに優れた疼痛評価ツールであるが，VASは患者への事前の説明や教育が必要となるので，人工呼吸中の患者にはNRSのほうが適し

> **アドバイス**
> 患者による疼痛評価にはNRSかVASを用いる

表2 Behavioral Pain Scale (BPS)

項目	説明	スコア
表情	穏やかな 一部硬い（たとえば，まゆが下がっている） まったく硬い（たとえば，まぶたを閉じている） しかめ面	1 2 3 4
上肢	まったく動かない 一部曲げている 指を曲げて完全に曲げている ずっと引っ込めている	1 2 3 4
呼吸器との同調性	同調している 時に咳嗽，大部分は呼吸器に同調している 呼吸器とファイティング 呼吸器の調整がきかない	1 2 3 4

（日本集中治療医学会J-PADガイドライン作成委員会．日集中医誌 2014；21：539-79[3]）より）

ている．

自己申告できない場合

- 患者が痛みを自己申告できない状況で，心拍数，血圧，呼吸数などバイタルサインの変動を疼痛の評価に使用することは，疼痛の存在を示唆する手がかりにはなるが信頼性に乏しい．この場合の疼痛評価ツールとしてBehavioral Pain Scale (BPS)（表2）とCritical-Care Pain Observation Tool (CPOT)の使用が推奨できる．
- とくにBPSは信頼性も検証されており，3項目と簡便であるので使用しやすい．BPS＞5では，患者に有意な痛みが存在すると考え鎮痛処置を行う必要がある．BPS 5以下でも痛みの存在を完全に否定することはできないので，患者を注意深く観察することが重要である．

b — 鎮痛薬

- 痛みの対処としては鎮痛薬の投与が実際的であり，オピオイドの持続静脈投与が頻用される．μオピオイド受容体作動薬の共通の副作用として，呼吸数減少を主とする換気抑制作用，消化管運動抑制作用，免疫細胞抑制作用，せん妄誘発作用があり，長期大量投与すると急性耐性や投与終了後の離脱症状を発現することがある．
- オピオイドの副作用を軽減するために，人工呼吸中の鎮痛をオピオイドのみに頼らず，他系統の薬剤を併用することが望ましい．そのなかでも，後述するデクスメデトミジンは良質の鎮静を実現できるのに加え，弱いながらも鎮痛作用を兼ね備えてオピオイド必要量を削減できるので鎮痛，鎮静の基本薬剤として利用することを推奨する．

強オピオイド

- 鎮痛薬の中では，オピオイドμ受容体完全作動薬である強オピオイドが第一選択となる．強オピオイドは，オピオイドμ受容体に強い親和性をもち，用

> **アドバイス**
> 患者が痛みを自己申告できない場合は，簡便なBPSとCPOTが推奨される

量依存性に最大鎮痛効果を発揮することができる．精神依存性，身体依存性があるために麻薬に指定され，取り扱いが煩雑であるがゆえに必要な症例への使用が制限されることもある．

フェンタニル

- わが国をはじめ諸外国において，人工呼吸中の鎮痛に最も広く使用されている標準的な強オピオイドである．全身麻酔用鎮痛薬として使用が始まり，次第に集中治療領域で利用されるようになったが，効能・効果に術後疼痛などの激しい疼痛が追加され，集中治療領域に適応が拡大されたのは2004年とさほど昔ではない．
- 成人では投与速度10〜50μg/時で開始する．脂溶性が高く分布容積が大きいので投与時間が長期になると大量のフェンタニルが蓄積する．その結果，当初は4時間程度である代謝半減期が，投与期間に依存して延長する．とくに主な代謝臓器である肝臓の機能が低下した症例では，代謝半減期が著しく延長することを考慮する．フェンタニルのみで十分な鎮痛を得ようとすると高用量となるので，デクスメデトミジンをはじめとする鎮痛補助薬を併用して使用量を削減する工夫が必要である．

レミフェンタニル

- レミフェンタニルはフェンタニルと同等の薬理作用をもつが，血液中および組織内非特異的エステラーゼによりエステル分解されるので薬物動態は肝機能，腎機能に影響されない．持続投与後の代謝半減期は12〜16分とフェンタニルに比べて格段に短く，分布容積も小さいので蓄積性がない．侵襲的な処置など疼痛レベルの変動に合わせて鎮痛作用を調節する症例には，最適なオピオイドである．
- 近年analgesia based sedation, analgo-sedation, analgesia first sedationなど，さまざまな呼称で提唱される鎮痛を重視した鎮静法では，レミフェンタニルはきわめて有用である．とくに毎日の処置の疼痛が激しい熱傷症例や他のオピオイド代謝が遅い肝不全患者では，レミフェンタニルを使用しなければ適切な鎮痛は困難である．初回投与速度は1〜4μg/kg/時程度で持続静脈投与を開始し，効果を評価して適宜増減し適切な投与速度を決定する．

> **ここがポイント**
> 鎮痛を重視した鎮静法ではレミフェンタニルがきわめて有用

- レミフェンタニルを使用する際には，特有の留意点がある．レミフェンタニルを投与する輸液ルートが閉塞と再開通を繰り返す場合など流速が不安定であると，意に反してレミフェンタニルがボーラス投与されて血中濃度が急上昇する結果，自発呼吸が停止することがある．レミフェンタニルは気道確保され，陽圧人工呼吸のバックアップがある状態でのみ使用し，気道確保されていない自発呼吸患者では使用すべきでない．

> **ここに注意**
> レミフェンタニルは気道確保されていない自発呼吸患者には使用すべきでない

- またレミフェンタニルは容易に高用量を投与することができるので，長期大量投与から短時間で中止するとオピオイド離脱症状を発症する．対策として緩徐に投与速度を減少したりフェンタニルやトラマドールなど長時間作用性のオピオイドに切り替えたりする，などの工夫が必要となる．
- わが国では，レミフェンタニルは全身麻酔における鎮痛のみが効能・効果

で，集中治療や人工呼吸下での使用は適応外である．しかしイギリスでは2002年に，またEU諸国においても集中治療領域での使用はすでに認可されており，内外の鎮静ガイドライン[2,3]でも集中治療での鎮痛薬として紹介されている．先進諸国で広く使用され薬理学的にも適切で，国際的なガイドラインでも認められた薬剤の使用方法は，わが国では適応外であっても臨床使用は許容されると考える．

モルヒネ

- 古典的な強オピオイドであるが，ヒスタミン遊離作用があり代謝産物のグルクロン酸抱合体も活性をもつ．また肝障害・腎障害症例では排泄が遅くなり体内に蓄積する．人工呼吸中の鎮痛薬として利点が乏しく，ほとんど使用されなくなった．

▶ その他のオピオイド

トラマドール

- トラマドールは，フェノール誘導体代謝産物であるM1がトラマドールの約2倍の力価をもつ主作用物質であるが，いずれもμオピオイド受容体との親和性が低い弱オピオイドである．トラマドールは天井効果を認めないので分類上はμ受容体完全作動薬であるが，副作用の発現などの理由で大量投与しないので臨床的には部分作動薬に近い存在である．
- トラマドールとM1は，μオピオイド受容体刺激以外に，ノルアドレナリンとセロトニンの再取り込みを抑制する作用により下行抑制路を活性化することで鎮痛効果を発現する．他に類をみない薬理作用であり，実際に投与した印象では鎮痛薬として十分使用可能である．とくにデクスメデトミジンを併用すると，人工呼吸症例で良好な鎮痛，鎮静を実現できる★2．
- トラマドール注射液は100mg/2mLのアンプルであるが，5倍に希釈して10mg/mLとすると使用しやすい．成人では20mg/時（2mL/時）を初期投与とするとよい．デクスメデトミジンとトラマドールの組み合わせは，非麻薬の鎮痛・鎮静法として秀逸である．

ブプレノルフィン

- ブプレノルフィンは，μオピオイド受容体に強い親和性をもつが，鎮痛効果には天井効果があるため，μオピオイド受容体部分作動薬である．麻薬指定でないので取り扱いが簡便である以外，積極的に用いる理由はない．

ペンタゾシン

- κオピオイド受容体作動薬でμオピオイド受容体に拮抗作用をもつので，オピオイド拮抗性鎮痛薬に分類される．μオピオイド受容体刺激による呼吸抑制作用が出現しないので，一般病棟では鎮痛薬として多用される．しかし，人工呼吸症例など急性期医療での鎮痛薬としては適当でない．

3 不穏の管理

- 精神運動興奮★3を鎮める医療処置が狭義の鎮静であるので，不穏の管理の中心は鎮静薬による興奮の抑制である．しかし，**表3**に示すように，痛みや

★2

トラマドールはヨーロッパ諸国では広く用いられている鎮痛薬であるが，わが国の急性期医療での使用は少ない．最大の理由は，売れるだけ赤字になるほど安い薬価のために，積極的な販売活動がなされないことである．もう一つの理由は，トラマドールの用法が，わが国では筋注のみ記載されていることにある．イギリスの用法にもあるように，持続静脈投与は薬物動態上適切な投与方法である．

ここがポイント❗

デクスメデトミジン＋トラマドールは，非麻薬の鎮痛，鎮静法として秀逸

★3 精神運動興奮

不穏と興奮は，元来異なった概念であるが，急性期医療にて用いるときは両者ともに英語のagitationに相当する精神運動興奮を意味することが多い．本項でも不穏と興奮は同義に用いており，明確な差異はない．

表3 不穏の原因

1. 痛み
2. せん妄（ICUにおける不穏の原因として最も多い）
3. 強度の不安
4. 鎮静薬に対する耐性，離脱（禁断）症状
5. 低酸素血症，高炭酸ガス血症，アシドーシス
6. 頭蓋内損傷
7. 電解質異常，低血糖，尿毒症，感染
8. 気胸，気管チューブの位置異常
9. 精神疾患，薬物中毒，アルコールなどの離脱症状
10. 循環不全

（日本集中治療医学会J-PADガイドライン作成委員会．日集中医誌 2014；21：539-79[3]より）

表4 Richmond Agitation-Sedation Scale (RASS)

スコア	用語	説明
+4	好戦的な	明らかに好戦的な，暴力的な，スタッフに対する差し迫った危機
+3	非常に興奮した	チューブ類またはカテーテル類を自己抜去：攻撃的な
+2	興奮した	頻繁な非意図的な運動，人工呼吸器ファイティング
+1	落ち着きのない	不安で絶えずそわそわしている．しかし動きは攻撃的でも活発でもない
0	意識清明な落ち着いている	
−1	傾眠状態	完全に清明ではないが，呼びかけに10秒以上の開眼およびアイ・コンタクトで応答
−2	軽い鎮静状態	呼びかけに10秒未満のアイ・コンタクトで応答
−3	中等度鎮静状態	呼びかけに動きまたは開眼で応答するがアイ・コンタクトなし
−4	深い鎮静状態	呼びかけに無反応．しかし，身体刺激で動きまたは開眼
−5	昏睡	呼びかけにも身体刺激にも無反応

（日本集中治療医学会J-PADガイドライン作成委員会．日集中医誌 2014；21：539-79[3]より）

せん妄も不穏の重要な原因であるので両者への治療や対処も不穏の管理の一翼を担う．また低酸素血症，高二酸化炭素血症，アシドーシス，電解質異常や循環不全，尿毒症などの病態も不穏の原因であるので，これらを含めた全身管理も広く不穏の管理の一部といえる．

a ― 鎮静の評価

- 鎮静レベルを評価する鎮静スケールの中で，わが国ではRichmond Agitation-Sedation Scale (RASS)（表4）が最も広く用いられている．＋2以上の興奮を回避することが，不穏の管理の第一の目標である．
- かつてはRASS−4，−5の呼びかけに反応しない深い鎮静レベルが好まれていたが，深い鎮静により人工呼吸期間やICU滞在日数が延長することが証明され，人工呼吸器関連肺炎の発生頻度が増えることが示唆されている．近

ここがポイント
RASS＋2以上の興奮を回避することが不穏管理の第一目標

年は可能な限りRASS 0〜-2の浅い鎮静深度が推奨される.
- 深い鎮静深度を回避するために毎日一時的に鎮静薬を中断して患者を覚醒させる「毎日の鎮静中断」(daily sedation interruption：DSI)を推奨する動きがあったが，浅い鎮静レベルを維持できるならばDSIは必要がない[5].

b — 鎮静薬

- 以下の3種類の鎮静薬が重症患者に持続静脈投与で用いられる.

デクスメデトミジン

- デクスメデトミジンは，わが国では2004年に臨床使用が開始された選択的α2アドレナリン受容体作動性の鎮静薬である.
- $GABA_A$受容体を主作用部位とする従来のプロポフォールやミダゾラムが強い催眠作用をもちRASS-5の深い鎮静を容易に実現できるのに対して，デクスメデトミジンは刺激により覚醒可能な認知機能を維持した鎮静を特徴とするので，$GABA_A$受容体作動薬とは鎮静の質がまったく異なる.
- デクスメデトミジンは脊髄後角，脳橋青斑核，末梢神経を作用点とした鎮痛作用をもち，オピオイドなど鎮痛薬の削減効果がある．また強力な中枢性交感神経抑制作用をもち，末梢性α2アドレナリン受容体刺激作用と合わせて，腎[6]や心筋などの臓器や自然免疫担当細胞[7]の保護効果を示し，微小循環障害を改善する[8].
- 他の鎮静薬と異なりデクスメデトミジンは上気道の開通を維持し，呼吸中枢の抑制作用が弱いので気道確保を必要としない長期鎮静が可能である[9].
- 以上の特長から，デクスメデトミジンは人工呼吸症例をはじめ多くの重症患者におけるファーストラインの鎮静薬として使用できる．ただし強力な交感神経抑制のために，房室ブロックを増悪させたり異型狭心症で冠動脈攣縮を誘発したりするので，これらの症例では留意が必要である.

プロポフォール

- わが国で全身麻酔用催眠薬であるプロポフォールが人工呼吸中の鎮静に適応が拡大されたのは1999年である．この適応での15歳以下の小児への投与は禁忌である.
- $GABA_A$受容体のほか，複数の作用点が提唱されており催眠作用は強力であるが，鎮痛作用はない．RASS 0〜-2の安定した浅い鎮静をプロポフォール単独で実現することは容易でなく，十分な鎮痛薬の併用が必須である.
- プロポフォールは，循環や呼吸に対する抑制作用が強く，長期大量投与によりpropofol infusion syndrome ★4 を引き起こす．またプロポフォール自体に加えて，溶媒の脂質も免疫担当細胞を抑制する[7]．長期大量投与に際しては以上の点に留意する.

ミダゾラム

- 全身麻酔用の催眠鎮静薬であるミダゾラムが，人工呼吸の鎮静に適応拡大されたのは2000年で，プロポフォールよりも新しい.
- $GABA_A$受容体のベンゾジアゼピン結合部位に作用して，催眠作用，抗不安

▶GABA：
gamma aminobutyric acid

ここがポイント
デクスメデトミジンは気道確保を必要としない長期鎮静が可能

★4 propofol infusion syndrome

プロポフォール長期大量投与により横紋筋融解，心筋傷害，代謝性アシドーシスをきたす複合的病態．ミトコンドリアの呼吸鎖や脂肪酸代謝の障害が関与する.
危険因子
・プロポフォール4 mg/kg/時で48時間以上の長期大量投与．より少量でも発症の報告がある.
・小児．最初に小児症例が報告されたため小児のみ人工呼吸中の鎮静での使用は禁忌とされているが成人でも発症する.
・カテコラミンや糖質コルチコイドの併用.
治療
早期に発症を疑い投与を中止する．循環補助，血液浄化など対症療法で対応する.

作用，前向性健忘作用を発揮する．特異的拮抗薬のフルマゼニルが存在すること，他の鎮静薬に比べて循環抑制作用が弱いことが長所である．
- 急性耐性を容易に形成するため，単独投与では時間とともに必要量が増大するので他剤との併用が望ましい．代謝半減期が長く，代謝産物に鎮静作用があるので長期投与すると効果が遷延することも問題点である．プロポフォールと同様に免疫担当細胞を抑制するので留意する．

4 せん妄の管理

- せん妄は，急性発症の認知機能障害であり，注意力の低下を合併する．症状は数日間のうちに出現し，1日のうちで変動する．
    ①易刺激性，興奮・錯乱や不穏，幻覚などの症状を示す過活動型せん妄（hyperactive delirium），
    ②不活発，不適切な会話などの症状を示す低活動型せん妄（hypoactive delirium），
    ③両者の特徴を示す混合型せん妄（mixed delirium）
  に分類される[3]．
- 集中治療患者に発症するICUせん妄は，低活動型せん妄が多く，多臓器障害の一分症としての脳機能障害との考え方もある．ICUせん妄の発症は，予後不良の独立危険因子であり，死亡率増加，入院期間延長，ICU滞在延長，人工呼吸期間延長と関連する．

> **ここがポイント**
> ICUせん妄は予後不良の独立危険因子

a ― せん妄の評価

- せん妄の管理の第一歩は，せん妄の診断である．かつては興奮や錯乱などを示す陽性症状のみをせん妄ととらえることが多かった．低活動型せん妄は，せん妄評価ツールを用いなければ見つけることが困難である．
- せん妄評価ツールとしては，Confusion Assessment Method for the Intensive Care Unit（CAM-ICU）とIntensive Care Delirium Screening Checklist（ICDSC）の2者が広く利用されている．実際の評価法はJ-PAD[3]を参照いただきたい．

▶J-PAD（Japanese-PADガイドライン）のURLは★1参照

b ― せん妄の予防と治療

▶早期離床と理学療法
- 早期離床を試みることで過鎮静が減少し，せん妄の発症率が低下する．理学療法士の介入も早期離床の促進に有効である．

▶環境の整備
- 周囲の雑音，とくに医療者間の無用な会話を減らすことが，せん妄の予防に有用である．また，患者が窓から景色や陽光を見ることができるようにベッドを配置することも効果がある．

▶鎮痛・鎮静薬
- オピオイドやベンゾジアゼピンはせん妄の誘発因子であるので，使用量を削

減するように努める．

- 持続鎮静薬とせん妄の関連については，デクスメデトミジンはミダゾラムやプロポフォールに比べてせん妄発症率が低い．デクスメデトミジンにはオピオイド必要量の削減効果もあるので，せん妄の予防効果が期待できる．

▶ 抗精神病薬

- ハロペリドールにはせん妄を予防する効果はない．発症したせん妄に対して，ハロペリドールやクエチアピンなどの非定型抗精神病薬は，せん妄の期間を短縮することが期待できる．

▶ 睡眠

- 夜間に良好な睡眠を確保することは，せん妄の予防・治療に重要である．可能ならばベンゾジアゼピン系の睡眠薬を回避したい．デクスメデトミジンは自然睡眠と同様のnon-REM睡眠を誘導するので，良質の睡眠を確保する意味からもせん妄の予防・治療の効果を期待できる．

5 気管挿管下人工呼吸での鎮静法

- 気管挿管下人工呼吸患者に対しては，十分な鎮痛を実現したうえで認知機能を維持した（せん妄でない）適切な鎮静レベルを実現することが望ましい．広く認められた理想の鎮静プロトコールは存在しないので，筆者の施設の鎮静法を紹介する．

▶ 当院での鎮静法

- 房室ブロックや異型狭心症などデクスメデトミジンを避けるべき症例以外は，デクスメデトミジンをファーストラインの基本鎮静薬として投与する．鎮静レベルや血圧，心拍数を観察しながら，必要ならば1.0 μg/kg/時程度まで増量する．
- 多くの症例でデクスメデトミジンのみでは鎮痛作用が不足するため，フェンタニルまたはレミフェンタニルを持続投与する．肺病変が重症で頻呼吸となる症例では，吸気努力を抑制し呼吸数を減少させるオピオイドの作用は重要である．侵襲的処置など必要とする鎮痛効果が大きく変動する場合やフェンタニルの代謝の遷延を回避したい症例では，レミフェンタニルを選択する．
- デクスメデトミジンとオピオイドとでは鎮静レベルが目標に到達しない場合は，プロポフォールを追加併用する．脂肪負荷を軽減するためにはプロポフォールは2%製剤が有利である．夜間は睡眠が確保できるようにデクスメデトミジンまたはプロポフォールを増量することも多い．
- 重症ARDSなどで筋弛緩薬を併用する場合は，BIS脳波モニターを装着しBIS 60以下を目標にプロポフォールを増量する．例外として循環動態が著しく不安定な患者には，ミダゾラムとオピオイドの組み合わせを選択する．

6 非侵襲的陽圧換気（NPPV）での鎮静法

- 非侵襲的陽圧換気（noninvasive positive pressure ventilation：NPPV）施行中は，原則として鎮静は不要である．しかし，マスクの違和感や不安により

▶ARDS：
acute respiratory distress syndrome（急性呼吸窮迫症候群）
▶BIS：
bispectral index

夜間の睡眠が妨げられることが多い．NPPVが長期になる場合や不安感が強い症例では，夜間を中心に鎮静が必要となる．
● 上気道が確保されていない症例での持続鎮静にはデクスメデトミジンが最適である．プロポフォールやミダゾラムは上気道閉塞を起こすので使用しない．またオピオイドが必要な場合は，呼吸停止などの危険性を避けるためにレミフェンタニルを避け，フェンタニルを選択する．

（土井松幸）

文献

1) 日本呼吸療法医学会 人工呼吸中の鎮静ガイドライン作成委員会；妙中信之，ほか．人工呼吸中の鎮静のためのガイドライン．人工呼吸 2007；24：146-67．
2) Barr J, et al. Clinical practice guidelines for the management of pain, agitation, and delirium in adult patients in the intensive care unit. Crit Care Med 2013；41：263-306.
3) 日本集中治療医学会J-PADガイドライン作成委員会．日本版・集中治療室における成人重症患者に対する痛み・不穏・せん妄管理のための臨床ガイドライン．日集中医誌 2014；21：539-79．
4) Shehabi Y, et al. Sedation depth and long-term mortality in mechanically ventilated critically ill adults：A prospective longitudinal multicenter cohort study. Intensive Care Med 2013；39：910-8.
5) Burry I, et al. Daily sedation interruption versus no daily sedation interruption for critically ill adult patients requiring invasive mechanical ventilation. Cochrane Database Syst Rev 2014；7：CD009176.
6) Gu J, et al. Dexmedetomidine provides renoprotection against ischemia-reperfusion injury in mice. Crit Care 2011；15：R153.
7) Sanders RD, et al. Sedation & immunomodulation. Crit Care Clin 2009；25：551-70.
8) Miranda ML, et al. Dexmedetomidine attenuates the microcirculatory derangements evoked by experimental sepsis. Anesthesiology 2015；122：619-30.
9) Chang C, et al. A comparison of the effects on respiratory carbon dioxide response, arterial blood pressure, and heart rate of dexmedetomidine, propofol, and midazolam in sevoflurane-anesthetized rabbits. Anesth Analg 2009；109：84-9.

4-5 筋弛緩

1 急性呼吸不全と筋弛緩薬の歴史

- ARDSに代表される急性呼吸不全患者の人工呼吸管理において，筋弛緩薬が使用されたのは決して新しいことではない．1985年に発表された論文では人工呼吸中の筋弛緩薬の投与によってARDS患者の酸素化が改善したと報告されており，1981年にはイギリスのICUの91％では頻繁に筋弛緩薬が使用されていた[1]．実際には当時の人工呼吸器の性能は低く，患者の自発呼吸努力に人工呼吸器側がうまく同調できないためにやむなく患者に筋弛緩薬が投与される場合がほとんどであった．
- その後，人工呼吸器の進歩によって筋弛緩薬の必要性は低下し，2002年の報告ではドイツのICUにおいて24時間以上の筋弛緩薬の投与症例はほとんどなく，2004年の世界的な調査でも人工呼吸患者のうち13％に使用されていただけであった．
- しかし近年，Papazianらは人工呼吸中の筋弛緩薬の使用についての注目すべき研究結果を発表した[2]．発症早期のARDS（$PaO_2/FiO_2 \leq 150\,mmHg$かつ$PEEP \geq 5\,cmH_2O$）患者340人を対象に48時間，筋弛緩薬を投与した群とプラセボ群とを比較し，筋弛緩薬使用群では90日の死亡危険率が0.68（95％信頼区間：0.48-0.98，$p=0.04$）と低下したとしている（図1）[2]．その後，急性呼吸不全患者における人工呼吸中の筋弛緩薬の使用が見直されてきている．

▶ARDS：
acute respiratory distress syndrome（急性呼吸窮迫症候群）

▶PaO_2：
arterial oxygen tension（動脈血酸素分圧）
▶FiO_2：
fraction of inspiratory oxygen（吸入酸素濃度）
▶PEEP：
positive end-expiratory pressure（呼気終末陽圧）

ここがポイント
急性呼吸不全の人工呼吸中における筋弛緩薬の使用が見直されてきている

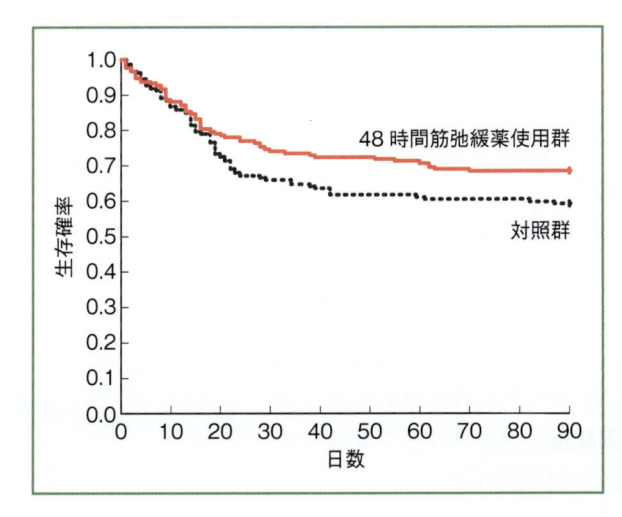

図1 発症早期のARDSに対する筋弛緩薬の効果
発症早期ARDS症例に48時間筋弛緩薬を投与することによって生存確率が上昇した．
ARDS：急性呼吸窮迫症候群．
（Papazian L, et al. N Engl J Med 2010；363：1107-16[2]より）

2 自発呼吸努力を温存した人工呼吸の利点

- 人工呼吸中の筋弛緩薬の投与を考えるにあたり，逆に自発呼吸を残した人工呼吸の利点について整理する．自発呼吸の利点は筋弛緩薬を投与した場合にはそのまま反対に不利な点となる．

a ― 人工呼吸中の筋弛緩薬投与が避けられてきた理由

▶ **自発呼吸では換気血流比不均衡分布が改善する**
- 自発呼吸では背側の横隔膜の動きによって肺血流の多い背側肺(dependent lung)への換気が良いため換気血流比が良く，肺機能が良い．これに対して筋弛緩下の人工呼吸では横隔膜の作用はなくdependent lungの換気は少なく，肺血流の少ない腹側肺(non-dependent lung)の換気が多いため，換気血流の分布が悪くなりやすく肺機能が低下する可能性が高い．
- 人工呼吸中も自発呼吸努力を保持し横隔膜の運動を維持できれば，肺機能の改善に寄与できる可能性がある．自発呼吸をうまく補助できる補助換気モードでは動脈血ガス分析値が良くなる場合も多い[3]．

▶ **自発呼吸に同調した人工呼吸は胸腔内圧を低下させる**
- 胸腔内圧は通常は陰圧であるが，陽圧人工換気中には陽圧となる．自発呼吸努力に同調した人工呼吸では，胸腔内圧を低下させ陽圧の程度を減じたり陰圧にしたりできる．
- 呼吸不全における肺メカニクス上の問題点の一つは気道抵抗の上昇である．胸腔内の陰圧は胸腔内の気道を広げるように作用し，下気道の気道抵抗を減少させる可能性がある．また，胸腔内圧が低下すれば肺血管抵抗が低下したり，中心静脈圧が低下し静脈還流が増加したりする可能性がある．肺血管抵抗の上昇が問題となる疾患や中心静脈圧を低く保ちたい病態では，自発呼吸努力の保持が循環動態の改善に寄与できる．

▶ **筋弛緩しなければ呼気力を温存し，咳嗽による気道清浄化作用を維持できる**
- 現在の人工呼吸は呼気補助についてはまったく考慮されていないが，筋弛緩せず呼気力を保持できれば，COPDのように呼気抵抗の高い患者では有利に働く可能性もある．
- また，咳による気道清浄化作用を維持できることは大きな利点となる．

▶ **自発呼吸に肺保護作用がある可能性がある**
- 自発呼吸努力を残した人工呼吸モードが肺保護に働く可能性を示唆する研究結果もある．
- PutensenらはARDS患者30人をランダムにairway pressure release ventilation(APRV)モードで自発呼吸努力を温存した群と筋弛緩下で通常の圧制御換気(pressure controlled ventilation：PCV)モードの調節換気を行った群とに分けて比較した．APRV群では肺酸素化能，コンプライアンスおよび心係数が改善し，人工呼吸時間とICU入室期間が短縮した[4]．

- 自発呼吸努力を残した人工呼吸は急性肺傷害患者における人工呼吸法としても注目され，とくにPutensenらの用いたAPRVモードは高低の2段階のPEEPレベルを組み合わせたCPAPモードの一種であり，自発呼吸努力を利用して肺保護と肺機能の改善を目的としている．効果についてはいまだ定まってはいない部分もあるが，急性肺傷害の患者の人工呼吸法として普及している．

▶CPAP：
continuous positive airway pressure（持続性気道内陽圧）

▶3章「3-2 airway pressure release ventilation（APRV）」（p.144）参照

■ 自発呼吸は人工呼吸による呼吸筋傷害や萎縮を減らせる

- 呼吸筋傷害の発生や呼吸筋萎縮は人工呼吸中の大きな問題である．14人の脳死患者に19〜69時間人工呼吸を行ったときの横隔膜組織を検討した報告では，短期間の人工呼吸であってもタンパク質分解によって横隔膜の筋組織は萎縮し，筋力が低下することが示された[5]．
- これに対し，動物実験結果ではあるが自発呼吸を人工呼吸で補助する補助換気モードでは，自発呼吸努力のない調節換気モードに比べて筋力低下が少ないという研究結果があり[6]，自発呼吸努力を残した補助換気が呼吸筋機能にとっても有用である可能性がある．

■ 自発呼吸を残せば人工呼吸中の鎮静薬の量を減らすことができる

- 筋弛緩薬を投与する際には患者の苦痛をやわらげるために深鎮静状態とすることが必須である．これに対し自発呼吸努力との同調性に優れた人工呼吸法では鎮静薬の必要量は大きく減少する．
- ICU患者における深鎮静が予後を悪化させる可能性が注目されている[7]．自発呼吸との同調性がよく快適な人工呼吸法を用い，鎮静レベルを深くしないことが主流となっている．

▶4章「4-4 鎮静，鎮痛」（p.197）参照

■ 自発呼吸を残せば早期離床を進めやすい

- 人工呼吸患者における早期の理学・作業療法介入は，早期の人工呼吸器離脱，せん妄期間の短縮や退院時の日常生活機能の改善を図れるという報告[8]がある．筋弛緩薬を投与すると理学・作業療法的な介入がしにくく早期離床を妨げてしまうという危惧がある．
- また，筋弛緩薬投与により骨格筋の筋萎縮が発生するという危険性があり，重症患者の回復に影響を与える可能性もある．

3 筋弛緩の利点

- 人工呼吸患者の筋弛緩は循環と呼吸の2つの面での利点が考えられる．

a ― 重症循環不全に対する筋弛緩の利点

- 肺メカニクスの悪化や肺機能の低下で患者の呼吸仕事量が過大となり，呼吸筋への血流が増大して循環動態に影響を与える場合がある．筋弛緩によって呼吸仕事量を人工呼吸器が負担し過大な呼吸筋への血流を減らすことができれば，循環に良い影響を与えられる可能性がある．ただし，自発呼吸努力の消失が動脈血ガス分析値に大きな変化をもたらすこともあるため，慎重な観察が必要である．

> **ここがポイント**
> 筋弛緩により呼吸仕事量を人工呼吸器が負担することで循環に良い影響を与える

b ― 肺傷害患者における人工呼吸中の肺保護作用

- 2000年のARDSNetの研究結果が発表されて以降，急性呼吸不全における人工呼吸の主眼が動脈血ガス分析値の正常化から肺保護に移った．筋弛緩には肺保護作用が期待されている．

どのような患者に用いるのか？

- これまでのARDSに対する自発呼吸温存の有効性を示した動物実験および臨床研究では，対象は軽度ARDS（$PaO_2/FIO_2>200$ mmHgあるいはプラトー圧が25 cmH_2O未満で管理できる症例）であることが多く，中等症～重症ARDSに対する自発呼吸温存の効果は不透明なところがある．Papazianらの研究結果は発症早期のARDS（$PaO_2/FIO_2≦150$ mmHgかつPEEP≧5 cmH_2O）と，より重症肺傷害患者が多い[2]．
- 吉田らはARDSの重症度に応じて自発呼吸温存と筋弛緩の効果が異なるという仮説を立てた．気道内圧を低く保てる軽症～中等症ARDSでは自発呼吸を温存することで，安全域内で経肺圧[★1]が上昇することにより肺含気分布の改善をもたらすが，気道内圧の高い重症ARDSでは自発呼吸を温存すると経肺圧が高くなりすぎて逆に肺傷害を悪化させるため，重症ARDSでは筋弛緩をしたほうが肺傷害を軽減できる可能性をARDS動物実験モデルで示した（図2）[9]．

★1
経肺圧＝気道内圧－胸腔内圧（食道内圧）．肺組織に直接かかる圧である．

▶1章「1-6 人工呼吸器関連肺傷害」（p.52）参照

ここがポイント
筋弛緩したほうが肺傷害を軽減できる可能性が示された

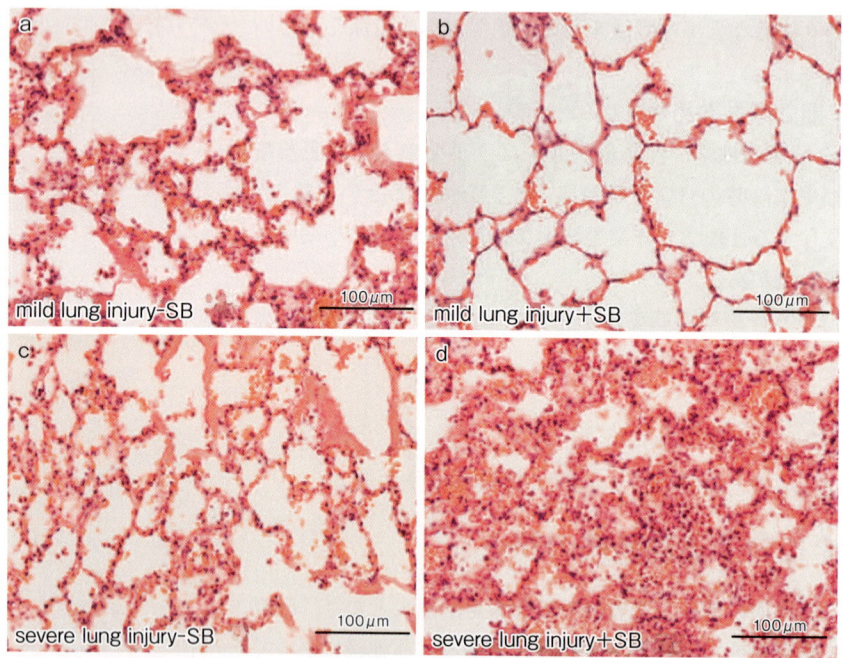

図2 ARDS動物モデルにおける筋弛緩による肺傷害軽減の可能性を示す病理所見
a：軽度肺傷害（自発呼吸なし），b：軽度肺傷害（自発呼吸あり），c：重度肺傷害（自発呼吸なし），d：重度肺傷害（自発呼吸あり）．SB：自発呼吸．
重度の肺傷害の人工呼吸では，自発呼吸を温存するより筋弛緩するほうが肺胞へのダメージは少ない．

（Yoshida T, et al. Crit Care Med 2013；41：536-45[9] より）

- この結果から類推すると，急性呼吸不全患者の人工呼吸では自発呼吸の維持は重要であるが，症例によっては筋弛緩薬の使用が有効である可能性がある．最近のARDSの治療方針のなかでも，$PaO_2/FIO_2<150$のARDS患者では筋弛緩薬の投与は試みてもよい治療法として紹介されている[10]．

なぜ，肺保護効果があるのか

- 筋弛緩薬の肺保護効果についてForelらは，$PaO_2/FIO_2<200$のARDS患者36人を対象に筋弛緩薬かプラセボ薬を48時間投与し，気管支肺胞洗浄液中と血清中のサイトカインレベルを比較した結果も発表している[11]．筋弛緩群ではサイトカインは低下傾向にあり，筋弛緩薬の肺保護作用によって肺組織の炎症が抑えられサイトカインの放出が減少した可能性が示唆されている．

1．人工呼吸中の肺傷害患者では自発呼吸努力が肺傷害を進行させる可能性がある

- 一つは呼吸不全患者では自発呼吸努力が強いことが多く，補助換気中，とくに換気量を規定しない圧制御換気では深鎮静下に気道内圧を制限しても低1回換気量を達成できないことがある．
- 肺傷害の発生に重要なのは気道内圧よりも実際に肺組織にかかる圧であり，それは気道内圧と胸腔内圧の差である経肺圧である．自発呼吸努力がある場合には，補助換気中の気道内圧を制限して1回換気量も減らせたとしても，硬い肺では実際に肺にかかる経肺圧は大きくなっている可能性がある．
- 議論のあるところではあるが，肺傷害を起こさない経肺圧は$25\,cmH_2O$あたりが上限といわれている．たとえ吸気圧を$15\,cmH_2O$までに制限したとしても，胸腔内圧の低下が$10\,cmH_2O$を超えれば，経肺圧は$25\,cmH_2O$を超えることとなる．
- 現在のところ，このような自発呼吸努力の強さを制限する方法にはあまり有効なものがない．種々の鎮静薬を用いても自発呼吸努力のコントロールは難しく，呼吸抑制作用のある麻薬を用いてもその薬理作用から1回換気量はむしろ大きくなる可能性もある．そのような場合には気道内圧を$20\,cmH_2O$に上げたとしても，筋弛緩薬によって自発呼吸努力をなくせば経肺圧は$25\,cmH_2O$以下に維持できる．

2．肺傷害患者の補助換気では自発呼吸努力との不同調が起こりやすい

- とくに不同調は1回換気量を固定された量制御換気でより発生しやすい．バッキングやファイティングなどの明らかな不同調は気胸を発生させるなど，明らかに有害である．ほかにも2回トリガーや逆トリガーなど，不十分な呼気に引き続いて新たな吸気が連続する場合には1回換気量が過大になったり，経肺圧が増大したりすると考えられ，肺傷害につながる．
- 傷害肺では胸腔内圧の分布に不均衡が起き，自発呼吸努力が強い場合には背側横隔膜近位の虚脱した肺で経肺圧が大きくなり，肺組織間でガス移動が起きる現象（pendelluft現象）が肺胞の虚脱−再解放サイクルにつながり肺傷害を進行させる[12]．
- 筋弛緩によって人工呼吸との同調性を改善すると，これらの問題点を解決で

> ここに注意
> 肺傷害を起こさない経肺圧は$25\,cmH_2O$あたりが上限といわれている

▶3章「3-2 airway pressure release ventilation（APRV）」(p.144)参照

▶pendelluft現象については，4章「4-2 肺保護的換気法」の★5 (p.187)参照

きる．不同調の割合が呼吸数の10％を超える患者ではICU死亡率や院内死亡率が高値であるという報告もあるため，筋弛緩による同調性の改善に効果がある可能性もある[13]．

4 筋弛緩施行時の注意点など

a ― 筋弛緩薬の投与法

- 重症患者で長時間筋弛緩薬を投与する場合には肝・腎機能の障害を合併することが多く，代謝遅延による筋弛緩効果の残存に留意しなければならない．日本で使用できるベクロニウム，ロクロニウムは肝代謝であり肝障害患者では注意が必要である．とくにベクロニウムは肝臓での代謝産物が腎臓から排泄されるが，この代謝産物にも筋弛緩効果があるので腎障害患者でも注意が必要である．
- 海外で用いられているシスアトラクリウム[★2]は血液内でホフマン反応とエステル加水分解によって代謝されるため肝・腎機能に依存せず，集中治療領域では使用しやすいが，日本では販売されていない．
- 筋弛緩薬投与時には深鎮静状態におかなければならず，BISモニターを使用して鎮静レベルを確認することが望ましい．不十分な鎮静レベルだけではなく過鎮静も防止できる．
- 一般的には呼吸筋，横隔膜は筋弛緩薬に対する耐性が強く，横隔膜を麻痺させるためには十分な筋弛緩レベルが必要であるとされている．目標とする筋弛緩レベルを定めて筋弛緩のモニタリングを行いながら投与量を調整するべきであるが，実は人工呼吸時の肺保護に必要な筋弛緩レベルについてはわかっていない．

b ― 筋弛緩薬の副作用，合併症

- 筋弛緩の施行の急性期に最も問題になるのは，急激な呼吸性アシドーシスの進行による血行動態への影響である．筆者らは重炭酸イオンの急速な補充は二酸化炭素の貯留につながるため行っていないが，pH＜7.2が継続する場合には緩徐に重炭酸イオンの補充を考慮している．呼吸性アシドーシスに対してはECMOを併用することも考慮するべきであるが，人工肺の使用は急性呼吸不全における人工呼吸管理を根本から変える可能性もあり，ECMO下での人工呼吸法については今後の研究課題である．
- 脳死患者での検討によれば，人工呼吸による呼吸筋の筋萎縮が起こるスピードは速く18～69時間の人工呼吸で横隔膜組織には著明な筋萎縮が現れる[5]．筋弛緩薬投与下では脳死患者と同じような脱神経状態になる場合もあり，筋弛緩薬によって急速に筋萎縮が発生する可能性もある．ただし，Papazianらの48時間の筋弛緩では著明な筋萎縮は認められなかった[2]．
- ICU患者では，呼吸筋だけではなくICU acquired weakness[★3]とよばれる筋力低下がしばしば問題となることが多い．筋弛緩薬がその原因になるとい

ここに注意
肝・腎障害を合併する患者に筋弛緩薬を投与する際には注意が必要

★2 シスアトラクリウム
ベクロニウムやロクロニウムと異なりステロイド骨格をもたないため，ステロイド薬の併用時に筋萎縮の発生に対する薬理学的作用が違う可能性もあるが明らかではない．

▶BIS：
bispectral index

ここに注意
急激な呼吸性アシドーシスの進行による血行動態への影響が最も大きな問題

▶ECMO：
extracorporeal membrane oxygenation（体外式膜型人工肺）

▶5章「extracorporeal membrane oxygenation（ECMO）」（p.247-88）参照

★3
とくに明らかな原因がないにもかかわらず重症疾患罹患後にみられる全身性の筋力低下であり筋障害と多発神経障害が含まれる．

う研究や無関係であるという報告もあり，その関係ははっきりとはしないが，とくにステロイドと併用すると筋力低下が発生しやすいといわれている[14]．

- その他の合併症として，咳反射の抑制による人工呼吸器関連肺炎の増加や不動化に伴う深部静脈血栓症の発生および角膜乾燥を伴う角膜障害が増加する可能性がある．

（内山昭則）

文献

1) Coggeshall JW, et al. Improved oxygenation after muscle relaxation in adult respiratory distress syndrome. Ann Intern Med 1985；145：1718-20.
2) Papazian L, et al. Neuromuscular blockers in early acute respiratory distress syndrome. N Engl J Med 2010；363：1107-16.
3) Zeravik J, et al. Efficacy of pressure support ventilation dependent on extravascular lung water. Chest 1990；97：1412-9.
4) Putensen C, et al. Long-term effects of spontaneous breathing during ventilatory support in patients with acute lung injury. Am J Respir Crit Care Med 2001；164：43-9.
5) Levine S, et al. Rapid disuse atrophy of diaphragm fibers in mechanically ventilated humans. N Engl J Med 2008；358：1327-35.
6) Sassoon CS, et al. Assist-control mechanical ventilation attenuates ventilator-induced diaphragmatic dysfunction. Am J Respir Crit Care Med 2004；170：626-32.
7) Kress JP, et al. Daily interruption of sedative infusions in critically ill patients undergoing mechanical ventilation. N Engl J Med 2000；342：1471-7.
8) Schweickert WD, et al. Early physical and occupational therapy in mechanically ventilated, critically ill patients：A randomised controlled trial. Lancet 2009；373：1874-82.
9) Yoshida T, et al. The comparison of spontaneous breathing and muscle paralysis in two different severities of experimental lung injury. Crit Care Med 2013；41：536-45.
10) Ferguson ND, et al. The Berlin definition of ARDS：An expanded rationale, justification, and supplementary material. Intensive Care Med 2012；38：1573-82.
11) Forel JM, et al. Neuromuscular blocking agents decrease inflammatory response in patients presenting with acute respiratory distress syndrome. Crit Care Med 2006；34：2749-57.
12) Yoshida T, et al. Spontaneous effort causes occult pendelluft during mechanical ventilation. Am J Respir Crit Care Med 2013；188：1420-7.
13) Blanch L, et al. Asynchronies during mechanical ventilation are associated with mortality. Intensive Care Med 2015；41：633-41.
14) Schweickert WD, Hall J. ICU-acquired weakness. Chest 2007；131：1541-9.

4-6 腹臥位療法

はじめに

- 2013年，PROSEVA study[1]が発表され，腹臥位（prone position）療法が重症ARDS患者の予後を改善するという新たな知見を得ることとなった．近年，ARDSに対するさまざまな治療法が検討されてきたが，ほとんどのものが死亡率に影響を与えることはできないなか，明らかな死亡率の差を提示したことで注目されている（図1）．
- 本項では腹臥位の生理学的利点からエビデンス，PROSEVA studyを含めた腹臥位療法に関する研究からみえてきたものを考える．

▶PROSEVA study：
Prone Positioning in Severe ARDS study

▶ARDS study：
acute respiratory distress syndrome（急性呼吸窮迫症候群）

1 腹臥位の生理学的利点（図2）

- 腹臥位療法を行うことによる利点は，肺にかかる重力が大きく変化することで生じる．この変化により生まれる生理学的利点は以下の点が考えられている．

a ― 換気血流比の改善

- 仰臥位では背側の無気肺が形成されるが，腹臥位になることで背側肺にかかる重量が軽くなるため吸気時の胸腔内陰圧が強くなり，肺胞拡張が促進される[2]．これに対して動物が対象の研究ではあるが，肺内血流量は重力の影響を大きくは受けないとされている[3,4]．これにより背側換気量が増加して，

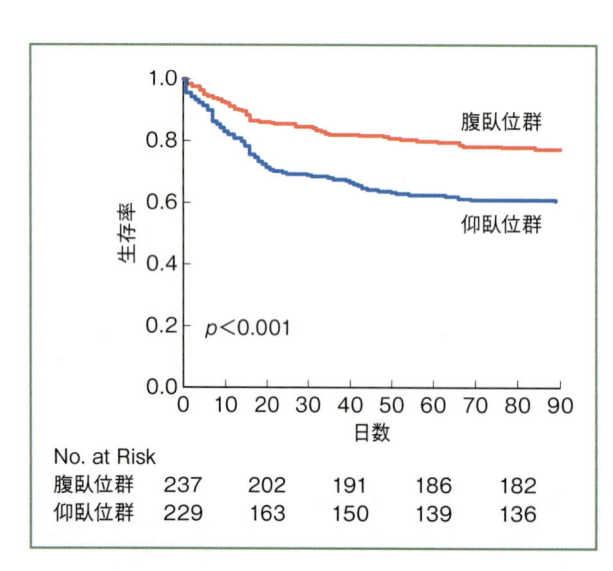

図1 腹臥位療法を取り入れた群と仰臥位管理群の90日生存率の差異

(Guérin C, et al. N Engl J Med 2013；368：2159-68[1]より)

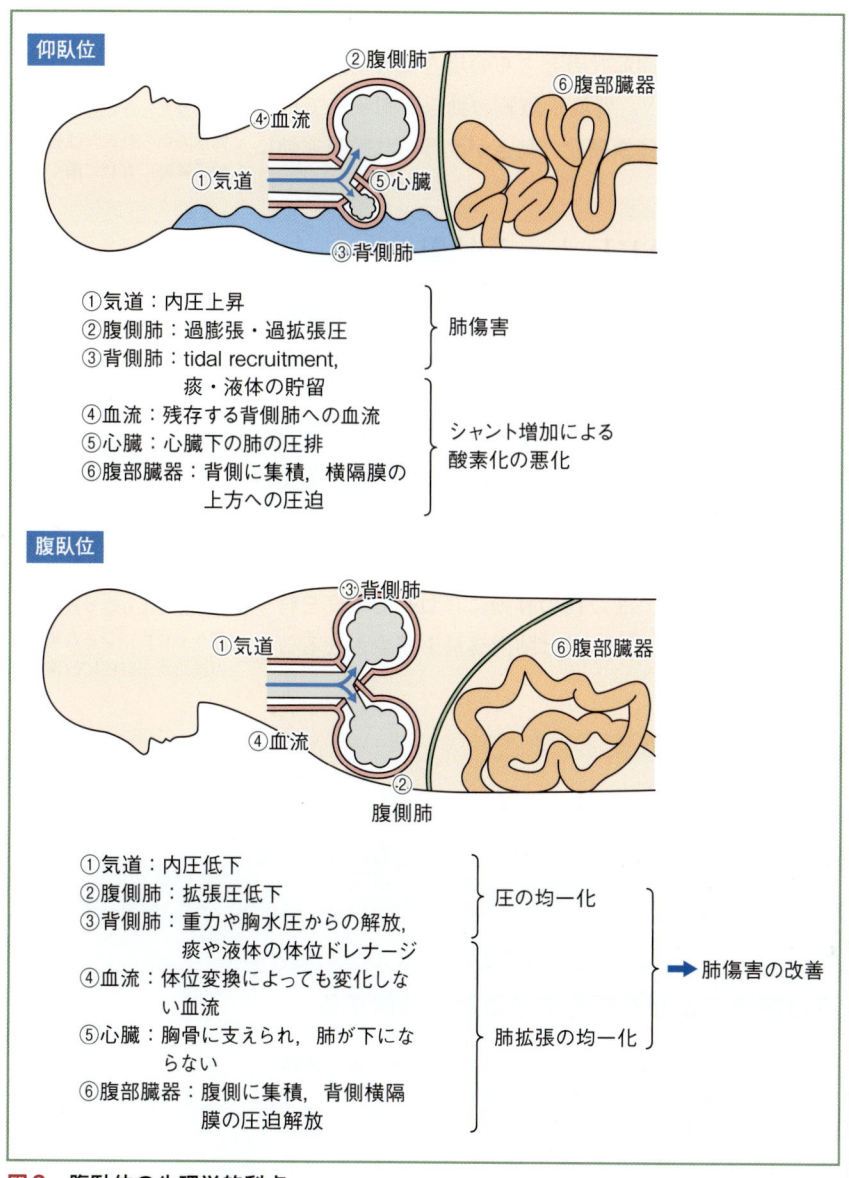

図2 腹臥位の生理学的利点

仰臥位
① 気道：内圧上昇
② 腹側肺：過膨張・過拡張圧 ┐
③ 背側肺：tidal recruitment, ┘ 肺傷害
　　　　　痰・液体の貯留
④ 血流：残存する背側肺への血流 ┐
⑤ 心臓：心臓下の肺の圧排　　　├ シャント増加による
⑥ 腹部臓器：背側に集積，横隔膜の┘ 酸素化の悪化
　　　　　　上方への圧迫

腹臥位
① 気道：内圧低下
② 腹側肺：拡張圧低下 ┐
③ 背側肺：重力や胸水圧からの解放，├ 圧の均一化 ┐
　　　　　痰や液体の体位ドレナージ┘　　　　　　├→ 肺傷害の改善
④ 血流：体位変換によっても変化しない血流　　　│
⑤ 心臓：胸骨に支えられ，肺が下にならない ┐　　│
⑥ 腹部臓器：腹側に集積，背側横隔膜の圧迫解放┘ 肺拡張の均一化 ┘

肺血流は背側に維持されたままになることで換気血流比がすみやかに改善される[★1].

b ― 横隔膜運動に対する影響

- 自発呼吸時，仰臥位での横隔膜の運動は腹側と比較して背側が大きく動く．鎮静下においては横隔膜の運動にやや制限がかかるが，覚醒時と同様に背側が大きく動く．しかし調節呼吸では背側横隔膜の動きが大きく制限され，ほとんど動かなくなり，腹腔内臓器が重力で背側に多く集まることで背側横隔膜の運動をさらに制限する．筋弛緩薬を使用すると，この傾向が増強する．

★1
ヒツジを使用した研究では，これらのことが一元的に示されており，腹臥位では腹側肺の換気は維持されたまま，背側肺の換気が増加することにより肺内シャントが減少し，ガス交換を改善することが報告されている[5)].

このことにより，背側肺の拡張が強く制限されて無気肺を形成する．
- 腹臥位になることにより，自発呼吸，調節呼吸どちらの場合でも横隔膜の動きが改善されることが報告されている[6]．背側横隔膜の動きを制限していた腹腔内臓器も腹側に移動するため，背側横隔膜の動きが改善され呼吸運動に有利に働く（図2）．

> **ここがポイント**
> 腹臥位をとることにより背側横隔膜の動きが改善され呼吸運動に有利に働く

c─背側に貯留した痰や水のドレナージ効果

- 最近の呼吸管理では鎮静・鎮痛のガイドラインも示されて，気道反射が残存する傾向にあるが，それでも鎮静やオピオイドの使用などにより十分な喀痰運動が起きないため末梢気道に痰が貯留する．
- また，重症病態では血管透過性亢進により肺間質に水分の移動が起こるが，長期間の仰臥位により水分の背側への移動が起こり，肺実質の浮腫が強まるため末梢気道の閉塞が起こる．
- 腹臥位にすることにより，重力の作用で痰や水分が腹側へドレナージされ，一時的には背側肺の換気が改善される．また痰の移動に合わせて吸痰を行うことにより，原疾患がコントロールされていけば肺内痰量を減少させることが可能となる．

> **ここがポイント**
> 腹臥位により痰や水分が腹側へドレナージされ背側肺の換気が一時的に改善する

d─心臓による肺圧迫解除

- 仰臥位では心臓が肺，とくに左側肺に乗る形になるため，その重さによりある程度の拡張制限を受ける．腹臥位では心臓は胸骨の上に乗る形になり，心

Advice　腹臥位では腹部にかかる圧をできるだけ解放する

　腹臥位においても，腹部の圧迫は腹部臓器による圧迫により，横隔膜の運動制限が起きる．可能な限り腹部の圧迫を避ける体位づくりを心がけたい．
　腹臥位をとるための方法としては褥瘡の形成されやすい胸部と腸骨部，膝などの下にクッション材を入れ，圧を解放するとともに腹部にかかる圧も解放する．特別なベッドや器具を採用している施設もある（図3）．

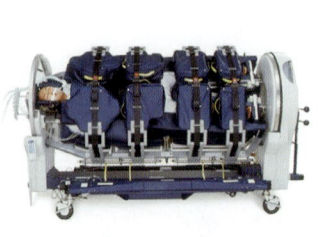

RotoProne®

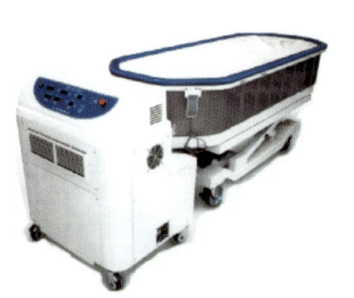

エアーフローティングシステム LIFE ISLAND-7®

図3　除圧しながら腹臥位をとるための特殊ベッド

臓による肺の拡張不全が避けられる．7人の患者を対象とした研究では，腹臥位において心臓の下になる肺はほとんどなくなることが示されている[7]．

- これらの点は，肺内環境を短期間で劇的に変える反面，時間が経過すると仰臥位で背側に生じていたことが腹側に生じることで，肺全体の環境を変化させることはできない．この点が，腹臥位療法が一時的な酸素化改善のレスキューセラピーとして考えられてきた理由と思われる．

2 人工呼吸器関連肺傷害（VALI）の予防

- 腹臥位の生理学的利点により，人工呼吸器関連肺傷害（ventilator-associated lung injury：VALI）の予防効果が指摘されている．
- イヌや齧歯類を対象とした研究では，腹臥位が肺を均一に広げるために必要な高容量の1回換気量により引き起こされる肺傷害の程度を軽減したり，進行を遅らせることが報告されている[8,9]．これは背側肺がこれまでにあげられた腹臥位の利点により換気が改善され，肺全体に圧が均等にかかることにより，繰り返されていたtidal recruitment★2が予防され，背側肺が拡張されたままとなることによると考えられる．
- 経肺圧に与える影響はMutohらによって報告されている[10]．これによると，オレイン酸で肺傷害を作製したブタのモデルにおいて，腹臥位は経肺圧が低下し，肺全体にかかる圧が均一化されたとしている．
- またリクルートメントに関するものでは，24人のARDS患者を対象にした研究で，腹臥位では肺リクルートメントが促進され，肺がより均一に拡張し，高いPEEPをかけても過膨張が減少した[11]と報告されている．さらに急性肺傷害（ALI）の患者21人を対象とした研究では，腹臥位はリクルートメント手技よりも浮腫状の肺をリクルートメントすることを報告している[12]．

- 腹臥位によるVALI予防のキーワードは肺内環境の"均一化"である．肺の拡張もリクルートメントも血流も，腹臥位においては腹側・背側の差がきわめて小さくなるため，拡張させるために必要な圧が低下し，tidal recruitmentの結果，引き起こされる肺傷害の形成を軽減していると考えられる．

3 腹臥位療法のエビデンス的意義

- 元来，仰臥位での呼吸管理はメカニズムから考えると比較的不利な状態にある．体積として大きな背側肺を肺自身の重みから解放して拡張させやすくする腹臥位療法の考え方は，すでに1970年代に報告されている．1990年代後半になると，主に腹臥位によって酸素化の改善が得られるということに主眼がおかれた研究が多数報告された．

a ― Prone-Supine study，Prone-Supine II study など

- 2001年Gattinoniらによって報告されたProne-Supine study[13]で，腹臥位療

★2 tidal recruitment
呼吸ごとのリクルートメント．擦り応力により炎症の原因となる．

▶PEEP：
positive end-expiratory pressure（呼気終末陽圧）
▶ALI：
acute lung injury

ここがポイント
肺内環境を"均一化"することで肺傷害を予防

法の死亡率の差が初めて示された．
- この報告は旧基準のALI/ARDS患者304例を対象に行われていて，腹臥位は死亡率で有意差を示すような影響を与えることはなかったとしている．その一方で合併症は腹臥位で有意に増加していた．
- この報告での腹臥位時間は平均7時間程度であり，腹臥位時間が短いことが死亡率の改善に結びつかなかった可能性をふまえ，彼らは2009年にProne-Supine II study[14]を行っている．この研究では腹臥位時間を20時間以上に延長して検討しているが，この報告でも死亡率に差を見いだすことはできていない．しかし重症例に限定したサブ解析で，腹臥位療法が死亡率の改善傾向にあることを示した．
- これとは別にManceboらが腹臥位時間を20時間/日に目標設定した136例のRCTを報告している．それによると，腹臥位療法が有意に死亡率を減少させることはできなかったが，早期に導入して，ある程度の日数を行えば死亡率を減らせると述べている[15]．
- この時期に行われているメタ解析においても，ARDS全体で解析すると腹臥位療法による死亡率の改善は認められていない．しかし重症症例にだけ限定すると，死亡率の改善が認められることが示されている[16,17]．これらの結果から，①重症ARDSに限定し，②腹臥位療法の時間を長くすることがなんらかの結果を生む可能性が示唆された．

b ― PROSEVA study

- その条件を厳格に設定し，実行したのがPROSEVA study[1]である．対象はICU入室後12～24時間以内の患者で，FiO_2 0.6以上，PEEP 5mmHg以上，1回換気量（VT）6mL/kg（予測体重）の設定で，呼吸管理を行っても，P/F比150未満の患者としている．Berlin定義に当てはめると中等～重症の患者である．
- この基準を満たした466例を腹臥位群237例，仰臥位群229例に割り付け比較している．また，腹臥位療法の持続時間は16時間/日以上の施行が条件とされている．
- 28日死亡率は腹臥位群の死亡率16.0％，仰臥位群の死亡率32.8％であり，90日死亡率においても腹臥位群23.6％に対し仰臥位群41.0％であり，有意に腹臥位群で死亡率が改善した（それぞれ$p<0.001$）．
- PROSEVA studyが，①重症ARDS患者において，②腹臥位を長時間持続させるという，これまでの研究結果で可能性のあった2点を厳格に徹底して介入したことにより，よりはっきりとした結果を得ることができたと考えられる．

4 腹臥位療法の適応とその条件

- 腹臥位療法の開始基準を明確に示しているものはない．現状では，最も明確な結果を出したPROSEVA studyの腹臥位群の条件を参考にするのが最も

▶RCT：
randomized controlled trial（無作為比較試験）

▶FiO_2：
fraction of inspiratory oxygen（吸入酸素濃度）
▶VT：
tidal volume
▶P/F：
PaO_2/FiO_2
▶PaO_2：
arterial oxygen tension（動脈血酸素分圧）

▶合併症と注意点についてはp.219参照

ここがポイント❗
①重症ARDS患者に，②腹臥位を長時間持続させるという条件で死亡率が改善

表1　PROSEVA studyにおける腹臥位療法の適応基準と施行方法

急性呼吸不全に対する腹臥位療法の適応基準
①挿管下人工呼吸管理開始から36時間以内の患者
②肺保護戦略に基づいて呼吸管理を継続している患者
③仰臥位で12〜24時間呼吸管理を施行したが反応のない患者
④$FiO_2>0.6$でPEEP＞5cmH$_2$OでP/F比＜150mmHg未満の患者
上記4点が揃っている場合，できるだけすみやかに腹臥位療法を導入
急性呼吸不全に対する腹臥位療法の施行方法
①肺保護的換気を維持する（1回換気量6〜8mL/kg）
②少なくとも連続10〜12時間/日以上の腹臥位時間を確保
③P/F比≧150mmHgもしくは4〜5回以上を目標に施行

FiO_2：吸入酸素濃度，PEEP：呼気終末陽圧，P/F：動脈血酸素分圧／吸入酸素濃度．

よいと思われる．PROSEVA studyでは，腹臥位療法を選択する基準を**表1**のように設定している．

- 施行条件としてPROSEVA studyの後に行われたメタ解析[18-21]に共通する条件は，腹臥位療法時でも肺保護戦略に沿った呼吸管理をすることである（**表1**）．別のメタ解析では腹臥位療法自体は死亡率を改善しないが，低換気量での管理を組み合わせている研究でのみ死亡率を改善していると報告している[22]．
- 継続時間については長いほうがよいとしているものが多いが，Leeらのメタ解析[18]では10時間/日以上，別のメタ解析[20]においても12時間/日以上の持続で死亡率の低下がみられている．
- 継続回数に関してはPROSEVA studyでは4±4回施行している．Prone-Supine II studyでは20時間の腹臥位を目標として8.4±6.3回施行している．前述のLeeらのメタ解析[18]で効果ありとされた10時間/日以上の腹臥位療法を行った報告では継続回数の中央値は5.7回（1〜11.9）であるが，PROSEVA studyの中止基準はP/F比≧150mmHgとされているので，酸素化の改善を目安にすると施行回数は4〜5回以上必要になるということだろう．
- しかし，PROSEVA studyのデータを使用したpost hoc解析で腹臥位療法を行ったうえでの生存群と死亡群を比較したところ酸素化の改善で群間差はなく，酸素化が良くなることは死亡率の改善につながっていない[23]．つまり，肺内環境の"均一化"を目標に施行することが肝心で，酸素化の改善は一つの結果ととらえられる．

5 腹臥位療法実施における合併症と注意点

- 腹臥位療法の問題点としては，合併症として有意差がみられているのは，①褥瘡，②気管チューブの閉塞[18]である．それ以外でも鎮静薬の増量や静脈ラ

> **Column** 前傾側臥位療法はマンパワー不足の解決策となりうるか？
>
> 　腹臥位療法は，本文に示したように熟練したスタッフと熟練した技術がある環境下でこそ効果が現れやすくなる．またチューブトラブルをはじめとして合併症も多い．そこで解決策として前傾側臥位（Sims位）療法という方法が提唱されている．
>
> 　神津ら[24]によると，前傾側臥位では，酸素化の改善効果は小さいが，スタッフの手間や合併症が少なく，スタッフ負担とリスクの軽減に効果的であると示されている．しかしながら，Sims位では心臓の裏側の圧迫は解除されがたいとの意見もあり，肺保護的換気は不十分である可能性がある．エビデンス的にも前傾側臥位療法がARDSの死亡率を改善するか否かは不明ではある．

インの事故抜去，SpO_2の低下などが報告されている．これらの点に対する対策が必要となる．

- また，PROSEVA studyに参加した施設は5年以上の腹臥位療法経験がある．さらに，仰臥位で管理された症例ではECMO，NO吸入などが行われていることから，呼吸管理にはかなり精通した施設が参加している．
- 合併症を防ぎながら安定した治療成績を出していくためには，腹臥位療法に対して施設としてスタッフ全体で取り組み，習熟している必要がある．なお，PROSEVA studyの著者らが自施設での腹臥位療法中の体位変換について，雑誌のホームページ上でvideoを公開しているので参照されたい★3．

おわりに

- 腹臥位療法の肺保護に至るメカニズムとエビデンスおよび適応と実施にあたっての注意点を中心に述べた．腹臥位は"均一化"のキーワードによって酸素化を一時的に改善するだけでなく，重症ARDSの予後まで変える可能性が出てきた．しかし，施設によってはマンパワーの問題や症例数の問題から，体位変換時のトラブルシューティングが進まず成績が安定しないこともあると考えられる．今後，重症ARDSを一定の施設に集約させることも含めて検討が必要になってくるかもしれない．
- 腹臥位療法の施行には細心の注意を払う必要があり，習熟していないスタッフによる安易な施行は合併症を招くだけになりかねない．しかしながら，特別な人工呼吸器や装置，高価な薬剤を必要とせず生命予後が改善できるとすれば，費用対効果は非常に高い呼吸管理であると考えられ，施行上の注意点やその教育も含めて適切に普及していくことが望まれる．

（柴田純平，西田　修）

▶SpO_2：percutaneous oxygen saturation（経皮的酸素飽和度）
▶ECMO：extracorporeal membrane oxygenation（体外式膜型人工肺）

ここがポイント
施設としてスタッフ全体で腹臥位療法に取り組み，習熟する必要がある

★3
http://www.nejm.org/doi/full/10.1056/NEJMoa1214103

文献

1) Guérin C, et al ; PROSEVA Study Group. Prone positioning in severe acute respiratory distress syndrome. N Engl J Med 2013 ; 368 : 2159-68.
2) Chatte G, et al. Prone position in mechanically ventilated patients with severe acute respiratory failure. Am J Respir Crit Care Med 1997 ; 155 : 473-8.
3) Glenny RW, et al. Gravity is a minor determinant of pulmonary blood flow distribution. J Appl Physiol (1985) 1991 ; 71 : 620-9.
4) Walther SM, et al. Pulmonary blood flow distribution in sheep : Effects of anesthesia, mechanical ventilation, and change in posture. Anesthesiology 1997 ; 87 : 335-42.
5) Richter T, et al. Effect of prone position on regional shunt, aeration, and perfusion in experimental acute lung injury. Am J Respir Crit Care Med 2005 ; 172 : 480-7.
6) Krayer S, et al. Position and motion of the human diaphragm during anesthesia-paralysis. Anesthesiology 1989 ; 70 : 891-8.
7) Albert RK, Hubmayr RD. The prone position eliminates compression of the lungs by the heart. Am J Respir Crit Care Med 2000 ; 161 : 1660-5.
8) Broccard A, et al. Prone positioning attenuates and redistributes ventilator-induced lung injury in dogs. Crit Care Med 2000 ; 28 : 295-303.
9) Valenza F, et al. Prone position delays the progression of ventilator-induced lung injury in rats : Does lung strain distribution play a role? Crit Care Med 2005 ; 33 : 361-7.
10) Mutoh T, et al. Prone position alters the effect of volume overload on regional pleural pressures and improves hypoxemia in pigs in vivo. Am Rev Respir Dis 1992 ; 146 : 300-6.
11) Cornejo RA, et al. Effects of prone positioning on lung protection in patients with acute respiratory distress syndrome. Am J Respir Crit Care Med 2013 ; 188 : 440-8.
12) Galiatsou E, et al. Prone position augments recruitment and prevents alveolar overinflation in acute lung injury. Am J Respir Crit Care Med 2006 ; 174 : 187-97.
13) Gattinoni L, et al ; Prone-Supine Study Group. Effect of prone positioning on the survival of patients with acute respiratory failure. N Engl J Med 2001 ; 345 : 568-73.
14) Taccone P, et al ; Prone-Supine II Study Group. Prone positioning in patients with moderate and severe acute respiratory distress syndrome : A randomized controlled trial. JAMA 2009 ; 302 : 1977-84.
15) Mancebo J, et al. A multicenter trial of prolonged prone ventilation in severe acute respiratory distress syndrome. Am J Respir Crit Care Med 2006 ; 173 : 1233-9.
16) Abroug F, et al. The effect of prone positioning in acute respiratory distress syndrome or acute lung injury : A meta-analysis. Areas of uncertainty and recommendations for research. Intensive Care Med 2008 ; 34 : 1002-11.
17) Sud S, et al. Prone ventilation reduces mortality in patients with acute respiratory failure and severe hypoxemia : Systematic review and meta-analysis. Intensive Care Med 2010 ; 36 : 585-99.
18) Lee JM, et al. The efficacy and safety of prone positional ventilation in acute respiratory distress syndrome : Updated study-level meta-analysis of 11 randomized controlled trials. Crit Care Med 2014 ; 42 : 1252-62.
19) Hu SL, et al. The effect of prone positioning on mortality in patients with acute respiratory distress syndrome : A meta-analysis of randomized controlled trials. Crit Care 2014 ; 18 : R109.
20) Sud S, et al. Effect of prone positioning during mechanical ventilation on mortality among patients with acute respiratory distress syndrome : A systematic review and meta-analysis. CMAJ 2014 ; 186 : E381-90.
21) Park SY, et al. The efficacy and safety of prone positioning in adults patients with acute respiratory distress syndrome : A meta-analysis of randomized controlled trials. J Thorac Dis 2015 ; 7 : 356-67.

22) Beitler JR, et al. Prone positioning reduces mortality from acute respiratory distress syndrome in the low tidal volume era : A meta-analysis. Intensive Care Med 2014 ; 40 : 332-41.
23) Albert RK, et al. Prone position-induced improvement in gas exchange does not predict improved survival in the acute respiratory distress syndrome. Am J Respir Crit Care Med 2014 ; 189 : 494-6.
24) 神津 玲, ほか. 前傾側臥位が急性肺損傷および急性呼吸促迫症候群における肺酸素化能, 体位変換時のスタッフの労力および合併症発症に及ぼす影響. 人工呼吸 2009 ; 26 : 82-9.

4-7 分離肺換気

1 分離肺換気とは

- 分離肺換気（differential lung ventilation：DLV）とは左右の肺を別々に換気する方法であり，基本的には2つのルーメンに分かれたダブルルーメンチューブ（double-lumen tube：DLT）を用いて行う[1]．広義のDLVは手術時の一側肺換気（one-lung ventilation：OLV）も含めるが，本項では主に救急・集中治療領域で使用されるDLVを解説する．

2 適応

- 分離肺換気（DLV）が適応となる場合を絶対適応と相対適応に分けて表1に示す[2]．

3 分離肺換気の実際

a ― 気道確保

▌DLTによる気道確保

- 分離肺換気（DLV）を行うためには特殊な気道確保を必要とする．左右の肺に別々の換気をするために，前述したようにDLTが必要となるが，片方の肺を換気するのみであれば気管支ブロッカーでも可能である（図1）．その比較を表2に示す．
- DLTは1949年にCarlensが考案し[1]，その後，Robertshowがチューブを改良したことで普及し，現在さまざまなタイプが開発・進歩しており[3]，日本では7種類のDLTを使用することができる．左用と右用が存在するが，右主気管支は左主気管支よりも短く，右上葉枝にうまく換気孔を合わせるのが困難なことから，特定の手術以外では左用が選択される．

表1 分離肺換気（DLV）の適応

絶対適応	相対適応
①健側肺の保護 ・感染・膿瘍・分泌物や大量出血（健側への流れ込みを防ぐ） ②換気のコントロール ・エアリークの顕著な肺瘻や気管・気管支瘻（健側への換気を維持） ・一側性巨大肺嚢胞症（破裂予防） ③肺胞蛋白症	④特定の手術時の術中換気 ・開胸もしくは胸腔鏡手術（肺・下行大動脈・食道・縦隔・胸椎手術での視野確保） ⑤一側性疾患による重度低酸素血症 ・片側性の重症肺炎や片肺移植のように左右の肺条件が極端に異なる場合（換気・酸素化の改善目的）

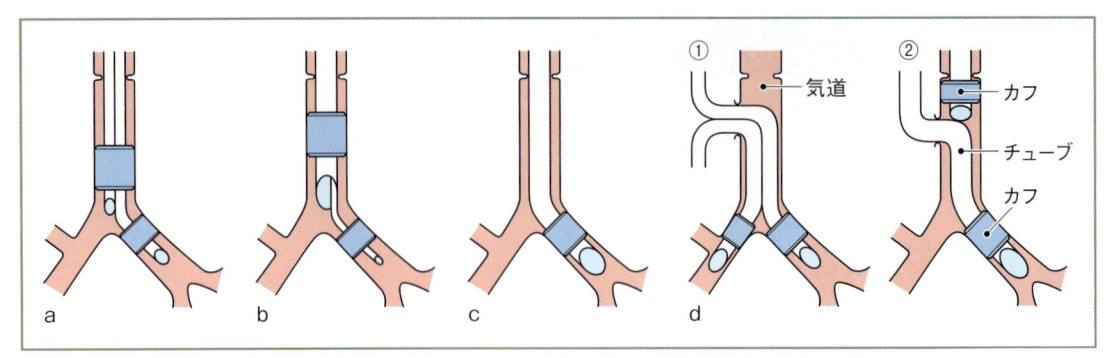

図1 分離肺換気（DLV）時の気道確保方法
a：ダブルルーメンチューブ（左用）．2つのルーメンを別々に換気したり，一方を無換気にすることも可能である．
b：気管支ブロッカー（左に挿入）．一方にブロッカーを挿入し，無換気にすることが可能．
c：挿管チューブ（左に挿入）．緊急時に片方の気管支内まで進めることで，逆側をブロックする．
d：挿管チューブを2本用いた特殊な方法．
　①気管切開孔から2本のチューブを挿入．
　②気管切開孔からは1本のチューブを挿入，もう1本は経口的に声門下まで進める．
（d①：Yamakawa K, et al. BMC Res Notes 2011；4：134[4]）より／d②：Skjeflo GW, et al. Acta Anaesthesiol Scand 2014；58：464[5]）より）

表2　ダブルルーメンチューブ（DLT）と気管支ブロッカーの比較

	ダブルルーメンチューブ	気管支ブロッカー
挿管手技	比較的困難	比較的容易
気道抵抗	高い	低い
気道内圧	高くなる可能性	ずれた場合に注意
分離性	分離肺換気や非換気側へのCPAPも可能	一側肺換気のみ
分離維持	容易	やや困難
気管吸引	可能	困難
チューブ交換	必要（気道浮腫に注意）	不要
小児への適応	サイズに限界	乳幼児にはFogartyカテーテルなどそれ以上の小児には専用の気管支ブロッカーを使用

CPAP：持続性気道内陽圧．

- DLTのメリットは気道分離の確実性である．その反面，内径が細く，外径が太いことがデメリットとなる．
- チューブサイズは気管径を参考に選択するが，高度の閉塞性障害を示す症例ではDLTによりさらに気道抵抗が増すことも考慮に入れる．外径が太く，チューブが長いため，挿管困難症例では注意が必要であり，気管損傷や気道浮腫の可能性があるため，長期間の留置は避けるべきである．

気管支ブロッカーによる気道確保

- 気管支ブロッカーは挿管チューブとセットになったユニベントタイプとブ

ここがポイント
確実な気道分離がDLTの大きなメリットである

ここに注意
チューブが太く長いので挿管困難例には注意．長期間の留置は避ける

ロッカー単独の2種類が存在する．挿管手技は通常の挿管と変わらず，挿管後にブロッカーを挿入し，気管支鏡ガイド下に位置調整を行う．
- 気道分離の確実性はDLTに劣り，位置異常が比較的起こりやすい．また，ブロック中にはDLTと同じく気管支粘膜の虚血・損傷に注意する．しかしながら緊急時に挿入可能であり，状況に応じて区域枝ブロックも可能であること，DLTが挿入困難な小児症例にも使用可能とDLTの弱点を補っており，習熟しておく必要がある★1．

その他の気道確保
- 緊急時や小児症例においては，通常の挿管チューブを気管支内まで進めて，ブロックする方法がとられる．
- また特殊な方法として2本の挿管チューブを利用してDLVを行う方法もあり，DLTを適正な位置に設置困難な場合などに行われる．気管切開を施行し，気管切開孔から2本のチューブを挿入し，それぞれ左右の主気管支に導く方法（図1d-①）[4]や経口的に1本のチューブを気管内（声門下）に挿入し，気管切開孔からもう1本のチューブを左の主気管支まで誘導する方法（図1d-②）[5]が報告されているが，まだ一般に普及した方法ではない．

- DLTもしくは気管支ブロッカーどちらを選択する場合でも，確実な気道管理が重要であり，適正位置に置けているか気管支鏡を用いて必ず確認する．

b ― 目的
- 分離肺換気（DLV）は大きく分けて，解剖学的な分離肺換気と呼吸生理学的な分離肺換気の2種類が存在する[6]．

解剖学的なDLV
- 健側への流れ込み防止など気道分離が目的であるため，1台の人工呼吸器で左右ともに換気を行うか，病態によっては健側のみ換気を行う．気道出血や気管支損傷においては緊急時の救命処置となるが，長時間の管理に耐えうるものではない★2．よって，手術や塞栓術などの根治的な治療までの一時的な管理であることを認識しておく．

Topics 一側肺換気（OLV）と術中肺保護換気

呼吸器外科手術や大血管手術などで術野確保を目的としたOLVについても，肺保護戦略の流れを受けて，換気方法が変革してきている．術中肺保護換気の内容は高1回換気量ではなく低1回換気量の選択（OLVであれば5〜6mL/kg），適度なPEEPの設定および肺リクルートメント手技の導入である．OLVは少ない容量の肺に対して換気を行う点ではARDSに似ているが，もともとの肺が基本的に健常である点は大きく異なる．しかしながら手術適応の拡大とともに以前よりも重症な合併症（COPDや間質性肺炎）をもつ症例の管理が必要になってきており，肺保護換気の考え方は重要である．実際に以前と比較して，術中も肺保護換気を意識した呼吸器設定が目立つようになっている．

★1 乳幼児の気管支をブロックする場合，サイズの問題があるため，専用のブロッカーではなくFogartyカテーテルやFoleyカテーテル，そして肺動脈カテーテル[3]を使用することがある．

ここがポイント
気管支鏡で適切な位置に設置できているかの確認を必ず行う

★2 健側への流れ込みを完全に遮断できないし，出血に対するタンポナーデ効果も一時的．

▶呼吸生理学的なDLV

- 左右肺のコンプライアンス差が大きいと，通常の両側換気ではコンプライアンスの高い肺に換気量の多くが集中し，肺が過伸展状態になるため，血流は換気量の少ないほうに流れ，換気血流比不均衡がさらに進行する．またこのような病態の異なる肺胞が混在する中，1つの換気設定を強いることで過伸展や肺胞虚脱などの人工呼吸器関連肺傷害（ventilator-associated lung injuries：VALI）を惹起する可能性がある．それらを回避するために2台の人工呼吸器にて左右の換気法をコントロールする．
- 明確な導入基準はなく，両肺換気でうまくいかない場合のレスキュー治療[3]として施行されることが多い．1976年に術後の片側性肺障害にDLVが使用[7]されて以降，片側性肺障害に対してのDLVの有用性が報告されているが，症例報告や小規模な研究がほとんどである．

c ― 設定方法

- 以下に左右の換気方式を変える方法を説明する．2台の人工呼吸器をDLTの左右のコネクト部分に接続して換気を行う．左右の別々の換気を行うため，基本的には深鎮静および筋弛緩下で行われる．
- 換気方式は大きく分けて，換気のタイミングを同調させる同調換気と同調させない非同調換気★3の2種類が存在する[6]．左右の肺にそれぞれ最適な呼気終末陽圧（positive end-expiratory pressure：PEEP），吸気圧，換気量，I：E比（inspiratory expiratory ratio；吸気時間呼気時間比），酸素濃度を設定する．その設定値も重要だが，ガス交換には換気血流比が大きく関連するため，開始当初は健常な肺への血流維持が重要である．
- 現在DLVの呼吸器設定には一定の見解はなく，過去の報告では，①左右ともに同じ設定の補助/調節換気モード（assist/control：A/C），②左右別々の設定でA/C，③病側に対しては高頻度ジェット換気（high frequency jet ventilation：HFJV），④病側に持続性気道内陽圧（continuous positive airway pressure：CPAP）などいろいろな方法が選択[6]されている．

d ― 管理上での注意点

▶健側と患側の気道内圧のバランスに留意
- 健側の過膨張に伴う病側への血流シフトを回避するため，患側と健側の気道内圧のバランスに注意する．設定の一例として，左右同程度（それぞれ4〜5mL/kg）の換気量からスタートし，その後に気道内圧や血液ガス分析の結果から，調節する方法がとられている[8]．

▶内因性PEEPに注意
- DLTでは内径が細いため気道抵抗が高く，とくに基礎疾患に慢性閉塞性呼吸器疾患（chronic obstructive pulmonary diseases：COPD）や喘息などの閉塞性障害を示す疾患をもつ場合には，内因性PEEPが発生しやすい．換気量やPEEPを必要以上に上げすぎず，呼気時間を延長し，内因性PEEPの予防

★3 同調換気と非同調換気

2台の人工呼吸器を別々に換気する場合には左右の肺の吸気と呼気のタイミングは完全には一致しない（非同調換気）．そこで左右の呼吸のタイミングを同調させる場合には2台の人工呼吸器を同調ケーブルによって接続して換気を行う（同調換気）．逆に呼吸の位相を逆転させる方法もとられているが，非同調換気は同調換気と比較して非劣性[3]と報告されている．

に努める．とくに健側の内因性PEEPは血流が病側にシフトし，酸素化の増悪を招いたり，圧外傷の原因となる．

🔹 体位を利用
- 酸素化が保てない場合や高濃度酸素が必要な場合に健側への血流シフトを促すために，健側下の側臥位などを検討する．その際には健側への流れ込みに注意する．

🔹 短期間での管理を意識
- DLVは左右のコンプライアンス差が激しい場合，非常に理にかなっているが，以下の問題点があげられ，短期間での治療の完遂を目指す．
  - 深鎮静・筋弛緩の必要性．
  - 口径が細く，喀痰吸引が困難．
  - 体位変換などに伴うDLTの位置異常の発生．
  - 抜管後の気道浮腫の危険性．
- 以上のような問題を回避するために，パルスオキシメータやカプノグラフィー[8]，気道内圧や換気量をモニターする．原疾患の治療や水分管理を厳密に行い，両肺の状態に許容できる呼吸器設定が可能になれば，すみやかに両肺換気に移行する．

4 疾患別の留意点

- DLVを必要とする代表的な疾患とその際の留意点を示す．

a ― 気道出血，大量の分泌物や膿瘍を伴う感染

- 健側への流れ込みの回避と出血の場合には，タンポナーデ効果を目的に行う．DLTおよび気管支ブロッカーの両者が選択可能であるが，以下の場合にはDLTのほうが有利である．
  - 左右どちらの出血か不明な場合．
  - 経気管支的止血術を追加する場合．
  - 病側を無換気にするか，もしくは換気（＋PEEP）を選択できる点．
  - 止血後の確認やトイレッティングが可能な点．
- とくに胸部外傷のなかでも大量喀血のリスクが高い外傷性仮性肺囊胞（図2）の場合，出血と囊胞の管理のために病側の換気をコントロールできるDLTの挿入が好まれる．しかしながら大量喀血のため挿管困難な症例も多く，その場合には迅速な気道確保を優先すべきである．

b ― 肺胞蛋白症 ★4

- 肺胞蛋白症の治療として行われる肺胞洗浄にDLVは必須である．気管支鏡でDLTの位置を確認し，バイタルの維持を行った後に洗浄する．一度に500～1,000 mLの生理食塩水を片側に注入し，すぐに排液させる．大量の生理食塩水で排液が透明になるまで洗浄する[6]．ここで注意が必要なのは，換気側に洗浄液が流れ込むことである．その際には換気側上の側臥位をとって

> **アドバイス** ❗
> 大量喀血による挿管困難例には迅速な気道確保を優先すべき

> **★4 肺胞蛋白症**
> 肺サーファクタントの生成・分解過程に障害があり，肺胞腔内，終末細気管支内にサーファクタント由来物質の異常貯留をきたす疾患．感染，肺線維症の原因となりうる．

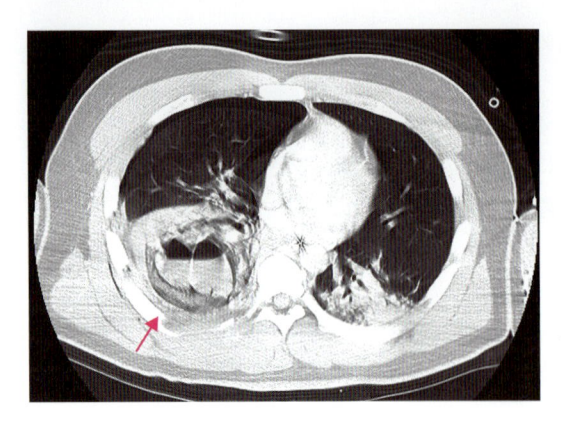

図2 外傷性仮性肺囊胞のCT画像
右肺挫傷の中心部に外傷性仮性肺囊胞（→）を認める．この症例は分離肺換気施行後も出血がコントロールできず，部分切除を必要とした．

吸引し，気管支鏡にて確認する．

c―肺瘻，気管支瘻

- 中枢寄りの気管支からのリークもしくは難治性の肺瘻に対して，陽圧換気が必要な場合に行われる．健側は通常のモードでよいが，瘻孔側では無換気か，可能な限り低い気道内圧と換気量および短い吸気時間で換気するか，もしくはHFJV[9]を選択する．

d―片側性の肺傷害

- 左右の肺の状態の差から生じる病側の虚脱肺および健側の過膨張を回避することを目的に施行される．対象とする疾患の明確な基準はなく，両肺換気で増悪もしくは改善が乏しい場合に使用され，再膨張性肺水腫や肺挫傷，片側性の肺炎・誤嚥性肺炎，無気肺[6,8]などで有効であった報告がなされている．

e―急性呼吸窮迫症候群（ARDS）

- 急性呼吸窮迫症候群（acute respiratory distress syndrome：ARDS）のような両側の肺傷害において左右の状態に差が認められる場合に行った報告はいくつかあるが，実際その有用性は意見が分かれるところである．成功症例では側臥位と選択的なPEEPの併用による有用性を報告しているが，予後に関する報告が少ない．

f―肺移植

- 両肺移植では虚血再灌流傷害および急性拒絶や移植肺のダメージなどによる傷害の左右差，もしくは片肺移植では残存するレシピエント肺（気腫肺など）と移植肺との差から必要になることがある．文献によれば重症のCOPDやドナー肺の損傷，移植肺のサイズミスマッチが大きい場合にDLVが必要になることが多い[10]．
- 当院150例の肺移植のうち，術後にDLVを施行した症例が9例で，気道出血に対する気道分離に加えて，虚血再灌流傷害や移植肺のダメージ，サイズミ

ここがポイント
肺移植では，重症COPD，ドナー肺の損傷，サイズミスマッチが大きい場合，術後にDLVが必要なことが多い

スマッチによる primary graft dysfunction（PGD）が導入の原因であった．両肺換気で管理困難な状況を打破できる可能性があるが，DLTによる合併症や吻合部への影響，そして深鎮静・筋弛緩の必要性を考慮して慎重に導入すべきである．

- 筆者らの施設では，術中にDLVが必要な症例に対しても術後離脱できるよう血液ガス・換気量などを評価し，両方の肺に合う設定を滴定している．ほとんどの症例でICU入室前にシングルルーメンチューブに変更している．ここ3年間，50例の脳死・生体肺移植において術後にDLVなしに管理できている．

5 分離肺換気の合併症

- すでに上述したが，分離肺換気（DLV）における大きなポイントは合併症の回避である．これらは気管支のカフ，太いチューブ，高い気道内圧によるものであり[6]，主なものを列挙する．

a ― 気管・気管支損傷，気胸，縦隔気腫

- いちばん脆弱な部分である膜様部の損傷により気胸や縦隔気腫，皮下気腫を呈することがある．損傷のリスクは乱雑な操作，位置異常に加えて，患者要因では悪性疾患，感染，慢性のステロイド投与，気管気管支の手術歴である．損傷のリスクを軽減するために，適正チューブサイズの選定と愛護的な操作はもちろん，気管支鏡による位置の確認を必ず行い，体位変換時の位置異常に注意する．

> **アドバイス**
> 適正サイズの選択，愛護的操作，気管支鏡による確認，体位変換時の位置異常に注意

b ― 気道粘膜虚血，狭窄

- 留置期間および過剰なカフ圧が関連しており，長期留置した症例では虚血の報告が認められる．また虚血や損傷した部分の治癒過程において肉芽による狭窄を認める場合がある．合併症を回避するために，過剰なカフ圧の回避に加えて早期のDLVからの離脱が望ましい．

> **アドバイス**
> 合併症を回避するためには過剰なカフ圧を避け，DLTの早期離脱が望ましい

c ― 肺圧外傷

- 傷害肺の存在に加えて，DLTによる気道抵抗上昇に伴う高気道内圧や内因性PEEP発生によりVALIが発生しやすい条件にある．

d ― 声門損傷，気道浮腫

- DLT交換時には注意が必要で，抜管やシングルルーメンチューブへの変更時にはチューブエクスチェンジャーやビデオ喉頭鏡などを用意し，気道緊急に対応できる状況下で施行する．

> **アドバイス**
> DLTの交換は気道緊急に対応できる状況下で行う

おわりに

- 分離肺換気（DLV）は両肺換気でうまくいかない症例に対してのレスキュー

治療として開始されることが多く，現在のエビデンスとしては使用経験や小規模な研究がほとんどである．
- DLVは病態によっては非常に効果的であるが，その反面，管理上のリスクも伴う．有効活用するためにDLVの特徴を正しく理解し，短期間の治療で完遂することを忘れてはならない．

（岡原修司，森松博史）

文献

1) 盛　直久．各種換気様式DLV．渡辺　敏，ほか編．人工呼吸療法．第2版．秀潤社；2000. p.71-4.
2) Wilson WC, Benumof JL. Anesthesia for thoracic surgery. Miller RD, ed. Miller's Anesthesia. 6th ed. New York：Churchill Livingstone；2005. p.1847-939.
3) Ost D, Corbridge T. Independent lung ventilation. Clin Chest Med 1996；17：591-601.
4) Yamakawa K, et al. A novel technique of differential lung ventilation in the critical care setting. BMC Res Notes 2011；4：134.
5) Skjeflo GW, Dybwik K. A new method of securing the airway for differential lung ventilation in intensive care. Acta Anaesthesiol Scand 2014；58：463-7.
6) Anantham D, et al. Clinical review：Independent lung ventilation in critical care. Crit Care 2005；9：594-600.
7) Glass DD, et al. Therapy of unilateral pulmonary insufficiency with a double lumen endotracheal tube. Crit Care Med 1976；4：323-6.
8) Cinnella G, et al. Independent lung ventilation in patients with unilateral pulmonary contusion. Monitoring with compliance and EtCO(2). Intensive Care Med 2001；27：1860-7.
9) Mortimer AJ, et al. Unilateral high frequency jet ventilation. Reduction of leak in bronchopleural fistula. Intensive Care Med 1984；10：39-41.
10) Kaiser LR, et al. The evolution of single lung transplantation for emphysema. The Washington University Lung Transplant Group. J Thorac Cadiovasc Surg 1991；102：333-9；discussion 339-41.

4章 人工呼吸中の管理

4-8 加温・加湿

1 加温・加湿が必要な理由

- 人工呼吸を行う際には，一般的に気管チューブやラリンジアルマスクなどの人工気道で気道を確保する．人工気道を用いると，上気道での加温・加湿，粘膜線毛運動による分泌物や汚染物質の除去などの防御機能が失われる．
- これらの機能を代償するために，人工気道から投与するガスは，加温・加湿される必要がある．これらが適切でないと，低体温，気道上皮障害，分泌物による気道閉塞，粘膜障害，肺炎などを起こす可能性がある（図1）．

> **ここが ポイント**
> 加温・加湿により低体温，気道上皮障害，気道閉塞などを防ぐ

2 人工呼吸中の推奨加湿レベル

- 各国の研究機関や研究者からの推奨加湿レベルを示す（表1）．
- 加湿レベルの推奨値として，アメリカ呼吸療法学会（American Association for Respiratory Care：AARC）は33±2℃および絶対湿度（AH）は30 mg H_2O/L以上を提唱した[1]．その中で，短期間では人工鼻が適していると述べており，加湿性能が高い人工鼻は推奨値を満たしている．
- 一方，加湿レベルは37℃，100%RH（体温，大気圧，水蒸気飽和状態：BTPS）が必要との報告もある[2, 3]．
- 加温加湿器・熱線付き呼吸回路の性能は向上しており，吸入ガスをBTPSで供給することが可能であり，臨床の場において加温加湿器か人工鼻のどちら

▶加温・加湿の理解に必要な用語については，Column「加温・加湿を理解するうえで必要な用語」(p.232) 参照

気管切開

a 結露がほとんどみられなかった　　b チューブの閉塞

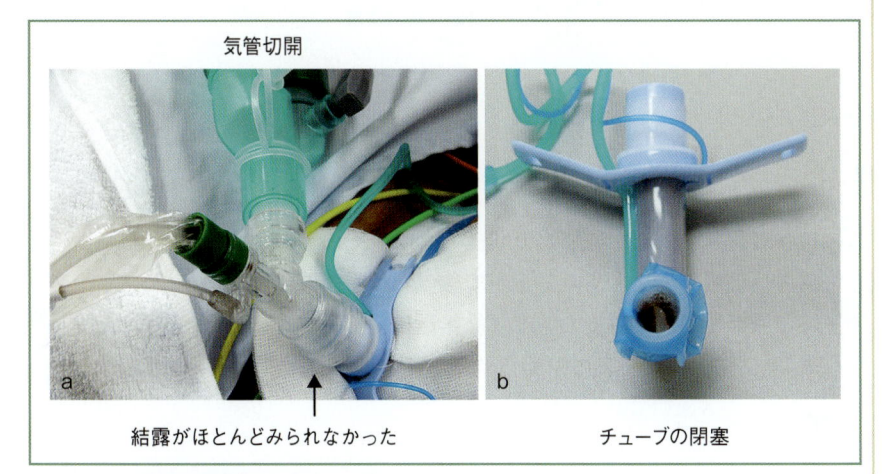

図1　不十分な加湿がみられた一例
加温加湿器の使用中に起こったチューブの閉塞．
気管切開後，加温加湿器を使用して人工呼吸をしたが，回路に結露がほとんどみられなかった (a, →)．確認したところ，不十分な加湿で分泌物の貯留をきたしていた (b)．

> **Column** 加温・加湿を理解するうえで必要な用語
>
> 1. 絶対湿度と相対湿度
> - 飽和水蒸気量（mgH₂O/L）：1Lの空気中に含むことのできる水蒸気の最大量．気温が高いほど飽和水蒸気量は大きい．
> - 絶対湿度（absolute humidity：AH，mgH₂O/L）：1Lの空気中に含まれる水蒸気の量を重量で示したもの．
> - 相対湿度（relative humidity：RH，%）：ある温度の空気の飽和水蒸気量に対する実際の水蒸気量を百分率で表したもの．
> - 結露：固体の表面，または内部で，空気中の水蒸気が凝縮する現象．
> 2. 気体の状態
> - ATPS（ambient temperature and pressure saturated with water vapor）：測定時の室温，大気圧で水蒸気飽和した状態を示す．
> - BTPS（body temperature and pressure saturated with water vapor）：測定時の大気圧で，体温（37℃）で水蒸気が飽和した状態を示す．ヒトの肺胞内のガスは，BTPS条件で存在するといわれている．ガス1Lあたり44mgの水蒸気を含んでいる．
> - STPD（standard temperature and pressure dry）：0℃，1気圧（760mmHg），乾燥状態で，いわゆる標準状態を表す．

ここがポイント 絶対湿度が同じでも温度が異なれば相対湿度は変わる

表1　人工呼吸中の推奨加湿レベル

ISO 8185（1988年）	30mgH₂O/L以上
ISO 8185（1997年）	33mgH₂O/L以上
ISO 9360（2000年）	最低推奨値設定なし
ECRI（1987年）	37.6mgH₂O/L
Shelly MP，ほか（1988年）[a]	27.3mgH₂O/L
AARC（1992年）[b]	33±2℃，30mgH₂O/L以上
Williams RB，ほか（1996年）[c]	37℃，100% RH，44mgH₂O/L

[a] Shelly MP, et al. Intensive Care Med 1988；14：1-9.
[b] American Association for Respiratory Care. Respir Care 1992；37：887-90.
[c] Williams RB, et al. Crit Care Med 1996；24：1920-9.
ISO：国際標準化機構，ECRI：〈米〉緊急医療研究所，AARC：アメリカ呼吸療法学会，RH：相対湿度．

を選択するか見解が分かれている．

3　加温加湿器

- 人工呼吸器からのガスは正常に比べて低温・乾燥した状態である．そのガスを十分に加温・加湿して患者への吸気ガスとすることができる．呼吸回路においても回路内ガスを熱線で温めて温度・湿度の低下，結露を防ぐ工夫がなされている．

▶付録「1．加温加湿器一覧」（p.308）参照

ここがポイント 人工呼吸器からのガスは低温・乾燥しているため，十分な加温・加湿が必要

a─設定温度の変遷

- 加温加湿器の製造元Fisher & Paykel Healthcare Limitedから発売されたpass-over型機器の設定温度の推奨値の変遷そのものである．
  - 1980年代後半～1990年代前半：ISO推奨値（33±2℃）．

- 1990年代中ごろ：吸気回路による温度降下を補償するために，吸気回路内ガスを熱線で温める構造としたうえで，口元温度36〜37℃，チャンバー出口温度−2℃を推奨した．
- 1990年代後半：挿管患者に対してBTPSガスを供給する考えから，口元温度39℃，チャンバー出口−2℃を推奨した．
- ここ数年，気管チューブ内部のガス温度降下は3℃以上あることから[4]，口元温度40℃，チャンバー出口温度37℃に変更した．

> **ここが ポイント**
> 加温加湿器はBTPSガスの供給を行うことができる（非挿管モード時・簡易型は除く）

b ― 種類

- 加温・加湿されたガスをつくり出す方法により分類される．
- 現在の多くは，チャンバーに入れた蒸留水を蒸発させるpass-over型が使用されている．その他，ポンプにより汲み上げられた温水をシャワー状の水滴として落下させ，下からガスを流すcounter-flow型や水蒸気透過性膜を用いて加湿するものがある（図2）．

▶ pass-over型

- 加温加湿用チャンバー（以下，チャンバー）に滅菌蒸留水を貯水し，加温加湿器本体のヒータープレートに載せて加温・加湿する．人工呼吸器からの低温で乾燥したガスが，チャンバー内の水との接触により加温・加湿される構造になっている．
- 現在，チャンバー出口温度を37℃，Yピース吸気側（口元）温度を39〜40℃に設定するものが主に使用されている．
- 自動給水チャンバーの水位を低く調節して，チャンバー出口温度の精度を高めている．しかし，人工呼吸器の設定が高・低流量の場合には温度の変動がみられる．
- 最近の機種の中には，口元温度と口元相対湿度およびチャンバー出口温度を表示することができる機種がある[★1]．さらに，専用回路に温度センサが内蔵されており，温度プローブはなく，熱線アダプタはチャンバー部で本体と接続され，チャンバーをセットするだけで準備が完了する（Plug & Play方式）機種[★2]もある．

▶ counter-flow型

- ポンプにより温水がチャンバー内を循環している．チャンバー上部の板には小さな穴が多数あり，ポンプにより汲み上げられた温水は，ここを通る際にシャワー状の水滴となり落下する．
- ガスは下から上へシャワー状の水滴の中を流れ，その際にガスの加温・加湿が行われる[★3]．

▶ 水蒸気透過膜型

- 水は透過せず水蒸気のみを通過させる高分子膜を用いており，膜の構造は中空糸や一枚膜のものがある．
- 中空糸構造のものは，専用の吸気回路内の熱線をメッシュ状の疎水性中空糸で覆い，中空糸に水分を供給して熱線の温度に応じて水蒸気を発生させる構

★1
PMH8000，(株)パシフィックメディコ．

★2
HAMILTON-H900，日本光電工業(株)．

★3
HumiCare®200，(株)アイビジョン．

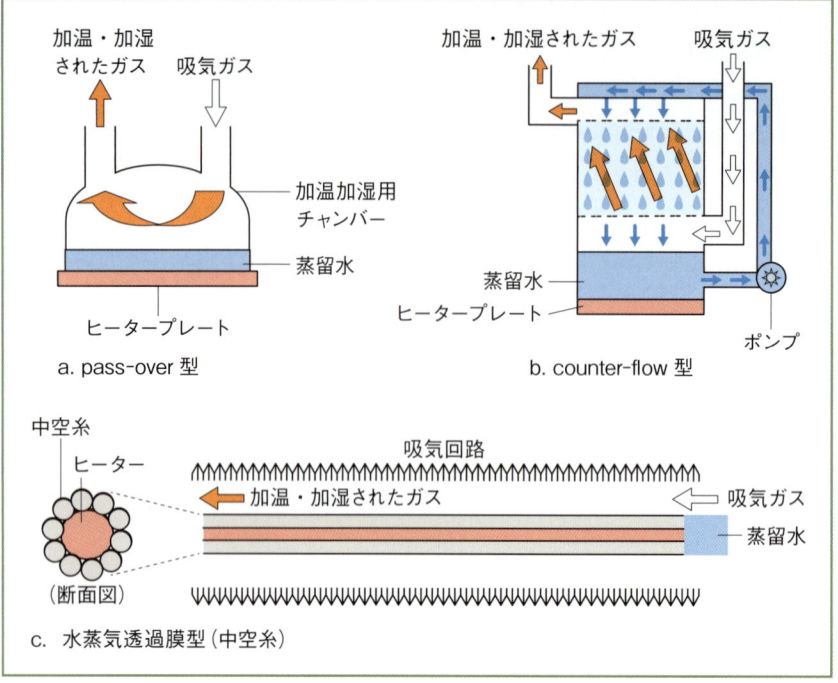

図2 加温加湿器の模式図
a：pass-over型；ガスがチャンバー内を通過するときに温水で加温・加湿する．
b：counter-flow型；シャワー状に落下する温水にガスを吹き上げて加温・加湿する．
c：水蒸気透過膜型；中空糸に水を流してヒーターにより水蒸気を発生させガスを加温・加湿する．

造になっている★4．

c—呼吸回路

- 呼吸回路には熱線なし・熱線付き（シングルおよびデュアルヒーター）がある．
- 熱線なし：吸気ガスが加温加湿器を通った後に回路を流れるうちに，外気の影響で冷やされて，回路内に結露が生じ絶対湿度が低下する．
- 熱線付き：吸気ガスを熱線で温めて温度・湿度の低下，結露を防ぐものである．二重らせん状の熱線が回路外側に組み込まれているもの，水蒸気透過性材質を呼気回路に用いたもの，スリーブを吸気・呼気回路に被せたものなど，多種多様な回路が市販されている．

d—利点・欠点

- 加温加湿器の利点・欠点をあげる．

加温加湿器の利点

- すべての患者に使用が可能で選択しなくてもよい．
- 能動的な加温・加湿ができ温度設定の範囲が広い．
- 空焚きに対するアラーム機能がある．

★4
HUMMAXシステムMAX Ⅱ®，(株)メトラン．

アドバイス
呼吸回路は特性を理解して選択することが重要である

▶ 加温加湿器の欠点
- 回路の組み立てが煩雑であり，機器・呼吸回路の不具合の危険性がある．
- 結露が発生することにより感染の危険性がある．
- コストがかかる．ただし，交換頻度や呼吸回路などが関係する．

4 人工鼻

▶付録「2．HMEF一覧」
　(p.311)参照

a ― 人工鼻とは

- 呼気中に含まれる水蒸気・熱を一時的に捕捉して吸気時に放出するもので，人工呼吸回路のYピースと気管チューブのあいだに装着して使用する．
- 加温・加湿機能のみのタイプ(heat and moisture exchanger：HME)と，バクテリアフィルター付きのタイプ(heat and moisture exchanger filter：HMEF)がある[5]．
- HME：抵抗が低いので比較的に呼吸しやすい面があるが，親水性のため濡れると目詰まりを起こすことがある．
- HMEF：抵抗が高い傾向があるが，細菌やウイルスの除去ができる．
- 本項ではICU領域で多く使用されているHMEFについて主に述べる★5．

★5
気管切開用人工鼻もあるが本項では触れない．

b ― 歴史

- 背景：当初から人工呼吸中の加温・加湿のために人工鼻として発展したものと，人工呼吸器の呼吸回路フィルター★6として発展したものとがある．
  - 1970年代後半，紙を使用したディスポーザブル人工鼻が開発され始めた．
  - その後，加湿性能を向上させるために保湿剤(塩化カルシウム，塩化マグネシウム，塩化リチウムなど)が使用されるようになり[6,7]，加湿性能が向上し長時間にわたる使用が可能となった．
  - 1984年，機械式プリーツ型の人工鼻が開発された．
  - 1987年，人工鼻に静電気式フィルターを付加したものが開発された．その後も多種多様なものが開発されている．

★6
呼吸回路フィルターは，器械の保護および感染管理を目的にしたもの．器械側に付けて使用する．

c ― 構造と仕組み

- 呼気ガスは呼出されると同時に温度が低下し，HMEFに接触するとさらに冷却される．
- 水分を気体の状態に維持している潜熱は水分が結露するときに放出される．HMEFを温めるのはこの潜熱であり，HMEFの両側(患者側・器械側)における温度差が大きくなればなるほど，転換される水蒸気・熱の総量は増加する[8,9]．
- 吸気時には前回呼気時に保持された水蒸気・熱を放出する．吸気ガスが保つことのできる水分量は前回呼気時に保持されていた水分量で，一部は呼気時に器械側へ漏れる．
- HMEFの水分出力は1回換気量，吸気時間，呼吸回数，温度などに影響され

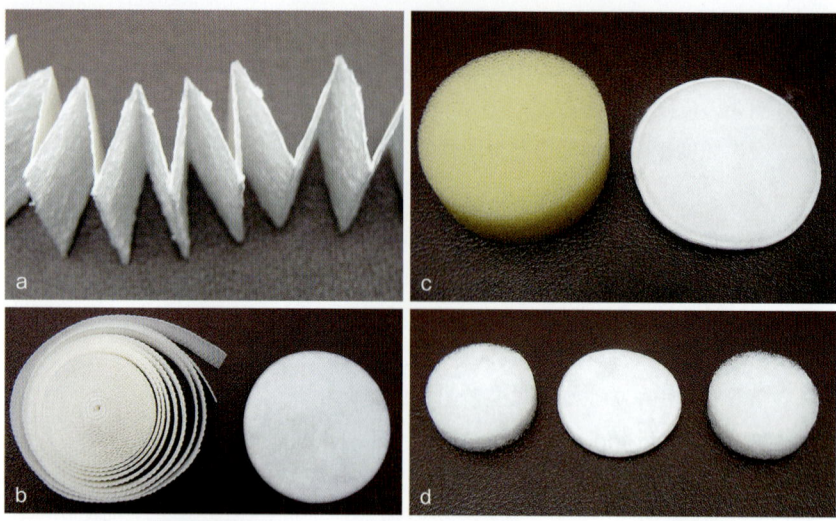

図3 機械式・静電気式HMEFの形状（ハウジング内）
a：プリーツ型（機械式），b：スパイラル型（静電気式），c：フォーム型（静電気式），d：フィルター中央組み込み型（静電気式）．

d ― 種類

- HMEFは細菌やウイルスの濾過メカニズムにより機械式および静電気式の2種類に分類できる．

機械式
- 小さな穴径のフィルターを用い，さらに流量抵抗の上昇を抑えることができるように表面積を広くした疎水性のプリーツ型となっている（図3a）．
- 機械式は，その構造からバクテリアやウイルスに対する細菌除去率が優れており，濾過には直接・慣性・拡散の3つの物理メカニズムが作用している．
- 比較的長い期間にわたってフィルター性能を保つことができる[10]．

静電気式
- 静電気式フィルターは主にポリプロピレン製繊維からできており，この繊維は電荷を帯びているためバクテリアやウイルスを捕えやすい．
- 静電気式のフィルターは，製造コストの低さ，組み立ての容易さという長所がある．
- 静電気式フィルターの電荷は時間の経過と水分の付加によって低下するとされているが，24時間の使用では落ちることはない．
- 抵抗や死腔の増加を抑えるため，素材を平面的・重層構造にして表面積を大きくかつ小型にしている．
- 機械式に比べると，加湿性能は高いが捕集効率はやや低い．長時間の使用では流量抵抗が高くなるものがある．
- 熱の保持性能についての報告は少ないが，機械式に比べて高い傾向にある

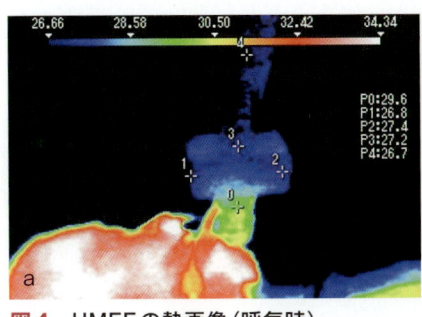

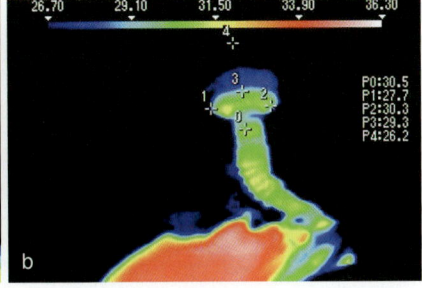

図4　HMEFの熱画像（呼気時）
a：機械式，b：静電気式．
患者呼気中の熱が口元から呼吸回路を通じてHMEF器械側へ漏れ出して回路の表面温度が上がっている(a)．呼気中の熱はHMEFで止まっている(b)．熱の保持性能に差がある．
（三村晋子，ほか．人工呼吸 2007；24：282[11] より）

（図4）[11, 12]．

- ハウジング内の形状からスパイラル型，フォーム型，フィルター中央組み込み型がある（図3b〜d）．
- スパイラル型：セルロースは親水性があり吸湿性が強い．スパイラル状のセルロース紙とバクテリアフィルターがハウジングの中に入っている．
- フォーム型：ポリウレタンで発泡体となっているもので，軽くて柔軟性がある．
- フィルター中央組み込み型：フィルターを両側からポリエステル繊維で挟み込んだ二重構造になっており，呼気中の水蒸気と熱を2段階で吸収し吸気時に放出する．

e ― 使用に関する指針

- AARCガイドライン2012[13] では，短期間（96時間以内）や移動中にはHMEのほうが適しているとしている．
- National Institute of Health Clinical Centerガイドラインでは，HMEは24時間以内の使用がよいとしている★7．

★7
HMEが適していない場合には，加温加湿器を使用する．

f ― 禁忌

- AARCはHMEの使用が禁忌または禁忌となりうる場合として，気管内分泌物が粘稠・多量・血性の場合や呼気時の1回換気量が吸気時のそれの70％以下であるとき，体温が32℃以下，自発呼吸下の分時換気量が多い（10L/分以上），ネブライザーとの併用時などを示している．

g ― 利点・欠点

- 人工鼻の利点・欠点をあげる．

人工鼻の利点

- 呼吸回路が簡素であるため組み立てミスが少ない．
- 呼吸回路内の結露がないため，細菌の増殖のおそれがなく細菌汚染を予防で

表2 人工鼻・加温加湿器の使用に伴う危険・合併症の有無

使用に伴う危険・合併症	人工鼻	加温加湿器
・水分不足や粘性分泌物による気道閉塞	○	○
・気道内の粘液栓による低換気・肺胞内のエアートラッピング	○	○
・気管支腔の粘液栓塞のため呼吸仕事量の増加	○	○
・抵抗上昇のため呼吸仕事量の増加	○	○
・死腔の増大による低換気	○	―
・体温への影響	○	○
・人工鼻の抵抗で，回路外れの際に低圧アラームが働かない	○	―
・回路内に溜まった水分が気管内に流入	―	○
・回路内の水分貯留による人工呼吸器と患者の非同調	―	○
・回路内の水分貯留による気道内圧の上昇	―	○

○：あり，―：なし・ほとんどなし．
（American Association for Respiratory Care, et al. Respir Care 2012；57：782-8[13] を参照して作成）

きる．
- 結核菌をはじめとする細菌性肺炎やウイルス性肺炎の患者の病原体が外部へ拡散するのを防止できる．
- 廉価である．

人工鼻の欠点
- すべての患者には使用できない．
- 自発呼吸下では抵抗の増加が負荷になり，患者の呼吸困難の原因となる場合がある．
- HMEFの容量は人工呼吸回路の中ではガス交換上無効な死腔となる．HMEFによる死腔は正常肺では影響しないことがほとんどだが，重症呼吸不全患者では問題となる場合がある．
- 分泌物による閉塞などがあり注意が必要である．
- 体格および1回換気量に合わせて選択をしなければならない．

h ― 使用の実際

- HMEFを選択するにあたり，加湿性能・推奨1回換気量・流量抵抗・死腔・重さなどの性能と特徴を理解して選ぶ．
- 使用中には人工鼻・加温加湿器の使用に伴う危険・合併症の有無（**表2**）を常に念頭において注意深く観察することが重要であり，患者に危険や合併症がみられなければ加湿は適切である．
- 患者の分泌物でHMEFが汚染されていないかを定期的に点検し，汚染していればHMEFを交換する．HMEF使用中に分泌物が多量・粘稠になってきた場合は加温加湿器に変更する．
- 小児では死腔の負荷が大きいため使用しにくい．

ここに注意
HMEFでは危険・合併症の有無を念頭におき注意深く患者を観察することが必要

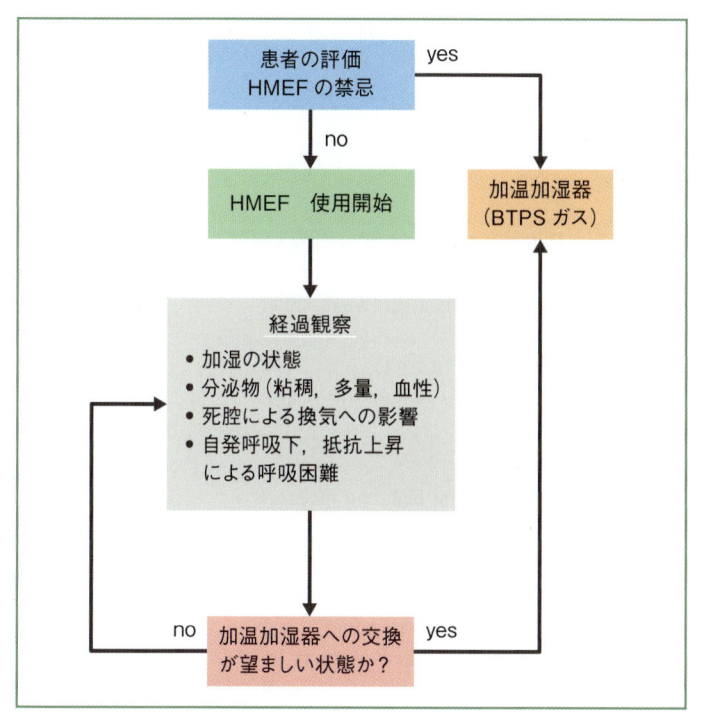

図5 人工呼吸患者に対する適切な加湿を選択するためのチャート

- とくにカフなし挿管チューブではリークのため，HMEFでは十分な加湿を保障できないため，加温加湿器を用いる．
- 人工鼻の装着方向が水平の場合，水分がハウジングの下方に貯留して水分が有効に回収されないため垂直方向に装着する．
- 人工呼吸患者に対して適切な加湿を選択するためのチャートを表す（図5）．

i─交換頻度と適応

- HMEFはほとんどの製造元からは最大使用時間として24時間ごとの交換が推奨されている．交換頻度についてはHMEFの銘柄によっては1週間使用可能であるとの報告がある[14,15]．
- 人工呼吸管理症例をICU入室記録から抽出し後方視的に調査解析（2年間）した日生下[16]らは，成人は全例（567名）HMEF（交換は原則として48時間ごともしくは汚染されたとき）で人工呼吸管理を始めた．HMEF管理症例の平均日数は4.4日で，そのうち97％は全経過をHMEFで管理しえた．また，最長人工鼻管理日数は93日間（ICU在室）だったと報告している．
- 一方で宮川ら[17]は，HMEFを5日間使用後，抜管時に挿管チューブ内に多量の粘稠痰の付着がみられた症例を報告している．

おわりに

- 現在，多くの加温加湿器やHMEFが市販されており，使用にあたっては十分な知識と確認が求められる．

アドバイス
HMEFと加温加湿器の選択は各施設の管理方針に沿って総合的に判断する

アドバイス
HMEFの交換頻度は24時間ごとが推奨されている

- 人工呼吸管理において加温・加湿は必須であり，人工呼吸器と同様に適切で安全な管理に努めなければならない．

（平尾　収，富田敏司）

文献

1) Branson RD, et al. AARC clinical practice guideline. Humidification during mechanical ventilation. Respir Care 1992；37：887-90.
2) Peterson B, et al. Optimizing Mucociliary Function：The Humidification Story. 人工呼吸 2002；19：12-20.
3) 宮尾秀樹，ほか．人工呼吸中の適切な加温加湿．人工呼吸 2002；19：3-11.
4) Ryan SN, et al. Energy balance in the intubated human airway is an indicator of optimal gas conditioning. Crit Care Med 2002；30：355-61.
5) 磨田　裕．加湿器としての人工鼻．ICUとCCU 2002；26：405-9.
6) Chalon J, et al. The pall ultipor breathing circuit filter-An efficient heat and moisture exchangers. Anesth Analg 1984；63：566-70.
7) Shelly M, et al. A comparison of five heat and moisture exchangers. Anaesthesia 1986；41：527-32.
8) International Organization for Standardization. Anaesthetic and respiratory equipment. Heat and moisture exchangers for use in humidifying respired gases in humans. Geneva：International Organization for Standardization Technical Committee；1992. International Standard ISO 9360.
9) International Organization for Standardization. Anaesthetic and respiratory equipment. Heat and moisture exchangers（HMEs）for humidifying respired gases in humans. Part-1. Geneva：International Organization for Standardization Technical Committee；2000. International Standard ISO 9360-1.
10) 石井一成．人工鼻フィルター─加温・加湿のしくみ─．人工呼吸 2004；21：1-7.
11) 三村晋二，ほか．赤外線サーモグラフィを用いた人工呼吸中における人工鼻フィルターの熱損失について．人工呼吸 2007；24：282.
12) 富田敏司，ほか．赤外線サーモグラフィによる人工鼻フィルターの熱損失の検討─モデル肺を用いて─．人工呼吸 2008；25：41-6.
13) American Association for Respiratory Care, Restrepo RD, et al. AARC Clinical Practice Guideline. Humidification during invasive and noninvasive mechanical ventilation：2012. Respir Care 2012；57：782-8. http://www.rcjournal.com/cpgs/pdf/12.05.0782.pdf
14) Thomachot L, et al. Randomized clinical trial of extended use of a hydrophobic condenser humidifier：1 vs 7days. Crit Care Med 2002；30：232-7.
15) 高橋伸二．人工鼻・Heat and Moisture Exchanger Filter（HMEF）の適切な交換頻度について．人工呼吸 2004；21：8-12.
16) 日生下由紀，ほか．大阪大学医学部附属病院における人工呼吸管理中の加湿方法についての調査．人工呼吸 2007；24：47-51.
17) 宮川　響，ほか．気管チューブ内腔への吸気ガス湿度の影響─人工呼吸中の分泌物固形化について─．埼玉医科大学雑誌 2001；28：89-94.

4-9 モニタリング

はじめに

- 人工呼吸中の患者では，厳重に呼吸・循環などの管理を行っている．その際に，患者の呼吸状態をリアルタイムに情報提供するのが呼吸のモニタリングである．
- 日本呼吸療法医学会から発表された「人工呼吸器安全使用のための指針　第2版」[1]において，「人工呼吸療法中は患者の呼吸に関するモニタリングが不可欠であり，余裕があればその他の生体情報をモニタリングすることが望ましい」と述べられている．
- 具体的には以下の4つを連続的にモニタリングすることをあげている．
  ①パルスオキシメータによる経皮的酸素飽和度
  ②呼気二酸化炭素濃度
  ③心電図
  ④人工呼吸器の分時換気量，気道内圧
- ここでは，心電図以外の3つについて概説するとともに，近年ベッドサイドで，局所的に肺の含気を視覚的・経時的にモニタリングができるEITについても説明を加える．

▶EIT：
electrical impedance tomography（電気インピーダンストモグラフィー）

1　経皮的酸素飽和度（SpO$_2$）

- 動脈血液中のHbに酸素が何%結合しているかを示すものをSaO$_2$と表す．SaO$_2$は分画的酸素飽和度（fractional saturation）とよばれ，COオキシメータによりHbO$_2$/（Hb＋HbO$_2$＋COHb＋MetHb）で測定される．
- 一方，経皮的酸素飽和度モニターでSpO$_2$は機能的酸素飽和度（functional saturation）とよばれ，HbO$_2$/（Hb＋HbO$_2$）で計測されている．経皮的酸素飽和度モニターでは異常ヘモグロビンを考慮していないという特徴がある[2]．

▶SpO$_2$：
percutaneous oxygen saturation
▶Hb：
hemoglobin
▶SaO$_2$：
arterial oxygen saturation（動脈血酸素飽和度）
▶HbO$_2$：
oxygenated hemoglobin；oxyhemoglobin

a─SpO$_2$の測定原理

- 酸素化ヘモグロビンと還元ヘモグロビンの吸光特性を利用している．約660nmの赤色光と約940nmの赤外色光の透過光比率から2種類のヘモグロビンの割合を求めることにより，血液の酸素飽和度を測定する．

ここがポイント
SpO$_2$はヘモグロビンの吸光特性を利用して測定する

b─測定原理上の問題

▌一酸化炭素ヘモグロビン（COHb）

- COHbは，酸素化ヘモグロビン（HbO$_2$）と同じ660nmの光を吸収するため，パルスオキシメータではCOHbとHbO$_2$を区別できない．そのため一酸化炭

▶COHb：
carboxyhemoglobin

素中毒患者ではSpO$_2$の値は誤って高く表示される．

メトヘモグロビン（MetHb）
- MetHbは，HbO$_2$やCOHbの2種類のヘモグロビンに比べて，940 nmでより高い吸光度を示すが，660 nmではこれらと同様である．高いSaO$_2$レベル（85％以上）では真の値を過小評価し，低い（85％未満）ときは誤って高い値を表示する．高濃度のMetHbの存在下では，酸素化の程度にかかわらずSpO$_2$は85％に近づくため，正確な値にならないので注意を要する[3]．

メチレンブルーなどの色素
- 臨床に用いられる色素もパルスオキシメトリに影響を与える可能性がある．種々の色素によりSaO$_2$の測定値は著明に減少する．メチレンブルー＞インドシアニンブルー＞インジゴカルミンの順に影響が大きい．

ヘモグロビン濃度
- 酸素化レベルが正常であれば，ヘモグロビン濃度が2.3 g/dLからでもSpO$_2$はSaO$_2$を正しく反映する．しかし，低酸素血症では，SpO$_2$はSaO$_2$を過小評価する傾向があり，ヘモグロビン濃度は低くなるにつれ，直線的にその程度が増す．
- 赤血球増加症はSpO$_2$にはっきりとした影響は及ぼさない．チアノーゼ性の先天性心疾患の小児では，多くが赤血球増加症であるが，高いヘモグロビン濃度に起因すると考えられるSpO$_2$の表示エラーはない[3]．

うっ血性心不全
- 高い静脈圧では拍動成分に静脈拍動が混入し，SpO$_2$を低く提示することがある．また，大動脈内バルーンパンピング使用中のSpO$_2$のパルスオキシメータでは，誤って低酸素血症を表示することがある．

末梢循環不全
- 四肢の血流が低下すると信号が消失し，SpO$_2$の値は消失するか，誤って低い値となる．ただ，原因の一部として末梢組織での酸素飽和度が低下している可能性もある．血管収縮や低血圧では，SpO$_2$シグナルが消失することがあるが，対策としてニトログリセリン軟膏の局所塗布や指神経ブロックが有効といわれている[3]．

体動，シバリング
- 血液を含む組織を透過した光は，組織，動脈血，毛細血管，および静脈血により吸収される．通常，動脈血のみが拍動する．光の吸収は拍動する部分と拍動しない部分に分離されて拍動部分のみを測定しているが，体動や静脈圧の変動による拍動があると動脈成分と認識し，誤差を生じる原因となる．

周囲の光
- 周囲からの光，とくに蛍光灯の光は，誤ってSpO$_2$を高く表示させることがある．明滅する光がダイオードの明滅周波数と近接していると起こる．周囲の光は，酸素化が正常な場合は表示に影響を与えない．
- また，発光部と受光部と皮膚が密着していないと光学的シャントを形成し，誤った低い値となる．光線療法時など，外光が強いときは遮光したほうがよい[3]．

▶MetHb：
methemoglobin

▶マニキュア

- 青いマニキュア液は660nm付近に吸光があり，最も大きな影響を与え，SpO_2の表示を低下させる．その他の色による影響は少ないといわれている．黒は透過光が悪く表出しないようである[3]．

2 呼気終末二酸化炭素モニタリング（$P_{ET}CO_2$）

- 心肺機能正常例において呼気終末の二酸化炭素濃度（$P_{ET}CO_2$）は動脈血中二酸化炭素分圧（$PaCO_2$）に近似している．「$PaCO_2＝(0.863×CO_2生産量)/肺胞換気量$」の関係が成り立ち，生体の代謝が恒常状態であれば，$PaCO_2$は換気レベルの指標として認識され，$P_{ET}CO_2$で換気状態を非観血的に連続モニターできる[2]．

▶$P_{ET}CO_2$：
end-tidal partial pressure of CO_2（呼気終末二酸化炭素分圧）

▶$PaCO_2$：
arterial carbon dioxide tension

a─$P_{ET}CO_2$測定原理

- 呼気ガスの測定には，赤外線吸収法，比色法，質量分析法などによる二酸化炭素分析があるが，最もよく使用されているのは赤外線吸収法である．これはガスサンプル中に赤外光線を通し，透過光の輝度を測定する．
- CO_2は4,300nm近くの波長をピークとした光を吸収する特徴がある．麻酔ガスや水蒸気，CO，O_2などもこの近傍のスペクトルの光を吸収するので，CO_2測定を阻害する．そこでガスサンプリングの位置を固定し，狭い帯域の赤外光源を用い，電子回路の補正により他のガスによる影響を自動的に補正できるようになっている．
- 多くの呼気ガス分析器で赤外線吸収法が用いられている．

ここがポイント
$P_{ET}CO_2$測定には赤外線吸収法が最も用いられる

b─測定方法：2つのサンプリング様式

- $P_{ET}CO_2$の測定方法には，サイドストリーム方式とメインストリーム方式の2つのサンプリング様式がある．

▶サイドストリーム方式

- 回路内口元，人工鼻などからガスを吸引して測定する．吸引速度は30～500mL/分と機種により異なるが，速度の小さいほうが誤差は小さくなる．サンプリングチューブが患者にできるだけ近くなるように接続する．呼気中の水蒸気（37℃）がサンプリングチューブ壁で低温になって結露を生じると水滴は赤外線吸収率が高いので，CO_2の値に影響を及ぼす可能性がある．液体や微粒子などが入り込まないための工夫が必要である．
- チューブの材質でポリエチレンおよびテフロンチューブは，ナイロンに比較し，CO_2透過性がかなり高い．サンプリングライン内を移動するCO_2ガスの拡散によっても波形の上昇や下降を乱すことがありうる．このタイプの拡散は，呼吸数が40～60回/分以上の頻呼吸の際に$P_{ET}CO_2$の解釈上，有意な影響を及ぼす．
- 人工呼吸中に人工鼻を装着した場合に呼吸器側の回路にサンプリングポートを配置することが多い．死腔量は少なく，加温の必要もない．

▶ メインストリーム方式

- 回路内にセンサーを装着して測定する．サイドストリームに比較して，反応時間が速い，分泌物による閉塞や加湿ガスによる水滴などの影響を受けにくい，ガスを呼吸回路から吸引する必要がない，吸引速度が関係する不確実性がない，などの長所がある．
- しかし，小児では死腔量の増大が問題となり，①新鮮ガスの影響を受け低めの値となりやすい，②センサーヘッドの重さや大きさが問題となる，③除湿のために約40℃に加温するなどの熱処理が必要，などの短所も有している．
- 以前は気管挿管された患者にのみ使用されていたが，最近では非気管挿管患者でも，顔マスク，酸素カニューレ（口，鼻，口鼻）にメインストリーム方式のセンサーを搭載した器具が開発されている．これは，防曇膜とよばれる膜を使用し水滴を均一な層とし，CO_2の拡散をスムーズに行わせることで水滴の弊害を除去したものである．これによりセンサーを加温する必要がなくなった．

C ― カプノグラフ

▶ 正常なカプノグラフ

- 呼気ガスの炭酸ガス濃度を経時間的に測定すると図1（正常）のようになる．これをカプノグラフとよび，4つの相から成る．
- 第Ⅰ相は上気道など換気に関与しない死腔内のガスが流出している．第Ⅱ相は気道内と一部の肺胞気が混在し，第Ⅲ相は肺胞気のみのガスが流出する．呼気はここまでで吸気が始まると第Ⅳ相へ移行する．ここでは呼気ガスと吸気ガスが混在している．
- $PaCO_2$に近似する$P_{ET}CO_2$は，第Ⅲ相の終末，第Ⅳ相への移行直前値を示している．なお，$P_{ET}CO_2$が$PaCO_2$に近似するのは，カプノグラフにおいて呼気の終末が一定の値（alveolar plateau）を示した場合に限る．

> **ここがポイント**
> $P_{ET}CO_2$はカプノグラフの第3〜4相の移行時の値を示している

▶ 各種病態におけるカプノグラフ

- 各種病態あるいは測定上の問題と特徴的なカプノグラフを図1a〜gに示す．

- 呼吸停止の警報としては，CO_2モニター（カプノグラフ），パルスオキシメータ，そして心電図の順にアラームが鳴るので，早期発見にはCO_2モニターが有用である．無呼吸発作を検出する感度が高いことから，脳卒中患者の管理や閉塞性睡眠時無呼吸の検出にも応用されている．

> **ここがポイント**
> 無呼吸発作を検出する感度が高いCO_2モニターは早期発見に有用

3 人工呼吸器のグラフィックモニター

- 人工呼吸中の患者の呼吸状態を情報提供するモニターとして，近年，グラフィックモニター搭載の人工呼吸器が増えている[2]．
- 気道内圧（airway pressure：Pa），流量（flow：F），換気量（volume：V）をリアルタイムに表示できるとともに，流量容積曲線（flow-volume curve；F-Vカーブ），圧容量曲線（pressure-volume curve；P-Vカーブ）などを表示で

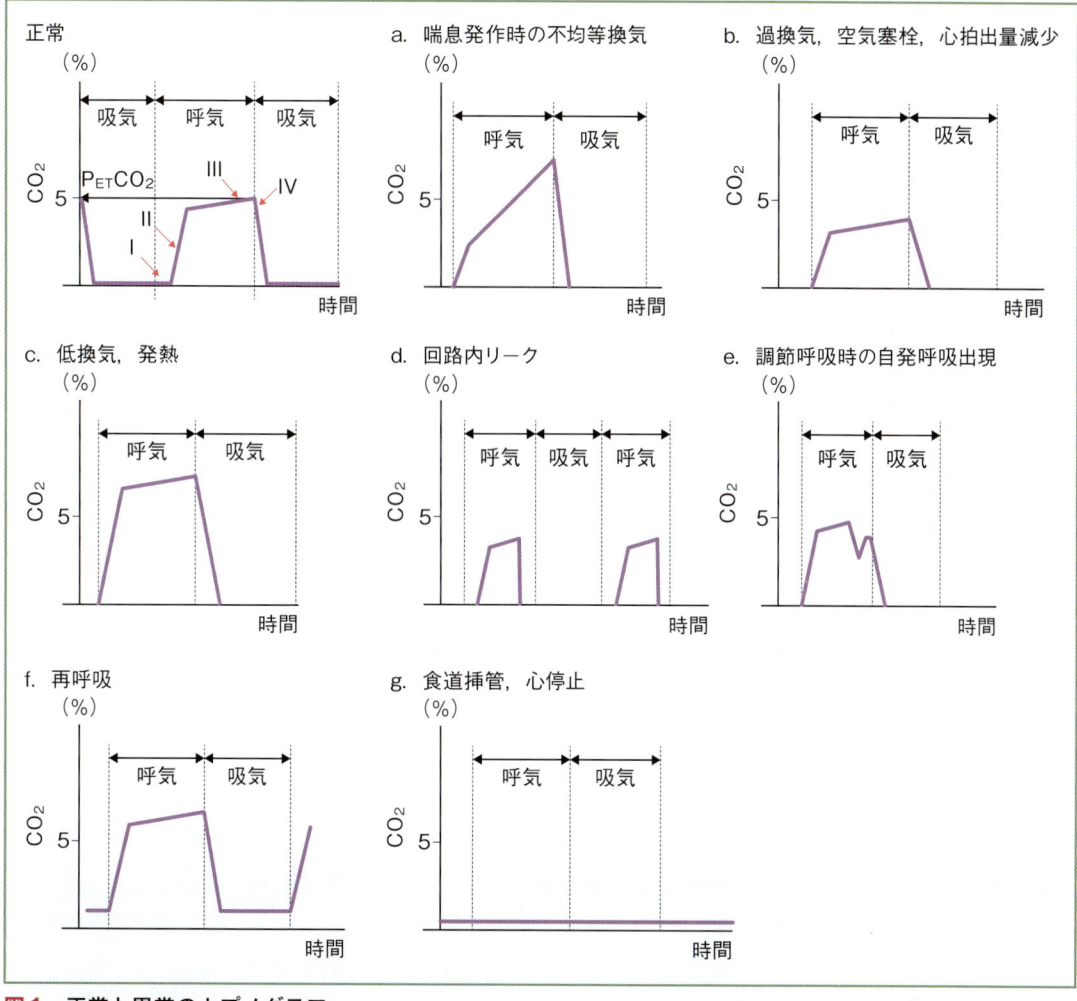

図1 正常と異常のカプノグラフ

a：気管支攣縮．喘息発作時の不均等換気では，第Ⅲ相が平坦とならず上昇曲線となる．とくに喘息発作が顕著な場合，そのスロープは著しい．気道抵抗の小さい肺胞から早期に呼出され，気道抵抗の大きい肺胞から遅れて呼出される．気道抵抗の大きな肺胞では呼出に時間がかかるため，二酸化炭素分圧が高くなっていることも影響している．

b：過換気，空気塞栓，心拍出量の減少．$P_{ET}CO_2$が低値を示す．この場合，過換気では$PaCO_2$が低下するが，空気塞栓では$PaCO_2$は上昇することが特徴である．肺塞栓症ではこの現象が特徴であり，診断的価値を有する．心拍出量が低下すると$P_{ET}CO_2$も低下し，換気量を一定にすると，$P_{ET}CO_2$で心拍出量を推測することができる．

c：低換気，発熱．bとは反対に低換気では$P_{ET}CO_2$が高値となる．また発熱によりCO_2の産生が増加すると高値をとる．いずれも$PaCO_2$が高値となる．

d：回路内リーク．カフ周囲からの呼気のリークなどにより，呼気中，小さな値をとる．

e：調節呼吸中の自発呼吸の出現．通常の波形に楔を打ち込んだ形をとり，吸気の開始がみられる．

f：再呼吸．吸気時の相でCO_2が高い値となり，吸気にCO_2が含まれていることを示している．

g：食道挿管，心停止．気管挿管後の確認としてCO_2が表出されなければ気管に挿入されていないと判断できる．心停止による循環停止でも平坦波形を示す．心肺蘇生患者の気管挿管下にCO_2をモニタリングすることで，胸骨圧迫が適切に行われているか否かの指標として用いられている．強く速く確実な胸骨圧迫ではCO_2の排出が増加する．

(日本集中治療医学会．集中治療専門医テキスト．総合医学社；2013．p.102-17[2]）より)

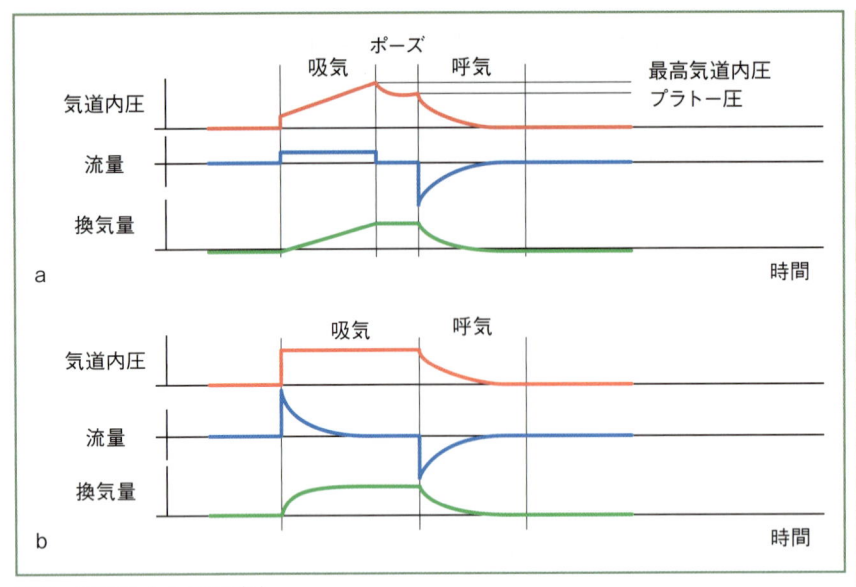

図2 VCV (a) と PCV (b)
VCV：量制御換気，PCV：圧制御換気．
（日本集中治療医学会．集中治療専門医テキスト（電子版）．総合医学社；2013．p.102-17[2]）より）

きる．これにより，呼吸器の換気設定，また，患者の呼吸メカニクスをモニタリングすることができる（図2）．

動的・静的コンプライアンス

- 量制御換気（VCV）での気道内圧モニターから最高気道内圧（気道抵抗と胸郭コンプライアンスが影響する），プラトー圧（胸郭コンプライアンスのみ影響する），PEEPなどが表出される．それらから動的あるいは静的コンプライアンスを求めることができる．たとえば，

$$C_{dyn} = V_T / (P_{pk} - PEEP)$$

C_{dyn}：動的コンプライアンス，V_T：1回換気量，
P_{pk}：最高気道内圧．

$$C_{stat} = V_T / (P_{plat} - PEEP)$$

C_{stat}：静的コンプライアンス，P_{plat}：プラトー圧．

- コンプライアンスは最高気道内圧，プラトー圧とPEEPの圧格差に影響を与える．一方，PEEPは必ずしも気道内圧のみで正しく表示されているとは限らない．気道抵抗の上昇やコンプライアンスの上昇により呼気時間が延長する場合や換気回数が多いときに内因性PEEP（auto-PEEP）が発生する．
- 胸郭コンプライアンス（C_{TH}），肺コンプライアンス（C_L），胸壁コンプライアンス（C_{CW}）のあいだに，以下の関係がある．

$$1/C_{TH} = 1/C_L + 1/C_{CW}$$

圧容量曲線

- 気道内圧と換気量から圧容量曲線を描くことができる（図3）．
- 描き方は種々の方法[*1]があるが，最近では人工呼吸器に測定装置を搭載し

▶PEEP：
positive end-expiratory pressure（呼気終末陽圧）

▶C_{dyn}：
dynamic compliance

▶V_T：
tidal volume

▶P_{pk}：
peak airway pressure

▶C_{stat}：
static compliance

▶P_{plat}：
plateau pressure

▶C_{TH}：
thoracic compliance

▶C_L：
lung compliance

▶C_{CW}：
chest wall compliance

★1
super-syringe法，constant-flow法，multiple-occlusion法など．

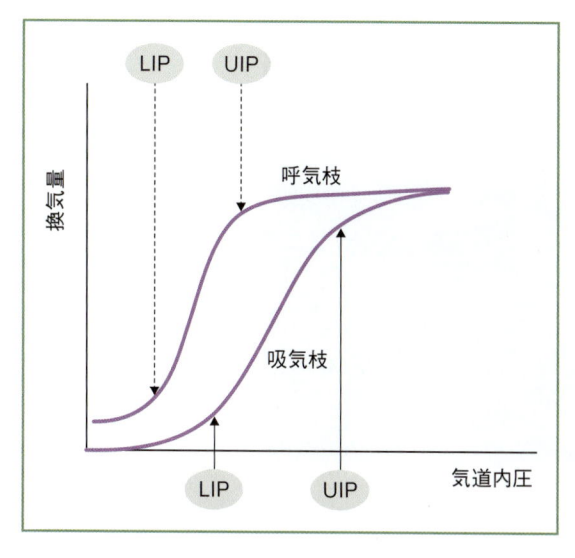

図3 圧容量曲線
LIP：下変曲点，UIP：上変曲点．

た機種も市販されている．正常肺に比較してコンプライアンスの低下した異常肺では傾きが低くなることと，S字状を描くことが知られている．

- S字のうち下方の変曲点をlower inflection point（LIP），上方のそれをupper inflection point（UIP）とよんでいる．
- 一般にLIPは虚脱した肺胞が開き始める点，UIPは肺胞の開放が終了すると同時に，過伸展し始める点と考えられている．LIPをまたいで人工呼吸されると肺胞の開放・虚脱が繰り返され組織の障害をきたす．この力をずり応力とよんでいる．
- 一方，UIPを超えて人工呼吸すると肺胞を中心として組織の過伸展から組織障害，さらには圧外傷に至る．人工呼吸をする際には，呼気終末がLIPを超えて，最高気道内圧がUIP以下でおさまるように換気設定できることが望ましい．
- しかしながら，この圧容量曲線は，呼気終末位から吸気して最大吸気位までに至る吸気枝と，逆の呼気枝では同じ曲線にならずに，前者が下に凸に対して後者は上に凸になることが多い．
- この生理学的特徴を利用したものが肺リクルートメントであり，リクルートすることで同じPEEPレベルでの呼気終末位の肺容量，つまりFRCが増加し酸素化の改善，ならびに肺胞再虚脱の予防に寄与している．しかしながら，この圧容量曲線に関する議論は一定の見解を得るに至らず，呼吸管理にどの程度寄与しているかは疑問な点も少なくない．

▶FRC：
functional residual capacity（機能的残気量）

4 electrical impedance tomography（EIT）

- 肺の電気インピーダンス変化を断層的に測定し，ほぼリアルタイムで算出しようとするelectrical impedance tomography（EIT）が開発されている[2]（図4）．
- インピーダンスが大きい部分は電気伝導率が低い気体が多い部分であり，逆

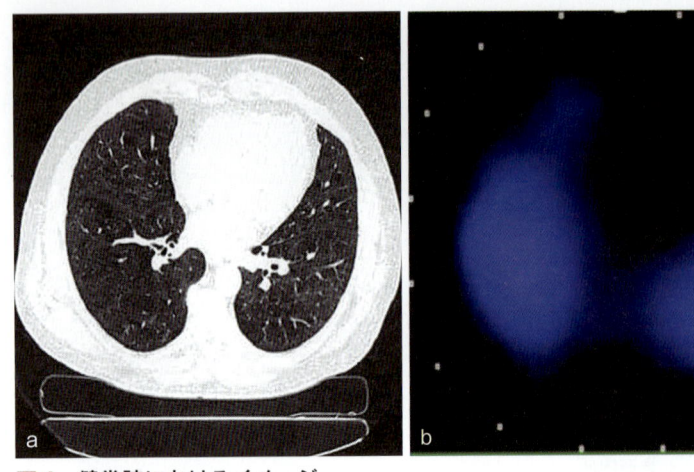

図4 健常肺におけるイメージ
a：肺のCT像，b：EITによる肺機能画像．

に小さい部分は伝導率が高い液体が多い部分であるとの仮説に基づいている．肺のガス量を直接計測してはいないが，断面で膨らみ具合をとらえることができる．

- Wrigge[4]らは，ブタの肺でEITとCT画像を比較した．両者の相関は良好で，肺局所の換気分布を評価するのに優れた方法であると考えている．さらに，Bikkerら[5]はPEEPを増加させて肺容量の増加を確認した．そして，Grantらはヒツジ呼吸不全モデルで，また，Costa[6]らはARDS患者で，EITおよびCT検査を比較してリクルートメントの効果を確認している．Costaらは，虚脱肺領域を10％未満にするには17～19cmH$_2$OのPEEPが必要であったと報告している[6]．
- このEITの装置は改良が進み，解像度などが鮮明になれば臨床応用での期待は高まるものと考えられている．

（渡邊具史，川前金幸）

▶ARDS：
acute respiratory distress syndrome（急性呼吸窮迫症候群）

ここがポイント
EITは肺のガス量を断面の膨らみ具合でとらえている

文献

1) 日本呼吸療法医学会．人工呼吸器安全使用のための指針 第2版．http://square.umin.ac.jp/jrcm/contents/guide/page06.html
2) 日本集中治療医学会．集中治療専門医テキスト（電子版）．東京：総合医学社；2013．p.102-17．
3) Miller RD, ed. Miller's Anesthesia. 6th ed. Philadelphia：Elsevier, Churchill Livingstone；2005. 武田順三，監修．稲田英一，ほか監訳．ミラー麻酔科学．原著第6版．東京：メディカル・サイエンス・インターナショナル；2007．p.1119-53．
4) Wrigge H, et al. Electrical impedance tomography compared with thoracic computed tomography during a slow inflation maneuver in experimental models of lung injury. Crit Care Med 2008；36：903-9.
5) Bikker IG, et al. Lung volume calculated from electrical impedance tomography in ICU patients at different PEEP levels. Intensive Care Med 2009；35：1362-7.
6) Costa EL, et al. Bedside estimation of recruitable alveolar collapse and hyperdistension by electrical impedance tomography. Intensive Care Med 2009；35：1132-7.

4-10 小児の人工呼吸

はじめに

- 小児における人工呼吸管理についてのエビデンスは少なく，成人領域の人工呼吸管理に関する研究結果に基づいた管理を行っているのが現状である．しかし，実際に小児の人工呼吸管理を行う場合には，成人との違いによる問題点が生じることも多い．したがって，小児の呼吸器系の特徴や相違点を理解しておくことは管理のうえで重要である．

1 小児の呼吸器系の解剖学的・生理学的特徴

- 小児における呼吸管理を考えるうえで重要な特徴は，①気道が狭い，②肺胞が虚脱しやすい，③換気量が小さくて頻呼吸，④疲労しやすい，という点である．ここでは，このような特徴から生じる人工呼吸管理上の注意点について解説する．

a ― 解剖学的特徴

▶頭部

- 乳児は頭部が大きく，とくに後頭部が突出しているため仰臥位で気道が屈曲しやすい．また，口腔内における舌の占める割合が非常に大きく，舌は小児の気道閉塞の最大の原因となる．呼吸窮迫および呼吸不全時には適切な頭位による気道の開放が必要となる．

▶喉頭，気管

- ここで最も重要な点は，気道が狭いという点である．細い気道にできるだけ太い気管チューブ（endotracheal tube：ETT）を挿入するために，新生児・乳児ではカフなしETTが一般的に好んで使用されてきた[★1]．
- しかし，小児におけるカフ付きETTとカフなしETTを比較した研究のメタ解析では，カフ付きETTを使用しても，抜管後の上気道狭窄症状の発生率や再挿管率，挿管期間は増加せず，むしろETT入れ替え回数は少なくなるという結果であった[1]．この研究で使用された，カフの素材であるポリウレタンのETT（マイクロカフ，Haryard Healthcare社製）が2015年から日本でも使用可能となり，最近ではカフ付きETTの使用が見直されてきている．
- また，カフなしETTを用いて人工呼吸管理を行う場合，リークが多いときにはさまざまな問題が生じることがある（後述）．これらを考慮すれば，リークの制御が困難な場合には，積極的にカフ付きETTの使用を考慮してもよいかもしれない．ただし，カフ付き挿管チューブを使用する場合には，カフ圧が20～25cmH$_2$Oを超えないように監視する必要がある．

★1
カフ付きETTのカフが膨らむ場所は，非伸展性の輪状軟骨部分に相当する．この部分に生じる浮腫や炎症は，内腔方向にしか進行できないため，抜管後の声門下狭窄が問題になりやすいとされてきたこともカフなしETTが好まれてきた理由の一つである．

ここに注意
カフ付き挿管チューブの使用時はカフ圧が20～25cmH$_2$Oを超えないよう監視

249

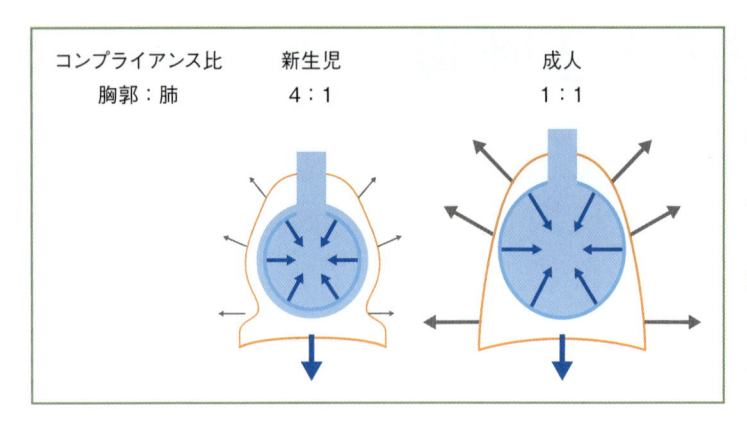

図1 新生児と成人の胸郭コンプライアンスの比較

胸郭の柔らかい新生児では、肺の縮もうとする力に対抗できず肺の虚脱が起きやすい。また、吸気時に胸腔内圧が陰圧になっても胸郭を保持できず陥没しやすい。

（竹内宗之. 集中治療専門医テキスト〈電子版〉. 総合医学社；2013. p.118-31[2] を参考に作成）

▶ 胸郭と呼吸筋

- 乳児・幼児では、横隔膜が主たる吸気筋である。成人の横隔膜は斜めでドーム状になっているのに対し、小児の横隔膜は平坦で収縮による換気量の増加効率が悪い。さらに、横隔膜・肋間筋における疲労に強いI型筋線維の割合が少なく成人の1/3程度しかないため、呼吸筋疲労を起こしやすい[2]。
- また、小児、とくに乳児の胸壁は、軟骨成分が多く骨化が十分でないことや、肋間筋などの胸壁を保持する筋群が未発達のため、非常に柔らかい。胸郭と肺のコンプライアンスの比は、新生児では4：1、成人では1：1である[2]。
- 柔らかい胸郭は肺が縮もうとする力に対抗できないため、肺胞は成人と比べて虚脱しやすい（図1）。さらに、新生児においてはKohn孔などの側副気道の発達が悪いため無気肺を生じやすい[2]。
- このような、胸郭の柔らかさ、側副気道の未熟さといった理由から、小児の肺胞は虚脱しやすく、後述するように機能的残気量（functional residual capacity：FRC）が少なくなる。肺胞の虚脱は結果として、肺内右左シャントに伴う低酸素血症を引き起こす原因となる。

> **ここがポイント**
> 乳児の胸郭は非常に柔らかく、肺胞虚脱を生じやすい

b ― 生理学的特徴

▶ 肺容量

1回換気量（V_T）と死腔

- 小児における体重あたりの1回換気量（tidal volume：V_T）は6〜7 mL/kgと成人とほとんど変わらない。しかし、その絶対値は小さい。また、酸素消費量は成人の2〜3倍あるため、頻呼吸となる。
- また、V_Tが小さいため、人工呼吸管理を行ううえでは、呼吸回路による機械的死腔は相対的に大きくなるので注意を要する。たとえば、リークがない状態で、新生児用回路を使用するとYピースから声帯までの機械的死腔は2〜3 mL存在する。V_T 10 mL前後で管理を行う呼吸不全の小児においては、このわずかに見える死腔でも大きな影響を及ぼし、高二酸化炭素血症の原因となる。

> **ここに注意**
> V_Tが小さいため呼吸回路の機能的死腔は相対的に大きくなる

機能的残気量（FRC）
- FRCは，安静時呼気終末に肺内に残っている空気の量である．全肺気量（TLC）に対するFRCの比は成人が30％であるのに対し，新生児では10～15％と低値である[3]．
- FRCは鎮静や麻酔によって低下することが知られているが，小児ではとくにその影響は顕著で，全身麻酔導入後のFRCの低下率は，成人18％に対し，小児では35％と高くなる[4]．そのため，新生児では無呼吸に陥ってから低酸素に至るまでの時間が成人や年長児に比較して短い．

▶TLC：
total lung capacity

ここがポイント
FRC低下率が成人より高く，無呼吸に陥ってから低酸素に至るまでの時間が短い

クロージング・キャパシティ（CC）
- クロージング・キャパシティ（closing capacity：CC）とは，最大吸気位から最大呼気位まで肺内の空気を呼出していくときに，末梢気道閉塞が起こり始める時点での肺容量である．CCがFRCを上回ると，安静時の呼吸でも末梢気道での閉塞が起こることになる．CCは体位や麻酔の影響を受けないが，年齢の影響を受ける．新生児においては，正常状態でもCCはFRCを上回ることがある．

▌コンプライアンス
- 呼吸器系コンプライアンス（respiratory system compliance：C_{RS}）は呼吸器系全体の膨らみやすさの指標で，1cmH$_2$Oの圧を気道にかけたときに増加する肺容積で表される．

$$C_{RS} = \Delta V / \Delta P_{ao} \quad (V：肺容量，P_{ao}：気道内圧)$$

- 小児の肺胞数は生後18か月のあいだに急速に増加し，これに伴い肺コンプライアンスも出生後から急速に増加する．正常小児の体重あたりの呼吸器系コンプライアンス（C_{RS}）はおおよそ1mL/cmH$_2$O/kg以上である．
- C_{RS}は体位，肺や胸郭の状態によって変化し，無気肺，肺炎，急性呼吸窮迫症候群（ARDS），腹満などで低下する．

▶ARDS：
acute respiratory distress syndrome

▌気道抵抗
- 気道抵抗（resistance：R）とは，ガスの流れにくさを表す指標で，気道の長さに比例し，気道半径の4乗に反比例する．ただし，これは気流が層流の場合であり，気流が乱流の場合には，気道抵抗は半径の5乗に反比例して増加する[3]．人工呼吸中の呼吸機能が正常な新生児の気道抵抗は，おおよそ50～100cmH$_2$O/L/秒である．気道狭窄，声帯麻痺，気管支炎，喘息などで気道抵抗は増加する．
- 気道の狭い新生児では，気道内腔の狭小化に伴う気道抵抗の上昇の程度が著しく大きくなるため，軽度の気道粘膜浮腫が重大な換気障害を引き起こすことがわかる（図2）．このような問題を回避するためにも，抜管を予定している患児でカフなしETTでもリークを認めない場合は，事前にETTのサイズダウンを行い，デキサメタゾンの予防的投与や抜管後にアドレナリン吸入を行うことを考慮する．

ここがポイント
新生児では気道内腔の狭小化を生じる気道粘膜浮腫が重大な換気障害をきたす

2 小児の呼吸不全とARDS
- 小児における呼吸不全の原因は，感染（クループ，喉頭蓋炎，細気管支炎，

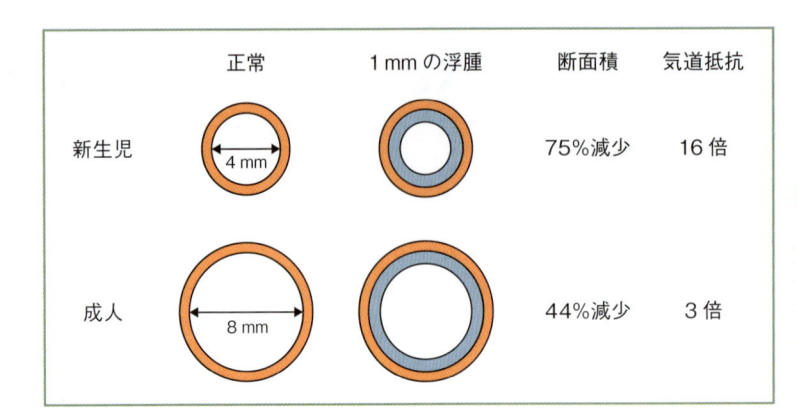

図2 気道浮腫による気道抵抗への影響の比較
気道内径が4mmの新生児と8mmの成人の気道粘膜に1mmの全周性の浮腫が生じた場合，図に示すように気道抵抗の増加率は成人では3倍であるのに対し，新生児では16倍と非常に高くなることがわかる．

- 肺炎），異物誤嚥，喘息，溺水，先天奇形，神経筋疾患，代謝性疾患，心原性呼吸不全など，成人同様多岐にわたる．また，成人と比較するとまれではあるが，ARDSも少なからず経験する．小児におけるARDS疫学調査では，急性肺傷害（ALI）の罹患率は2.95〜12.8/10万人，死亡率は18〜35%であり，ICU死亡の30%を占めていた[5]．

- 成人領域においては，2012年にBerlin定義が発表され，診断基準として普及している．一方，小児ARDSに関しては，2015年にPediatric Acute Lung Injury Consensus Conference（PALICC）によって，小児の疫学研究や医学研究に基づいたPARDS definitionが提案された[5]．

- この基準とBerlin定義の大きな違いは，侵襲的陽圧換気時の診断基準および重症度分類から，呼気終末陽圧（positive end-expiratory pressure：PEEP）の設定が除外されたことと，酸素化の指標としてP/F比ではなく，oxygenation index（OI；〔F$_I$O$_2$×平均気道内圧×100〕/PaO$_2$）もしくは，oxygen saturation index（OSI；〔F$_I$O$_2$×平均気道内圧×100〕/SpO$_2$）が用いられている点である（**表1**）．

- PARDS definitionではOIによる重症度分類を行う時期については明記されていないが，発症時よりも発症後24時間値もしくは24時間以内の最低値が最も予後と相関していたとの報告もある[6]．ただし，成人ARDSと小児ARDSを区別することでよりよく予後を予測できるという前向き研究はない．

- 小児ARDSの治療戦略は，成人のARDS治療戦略に準じて行っているのが現状である．しかし，小児ARDSを対象とした後方視的研究[7]において，発症から3日間，V$_T$ 6〜10mL/kgで管理した群は，V$_T$ 6mL/kg未満で管理した群と比較して死亡率は増加せず，その中でコンプライアンスが高い症例に限ると1日目のV$_T$が多い群で人工呼吸期間の短縮を認めたという結果が報告されている．また，小児ARDSの前方視的観察研究で，最大V$_T$やV$_T$中央値は死亡率と逆の相関関係を認めたとする報告もある[8]．★2

- これらの結果は，小児におけるARDS治療の実態としてV$_T$ 6mL/kgが厳密に守られているわけではないということ，V$_T$の目標値6mL/kgが本当に最

▶ALI：
acute lung injury

▶P/F：
PaO$_2$/F$_I$O$_2$

▶PaO$_2$：
arterial oxygen tension（動脈血酸素分圧）

▶F$_I$O$_2$：
fraction of inspiratory oxygen（吸入酸素濃度）

▶SpO$_2$：
percutaneous oxygen saturation（経皮的酸素飽和度）

★2
ただし，これらの研究はいずれも観察研究であり，C$_{RS}$の高い軽症例がV$_T$高値群に偏っている傾向にあった可能性があることや，回路コンプライアンスやリークの影響を受けV$_T$測定値そのものが正確ではないという問題などを考慮すると，結果の解釈には議論の余地がある．

表1　PALICCの提案する小児ARDSの診断基準[*3]

年齢	早産および周産期因子に関連する肺疾患は除外する				
発症様式	既知の臨床的損傷または新たな呼吸症状から1週間以内				
肺水腫	心不全や輸液負荷で説明のつかない呼吸不全				
胸部X線	新規発生の肺浸潤影				
酸素化	非侵襲的陽圧換気		侵襲的陽圧換気		
	重症度分類はなし		軽症	中等症	重症
	フルフェイスマスクを用いた bi-level ventilation もしくは CPAP[*1]≧5cmH$_2$O PF比[*2]≦300 SF比[*3]≦264		4≦OI[*4]<8 5≦OSI[*5]<7.5	8≦OI<16 7.5≦OSI<12.3	OI≧16 OSI≧12.3

[*1] CPAP：持続性気道内陽圧
[*2] PF比：PaO$_2$（動脈血酸素分圧）/FiO$_2$（吸入酸素濃度）
[*3] SF比：SpO$_2$（経皮的酸素飽和度）/FiO$_2$
[*4] OI：oxygenation index（〔FiO$_2$×平均気道内圧×100〕/PaO$_2$）
[*5] OSI：oxygen saturation index（〔FiO$_2$×平均気道内圧×100〕/SpO$_2$）

(Khemani RG, et al. Pediatr Crit Care Med 2015；16：S23-40[5]より)

[*3] この診断基準を利用するメリットはまだ証明されておらず，筆者らは今の時点では成人と同じ診断基準を使用すべきではないかと考えている．

適な値であるかどうかに関しては再考の余地があること，そしてV$_T$の目標値を一律に統一せずに重症度に応じて変更したほうがよい可能性があることなどを示唆しており，この問題の解決にはさらなるRCTなどの研究が必要と思われる．

▶RCT：randomized controlled trial

3 小児の人工呼吸管理の実際と問題点

a — 呼吸器回路と加湿

▶ 呼吸器回路
- V$_T$が小さい新生児・乳児では，人工呼吸器の回路容量や回路コンプライアンスの影響を受けやすい．したがって，コンプライアンスが小さく，体型に見合った容量の回路を使用する必要がある．

▶ 加湿
- アメリカ呼吸療法学会（American Association for Respiratory Care：AARC）では，吸入ガスの温度は30℃以上，絶対湿度30mg/L以上を推奨している．リークがある場合，人工鼻では絶対湿度が低下し十分な加湿が得られないため，加温加湿器を使用する必要がある．また，リークがない場合においても，人工鼻は機械的死腔を増大させるため，新生児や乳児の長時間の人工呼吸管理では基本的には人工鼻は使用しない．

▶4章「4-8 加温・加湿」(p.231) 参照

b — 換気モード

- リーク存在下では，V$_T$の監視・制御が正確に行えないため，一般的に小児では圧制御換気を用いる．そのため，換気量のモニターは必須である．換気

モードとしては，以前は間欠的強制換気（IMV）が一般的であった．
- 最近では，吸気の開始や吸気の終了をトリガーすることができる人工呼吸器が汎用されており，吸気に同調して間欠的に強制換気を行う同期式間欠的強制換気（SIMV）やすべての吸気に同調した強制換気を行うアシスト／コントロール（A/C）換気などを用いることが多い．SIMVや持続性気道内陽圧（CPAP）ではプレッシャーサポート換気を併用することも可能である．

▶IMV：
intermittent mandatory ventilation

▶SIMV：
synchronized intermittent mandatory ventilation

▶CPAP：
continuous positive airway pressure

C—呼吸器設定

1回換気量（V_T）

- 圧制御換気では，目標V_Tを定めて圧の設定を行う．人工呼吸器関連肺傷害を起こさないようにするには，V_Tを制限する必要がある．術後などの正常肺ではV_Tの目標値は8 mL/kg前後とすることが多いが，自発呼吸の有無，呼吸器との同調性，病態などにより幅があり，時には10 mL/kg程度の換気量を許容することもある．換気量の制御が管理上重要であるARDSにおいては，成人のARDS研究の結果に準じ，6 mL/kgに制限した管理を行う．
- このような管理には正確なV_Tのモニターが重要であるが，小児において人工呼吸器に表示されたV_Tを解釈する場合，以下に示す2つの理由から，その測定値の正確性が担保されていないことに注意が必要である．
- 1つ目は呼吸器の回路補正機能の問題である．回路補正を行わずに，正確なV_Tの測定値を得るには口元流量計が優れているが，死腔や呼吸抵抗を増大させるため新生児・乳児では使用しづらい．最近では口元流量計のない人工呼吸器でも，回路のコンプライアンスや圧縮容量の補正を行って換気量を測定するものも多いが，このような補正も体重の小さな新生児・乳児の呼吸不全患児においては正確なV_Tが測定できていないことがあり注意を要する[8]．
- 2つ目はチューブリークによる影響である．リーク存在下では，実際に肺に到達するV_Tは呼気で計測されるV_Tよりも大きく，吸気で計測されるV_Tよりも小さくなる．最近の人工呼吸器の中にはリーク補正機能を搭載した機種もあるが，この機能にも限界があり，機種によってはリーク量が呼気時に1 L/分を超えるときには，呼吸器に表示されるV_Tに20％程度の誤差が出ることがあるため注意が必要である[9]．

気道内圧

- 成人と比べ小児の胸郭は柔らかく広がりやすいため，同じプラトー圧をかけたときに肺に実際にかかる経肺圧は成人よりも高くなる．このことを考慮すると，成人ARDS管理におけるプラトー圧上限30 cmH$_2$Oをそのまま小児に適応することは危険なのかもしれない[2]．理想的には，食道内圧を測定し最高経肺圧を考慮しながらプラトー圧を調整する必要がある．いずれにしても，小児においては成人よりも肺に高い圧がかかりやすいという点には注意が必要である．
- 一方，チューブリークがある場合には，リーク流量に応じて圧損失が生じ，設定どおりの換気圧が肺胞に到達せず肺胞の虚脱を招く可能性があることに

!ここに注意
チューブリークの影響で，呼吸器のV_Tに20％程度の誤差が出ることがある

▶1章「1-6 人工呼吸器関連肺傷害」（p.52）参照

PEEP

- 上述のように，小児の肺胞は非常に虚脱しやすく，とくに鎮静や麻酔時にその変化は顕著となる．したがって，肺胞虚脱を予防するためにPEEPは必要であるが，適切なPEEPの設定値の決定方法は確立していない．
- von Ungern-Sternbergらは，3～6歳児を対象とした調査で，高濃度酸素吸入によるFRCの低下は3cmH$_2$OのPEEPでは防ぐことはできなかったが，6cmH$_2$OのPEEPによってFRCの低下を改善させたと報告している[10]．このような報告からも，肺胞虚脱の予防には少なくとも4～5cmH$_2$OのPEEPは必要と考えられる．ARDSを含む呼吸不全時や，腹部外科手術後のように肺胞が虚脱しやすい状況ではさらに高いPEEPを要する場合があり，設定値は状況によりさまざまである．

> **アドバイス**
> 小児の肺胞虚脱の予防には状況により4～5cmH$_2$O以上のPEEP設定値が必要

d─人工呼吸器との同調性[2]

ineffective triggeringとauto-triggering

- 患者トリガー方式の人工呼吸では，回路内圧の低下か流量の変化によって吸気の開始を検知する．小児においては，吸気努力による気流・圧の変化が小さいために，自発呼吸がトリガーされないineffective triggeringが生じる．ineffective triggeringが生じると，呼吸筋疲労や横隔膜筋線維障害を招き，その結果，人工呼吸期間の延長をもたらす可能性がある．
- 逆に，トリガー感度を鋭敏にすると，心原性拍動や回路内の結露，痰による揺れを吸気と誤って認識し人工呼吸が作動してしまうauto-triggeringが問題になる．また，チューブリークもauto-triggeringの原因となりうる．auto-triggeringが生じると過換気や過膨張を引き起こす可能性があるため注意が必要である．

> **ここに注意**
> auto-triggeringにより過換気や過膨張を引き起こす可能性があるので注意する

プレッシャーサポート換気終了の遅れ

- チューブリークが多い場合，ガス流量が減衰しないために吸気の終了を検知できず，プレッシャーサポート換気が終了できない場合がある．このプレッシャーサポート換気の遅れは呼気時間の短縮を招き，肺の過膨張を引き起こす可能性がある．このような場合には，A/C換気に変更するか，吸気終了設定を変更して対応する．

（文　一恵，竹内宗之）

▶ 2章「2-6 人工呼吸器との同調性」(p.112) 参照

文献

1) Shi F, et al. Cuffed versus uncuffed endotracheal tubes in children：A meta-analysis. J Anesth 2016；30：3-11. doi：10.1007/s00540-015-2062-4. Epub 2015 Aug 22.
2) 竹内宗之．小児の呼吸管理．集中治療専門医テキスト（電子版）．東京：総合医学社；2013．p.118-31．
3) Motoyama EK, Finder JD. Respiratory physiology in infants and children. In：Davis PJ, et al, eds. Smith's Anesthesia for Infants and Children. 8th ed. Philadelphia：Else-

vier Mosby ; 2011.
4) Dobbinson TL, et al. Functional residual capacity (FRC) and compliance in anaesthetized paralysed children. II. Clinical results. Can Anaesth Soc J 1973 ; 20 : 322-33.
5) Khemani RG, et al. Pediatric acute respiratory distress syndrome : Definition, incidence, and epidemiology : Proceedings from the Pediatric Acute Lung Injury Consensus Conference. Pediatr Crit Care Med 2015 ; 16 : S23-40.
6) Yehya N, et al. Characterizing degree of lung injury in pediatric acute respiratory distress syndrome. Crit Care Med 2015 ; 43 : 937-46.
7) Khemani RG, et al. Effect of tidal volume in children with acute hypoxemic respiratory failure. Intensive Care Med 2009 ; 35 : 1428-37.
8) Heulitt MJ, et al. Reliability of displayed tidal volume in infants and children during dual-controlled ventilation. Pediatr Crit Care Med 2009 ; 10 : 661-7.
9) Moon K, et al. Tidal volume accuracy during non-invasive ventilation with modern neonatal mechanical ventilators. Critical Care 2015 ; 19 : 262.
10) von Ungern-Sternberg BS, et al. The impact of positive end-expiratory pressure on functional residual capacity and ventilation homogeneity impairment in anesthetized children exposed to high levels of inspired oxygen. Anesth Analg 2007 ; 104 : 1364-8.

4-11 麻酔中の人工呼吸

はじめに

- 全身麻酔中には一般的に人工呼吸が行われる．しかしながら，その換気条件・設定に関して多くが語られることは少なかった．一方で急性肺傷害や急性呼吸窮迫症候群（ARDS）などの人工呼吸管理では，その換気条件・設定が患者の予後に影響を与えるとされ，多くの研究がなされている．
- なぜこのような違いがあったのであろうか？ 1つには麻酔中の人工呼吸は短時間であることがあげられる．集中治療室での人工呼吸が日単位，ややもすれば週単位の管理であるのに対して，麻酔中は人工呼吸期間が1日を超えることはほとんどなく，主に数時間である．数時間の人工呼吸管理が患者の予後や合併症に影響を起こすとは考えにくい．2つ目に麻酔・手術を受ける患者の大半は正常な呼吸機能であり，いわゆる傷害肺ではない．正常な肺に人工呼吸を行うのに多くの設定を気にする必要はないであろう．
- 近年，上述のような一般常識に疑問を投げかけるエビデンスが現れてきている．短時間・麻酔中の人工呼吸管理であっても術後の呼吸器合併症に影響を与え，ひいては患者の予後に影響を与える可能性が示されてきている．
- 本項では，今までの麻酔中の呼吸生理学的知見をまとめ，近年の麻酔中肺保護的換気について論文を紹介していきたい．

▶ARDS：
acute respiratory distress syndrome

ここがポイント
短時間の麻酔中の人工呼吸管理でも術後呼吸器合併症や予後に影響を与える

1 麻酔中および術後呼吸器合併症

- アメリカの統計では，20％程度の患者は麻酔中に$SpO_2<81\%$が5分以上続いているとされている．またアメリカでの麻酔関連死亡の50％以上が麻酔中の低酸素に起因しているとされている．さらに術後の呼吸器合併症の頻度は小手術で1～2％，大手術では20％にも上る．
- このように麻酔に関連した呼吸器合併症は大きな問題である[1]．

▶SpO_2：
percutaneous oxygen saturation（経皮的酸素飽和度）

2 麻酔による肺容量と呼吸の変化

- 肺容量は立位から仰臥位になるだけで機能的残気量（FRC）は1L減少する．麻酔の導入によってさらに0.5L減少するとされている．これによってFRCは約3.5Lから2Lと減少してしまう．つまり，全身麻酔はFRCを約40％減少させる★1．一方で，麻酔中静肺コンプライアンスは平均で95mL/cmH₂Oから60mL/cmH₂Oに減少する．逆に麻酔中は気道抵抗は上昇する．
- このような麻酔中の肺容量と呼吸の変化により全身麻酔患者の約90％には無気肺ができ，その大きさは肺容量の15～20％に及ぶとされている．これら無気肺の大きさはBMIと酸素濃度に依存しているとされている．

▶FRC：
functional residual capacity

★1
ちなみに筋弛緩はそれ以上にはFRCを減少させない．

▶BMI：
body mass index

257

表1 機能的残気量(FRC)の減少が呼吸に与える影響

換気血流比(V/Q)	気道の状態
正常	開いている気道
V/Q mismatch	気道閉鎖
シャント	無気肺

3 麻酔中の無気肺の予防と肺血流

- 一般的に麻酔中の無気肺の予防にはPEEPが有効であるとされている。PEEP 10cmH₂Oは無気肺を一部改善する。しかしながら、PEEPは必ずしも酸素化を改善するわけではない。
- そのほかリクルートメント手技は麻酔中の無気肺の改善に有効であるとされている。40cmH₂Oの気道内圧で7～8秒のリクルートメントは麻酔関連の無気肺を改善する。またリクルートメントはdependent lung(下位肺)の換気を増やし、換気の分布を覚醒時に戻すとされている。しかしながら、麻酔中の肺血流は徐々に上から下へシフトするが、PEEPは上位の肺血流を減らすためシャントを増やす可能性もある。
- このように以前から麻酔中には無気肺が起こりやすく、その無気肺を予防するためにはPEEPやリクルートメントが有効であるとされてきたが、それに関する臨床的エビデンスは少ないままであった。
- 表1に麻酔によるFRCの低下が呼吸に及ぼす影響をまとめている。開いている気道では換気血流比は正常に保たれるが、気道が一時的に閉塞するairway closure(気道閉鎖)の状態ではV/Q mismatch(換気血流比不均衡)が著明となる。完全に無気肺となってしまえば、その血流はシャントとしかなりえない[1]。

▶ PEEP：
positive end-expiratory pressure(呼気終末陽圧)

▶ V/Q mismatch：
ventilation/perfusion imbalance

4 集中治療室での肺保護的換気

a—ARDS患者

- ARDS患者に対する肺保護戦略は2000年ごろから提唱され、今ではその地位が確立している。比較的高いPEEPと小さい換気量で人工呼吸を行うことにより、患者予後が改善するとされている。現在の肺保護的換気の設定は1回換気量(tidal volume)とPEEP、F$_I$O$_2$の3つである。
- ARDS患者においては1回換気量は6～8mL/kgに設定したほうがよいとされている。PEEPに関しては結論的な結果は出ていないが、より重篤なARDSケースでは高いPEEPが有効であるとするものもある。F$_I$O$_2$は理論的には低いほうがよいが、低いF$_I$O$_2$がよいとする研究は依然として少ない。ARDS患者においてはF$_I$O$_2$を上げるよりも先にPEEPを上げたほうがよいとされている。

▶ 4章「4-2 肺保護的換気法」(p.179)参照

▶ F$_I$O$_2$：
fraction of inspiratory oxygen(吸入酸素濃度)

アドバイス
ARDSではF$_I$O$_2$よりも先にPEEPを上げたほうがよい

- 2000年に出されたARDS Networkの研究では[2]，1回換気量12mL/kgと8mL/kgの比較では有意に8mL/kgのほうが生存率が高かったとされている．その後，多くの研究でも同様のアプローチが有効であることが確認されている．

> **ここがポイント**
> ARDSでは，1回換気量は8mL/kgのほうが有意に生存率が高かった

b — 非ARDS患者

- 1回換気量に関してはいまだに一定の見解は得られておらず，現時点での非ARDS患者に対する低い1回換気量は推奨されない．PEEPに関しても非ARDS患者に対するエビデンスは少なく，一定の見解は示しにくい．しかしながら，5cmH₂O程度のPEEPは推奨できる．FiO₂に関しては多くは観察研究であり結論を導くのはやはり難しいが，一般的に高すぎるPaO₂は予後を悪化させることが示されてきている[3]．

▶ PaO₂：
arterial oxygen tension
（動脈血酸素分圧）

- 2004年に発表されたGajicらの論文では，肺傷害のない患者においても，high tidal volumeが後のALIに関連していることが示されている．彼らは一年間に4つのICUに入室した患者4,546名を後方視的に調査し，48時間以上，人工呼吸管理を受けた患者を447名抽出した．そのうち115名には人工呼吸装着時点ですでにALIの所見があり，最終的に，最初にはALIがなく48時間以上の人工呼吸が行われた患者は332名であった．その後，平均3日以内に80名（25%）の患者にALIが発症し，初日の大きな1回換気量がALI発症の独立危険因子として重要であることを見いだしている．とくに女性や低身長の患者で理想体重に対して大きな1回換気量が選択されることが多かった[4]．

- この論文は，もともと肺傷害のない患者でも大きな1回換気量によるALIが起こりうることを示した貴重な報告で，傷害のない肺においても人工呼吸管理における1回換気量が厳密に調整されるべきであることを示唆している．

- 2010年には同様の傾向がRCTにて確認されている．Determannらは2005〜2007年に，オランダの2施設のICUで72時間以上の人工呼吸管理が行われる予定の非ALI/ARDS患者を1回換気量10mL/kg（理想体重）群と6mL/kgの群で比較するRCTを行った．メインアウトカムである気管支肺胞洗浄中のサイトカイン濃度には大きな差は見られなかったが，この研究は目標の200名に達する前に150名の時点での中間解析でストップしている．理由はhigh tidal volume群で明らかにALI発症率が高かったためである（10名 vs 2名）．多変量解析でも高いPEEPと大きな1回換気量が非ALI/ARDS患者の人工呼吸中ALI発症の有意な危険因子であることが確認されている[5]．

- このように，もともと肺傷害のない患者でも高い1回換気量は肺傷害への進展を促進することが示されてきている．肺傷害のない手術中人工呼吸においても小さい1回換気量による肺保護換気は術後の呼吸器合併症の軽減に有効なのではないだろうか？

5 麻酔中の肺保護的換気のエビデンス

a — IMPROVE study (NEJM, 2013)[6]

- 2013年に術中人工呼吸管理が術後の呼吸器合併症に影響するという知見が発表された．フランスのFutierらは，腹部外科手術患者において術中肺保護換気として6〜8cmH₂OのPEEPと6〜8mL/kgの1回換気量および30分に1回30cmH₂O，30秒のリクルートメントを施行した群は，ZEEPと10〜12mL/kgの1回換気量を用いた通常換気を行った群よりも術後の肺合併症が有意に少ないことを報告している．

- 彼らは400名の腹部外科手術患者を肺保護的換気群と通常換気群に分け，術後の呼吸器合併症を比較した．約80%の患者は開腹手術症例であった．術中の換気は，肺保護的換気群では1回換気量が平均6.4 ± 0.8 mL/kgで，通常換気群では11.1 ± 1.1 mL/kgであった．肺保護的換気群ではPEEPの中央値が6cmH₂Oで9回のリクルートメントが行われていたが，通常換気群ではどちらも0であった．術中のその他の因子に差はなかったが，通常換気群では5名の患者で低酸素血症のためPEEPやリクルートメントを必要とした．

- 一次評価項目である術後7日以内の重篤な合併症は肺保護的換気群で21名（10.5%）の患者で発生し，通常換気群では55名（27.5%）であった（調整RR：0.40，95% CI：0.24-0.68，$p=0.001$）．二次評価項目である術後7日以内の肺合併症は肺保護的換気群で35名（17.5%），通常換気群で73名（36.0%）に発生した（調整RR：0.49，95% CI：0.32-0.74，$p<0.001$）．肺保護的換気群では呼吸器サポートの必要性が少なく（9名〈4.5%〉vs 29名〈14.5%〉，$p=0.002$），病院滞在日数も少なかった（11日 vs 13日，$p=0.006$）が，30日死亡率には差がなかった（6名〈3.0%〉vs 7名〈3.5%〉，$p=0.83$）．

- 本研究は腹部外科手術中に肺保護的換気を行うことが術後の合併症を減らし，病院滞在日数や人工呼吸器使用率を減らすことを示した画期的研究である．前述のとおり，一般的には術中の人工呼吸管理は時間も短く，患者予後に影響するとは考えにくい．しかし本研究では，6〜7時間程度の術中人工呼吸も術後の経過に影響することを明確にしている．

▶IMPROVE：
Intraoperative Protective Ventilation in Abdominal Surgery

▶RR：
relative risk
▶CI：
confidence interval

b — PROVHILO study (Lancet, 2014)[7]

- 2014年にはヨーロッパからもう一つの術中人工呼吸管理に関する大規模研究が発表された．ヨーロッパの30施設から900名の患者が集められ，high PEEP群とlow PEEP群に割り付けられた．high PEEP群はPEEP 12cmH₂Oでlow PEEP群ではPEEP<2cmH₂Oで管理された．PEEPの効果をはっきりと調査するために1回換気量は両群ともに8mL/kgで管理された．high PEEP群では導入後と人工呼吸の中断時，および抜管直前にリクルートメントも行っている．

- 447名がhigh PEEP群に，453名がlow PEEP群に割り付けられた．1回換気

▶PROVHILO：
Protective Ventilation using High versus Low positive end-expiratory pressure

表2　IMPROVE studyとPROVHILO studyの比較

	IMPROVE study	PROVHILO study
1回換気量	12 vs 6 mL/kg	8 mL/kg
PEEP	0 vs 6 cmH$_2$O	2 vs 12 cmH$_2$O
アウトカム	有意差あり	有意差なし
PPC	27.5% vs 10.5%	39% vs 40%

PEEP：呼気終末陽圧，PPC：術後呼吸器合併症．
(Futier E, et al. N Engl J Med 2013；369：428-37[6]／Hemmes SNT, et al. Lancet 2014；384：495-503[7])の内容をもとに作成）

量は両群ともに500 mLで体重あたりでは約7 mL/kgであった．PEEPの中央値はhigh PEEP群で12 cmH$_2$Oで，low PEEP群では2 cmH$_2$Oであった．循環抑制はhigh PEEP群で多く（RR：1.29，95% CI：1.10-1.51，p=0.0016），血管収縮薬の使用も多かった（RR：1.20，95% CI：1.07-1.35，p=0.0016）．

- 術後5日目までの呼吸器合併症はhigh PEEP群で174名（40%），low PEEP群で172名（39%）に発生した（RR：1.01，95% CI：0.85-1.20，p=0.84）．人工呼吸器の必要率，病院滞在日数，死亡率には差がなかった．

- 2つの術後呼吸器合併症（PPC）に関するRCTを**表2**にまとめた．こうしてみるとIMPROVE studyは低1回換気量やPEEP，リクルートメントを組み合わせたものであり，PROVHILO studyはPEEP 2 cmH$_2$Oと12 cmH$_2$Oの比較であることがよくわかる．つまり，1回換気量はおそらく呼吸器合併症に強く関与しているが，現時点ではPEEPはその影響は明らかではない．

▶PPC：
postoperative pulmonary complication
▶RCT：
randomized controlled trial

c ― 2015年の論文

- 2015年には，後ろ向き研究ではあるが12年以上の期間で6万9,265名の患者の解析結果が発表された[8]．マサチューセッツ州の3つの病院が対象となっている．全身麻酔中に気管挿管された患者で胸部手術の患者は除かれている．彼らは肺保護的換気としてPEEP＞5 cmH$_2$O，1回換気量＜10 mL/kg，プラトー圧（plateau pressure）＜30 cmH$_2$Oと定義している．一次評価項目として，これらの人工呼吸設定と術後の呼吸器合併症の関係を解析している．

- 6万9,265名の患者うち，3万4,800名は術中に肺保護的換気を受けており，残りの3万4,465名は通常の換気設定であった．多変量解析の結果，肺保護的換気を受けた患者は術後の呼吸器合併症の発生が少なかった（OR：0.90，95% CI：0.82-0.98，p=0.013）．Propensity score matchingを用いた解析でも肺保護的換気群は有意にPPCが少なかった（OR：089，95% CI：0.83-0.97，p=0.004）．病院滞在日数，30日死亡率には有意差はみられなかった．

- 2015年には術中の肺保護的換気に関するシステマティックレビューが発表された[9]．15編の論文から2,127名の患者のデータを解析している．術中肺

▶OR：
odds ratio

保護的換気は1回換気量＜8mL/kgまたはPEEP＞5cmH$_2$Oまたはリクルートメントと定義している．逆に通常換気群は1回換気量＞8mL/kg，PEEP＜5cmH$_2$Oとなっている．一次評価項目はPPCの有無で二次評価項目として院内死亡率，病院滞在日数などを評価している．

- PPCは有意に肺保護的換気群で少なかった（調整RR：0.64，95％ CI：0.46-0.88，p＜0.01）．病院死亡率や在院日数には有意差を認めなかったが，PPCのあった患者は有意に在院日数が長く（20.6日 vs 17.1日，p＝0.011），院内死亡率も高かった（6.8％ vs 1.5％，p＜0.01）．1回換気量とPEEPを別々に解析すると，1回換気量はPPCに強く関係しているが，PEEPは有意な関係がみられなかった．

ここがポイント
1回換気量はPPCに強く関係したが，PEEPは有意な関係がみられなかった

おわりに

- 表3に現時点で考えられる麻酔中の肺保護的換気の設定をまとめた．
- 1回換気量はおそらく8mL/kg（理想体重）程度がよいと考えられる．少なくとも多すぎる1回換気量は避けるべきであろう．PEEPに関しては上述のとおり，一定の見解は得られていないが，麻酔中のFRCの低下を補正するためには適度なPEEPは必要と考える．リクルートメントはいまだに単独での効果ははっきりしないが，FRCを回復させる意味では理論的には必要であると考える．

（森松博史）

表3 麻酔中の肺保護的換気の設定

1回換気量	8mL/kg（理想体重）
呼気終末陽圧（PEEP）	5～6cmH$_2$O
リクルートメント手技	適宜

文献

1) Kavanagh BP, Hedenstierna G. Respiratory physiology and pathophysiology. In：Miller RD, ed. Miller's Anesthesia. 8th ed. Philadelphia：Saunders；2015. p.444-72.
2) Ventilation with lower tidal volumes as compared with traditional tidal volumes for acute lung injury and the acute respiratory distress syndrome. The Acute Respiratory Distress Syndrome Network. N Engl J Med 2000；342：1301-8.
3) Serpa Neto A, et al. How to ventilate patients without acute respiratory distress syndrome? Curr Opin Crit Care 2015；21：65-73.
4) Gajic O, et al. Ventilator-associated lung injury in patients without acute lung injury at the onset of mechanical ventilation. Crit Care Med 2004；32：1817-24.
5) Determann RM, et al. Ventilation with lower tidal volumes as compared with conventional tidal volumes for patients without acute lung injury：A preventive randomized controlled trial. Crit Care 2010；14：R1.
6) Futier E, et al；IMPROVE Study Group. A trial of intraoperative low-tidal-volume ventilation in abdominal surgery. N Engl J Med 2013；369：428-37.
7) PROVE Network Investigators for the Clinical Trial Network of the European Society of Anaesthesiology, Hemmes SNT, et al. High versus low positive end-expiratory pressure during general anaesthesia for open abdominal surgery（PROVHILO trial）：A multicentre randomised controlled trial. Lancet 2014；384：495-503.
8) Ladha K, et al. Intraoperative protective mechanical ventilation and risk of postoperative respiratory complications：Hospital based registry study. BMJ 2015；351：h3646.
9) Serpa Neto A, et al；PROVE Network Investigators. Protective versus Conventional Ventilation for Surgery：A Systematic Review and Individual Patient Data Meta-analysis. Anesthesiology 2015；123：66-78.

4章　人工呼吸中の管理

4-12 人工呼吸患者の搬送

はじめに

- 今日，重症患者の院内もしくは病院間搬送は，診断や治療の必要性のため，一般的に行われている[1]．本項では，重症患者搬送全般に関することも十分ふまえながら，人工呼吸患者の搬送における問題点，人工呼吸器の使用の有無による違い，搬送用人工呼吸器について概説する．

1 患者搬送の問題点

- 患者搬送はリスクを伴い，これに関連する有害事象は院内および院外搬送ともに起こりうる．院外搬送である病院間搬送は，搬送時間が長くなり，患者の予後悪化に関連する．一方，院内搬送は，有害事象が発生しやすい重症患者であることが少なくない．
- したがって，患者搬送により予測される利益と危険性は，搬送を考慮する段階でよく検討されるべきである[1]．

2 病院間搬送における有害事象と対策[1]

- 患者の院外搬送である病院間搬送は，本来，軍事的必要性★1から生まれたものである．臨床的には，高次医療施設へ搬送されることで重症患者の死亡率の低下が期待される．

a ― 有害事象

- 小児患者の病院間搬送の際の有害事象に関する検討では，20％もの致死的合併症を引き起こしたという報告もある[1]．
- 一般的な搬送中の有害事象は，低体温，薬剤ミス，頻脈，処置ミス，静脈ルートの使用不能，チアノーゼである．致死的イベントには心停止，徐脈，低血圧，酸素システムの不具合，人工呼吸器の誤動作による不十分な呼吸補助がある．機器エラーでは，モニタ，輸液ポンプ，人工呼吸器の電源の不具合が多い．航空搬送も陸地搬送も有害事象の発生に関しては同様のものである．
- 訓練を受けていないチームによる搬送中に多くの患者に有害事象を認める[2,3]．これは，訓練を受けていないチームのほうが，搬送前・搬送中の安定化よりも，迅速な患者搬送を念頭においている傾向があるからかもしれない．

b ― 対策

- 小児患者搬送の際に推奨される装備を**表1**，**2**に示す．搬送中におけるモニタリングは，心電図，パルスオキシメータ，血圧，心拍数，呼吸数は最低限

★1
負傷した兵士の搬送に関する記録は，ナポレオン戦争中の1800年代初頭にさかのぼる．現代においては，1950年代や1960年代における朝鮮戦争やベトナム戦争中の負傷した兵士の退避手段として広く用いられた．

ここがポイント
訓練を受けていないチームによる搬送中に，多くの患者に有害事象を認める

263

表1 搬送時の装備品

- モニタリング機器
- 心電図，パルスオキシメータ，体温計，聴診器，血圧計
- 吸引器具
- 静脈内/骨髄内点滴キット
- 胸腔ドレナージセット
- 胃管/尿道カテーテル
- 清潔操作用器具
- 通信機器
- 気管挿管セット
- 酸素療法器具
- エアゾル器具
- その他
- 除細動パッド，頸椎カラー，シリンジ，毛布

(Blakeman TC, et al. Respir Care 2013；58：1008-23[1]より)

表2 搬送時の準備薬剤

麻薬	フェンタニル，モルヒネ
蘇生薬	アトロピン，エピネフリン，カルシウム
鎮静薬	ケタミン，ミダゾラム
抗不整脈薬	アミオダロン，アデノシン，リドカイン
降圧薬	ラベタロール，メトプロロール
筋弛緩薬	スキサメトニウム，ロクロニウム，ベクロニウム
麻薬拮抗薬	ナロキソン
気管支拡張薬	サルブタモール，メチルプレドニゾロン
抗菌薬	アンピシリン，バンコマイシン，ゲンタマイシン，セフトリアキソン
抗てんかん薬	フェノバルビタール，ジアゼパム
輸液製剤	生理食塩水，乳酸リンゲル液，デキストロース，アルブミン
静注薬	ドパミン，ドブタミン，エピネフリン，リドカイン，インスリン
アナフィラキシー薬	エピネフリン
その他	アセトアミノフェン，フロセミド，ヘパリン，D-マンニトール，グルコン酸カルシウム

(Blakeman TC, et al. Respir Care 2013；58：1008-23[1]より)

必要である．患者状態により，頭蓋内圧，肺動脈圧，動脈圧，二酸化炭素(CO_2)モニタは有用であろう★2．

- 実際は，対象患者にかかわらず，安全かつ効果的な病院間搬送時には高度に訓練されたチームが必要である．重症患者には，少なくとも2人の同行が推奨される．気道管理や救命処置に熟練した医師，看護師，呼吸療法士，救急隊員らがこれに該当する．搬送チームの編成に標準的なものはなく，病院ごと，地域ごとに変わりうる．
- しかし，安全な小児患者搬送に関しては，特別に訓練を受けたメンバーによるチーム構成が重要なカギとなる．患者状態の安定化を目標とする搬送専門

★2
しかしながら，実際の搬送空間は，騒音，狭いスペースや暗さのために搬送中の患者モニタリングは困難である．さらに病状悪化による患者状態の悪化もありうることを認識しておく．

チームの活用が小児患者搬送中の致死的イベントの回避には最も効果的であるようである．

c ― 特殊治療下の患者の場合

- 一酸化窒素（nitric oxide：NO）吸入療法といった特殊治療法は，そのガス供給やモニタリングが煩雑であるが，そのような特殊治療中の小児患者の病院間搬送はありうる．
- また，体外式膜型人工肺（extracorporeal membrane oxygenation：ECMO）装着患者の搬送は一般に困難であるが，最近，コンパクトなECMO装置（CARDIOHELP★3）が臨床に登場した．サイズは，幅26 cm，高さ32 cm，奥行き43 cm，重量10 kg，バッテリーでの作動時間は約90分であり，搬送用ECMO装置として使用可能である．
- このような特殊治療下の患者搬送時には，前述の搬送専門チームがきわめて有用である．

★3 CARDIOHELP

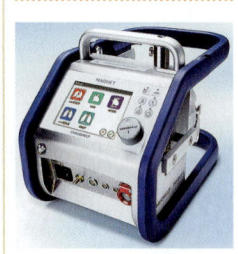

（マッケ・ジャパン株式会社）

d ― 病院間搬送中における人工呼吸

- 搬送中における人工呼吸の施行方法や予後に影響する因子についてはあまり知られていない．病院前救護で院外搬送された人工呼吸患者を対象としたSinghらの研究によると，1回換気量や気道内圧設定に関し，入院患者で実践されるような厳密な人工呼吸は行われていなかった．しかし，予測体重計算の正確性は欠けたものの，実体重の80%相当の計算により1回換気量を決定しており，換気設定は妥当なものであったと結論している[4]．
- このように，肺傷害を引き起こす可能性のある過剰な気道内圧や換気量に患者が曝露されることはまれであったかもしれないものの，やはり搬送中の人工呼吸は変動が起こりやすい．

▶ 有害事象

- このSinghらの研究[4]によると，血圧低下，昇圧薬投与，低酸素，搬送中死亡といった重篤なイベントは，搬送全体の17%に起こった．最も起こりやすい有害事象は低血圧で，搬送全体の約12%に起こり，しばしば鎮静薬投与に関連していた．搬送全体の0.3%の患者が死亡したが，院外搬送される人工呼吸患者の予後に与える影響は不明であるとしている．

▶ 対策

- 人工呼吸患者は，気管チューブが適切に固定されているべきである．搬送に際しすべての過程において，チューブ固定位置を確認する．さらに，1回換気量，気道内圧は持続モニタし，搬送者に問題発生を知らせるべく，適切なアラーム設定を行う．
- 人工呼吸患者の搬送を専門ではない搬送チームが行う場合に，搬送全体の9.8%に機器の不具合が発生したのに対し，専門である搬送チームの場合には，機器の不具合発生は1%未満であった[1]．
- 有害事象の多くを回避するためには，搬送元と搬送先病院間での情報共有，

アドバイス
搬送のすべての過程でチューブ固定位置を確認し，適切なアラーム設定をする

表3　これまでに報告された搬送中に起こりうる有害事象

- 間違った認識
- 収縮期血圧＞160，または＜90mmHg
- 心拍数＞100，または＜50/分
- 不整脈
- 体温＜35℃
- 装備面の問題発生
- 心拍数，呼吸数，血圧，頭蓋内圧の20％以上の変化
- SpO_2の5％以上の低下
- 低酸素
- 心停止
- 空気塞栓
- 頭蓋内圧亢進
- 脊椎の不安定化
- 高血圧
- 低血圧
- 心電図変化
- 精神状態変化
- 拘束の必要性
- 事故抜管
- モニタ電源不良
- SpO_2＜90％
- 気道閉塞
- 呼吸停止
- 人工呼吸器関連肺炎
- 気胸
- 血行動態不安定
- 出血
- 人工呼吸器の不具合
- 酸素供給トラブル
- 死亡

SpO_2：経皮的酸素飽和度．

（Blakeman TC, et al. Respir Care 2013；58：1008-23[1]より）

搬送に関連するチェックリストやプロトコルの使用といった搬送の際の周到な準備が肝要である．

3　院内搬送における有害事象と対策[1]

- コンピュータ断層撮影（CT），磁気共鳴画像法（MRI），核医学検査，血管造影，消化管検査のような診断・検査技術の発達により，患者の院内搬送を要するような状況が増加してきている．
- 放射線診断部門が院内搬送時の目的地として最も一般的であり，その結果により，治療経過が変わることが少なくない[1]．院外搬送よりも院内搬送のほうが，より頻度は高く，また入院患者のほうがより疾患を有しているものと考えられる．

a ― 有害事象

- 有害事象は院内搬送の約7割に生じる．これは相当数であるが，ほとんどの報告が有害事象を軽度のものから重大なものまで区別なく報告している現状がある．そして，有害事象の定義は報告によりさまざまで明確な定義がない．これまでに報告例のある搬送中における有害事象を**表3**に示す．
- 重症患者の院内搬送に関する有害事象を分類した報告[5]によると，搬送中の心肺関連の有害事象と呼吸器合併症はそれぞれ搬送全体の47％と29％に発生していた．実際の人工呼吸器の不具合によるものがどのくらいの割合かは不明であるが，機器装備の合併症は人工呼吸患者搬送の際に全体の10～34％に発生していた．
- 気管挿管人工呼吸患者の院内搬送時における呼吸循環動態に及ぼす影響と有害事象に関する報告では，対象患者のうち67.2％に呼吸循環動態の変調を認め，75.7％が有害事象を起こしていた[6]．さらに，人工呼吸下のICU患者の院内搬送中における合併症に関する検討では，搬送中に低酸素，不穏，血行動態変調を認め，これらによって心停止に至った症例もあることを示した[7]．
- 人工呼吸器関連肺炎（ventilator-associated pneumonia：VAP）の発症率に

▶CT：
computed tomography
▶MRI：
magnetic resonance imaging

ここがポイント
患者の院内搬送は増加しており，約7割に有害事象が生じる

及ぼす院内搬送の影響を検討した報告[8]では，VAP発症率は，搬送患者，非搬送患者でそれぞれ，26％，10％であった．搬送患者においてVAP発症率が増加するのは，CT・MRI撮影中に仰臥位にするため，あるいは搬送に際し気管チューブや人工呼吸器回路を操作するため，誤嚥を促進することになったのかもしれない．

- 有害事象の程度にかかわらず，全体の80％になんらかの介入が必要である．22％に搬送用人工呼吸器が関連しており，その多くが，アラーム機能，ガス供給，電気系統の不具合によるものであった．人工呼吸器以外の機器関連の主な有害事象は，シリンジポンプの誤動作がある．
- これらのことからわかるように，重症患者，ICU患者，人工呼吸患者の搬送には有害事象が高率に起こり，その際にはなんらかの対応も必要となることを認識しておかねばならない．

b─対策

- 人工呼吸下の重症患者の院内搬送は，重大な合併症併発リスクを増加させる行為である．したがって，院内搬送関連のリスクの最小限化のための方策として院内搬送に関する標準化された手順やサーベイランスが必要である[7, 9]．医師は，適応にとくに留意し，症例ごとに，院内搬送により予測される利益と危険性について評価するべきである．
- 院内搬送中における有害事象の危険因子は，①搬送前に鎮静を要したもの，②搬送前のPEEPレベル7cm H_2O以上，③搬送に際し輸液負荷を要したもの，があげられる[10]．これらの状況がある場合は，合併症併発に細心の注意を払う．
- 集中治療，呼吸療法，救急領域の各学会から患者搬送に関するガイドラインが提示されている[11-13]．
  - 人工呼吸患者には，少なくとも2人，一人は集中ケア看護師，もう一人は医師もしくは呼吸療法士が付き添うべきである，としている．
  - 最低限の装備としては，除細動機能付きの循環モニタ，気道管理機器，用手換気機器，マスク，酸素供給源，蘇生薬，輸液製剤，バッテリー付きシリンジポンプ，搬送用人工呼吸器があげられている．
  - 搬送中には，持続モニタリング，定期的な患者観察，機器チェック，適切な鎮静，搬送手順の実践が重要である★4．

院内搬送時の呼気CO_2モニタ

- モニタリング手段の一つである呼気CO_2モニタは，病院前救護，救急領域で広く行われている．これは，気管挿管，効果的な心肺蘇生の検証となり，新生児搬送，小児搬送，軍事搬送，術中モニタリングの標準的なものである．気管チューブ確認とすべての人工呼吸患者搬送の際の呼気CO_2モニタが推奨されている．しかし一方では，短時間の搬送では呼気CO_2モニタは必要としないという研究結果もある．これより，CO_2分圧の厳密なコントロールを要する患者に呼気CO_2モニタをすべきであるというのが現状である．

▶PEEP：
positive end-expiratory pressure（呼気終末陽圧）

★4
搬送専門チームによる搬送では有害事象発生率が低いため，重症患者搬送訓練が推奨されてはいるが，専門チームの維持・訓練のコストのため，明らかな予後改善効果が証明されなければ，普遍的には受け入れられないであろう．

▶4章「4-9 モニタリング」（p.241）参照

■院内搬送時の人工呼吸

- 搬送用人工呼吸器は病院前,病院間,病院内の搬送,軍事搬送,民間災害対応といったさまざまな場面において活用されている.院外の状況では,搬送用人工呼吸器使用により安定した分時換気量が得られ,さらに重要なのは,他の業務を遂行しなければならない救護者の手を解放する点において非常に有益である.一方で,手術室往復や救急部門からICU,放射線診断部門,手術室への患者搬送の際には,しばしば,いまだに用手換気が用いられている現状も存在する.

- 今日,搬送中の安定した呼吸補助のために,搬送用のポータブル人工呼吸器の使用が推奨されている.なぜなら,用手換気により不十分な換気となり,血液ガス値を悪化させることが証明されているからである.最近の搬送用人工呼吸器の性能は著しく改善し,ICU人工呼吸器と比較しても遜色がない.院内搬送での搬送用人工呼吸器設定は,搬送前のICU人工呼吸器と同様な設定が可能となってきている.

- MRI撮影は,中枢神経系の診断には不可欠なものであるが,磁気を帯びる機器の使用は制限される.現時点では,MRI撮影時に設定どおりの1回換気量,吸入酸素濃度(fraction of inspiratory oxygen:FiO_2),PEEPを維持できる人工呼吸器はないので,検査中,呼吸メカニクスの不安定な患者の場合はバイタルサインのモニタリングを慎重に監視するべきである[14].

> **ここがポイント❗**
> 搬送中の安定した呼吸補助のためには,院内でも搬送用人工呼吸器を使用すべき

4 用手換気と機械換気の違い

- 用手換気法は,容易であり特殊な技術は必要としないが,患者の呼吸状態や血液ガス値の変調を起こしうる.用手換気と搬送用人工呼吸器の換気を比較検討した研究では,用手換気では院内搬送中に重度の呼吸性アルカローシスとなり,さらに血圧低下,不整脈の出現が血液ガス値の変調と有意に関連していた.また,モデル肺を用いた研究では,用手換気による呼吸抵抗増加にて,自発呼吸患者の呼吸仕事量を増大しうることが示唆された.このように,用手換気施行中は,呼吸パラメータの変動性や血液ガス値の悪化と血行動態変化の可能性のため,院内・院外を問わず,搬送用人工呼吸器が患者搬送の際のふさわしい手段となってきている.

- かつては,搬送用人工呼吸器の性能は満足できるものではなく,数年前までは,用手換気が患者搬送の際には好まれる方法であった.しかし,用手換気には,気道内圧や1回換気量維持に関する不安定性の問題があり,過換気もしくは低換気,肺傷害発生,悪化の可能性をはらむ.さらに,用手換気では,安定したPEEP維持や自発呼吸の補助は困難である[1].

- 集中治療医が搬送中に用手換気を行うのと搬送用人工呼吸器を用いて搬送するのを比較検討した自験例[15]では,搬送用人工呼吸器を用いると,より安定した換気が達成され,血液ガス値の悪化に陥りにくかった.**図1**に,用手換気と搬送用人工呼吸器換気の気道内圧,流量,換気量の波形比較を示す.

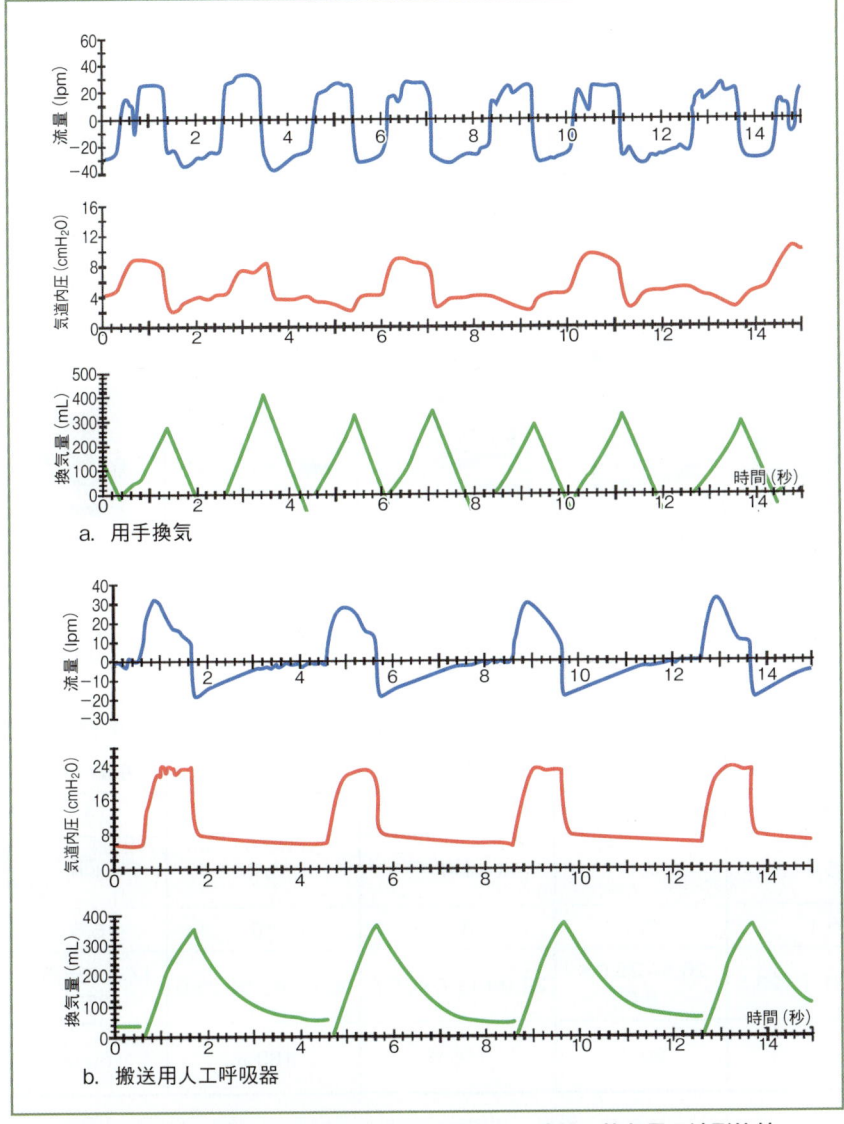

図1 用手換気と搬送用人工呼吸器換気の気道内圧, 流量, 換気量の波形比較
a：用手換気による各種波形. 気道内圧, 流量, 換気量ともに不安定である.
b：搬送用人工呼吸器による各種波形. 安定した呼吸補助が達成できている.

(Nakamura T, et al. Chest 2003；123：159-64[15] より)

表4 搬送用人工呼吸器に関する推奨ガイドライン (AARC)

- 搬送終了までの十分なバッテリーパワー
- 呼吸補助のための十分な換気設定
- 1回換気量と呼吸数の設定が個別に可能
- 肺コンプライアンス変化に対応する安定した換気能
- 接続が外れたときのアラーム機能
- 気道内圧モニタリング機能
- 安定したPEEP
- F_IO_2 1.0まで設定可能
- 望ましい特性：頑丈, 軽量, 良好な操作性, 低いガス消費量, 良好なトリガー機能, 量制御・圧制御の換気設定, F_IO_2の調節性

PEEP：呼気終末陽圧, F_IO_2：吸入酸素濃度.
(Blakeman TC, et al. Respir Care 2013；58：1008-23[1] より)

表5 搬送用人工呼吸器

機種	トリロジーO2 plus	LTV1200	Monnal T60	Monnal T75	Carina® (カリーナ)
メーカー	フィリップス・レスピロニクス合同会社	パシフィックメディコ株式会社	AIR LIQUIDE	AIR LIQUIDE	Dräger
販売元	フィリップス・レスピロニクス合同会社	フィリップス・レスピロニクス合同会社	アイ・エム・アイ株式会社	アコマ医科工業株式会社	株式会社東機貿
外観					
酸素濃度調節	21〜100%	21〜100%	21〜100%	21〜100%	21〜100%
トリガータイプ	フロートリガー	フロートリガー	フロートリガー	フロートリガー	マルチセンストリガー
操作方法	ボタン	ボタン+ダイヤル	ボタン+ダイヤル	ボタン+ダイヤル	ボタン+ダイヤル
モニタ画面	液晶パネル	LED	液晶パネル	液晶パネル	液晶パネル
呼吸波形グラフ	(+)	(−)	(+)	(+)	(+)
自発呼吸/強制換気モード設定	あり	あり	あり	あり	あり
本体重量(kg)	6.1	6.5	3.7	16	5.5
寸法(幅×奥行×高さcm)	28.5×21.1×23.5	26.5×35.0×8.0	29.0×11.0×25.0	30.0×40.0×35.0	17.5×38.5×27.5
内蔵バッテリー(分)	180分	60分	150分	180分	60分

5 搬送用人工呼吸器

- 最近の搬送用人工呼吸器は，患者の呼吸に同調する機能を備え，強制換気から自発呼吸まで設定可能であり，個々の患者に合わせた換気条件の設定ができる．すなわち，ICUのベッドサイド人工呼吸器と同一の換気条件の設定が可能となり，患者搬送の安全性の向上と搬送患者の十分な呼吸補助が可能になった．

- アメリカ呼吸療法学会（AARC）は，搬送用人工呼吸器に関する最低限の推奨ガイドラインを出している（表4）．搬送用人工呼吸器の性能面からは，呼吸不全患者搬送の際は，1回換気量の変動，気道抵抗増大かつ，もしくは肺コンプライアンス低下の状況下での呼吸補助能力が重要となる．

- 搬送用人工呼吸器の性能比較評価を行った報告[16)]では，ガス消費とバッテ

ここがポイント
搬送用人工呼吸器でもICU人工呼吸器と同一の換気条件が設定できる

▶AARC：
American Association for Respiratory Care

ここに注意
搬送用人工呼吸器の酸素供給可能時間は設定により変動することを念頭におく

表5 搬送用人工呼吸器（つづき）

機種	Velaコンプリ/プラス	HAMILTON-T1	HAMILTON-C1	HAMILTON-C2	Savina®（ザビーナ）300
メーカー	CareFusion	HAMILTON MEDICAL	HAMILTON MEDICAL	HAMILTON MEDICAL	Dräger
販売元	アイ・エム・アイ株式会社	日本光電工業株式会社	日本光電工業株式会社	日本光電工業株式会社	株式会社東機貿
外観					
酸素濃度調節	21〜100%	21〜100%	21〜100%	21〜100%	21〜100%
トリガータイプ	フロートリガー	フロートリガー	フロートリガー	フロートリガー	フロートリガー
操作方法	ボタン＋ダイヤル	ボタン＋ダイヤル	ボタン＋ダイヤル	ボタン＋ダイヤル	ボタン＋ダイヤル
モニタ画面	液晶パネル	液晶パネル	液晶パネル	液晶パネル	液晶パネル
呼吸波形グラフ	（＋）	（＋）	（＋）	（＋）	（＋）
自発呼吸/強制換気モード設定	あり	あり	あり	あり	あり
本体重量(kg)	17.3	6.5	4.9	9.5	26
寸法(幅×奥行×高さcm)	33.0×36.8×30.5	31.0×21.0×24.0	63.0×63.0×136.0	66.0×46.0×140.0	46.0×36.4×38.3
内蔵バッテリー(分)	360分	120分	120分	180分	45分

リー駆動時間は，機種による差が大きかったものの，AARCガイドラインにおける最低限の性能は備えており，同等であったとした．搬送用人工呼吸器における酸素供給可能時間は換気設定により変動するため，患者搬送の際には，必ず念頭においておくべき注意事項である[17]．搬送用人工呼吸器の駆動方式の違いによる検討では，タービン駆動の人工呼吸器には，ICU人工呼吸器と同等の性能を有するものもある[18]．

- 実際に使用する搬送用人工呼吸器には，軽量，コンパクト，頑丈，長いバッテリー持続時間といった特徴・性能が望まれるが，前述の機器の性能や操作性，機器の使用される環境を理解することが，搬送用人工呼吸器の機器購入選定の際の参考となる．

- 今日，臨床使用可能な搬送用人工呼吸器の主なものを**表5**に示す．圧縮空気供給は，タービン方式が主流である．酸素濃度調節は，急性期呼吸管理に対

応するほとんどの機種で，21〜100％の調整が可能である．トリガー機能は，流量トリガーのものがほとんどである．操作方法は，ボタンとダイヤルによるものが多い．波形表示機能を併せもつタイプもある．

おわりに

- 人工呼吸下にある重症患者であっても，必要性がある場合は，利益と危険性を勘案して，院内もしくは病院間の搬送を行うことがある．したがって，搬送に伴う予後悪化をきたさないために，綿密な搬送計画，搬送専門チーム編成，準備するべきモニタリングや用いる搬送用人工呼吸器に関する理解が必要である．

（中村利秋）

文献

1) Blakeman TC, Branson RD. Inter- and intra-hospital transport of the critically ill. Respir Care 2013；58：1008-23.
2) Orr RA, et al. Pediatric specialized transport teams are associated with improved outcomes. Pediatrics 2009；124：40-8.
3) Barry PW, Ralston C. Adverse events occurring during interhospital transfer of the critically ill. Arch Dis Child 1994；71：8-11.
4) Singh JM, et al. Ventilation practices and critical events during transport of ventilated patients outside of hospital：A retrospective cohort study. Prehosp Emerg Care 2009；13：316-23.
5) Waydhas C. Intrahospital transport of critically ill patients. Crit Care 1999；3：R83-9.
6) Zuchelo LT, Chiavone PA. Intrahospital transport of patients on invasive ventilation：Cardiorespiratory repercussions and adverse events. J Bras Pneumol 2009；35：367-74.
7) Damm C, et al. Complications during the intrahospital transport in critically ill patients. Ann Fr Anesth Reanim 2005；24：24-30.
8) Bercault N, et al. Intrahospital transport of critically ill ventilated patients：A risk factor for ventilator-associated pneumonia—A matched cohort study. Crit Care Med 2005；33：2471-8.
9) Schwebel C, et al. Safety of intrahospital transport in ventilated critically ill patients：A multicenter cohort study. Crit Care Med 2013；41：1919-28.
10) Parmentier-Decrucq E, et al. Adverse events during intrahospital transport of critically ill patients：Incidence and risk factors. Ann Intensive Care 2013；3：10.
11) Warren J, et al. Guidelines for the inter- and intrahospital transport of critically ill patients. Crit Care Med 2004；32：256-62.
12) Chang DW；American Association for Respiratory Care（AARC）. AARC Clinical Practice Guideline：In-hospital transport of the mechanically ventilated patient. 2002 revision & update. Respir Care 2002；47：721-3.
13) Australian and New Zealand College of Anaesthetists；Royal Australasian College of Physicians；Australasian College for Emergency Medicine. Minimum standards for transport of critically ill patients. Adopted March 2003. http://www.acem.org.au/media/policies_and_guidelines/min_standard_crit_ill.pdf. Accessed March 21, 2013.
14) Chikata Y, et al. Performance of ventilators compatible with magnetic resonance imaging：A bench study. Respir Care 2015；60：341-6.
15) Nakamura T, et al. Intrahospital transport of critically ill patients using ventilator with patient-triggering function. Chest 2003；123：159-64.
16) Blakeman TC, Branson RD. Evaluation of 4 new generation portable ventilators. Respir Care 2013；58：264-72.
17) Blakeman TC, et al. Accuracy of the oxygen cylinder duration calculator of the LTV-1000 portable ventilator. Respir Care 2009；54：1183-6.
18) Boussen S, et al. Evaluation of ventilators used during transport of critically ill patients：A bench study. Respir Care 2013；58：1911-22.

5章

extracorporeal membrane oxygenation (ECMO)

5-1 ECMOの概要

1 定義

- ECMO (extracorporeal membrane oxygenation) は，長期耐久性のある簡易型人工心肺装置を用いて，通常の治療法では改善しないが可逆性の病態である重症急性呼吸・循環不全に対して，数週間以内の一時的な生命維持を行い，心肺を休ませ，機械的人工呼吸器による肺損傷 (ventilator-induced lung injury；人工呼吸器関連肺傷害) などを予防し，その間に原疾患の治療を行うことであると定義される．

2 ECMOに関連する用語

- ECMOに関連する代表的な用語を，表1に示す．
- ELSO (Extracorporeal Life Support Organization) は，機能不全に陥った臓器の機能補助に関する新しい治療法を探求する国際的な非営利団体であり，現在のECMO治療の創始者であるミシガン大学のRobert H. Bartlettが1989年に創設した．
  - さまざまな専門分野の研究者とコラボレーションすること，活動的なECMOセンターにおいてECMO治療を受けた患者の症例登録を元に統計解析を行うこと，教育や研究の促進と毎年研究会を開催することが，主な活動である．
  - 現在ELSOも世界的に広がり，その地方会として，2012年に第1回Euro-ELSOがローマで，2013年に第1回Asia-Pacific ELSOが北京で，2015年に第2回が京都で開催され，2014年に第1回Latin-America ELSOがサンパウロで開催された．

表1 ECMOに関連する用語

ELSO	Extracorporeal Life Support Organization
ECMO	extracorporeal membrane oxygenation
ECLS	extracorporeal life support
PCPS	percutaneous cardiopulmonary support
ECLA	extracorporeal lung assist
ECCO$_2$R	extracorporeal CO$_2$ removal
AVCO$_2$R	arterio-venous CO$_2$ removal
pECLA	pumpless extracorporeal lung assist
ECPR	extracorporeal cardiopulmonary resuscitation

- ECMOは，世界的に最も古くから用いられている用語であり，日本でも馴染みがある．「体外式膜型人工肺」と訳されるように，膜型人工肺を組み込んだ体外循環装置を用いて，酸素化を中心とした呼吸補助を行うことである．循環補助も必要な場合にはveno-arterial（VA）ECMO，呼吸補助のみの場合はveno-venous（VV）ECMOをモードとして選択する．
- ECLS（extracorporeal life support）は，体外循環装置を用いて，急性期の呼吸・循環補助，さらには心・肝・腎など，障害された各重要臓器の機能を補助し，そしてその先は免疫の補助にも応用される，という広い意味の言葉である．
- PCPS（percutaneous cardiopulmonary support）は，「経皮的心肺補助法」と訳されるが，一般的に遠心ポンプと膜型人工肺を用いた閉鎖回路の人工心肺装置により，経皮的に血管アクセスカニューレを大腿動静脈に挿入し，心肺補助を行うものである．経皮的に穿刺せず外科的に切開して鼠径部からカニューレを挿入しても一般的にはPCPSに含まれる．また，PCPSという名称は日本では統一されているが，同じ装置を使用してもVA-ECMOとほぼ同義であり，欧米ではpercutaneous cardiopulmonary bypassや，emergent portable bypass systemなどとよばれている．
- ECLA（extracorporeal lung assist）は，体外循環を用いた呼吸補助法であり，VV-ECMOと同義である．
- $ECCO_2R$（extracorporeal CO_2 removal）は，高二酸化炭素血症のみが問題である呼吸不全，たとえばCOPD急性増悪でNPPVが限界である症例などが適応となり，VV-ECMOのシステムとほぼ同じである．近年，ダブルルーメンカニューレを用いた低流量かつ高性能人工肺のシステムが開発され，ヨーロッパで臨床治験が行われている．
- $AVCO_2R$（arterio-venous CO_2 removal），pECLA（pumpless extracorporeal lung assist）は，$ECCO_2R$を，ポンプのないシステムで行うことである．通常，大腿動静脈にカニューレを挿入し，膜型人工肺のみの回路を接続して，動静脈の圧格差のみで灌流するものであり，Novalung®のみがヨーロッパにて臨床使用されている．
- ECPR（extracorporeal cardiopulmonary resuscitation）は，通常のCPRでは反応しない心肺停止状態に，緊急的に人工心肺装置を導入して心肺蘇生を行う方法であり，手技はPCPSと同じである．

3 ECMOの歴史（図1）

- ボストン総合病院のJohn Gibbonが，重篤な肺塞栓症で死亡した女性患者を経験したことから生まれたアイデアが人工心肺装置であり，以来，彼はその開発に着手した．自ら開発した装置を用いて，世界で初めて心房中隔欠損症の18歳の女性の手術を成功させたのは，1953年6月のことであった[1]．彼は人工心肺装置で26分間心肺機能を代行させて，大きな心房中隔欠損を縫合閉鎖し，手術を成功させた．彼が開発した人工肺は，垂直に立てた円筒を

▶COPD：
chronic obstructive pulmonary disease（慢性閉塞性肺疾患）

▶NPPV：
noninvasive positive pressure ventilation（非侵襲的陽圧換気）

▶CPR：
cardiopulmonary resuscitation（心肺蘇生）

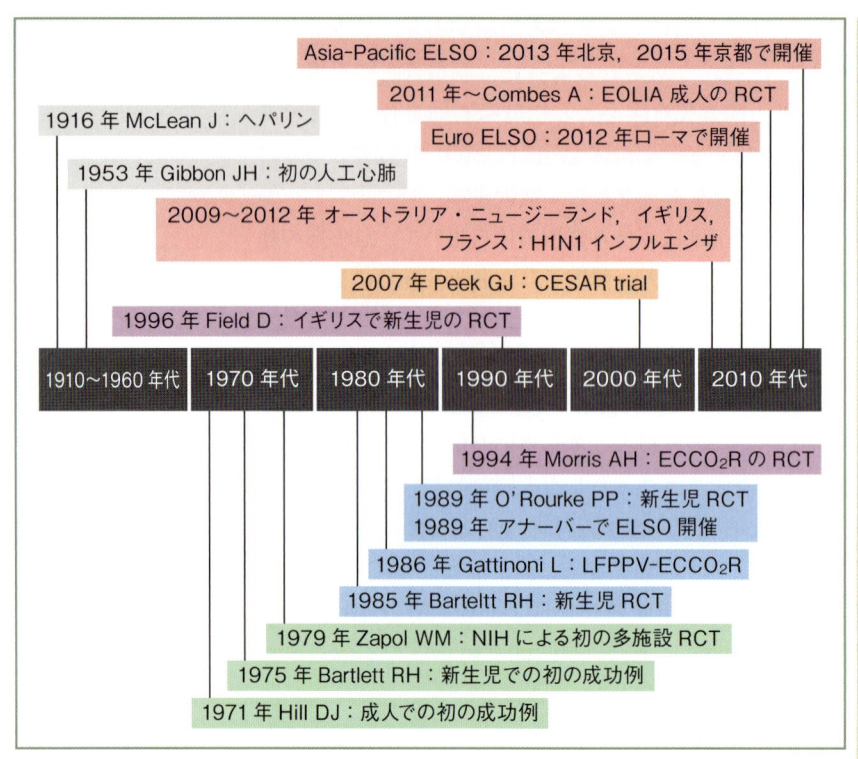

図1 ECMOの歴史

- 1916年 McLean J：ヘパリン
- 1953年 Gibbon JH：初の人工心肺
- 1971年 Hill DJ：成人での初の成功例
- 1975年 Bartlett RH：新生児での初の成功例
- 1979年 Zapol WM：NIHによる初の多施設RCT
- 1985年 Barteltt RH：新生児RCT
- 1986年 Gattinoni L：LFPPV-ECCO₂R
- 1989年 O'Rourke PP：新生児RCT
- 1989年 アナーバーでELSO開催
- 1994年 Morris AH：ECCO₂RのRCT
- 1996年 Field D：イギリスで新生児のRCT
- 2007年 Peek GJ：CESAR trial
- 2009～2012年 オーストラリア・ニュージーランド，イギリス，フランス：H1N1インフルエンザ
- 2011年～Combes A：EOLIA成人のRCT
- Euro ELSO：2012年ローマで開催
- Asia-Pacific ELSO：2013年北京，2015年京都で開催

年代区分：1910～1960年代／1970年代／1980年代／1990年代／2000年代／2010年代

LFPPV-ECCO₂R：low frequency positive pressure ventilation with ECCO₂R, NIH：米国国立衛生研究所, RCT：無作為比較試験.

回転させ，その内面に血液を流下させて遠心力で血液が薄い膜状に広がるようにし，そこに酸素を吹き付ける原理である．スクリーン型人工肺であった．

- このシステムを可能にしたのが，1916年当時Johns Hopkins大学の医学生であったMcLeanによるヘパリンの発見であった[2]．この世紀の2つの出来事が，ECMOの歴史の幕開けといえる．
- Hillらは，ECMOによる最初の成人の救命例を1972年に報告した[3]．患者は外傷後4日目にARDSに陥った24歳の男性で，75時間のVA-ECMOを行い救命された．
- Hillらの成功で成人（18歳以上）での重症呼吸不全に対するECMO治療に関心が集まり，1974～1977年に歴史上初のECMOの無作為比較試験（randomized controlled trial：RCT）がNational Institutes of Health（米国国立衛生研究所）の主導で行われた．このRCTでは急性呼吸不全（定義：FIO_2 50％以上で陽圧換気）のすべての患者が登録された．ECMO適応の重症呼吸不全患者（fast entry：FIO_2 100％およびPEEP＞5cmH₂OにてPaO₂＜50mmHgが2時間，slow entry：FIO_2＞60％，PEEP＞5cmH₂Oにて，PaO₂＜50mmHgが12時間以上，シャント率＞30％）が無作為に，ECMOか従来の機械的人工呼吸療法に振り分けられた．しかし，結果は両群とも生存率9％と，死亡率が高

ここがポイント
人工心肺の開発，ヘパリンの発見がECMOを可能にした

▶ARDS：
acute respiratory distress syndrome（急性呼吸窮迫症候群）

▶FIO₂：
fraction of inspiratory oxygen（吸入酸素濃度）

▶PEEP：
positive end-expiratory pressure（呼気終末陽圧）

▶PaO₂：
arterial oxygen tension（動脈血酸素分圧）

- いために中止となった[4]．

- このRCTにはいくつか問題点が指摘されている．VA方式（静脈→動脈）を採用したため肺血流が低下し，剖検で肺の微小血管の血栓形成と線維化が顕著に認められたことなど，さまざまな反省点があった★1．また，ECMO導入前の平均人工呼吸日数が9日以上と長かったことや，ECMOの経験のない施設が入っていたことなども反省点として指摘された．

- 一方，Bartlettらは1976年，新生児（生後4週未満）ECMOの最初の救命例を報告した[6]．その後，play-the-winnerという統計的手法を用い，すなわち1例の従来型人工呼吸治療の死亡の後，11例のECMOは全例生存し，統計学的に新生児呼吸不全に対するECMOの有用性を証明した[7]．その後，1980年代後半から1990年代前半にかけて，新生児ECMOの技術が浸透して成果を上げ，O'Rourkeら[8]の単一施設でのRCTや，イギリスのUK Collaborative ECMO Trial Group[9]によるRCTの成功につながり，新生児領域においてECMOは重症呼吸不全における標準的治療法としての位置づけを確立した．

- 1980年代後半，GattinoniらはCO$_2$除去を主目的としたlow frequency positive pressure ventilation with ECCO$_2$R（LFPPV-ECCO$_2$R）という概念を打ち立て，1970年代にアメリカで行われたRCTと同じエントリー基準の重症ARDSに対して，当時としては画期的な48.8％の生存率を報告した[10]．ECCO$_2$R中の人工呼吸器の設定は，PEEP 15〜25 cmH$_2$O，呼吸回数設定3〜5/分，最大吸気圧35〜45 cmH$_2$Oの条件であった．酸素化は生体肺で，換気は体外の人工肺で行うガス交換分離のコンセプトにより，肺保護戦略に基づく人工呼吸管理が可能となり，人工呼吸による肺傷害を避けることができたと考えられた．

- Gattinoniらの成功を受けて，Morrisらはpressure-controlled inverse ratio ventilationとECCO$_2$Rを比較した，単一施設におけるRCTを行った[11]．1970年代の臨床治験と同じ導入基準で行ったが，結果はコントロール群との差はなく，40例で中止された★2．

- National Institutes of HealthとMorrisらの2つのRCTの失敗で，成人重症呼吸不全に対するECMOへの興味は再度失われたが，Bartlettらは新生児ECMOでの成功のノウハウを成人に応用し成果を上げた．高流量のVV-ECMOにより，体外でガス交換の十分な補助を行い，人工呼吸では高圧，高濃度の酸素投与を避けて肺の安静化を確実に行う方法を確立した[12]．同様にヨーロッパでも同じコンセプトで重症ARDSの高い治療成績が報告されるようになった．

- Lewandowskiらは，ARDSに対する治療アルゴリズムの中で最終手段としてECMOを位置づけており，これにより重症ARDS全体の救命率を75％とした[13]．Bartlettらもこのアルゴリズムの考え方を取り入れて高い救命率をあげた[14]．デバイスの進化により，体外循環によるガス交換を安全かつ長期に継続することが可能になってきたが，現実的にはECMOはまだ侵襲的で，

★1
VA時には，肺胞毛細管血流の低下から肺組織の部分的なアルカローシスや血流うっ滞を生じ，その結果，元々ダメージを受けた肺組織の修復しにくい環境に肺梗塞を発症することが指摘されている．正常な肺血流を保つveno-venous by-pass（VV）（静脈→静脈）モードの選択が呼吸不全の場合には有効であるとされる[5]．

★2
問題点としては，①低流量のECCO$_2$RでCO$_2$は除去でき，平均1回換気量3.0 mL/kgと肺胞壁の過伸展は回避できたが，酸素化を維持するために平均最大吸気圧45.4 cmH$_2$Oと高い気道内圧を必要とし，圧外傷を生じた可能性が高い，②抗凝固療法に問題があり，出血のために平均輸血量が1.76 L/日と多かった，③コントロール群は吸気時間を長くとったプロトコールで予想生存率は20％以下であったが，実際には44％の生存率を示した．すなわち，RCT全体の救命率としては過去のデータと比較して有意に高かった．

血球損傷，出血や血栓症などの致死的な合併症と向き合わなければならない．また医療費と労働力が必要で，ECMOに精通した専門チームでなければ優れた成果を出すことは困難である．Hemmilaらは，安定した治療成績に達するまで4～5年間，30～45例の経験が必要と述べている[14]．

- また1989年，ミシガン大学を中心にELSOが設立され，世界の活動的なECMOセンターからの症例を登録するようになった．

4 現代の治療成績およびエビデンス

- 1986～2006年におけるELSOのデータの後ろ向き研究で，1,473例の成人重症呼吸不全の解析の結果，高齢者，ECMO導入前の動脈血pH＜7.18，ECMO前の人工呼吸期間が長い，患者体重の減少，呼吸不全の原因疾患，ECMO中に発生した合併症などが救命率に負の影響を与えたことが示唆された．VV-ECMOの患者は，VA-ECMOの患者より生存率が高かった．全患者の年齢中央値は34歳で，ECMO時間中央値は154時間であった．およそ9％の患者に画像上梗塞，出血，脳死を認めた．全体の生存率は50％であった[15]．

- 重症呼吸不全に対するECMO治療で，世界で最も症例数の多いECMOセンターの一つであるイギリスのグレンフィールド総合病院を中心にしたCESAR trialが行われた．ECMO適応基準を満たした180例の成人ARDSの患者を無作為に振り分け，ECMO群90例の患者は，唯一の成人のECMOセンターであるグレンフィールド総合病院に搬送され，従来治療群90例の患者は68か所の地域の三次医療センターに搬送あるいはそのまま継続して至適人工呼吸管理治療を行うというものである．エンドポイントは退院6か月後の生存率であり，その生存確率は，従来治療群47％，ECMO群63％（$p=0.03$）で有意にECMO群が良好であった[16]．

▶CESAR trial：conventional ventilatory support versus extracorporeal membrane oxygenation for severe adult respiratory failure trial

- この実用的なRCTのデザインは，機械的人工呼吸療法を含めたARDS治療内容が均一に標準化されていなかったこと，患者がECMOセンターに搬送されてもECMOの治療を受けなかった症例を解析から除くと，ECMOの有効性が消えてしまう，などの点から批判があった．しかしCESAR trialは，重症ARDSの治療において，ECMO治療の専門チームがある施設に患者を転院搬送することが，従来型治療法をそのまま継続することに比べて，高い生存率を得ることを初めて証明した．

ここがポイント❗
ECMO治療専門施設への転院搬送は，生存率を高める

- 2009年インフルエンザA（H1N1）に対するECMOの経験がANZ ECMO Influenza Investigatorsにより報告された[17]．この後ろ向き観察研究では，2009年6月1日から8月31日まで，重症呼吸不全のためにICUに入室した201例のインフルエンザ患者に関する詳細報告である．68例がECMO治療を受け，49例（72％）は搬送元の病院でECMOを導入してECMOセンターに搬送された．この研究期間修了時点で，48例（71％）のECMO治療群の患者が集中治療室を生存退室し，14例（21％）が死亡した．

- Noahらは，イギリスの4か所のECMOセンターにてECMO治療を受けた69

症例のH1N1インフルエンザ関連ARDSの症例を，マッチングで選択された従来の方法で治療を受けた59例と比較して，3種類のマッチング法による後ろ向きコホートの詳細な解析を行った．どの方法においても，ECMOセンターに転院搬送した患者の死亡率は，ECMO治療を受けていない患者の死亡率のほぼ1/2であり（傾向スコアマッチング：24.0% vs 46.7%），H1N1インフルエンザによる重症呼吸不全症例を，ECMOセンターに搬送することの有効性を裏づけた[18]．

- Phamら[19]は2009～2011年に，Réseau européen de recherché en Ventilation Artificielle（REVA）レジストリーに前向き登録された，フランスの30の集中治療室において治療を受けたH1N1インフルエンザに関連したARDS患者のデータを解析した．傾向スコアマッチング（1：1）コホート分析を行い，ECMO治療を行った123症例のICU死亡に関連した因子と，ECMOの潜在的な恩恵について解析した．多変量解析によると，年齢，乳酸値，ECMO下における第1日目のプラトー圧に，死亡との関連性が認められた．機械的人工呼吸療法を開始して1週間以内にECMO治療を開始した103症例のうち，52症例が非ECMO治療症例と，重症度において1：1の傾向スコアマッチングがなされ，対照群として一度だけ使用された．死亡率は2つのマッチングした集団間で差はなかった（$p=0.32$）★3．

- しかしサブ解析で，ECMO治療を受けた患者でマッチングされなかった51症例は，より若く（38歳 vs 45歳，$p<0.01$），PaO_2/F_IO_2がより低く（54 vs 70，$p<0.01$），プラトー圧がより高く（33 cmH_2O vs 31 cmH_2O，$p=0.03$），ECMO前のステロイド使用率が低かった（16% vs 46%，$p<0.01$）．このサブグループのICU死亡率は，マッチングされたECMO群に比較して有意に低かった（22% vs. 50%，$p=0.005$）[19]．Phamらは，このサブグループが，ECMOの恩恵を最も受けている可能性を指摘しており，納得のいく解析である．

- これらの報告に対して，日本において2010年4月～2011年3月にH1N1による重症呼吸不全に対してECMO治療を受けた患者14例の後ろ向き観察研究では，わずか5例（35.7%）の救命率であった．その原因として，デバイス，診療体制，治療のノウハウを含め，適切な戦略でECMO治療がなされていなかったことが指摘された[20]．

- 2015年1月のELSO International Summaryでは，致死的な重症呼吸不全全体の累計は3万8,636例であり，その累積生存率は，新生児74%，小児57%，成人57%であった[21]．最近の世界的な傾向では，新生児ECMO症例数は，サーファクタント，iNO，そしてHFOVなどの，他の革新的な治療法の進歩により減少傾向にあるが，2009年のH1N1パンデミック以降，小児および成人では増加傾向にある．

5 ECMOの種類[22]

- ECMOシステムは，一時的に機能不全となった心または肺を代行するよう

★3
イギリスの報告と結果が異なった理由の一つにマッチング方法の相違が指摘されている．また，ECMO下での吸気プラトー圧を最小限（たとえば25 cmH_2O 未満）にする保護的人工呼吸戦略をいかに早期に達成できるかが良い結果を得るのに必要であることが示唆されている．

▶iNO：
inhaled nitric oxide（一酸化窒素吸入療法）

▶HFOV：
high frequency oscillatory ventilation（高頻度振動換気）

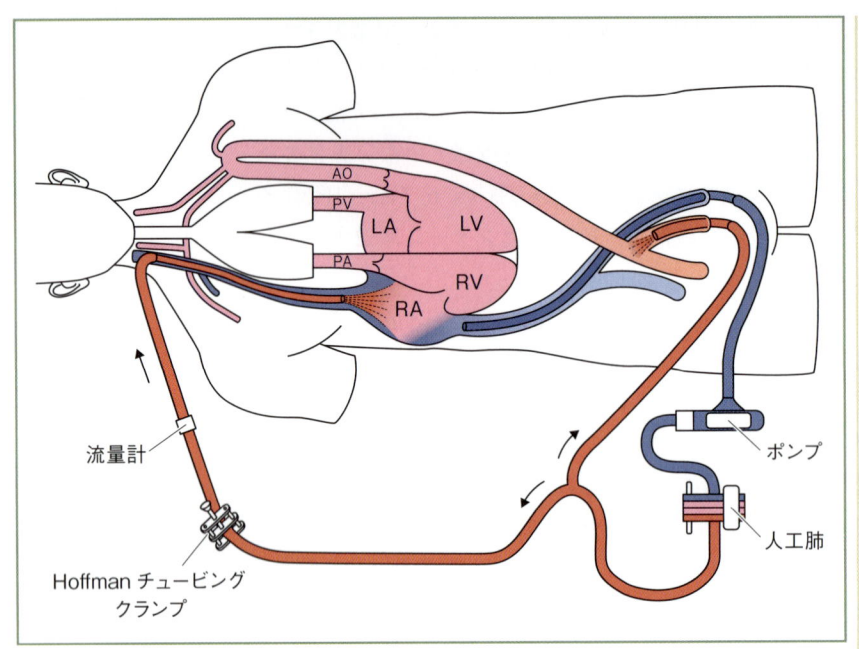

図2 veno-arterial-venous bypass ECMO（VAV-ECMO）
VA-ECMOによる循環補助に加えて，VVによる冠動脈と脳への酸素供給を行える方法．
AO：大動脈，PV：肺静脈，LA：左心房，LV：左心室，PA：肺動脈，RV：右心室，RA：右心房．

にデザインされた医療機器である．これは，心臓の手術中のきわめて短時間の人工心肺装置とは，目的も形態も異なる．ECMOは閉鎖システムであり，手術室で用いる人工心肺が血液と空気が直接触れる解放システムである点で異なる．

- ECMOデバイスの構成は，①ポンプ，②膜型人工肺，③回路と患者の大血管にアクセスするカニューレ，である．ECMOを行うにあたって，解剖学的アプローチとして2種類の方法，すなわち，veno-arterial（VA）およびveno-venous（VV）がある．実用的にはこれらの方法のバリエーションが用いられるが，詳細は他項を参照されたい．

- 呼吸補助目的のECMOは，VVが基本である．VVは，大腿静脈あるいは右内頸静脈に挿入したカニューレ経由で大腿静脈から脱血する．血液は，同様にポンプの駆動力で膜型人工肺を灌流するが，この場合は，大腿静脈あるいは右内頸静脈に挿入したカニューレを介して再び静脈系のシステムに戻る．1本のダブルルーメンカニューレを右内頸静脈に挿入して送脱血を行うことも可能となった[23]．動脈系への影響はないため，動脈血栓症や下肢の血流低下による虚血の危険性が低い．

- これに対してVAは，呼吸と循環の両方を補助する．血液は静脈系から脱血され，膜型人工肺で酸素付加と二酸化炭素除去が行われ，患者の動脈系に送血される．年齢や患者の状態に応じて，さまざまな血管アクセスの選択が可能である．動脈へのカニュレーションには，動脈の損傷，出血，末梢の虚血

▶VV-ECMOについては，5章「5-2 VV-ECMOの適応と今後の展望」（p.283）参照

ここがポイント
呼吸補助目的のECMOはVVが基本となる

ここがポイント
VA-ECMOは呼吸と循環の両方を補助する

性合併症（下肢やその他の臓器の動脈虚血）が伴う．VAでは，酸素化された血液が大動脈を逆行性に流れていく．もし流量が不十分であれば，大動脈起始部に届かないので，脳などの重要臓器への酸素化が不十分になり（blue head syndrome），また，血栓塞栓や空気塞栓が体循環系に発生するリスクがある．blue head syndromeを回避するために，veno-arterial-venousという，VAとVVを合わせたVAVを行うことも可能である[24,25]（図2）．

6 ECMOの今後

- 集中治療全体における薬物的・機械的な治療技術が進歩してきたこと，より生体適合性の高い材料の開発による新しいECMOデバイスや技術的進歩が，生存率の向上に貢献していると考えられる．
- 現在新たに進行中の新しいRCTが，フランスのCombesらが中心となって2011年10月から開始された，ECMO to Rescue Lung Injury in Severe ARDS（EOLIA）である[26]．このRCTの目的は，最重症のARDSに対して，VV-ECMOの早期導入の有効性を，REVAレジストリーに所属する多施設共同の前向き研究にて評価するものである．機械的人工呼吸器に装着されて気管挿管から7日未満の成人ARDS患者で，$FiO_2 \geq 0.8$において，至適機械的人工呼吸療法と補助療法にもかかわらず，①$PaO_2/FiO_2<50$が3時間以上継続する，②$PaO_2/FiO_2<80$が6時間以上継続する，③pH<7.25が6時間以上（呼吸回数<35/分），の3つの選択肢のうちのどれかに相当した場合にRCTに入る．primary outcomeは60日生存率である．このRCTは現在進行中であり，途中経過はまだ未公表段階である．

おわりに

- ECMOの歴史は科学技術の進歩の歴史であり，より生体適合性に優れかつ耐久性の高い材料，高分子化学と機械工学の融合によるさらに高性能の血液ポンプや人工肺，さらに携帯可能な人工肺の開発などが，集中治療を中心に医療全体を変えていくであろう．

（市場晋吾）

文献

1) Gibbon JH Jr. Application of a mechanical heart and lung apparatus to cardiac surgery. Minn med 1954；37：171-85.
2) McLean J. The discovery of heparin. Circulation 1959；19：75-8.
3) Hill JD, et al. Prolonged extracorporeal oxygenation for acute post-traumatic respiratory failure (shock-lung syndrome). Use of the Bramson membrane lung. N Engl J Med 1972；286：629-34.
4) Zapol WM, et al. Extracorporeal membrane oxygenation in severe acute respiratory failure. A randomized prospective study. JAMA 1979；242：2193-6.
5) Kolobow T, et al. Massive pulmonary infarction during total cardiopulmonary bypass in unanesthetized spontaneously breathing lambs. Int J Artif Organs 1981；4：76-81.
6) Bartlett RH, et al. Extracorpreal membrane oxygenation (ECMO) cardiopulmonary

support in infancy. Trans Am Soc Artif Organs 1976 ; 22 : 80-93.
7) Bartlett RH, et al. Extracorporeal circulation in neonatal respiratory failure : A prospective randomized study. Pediatrics 1985 ; 76 : 479-87.
8) O'Rourke PP, et al. Extracorporeal membrane oxygenation and conventional medical therapy in neonates with persistent pulmonary hypertension of the newborn : A prospective randomized study. Pediatrics 1989 ; 84 : 957-63.
9) UK collaborative randomized trial of neonatal extracorporeal membrane oxygenation. UK Collaborative ECMO Trial Group. Lancet 1996 ; 348 : 75-82.
10) Gattinoni L, et al. Low-frequency positive pressure ventilation with extracorporeal CO_2 removal in severe acute respiratory failure. JAMA 1986 ; 256 : 881-6.
11) Morris AH, et al. Randomized clinical trial of pressure-controlled inverse ratio ventilation and extracorporeal CO_2 removal for adult respiratory distress syndrome. Am J Respir Crit Care Med 1994 ; 149 : 295-305.
12) Kolla S, et al. Extracorporeal life support for 100 adult patients with severe respiratory failure. Ann Surg 1997 ; 226 : 544-64.
13) Lewandowski K, et al. High survival rate in 122 ARDS patients managed according to a clinical algorithm including extracorporeal membrane oxygenation. Intensive Care Med 1997 ; 23 : 819-35.
14) Hemmila MR, et al. Extracorporeal life support for severe acute respiratory distress syndrome in adults. Ann Surg 2004 ; 240 : 595-605 ; discussion 605-7.
15) Brogan TV, et al. Extracorporeal membrane oxygenation in adults with severe respiratory failure : A multi-center database. Intensive Care Med 2009 ; 35 : 2105-14.
16) Peek GJ, et al. Efficacy and economic assessment of conventional ventilatory support versus extracorporeal membrane oxygenation for severe adult respiratory failure (CESAR) : A multicentre randomised controlled trial. Lancet 2009 ; 374 : 1351-63.
17) Australia and New Zealand Extracorporeal Membrane Oxygenation (ANZ ECMO) Influenza Investigators, Davies A, et al. Extracorporeal Membrane Oxygenation for 2009 Influenza A (H1N1) Acute Respiratory Distress Syndrome. JAMA 2009 ; 302 : 1888-95.
18) Noah MA, et al. Referral to an extracorporeal membrane oxygenation center and mortality among patients with severe 2009 influenza A (H1N1). JAMA 2011 ; 306 : 1659-68.
19) Pham T, et al. Extracorporeal membrane oxygenation for pandemic influenza A (H1N1) -induced acute respiratory distress syndrome : A cohort study and propensity-matched analysis. Am J Respir Crit Care Med 2013 ; 187 : 276-85.
20) Takeda S, et al. Extracorporeal membrane oxygenation for 2009 influenza A (H1N1) severe respiratory failure in Japan. J Anesth 2012 ; 26 : 650-7.
21) Extracorporeal Life Support Organization (ELSO). ELSO Registry Report. International summary report. January 2015.
22) MacLaren, G, et al. Contemporary extracorporeal membrane oxygenation for adult respiratory failure : Life support in the new era. Intensive Care Med 2012 ; 38 : 210-20.
23) Harvey C, et al. Bicaval Dual-lumen Cannula for Adult Extracorporeal Membrane Oxygenation : A single institution experience of 286 procedures. AATS annual meeting 2014. http://aats.org/annualmeeting/Program-Books/2014/presentations/272/Avalon.pdf
24) Biscotti M, et al. Hybrid configurations via percutaneous access for extracorporeal membrane oxygenation : A single-center experience. ASAIO J 2014 ; 60 : 635-42.
25) Umei N, et al. Successful application of venoarterial-venous extracorporeal membrane oxygenation in the reversal of severe cardiorespiratory failure. BMJ Case Rep 2015 Jun 8.
26) Clinical Trials. gov Identifier : NCT01470703.

5章 extracorporeal membrane oxygenation（ECMO）

5-2 VV-ECMOの適応と今後の展望

はじめに

- ECMO（extracorporeal membrane oxygenation；体外式膜型人工肺）とは，遠心ポンプと膜型人工肺から成るもので，生体から血液を脱血し，人工肺でガス交換を行い，酸素化血を生体に送血する[1]．この脱血送血部位によりECMOは，①VV（veno-venous；静脈脱血-静脈送血）ECMOと②VA（veno-arterial；静脈脱血-動脈送血）ECMOの大きく2つに分類される（図1）．VV-ECMOは呼吸補助に使用し，VA-ECMOは呼吸循環補助に使用する．本項では，VV-ECMOの適応を述べ，今後の展望についても述べる．

1 急性重症呼吸不全に対するVV-ECMOの適応

- VV-ECMOは通常の人工呼吸器による管理では酸素化が維持できない場合や高二酸化炭素血症になる場合に使用される[1]．VV-ECMOを使用することで人工呼吸器の酸素濃度や換気量，気道内圧を下げることができ，肺保護戦略を徹底することが可能となる．
- ECMOの国際組織であるExtracorporeal Life Support Organization（ELSO）のガイドラインにおけるVV-ECMOの導入基準を表1に示す[2]．ELSOのガ

> **ここがポイント**
> VV-ECMOの使用で肺保護戦略の徹底が可能となる

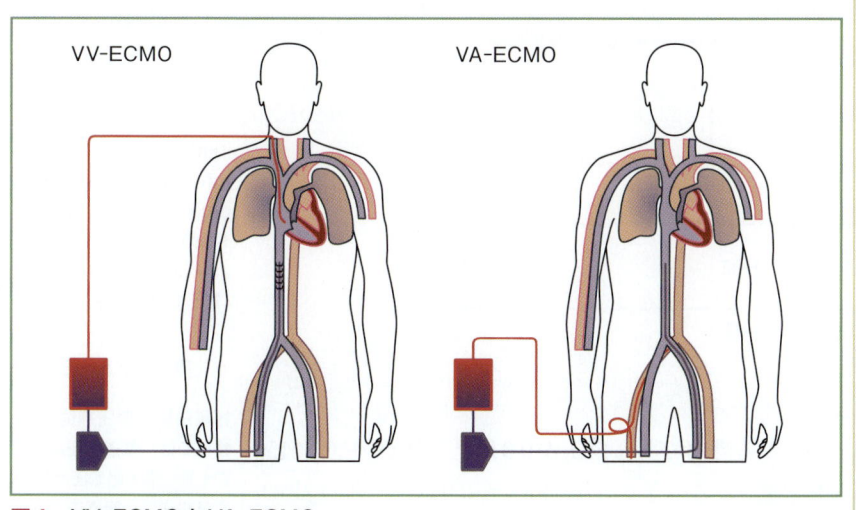

図1 VV-ECMOとVA-ECMO
ECMOは脱血送血部位により，静脈から脱血し静脈に送血するVV-ECMOと，静脈から脱血し動脈に送血するVA-ECMOの2つに分類される．VV-ECMOは呼吸補助に，VA-ECMOは呼吸循環補助に用いられる．
（Kapoor PM, ed. Manual of Extracorporeal Membrane Oxygenation（ECMO）in the ICU. New Delhi；Jaypee Brothers Medical Pub：2014. p. 5より）

表1 ELSOのガイドラインによるVV-ECMOの導入基準

1. 低酸素血症
   - 死亡率が50%以上であるときにECLSは考慮されるべきであり，死亡率が80%以上のときには導入されるべきである
     A) 50%の死亡率：F_IO_2が0.9以上で$PaO_2/F_IO_2<150$である．
        または（かつ）Murray score（表2）が2〜3点
     B) 80%の死亡率：F_IO_2が0.9以上で$PaO_2/F_IO_2<100$である．
        または（かつ）Murray score（表2）が3〜4点
2. 高二酸化炭素血症
   - 吸気プラトー圧＞30 cmH₂Oにもかかわらず二酸化炭素の蓄積がある
3. 重篤なエアリーク症候群
4. 移植のために挿管が必要
5. 肺塞栓，気道閉塞，適切な治療への反応が乏しく呼吸循環虚脱にすぐに陥る

ECLS：Extracorporeal Life Support，F_IO_2：吸入酸素濃度，PaO_2：動脈血酸素分圧．

表2 Murray score

パラメータ	0点	1点	2点	3点	4点
PaO_2/F_IO_2	＞300	225〜299	175〜224	100〜174	＜100
CXR (consolidationの割合)	正常	1/4	2/4	3/4	4/4
PEEP	＜5	6〜8	9〜11	12〜14	＞15
コンプライアンス(mL/H₂O)	＞80	60〜70	40〜59	20〜39	＜19

左項目のそれぞれの点数を合計し4で除する．
PaO_2：動脈血酸素分圧，F_IO_2：吸入酸素濃度，CXR：胸部X線，PEEP：呼気終末陽圧．

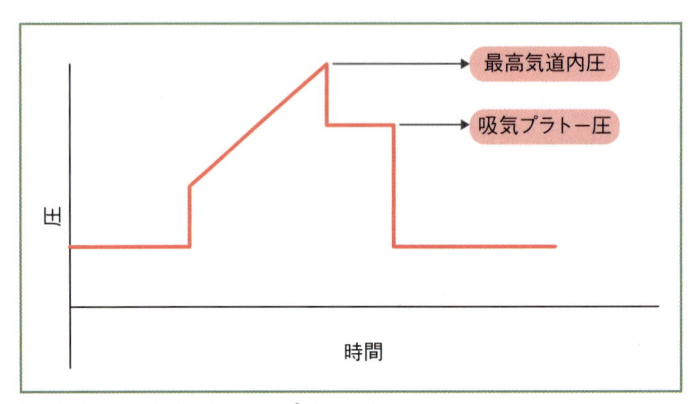

図2 最高気道内圧と吸気プラトー圧

▶F_IO_2：
fraction of inspiratory oxygen（吸入酸素濃度）
▶PaO_2：
arterial oxygen tension（動脈血酸素分圧）

★1 吸気プラトー圧

容量規定の陽圧補助-調節換気では，気道内圧は次第に上昇し最大吸気圧となり，吸気終末に，吸気プラトー圧とよばれる測定圧まで低下する．吸気プラトー圧は最高肺胞内圧を最もよく表し，肺胞の膨張の指標として重要である（図2）．

イドラインによると，いかなる理由であれF_IO_2が0.9以上で$PaO_2/F_IO_2<150$の低酸素血症では導入を考慮されるべきであり，F_IO_2が0.9以上で$PaO_2/F_IO_2<100$の低酸素血症では導入されるべきである，としている．その他，吸気プラトー圧＞30 cmH₂O★1にもかかわらず二酸化炭素の蓄積がある場合，重篤なエアリーク症候群，移植へのbridge，肺塞栓・気道閉塞・治療への反応が乏しく呼吸循環虚脱に陥る場合，が適応となる．

表3　BrodieらのVV-ECMOの導入基準

1. 可逆的な呼吸不全で重度の低酸素血症（15〜20cmH₂OのPEEPを使用してPaO₂/FiO₂＜80）が少なくとも6時間持続している場合
2. 適切な人工呼吸器管理を行っても高二酸化炭素血症がありpH＜7.15のアシドーシスを呈している場合
3. 適切な人工呼吸器管理を行っても吸気プラトー圧＞35〜45cmH₂Oの場合

PEEP：positive end-expiratory pressure（呼気終末陽圧），PaO₂：動脈血酸素分圧，FiO₂：吸入酸素濃度．

(Brodie D, et al. N Engl J Med 2011；365：1905-14[1] より)

表4　CESAR trialでのVV-ECMOの導入基準

1. 18〜65歳の成人
2. 重症であるが，回復の可能性がある呼吸不全
3. Murray score（表2）＞3あるいはpH＜7.2の非代償性高二酸化炭素血症

(Peek GJ, et al. Lancet 2009；374：1351-63[4] より)

表5　ELSOガイドラインによるVV-ECMOの相対的禁忌

1. 人工呼吸器管理を7日以上FiO₂が0.9以上，吸気プラトー圧＞30cmH₂Oの設定で行っている
2. 免疫抑制状態（好中球が400/mm³以下）
3. 頭蓋内出血の既往が最近あるもの，あるいは出血が拡大しているもの
4. 中枢神経の障害や悪性腫瘍など回復の見込みがないもの
5. 年齢の制限はない．しかし年齢が上がれば上がるほどリスクは高まる

FiO₂：吸入酸素濃度．

- Brodieらも，最大限の呼吸管理でPaO₂/FiO₂＜80が少なくとも6時間以上継続する場合を導入基準としている（表3）[1]．ECMOを導入するのであれば導入は早いほうがよく，高い気道内圧，高い酸素濃度で7日以上管理した症例はECMOの効果が低い[3]．最近のECMOの技術を用いたECMO管理と通常の人工呼吸器管理との無作為比較試験（CESAR trial★2）で使用されていたVV-ECMOの導入基準もほぼ同様である（表4）[4]．
- 適応疾患としては，重症ウイルス性肺炎（インフルエンザ，ハンタウイルス）・重症細菌性肺炎・重症誤嚥性肺炎・肺胞出血，Wegener肉芽腫，肺胞蛋白症，喘息重積発作，などがあげられ，敗血症や外傷からのARDSも適応となる．
- VV-ECMOの絶対的禁忌はELSOのガイドラインでは記載されておらず，それぞれの患者に対してECMOの治療のリスクとメリットを考慮すべきとされている．絶対的禁忌はないが，導入しても予後の悪い疾患，相対的禁忌と考える基準はある．その基準を表5に示す．
- BrodieらやPeekらも同様に，高い気道内圧，高い酸素濃度で7日以上管理

▶CESAR trial：
conventional ventilatory support versus extracorporeal membrane oxygenation for severe adult respiratory failure trial

★2 CESAR trial
最近のECMOの技術を用いたECMO管理と通常の人工呼吸器管理との無作為比較試験．6か月後の死亡率あるいは社会非復帰例がECMO群で37％と通常の人工呼吸器群53％に比べ低かったと報告されている[4]．

▶ARDS：
acute respiratory distress syndrome（急性呼吸窮迫症候群）

表6　BrodieらのVV-ECMOの相対的禁忌

1. 吸気プラトー圧>30cmH$_2$Oで7日以上，人工呼吸器管理を行っている症例
2. FiO$_2$>0.8で7日以上，人工呼吸器管理を行っている症例
3. 血管アクセスが限られている症例

FiO$_2$：吸入酸素濃度．

(Brodie D, et al. N Engl J Med 2011；365：1905-14[1]より)

表7　CESAR trialでの相対的禁忌

1. 最高気道内圧>30cmH$_2$O，FiO$_2$>0.8で7日以上，人工呼吸器管理を行っている症例
2. 受傷24時間以内の重症外傷，頭蓋内出血，ヘパリンが禁忌になるすべての病態
3. 致死的な重症患者で，積極的な治療の継続が禁忌と考えられる状態

FiO$_2$：吸入酸素濃度．

(Peek GJ, et al. Lancet 2009；374：1351-63[4]より)

した症例を相対的禁忌としている（表6，7）．BrodieらとPeekらは絶対的禁忌として，抗凝固薬を使用できない場合をあげている．ECMOの管理において，出血や外科的手技のために抗凝固薬が使用できないことはありうる．そのときは，①回路内の血栓形成予防のためhigh blood flowでの管理，②D-ダイマー・FDP・血小板などの凝固系のモニタリングの強化，③回路や人工膜の血栓を早期に認識するための肉眼的観察や膜前後圧のモニタリングの強化，などの対応が必要である．

- 以上，VV-ECMOの適応基準と相対的禁忌基準を述べたが，最終的にはこれらをふまえて各施設で適応基準を作成し導入すべきである．
- 最近では経皮的カニュレーションも比較的簡単にでき，VV-ECMOを導入し，長期的に管理することは比較的簡単に可能となってきている．ただしECMO自体は治療ではなく，原疾患が改善するまでの時間的猶予を与えているだけである．原疾患の改善が見込めない場合，VV-ECMOを導入しないという選択も必要である★3．

> **FDP**：fibrinogen and fibrin degradation products

> **アドバイス**
> ELSOのガイドラインなどをふまえ，各施設で適応基準を作成して導入すべき

> **アドバイス**
> 原疾患の改善が見込めない場合は，VV-ECMOを導入しない選択も必要

> ★3
> VV-ECMOを導入したものの，原疾患が改善しない場合は終末期ガイドラインなどに基づいて，ECMOの管理に携わる医療従事者と患者，家族と話し合いのうえECMOの離脱を含めた適切な対応が必要となってくる．このためECMOの導入の際には，導入前に原疾患が改善しない場合にどうするかまで家族に明確に提示し納得したうえで導入すべきである．

2　VV-ECMOの今後の展望

- わが国で2010年4月から2011年3月までにH1N1インフルエンザによる重症呼吸不全に対しECMOを導入した14例の後ろ向き研究における死亡率は，64.3％と諸外国に比べると低い．その原因として，導入のタイミングが遅い・各施設で初の導入・ポンプや人工肺の不適切な選択など，世界標準の治療がなされていないことが指摘されている[5]．
- 現時点で日本にはECMOセンターが存在しない．香港では，2009年の時点ではECMOセンターは存在しなかったが，H1N1インフルエンザの流行をきっかけに国が動き，2014年の時点で4つのECMOセンターが存在する．Hemmilaらは，安定した治療成績に達するまでに4～5年間，30～45例の経験が必要と述べている[6]．多くの症例を経験するためには集約化するのが望ましい[4,7]．ECMOは経験のある施設で適切に施行された場合に有用であ

- り，日本においても対象患者を集約化したECMOセンターを設立すべきである．
- また，世界標準レベルのECMOの教育も必要である．教育の一つとしてシミュレーション教育があるが，ECMOのシミュレーション教育は文献的には非常に有効である[8,9]．現在，日本にはELSOのトレーニングコースが導入されていない．ELSOのトレーニングコースでは，ECMO中に起こりうるあらゆるトラブルのシミュレーションを行い，ECMO管理上必要な内容の講義もあり，日本にも導入すべきである．
- さらに，ECMOデバイスの輸入・改良も必要である．海外には，右内頸静脈から挿入する成人用のダブルルーメンカニューレAvalon Elite™ Bi-Caval Dual Lumen（Avalon Laboratories，アメリカ）があるが日本にはない．ダブルルーメンカニューレを使用することで歩行などのリハビリテーションが行いやすくなる．とくに新生児・小児においては，ECMOを導入するにあたり，ダブルルーメンカニューレが必要不可欠にもかかわらず，日本にはないのが現状であり，早急に対処する必要がある．
- またCARDIOHELP system（Maquet，ドイツ）というgas exchanger, pump, heat exchangerが一体化した新しいECMO用人工心肺装置があるが，日本における新たな保険償還が取得できていないため使用できない．このCARDIOHELP systemは移送にも便利であるし，抗血栓性や酸素化にも優れており長期管理には非常に有効である．さらに技術が進み，小型携帯型の人工肺や，数か月の耐久性に優れた人工肺が市場に現れることを期待する．

> **ここがポイント**
> ECMOセンターの設立，ELSOのトレーニングコースの導入が望まれる

おわりに

- VV-ECMOの導入時には，ELSOのガイドラインおよびBrodieらやPeekらの適応基準を参考にし，ECMOに携わる医療従事者と患者家族でしっかり話し合ったうえで導入することが重要である．
- 今後，ECMOセンターの設立，ELSO主催のECMOトレーニングコースの日本での開催，ECMOの新しいデバイスの導入や改良などが可能になり，わが国のECMO治療が世界標準以上となることを期待する．

（梅井菜央，竹田晋浩）

文献

1) Brodie D, Bacchetta M. Extracorporeal membrane oxygenation for ARDS in adults. N Engl J Med 2011 ; 365 : 1905-14.
2) Extracorporeal Life Support Organization (ELSO). Guidelines for Adult Respiratory Failure. https://www.elso.org/Portals/0/IGD/Archive/FileManager/989d4d4d14cusersshyerdocumentselsoguidelinesforadultrespiratoryfailure1.3.pdf
3) Kolla S, et al. Extracorporeal life support for 100 adult patients with severe respiratory failure. Ann Surg 1997 ; 226 : 544-64.
4) Peek GJ, et al. Efficacy and economic assessment of conventional ventilatory support versus extracorporeal membrane oxygenation for severe adult respiratory failure (CESAR) : A multicentre randomised controlled trial. Lancet 2009 ; 374 : 1351-63.

5) Takeda S, et al. Extracorporeal membrane oxygenation for 2009 influenza A severe respiratory failure in Japan. J Anesth 2012；26：650-7.
6) Hemmila MR, et al. Extracorporeal life support for severe acute respiratory distress syndrome in adults. Ann Surg 2004；240：595-605；discussion 605-7.
7) Karamlou T, et al. Increased extracorporeal membrane oxygenation center case volume is associated with improved extracorporeal membrane oxygenation survival among pediatric patients. J Thorac Cardiovasc Surg 2013；145：470-5.
8) Brazzi L, et al. Simulation-based training of extracorporeal membrane oxygenation during H1N1 influenza pandemic：The Italian experience. Simul Healthc：2012；7：32-4.
9) Su L, et al. Implementation of an extracorporeal cardiopulmonary resuscitation simulation program reduces extracorporeal cardiopulmonary resuscitation times in real patients. Pediatr Crit Care Med 2014；15：856-60.

6章

急性呼吸不全の薬物療法

6-1 ステロイド療法

はじめに

- ステロイドは，1940年代に合成ステロイドとして臨床応用され，以後，免疫抑制療法に加えて急性呼吸不全に応用され，さまざまな臨床検討が行われてきた．人工呼吸管理においても，急性肺傷害（acute lung injury：ALI），ショック，敗血症などの治療薬として，メチルプレドニゾロンなどが用いられてきた．しかし，現在は人工呼吸管理において，これらのステロイドをルーティンに使用することはない．本項では，人工呼吸管理におけるステロイドの役割をまとめる．

1 グルココルチコイド受容体の抗炎症作用

- 人工呼吸を必要とする状態では，さまざまな炎症性物質や炎症性サイトカインが転写段階で過剰産生されるため，これらの産生を抑制する目的でメチルプレドニゾロンなどの合成ステロイドが用いられていた．腫瘍壊死因子（TNF）受容体やインターロイキン（IL）受容体などの炎症性受容体シグナルは，転写因子 nuclear factor-κB（NF-κB）や activator protein-1（AP-1）などを活性化させ，一酸化窒素やプロスタグランジンなどの血管透過性分子や，von Willebrand因子や組織因子などの凝固亢進分子を産生する．グルココルチコイド受容体（GR）[1]には，このような炎症や凝固などに関与する転写因子活性を抑制することが期待された．

▶GR：
glucocorticoid receptor

▶Column「グルココルチコイド受容体の抗炎症作用機序」(p.291)参照

- グルココルチコイド受容体の抗炎症作用機序をふまえて，人工呼吸管理における血管透過性亢進や呼吸機能低下に対して，ステロイドの効果が期待されていた．しかし実際には，末梢細胞がグルココルチコイド受容体を強発現していないこと，白血球系細胞の抑制による感染症罹患，多能性幹細胞の組織修復遅延などの理由により，人工呼吸管理における治療成績の向上には結びついていない．
- 現在，臨床使用しているステロイド薬の特徴を**表1**にまとめた．急性呼吸不全や敗血症性ショックにおいては，ヒドロコルチゾンやメチルプレドニゾロンなどの血漿消失半減期が短く，調節性のよいステロイドが臨床に用いられてきた．

ここがポイント❗
ヒドロコルチゾンやメチルプレドニゾロンは消失半減期が短く，調節性がよい

2 急性呼吸不全に対するステロイド療法

- 1980年代に急性肺傷害（ALI）に対する大量ステロイド療法において，2つの無作為比較試験が報告されている．1987年のBernardら[2]の99名の急性呼

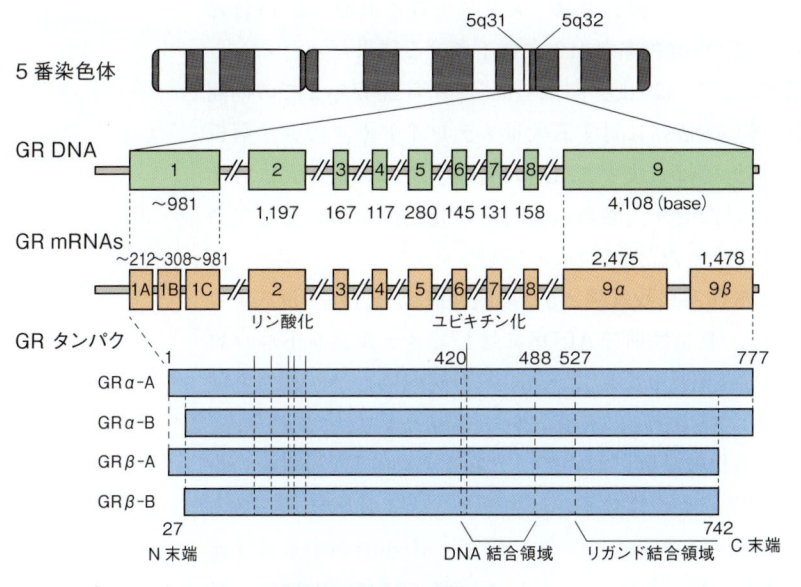

Column グルココルチコイド受容体の抗炎症作用機序

グルココルチコイド受容体（GR）は，遺伝子を染色体5q31-32にもち，9つのエクソンと8つのイントロンから構成される（図1）．転写過程では，GR mRNAへのエクソン9の選択性のために少なくとも9αと9βの2つのスプライシングバリアントが生じる．この翻訳後のC末端領域の違いから，ステロイド結合活性をもつGRαと，ステロイド結合活性をもたないGRβが生成される．さらに，エクソン1などのスプライシングを加えるとGRには少なくとも7種類以上のmRNAが存在し，翻訳開始点の選択なども加えるとタンパクレベルではGRα-A，GRα-B，GRβ-A，GRβ-B，さらに腫瘍細胞などが産生するGRγなどのいくつかの表現型が存在する．

このグルココルチコイド受容体は，とくに骨髄で産生されたばかりの免疫細胞に多く発現しているが，肺などの末梢臓器では発現が低下する特徴がある[3]．末梢におけるコルチゾールの影響を受けないレベルにおいて，グルココルチコイド受容体は細胞質に強発現している．細胞質内で熱ショック蛋白（heat shock protein：HSP）90，HSP70，イムノフィリンなどと結合することでグルココルチコイドとの結合ポケットを形成する．このグルココルチコイド受容体複合体は，転写因子NF-κBと直接に結合し，NF-κB活性を減じることで接着分子やケモカインなどの炎症性メディエータの産生を抑制する．また，GRα-ステロイド複合体はFosファミリーやJunファミリーと結合することで，AP-1転写活性領域phorbol 12-o-tetradecanoate-13-acetate-responsive element（TRE）やcAMP-responsive element（CRE）を抑制し，血管透過性分子や組織因子などの凝固因子の産生を抑制する可能性をもつ．

さらに，核へ移行したGRα-ステロイド複合体は直接にDNA上のglucocorticoid response element（GRE）と結合し，MAPK phosphatase 1（MKP-1），inhibitory-κB（I-κB），IL-1 receptor antagonist，lipocortin-1などの転写を高める．これらが，組織内で抗炎症作用として関与することが知られている．

▶cAMP：
cyclic adenosine monophosphate（サイクリックアデノシンーリン酸）

▶MAPK：
mitogen-activated protein kinase

図1 グルココルチコイド受容体の転写と翻訳
グルココルチコイド受容体（GR）は，遺伝子を染色体5q31-32にもち，9つのエクソンと8つのイントロンから構成される．転写過程では，GR mRNAへのエクソン9の選択性のために少なくとも9αと9βのどちらかをもつ2つのスプライシングバリアントが生じる．タンパクへの翻訳では，GRα-A，GRα-B，GRβ-A，GRβ-B，GRγなどが知られている．GRαとGRγは受容体活性をもち，GRβは受容体活性をもたないデコイ受容体であることが知られている．

表1 ステロイドの特徴

	生物学的半減期 (時間)	血漿消失半減期 (時間)	糖質コルチコイド 作用強度比	鉱質コルチコイド 作用強度比	等価投与量 (mg)
コルチゾール	8~12	1.2~1.5	0.8	0.8	25
ヒドロコルチゾン	短時間型 8~12	1.2~1.5	1	1	20
フルドロコルチゾン		—	10	125	—
プレドニゾロン	中時間型 12~36	2.5~3.3	3.5~4	0.8	5
メチルプレドニゾロン		2.8~3.3	5	0.5	4
デキサメタゾン	長時間型 36~54	3.5~5.0	25~30	0	0.5~0.75
ベタメタゾン		3.3~5.0	25~30	0	0.5~0.75

コルチゾールは，副腎皮質から分泌される内因性ステロイドであり，血中濃度2~18 μg/dLの日内変動がある．午前8時ごろに血中濃度を最高に高め，午後8時ごろに最低濃度となる．一方，このコルチゾールになぞらえて作製された合成ステロイドは，生物学的半減期により，短時間型，中時間型，長時間型の3タイプに分類される．さらに，グルココルチコイド作用（糖質コルチコイド作用）とミネラルコルチコイド作用（鉱質コルチコイド）の強度比を，ヒドロコルチゾンを基準値1として分類している．合成ステロイドを人工呼吸管理において使用する際の基準として，血漿消失半減期，糖質コルチコイド作用強度比，鉱質コルチコイド作用強度比，等価投与量に留意する．

吸窮迫症候群（acute respiratory distress syndrome：ARDS）患者の検討では，メチルプレドニゾロン30 mg/kgが6時間ごとに4回投与されたが，投与群と非投与群とのあいだで45日死亡率，ARDS改善率，感染症合併率に差を認めなかった．また，Boneら[4]による重症敗血症患者304名を対象とした高用量ステロイド療法においての検討では，大量ステロイド療法が14日死亡率を2倍以上に高め，ARDS改善率を31％に低下させる結果だった．

- これらの結果を含めてPeterら[5]は2008年に，1966年から2007年までの期間に報告された急性肺傷害（ARDS）に対する大量ステロイド療法のメタ解析を報告している．この解析では，まずARDSの発症予防に対して大量ステロイド療法の有効性を見いだせず，さらにARDSの発症後においても生命予後を改善するものではなかった．
- 一方，Tangら[6]の4つの無作為比較試験と5つの観察研究を含む少量ステロイド療法のメタ解析では，亜急性期のARDSに対してメチルプレドニゾロン40~250 mg/日を7~28日施行した群で，ARDSの院内死亡率が相対危険度0.62（95％信頼区間：0.43~0.91）に有意に低下させていた．このうち，Meduriら[7]は5つの無作為比較試験において，少量ステロイド7日以上の投与で有意に，酸素化の改善，炎症性分子の産生低下，人工呼吸管理日数とICU在室日数が減少することを報告している．現在，Meduriらの推奨するARDSに対するステロイド療法[8]は，メチルプレドニゾロン1あるいは2 mg/kg/日の24時間持続投与によるステロイドカバー療法（表2）である．
- 以上より，現在，ARDSにおけるステロイド療法ではステロイド大量投与は否定的であり，一方，少量ステロイド療法については前向き臨床研究の結果を待つ段階にあり，現時点では結論のでない状態にある．

ここに注意

現在，ARDSに対するステロイド大量療法は否定的

表2 Meduriらの推奨する少量ステロイド療法

	病日	投与方法	用量
早期重症ARDS	loading	ボーラス　30分以上	1 mg/kg
	1〜14病日	10 mL/時　静脈内投与	1 mg/kg/日
	15〜21病日	10 mL/時　静脈内投与	0.5 mg/kg/日
	22〜25病日	10 mL/時　静脈内投与	0.25 mg/kg/日
	26〜28病日	10 mL/時　静脈内投与	0.125 mg/kg/日
難治性ARDS	loading	ボーラス　30分以上	2 mg/kg
	1〜14病日	10 mL/時　静脈内投与	2 mg/kg/日
	15〜21病日	10 mL/時　静脈内投与	1 mg/kg/日
	22〜25病日	10 mL/時　静脈内投与	0.5 mg/kg/日
	26〜28病日	10 mL/時　静脈内投与	0.25 mg/kg/日
	28〜29病日	ボーラス　30分以上	0.125 mg/kg/日

Meduriら[8]の少量ステロイド療法を応用すると，中等症急性呼吸窮迫症候群（ARDS）に対しては1日量1 mg/kg，重症ARDSに対しては1日量2 mg/kgのメチルプレドニゾロンの持続静脈内投与が推奨される．しかし，この治療法は，確固たる診療エビデンスのレベルではない．前向き臨床研究および，個々の施設における評価の段階にある．

(Meduri GU, et al. Chest 2009；136：1631-43[8] より)

3　敗血症性ショックにおけるステロイド療法

- 敗血症などの重篤化した状態では，肺血管透過性亢進や肺コンプライアンス低下により，呼吸管理が不可欠となる．Annaneら[9]は，敗血症性ショック300例を対象とした19施設の前向き臨床試験において，7日間にわたり6時間ごとのヒドロコルチゾン50 mgの静脈内投与とフルドロコルチゾン50 μgの胃内投与を行った結果，少量ステロイド投与によりプラセボ群と比較してショック期間を短縮させ，28日死亡率を約61％から55％に有意に低下させたと報告した．
- 輸液に反応しない敗血症性ショック患者500例を対象として，6時間ごとにヒドロコルチゾン50 mgの静脈内投与を5日間行うという前向き臨床研究として，CORTICUS（Corticosteroid Therapy of Septic Shock）study[10]は，28日死亡率に有意差を認めなかったが，少量ステロイド療法で敗血症性ショックの罹患期間を有意に減少することを報告した．しかし，CORTICUS studyにおける少量ステロイド療法は，重複感染の発症率を1.37倍に高め，高血糖と高ナトリウム血症の合併率を増加させていた．
- 以上のように，人工呼吸中の敗血症患者においてもステロイドの使用は，現在ルーティンとして行われていない．輸液療法や血管作動薬に反応せず，敗血症性ショックから離脱できない場合に併用を考慮する程度である．

おわりに

- 現在，大量ステロイド療法は，急性間質性肺炎[11, 12]，急性好酸球性肺炎[13]，カリニ肺炎[14]などの一部の病態を除いて人工呼吸管理に併用しない．
- 間質性肺炎の急性増悪においては，大量ステロイド療法を越えた診療理念が必要であり，2020年までには大量ステロイド療法のエビデンスが見直される必要がある．一方，少量ステロイド療法については，その臨床意義が臨床研究により否定される可能性が高い．少量ステロイド療法の投与方法としては理論的には24時間持続投与法として，ステロイドのトラフ濃度を上昇させ，コルチゾールの生理学的日内変動を微量ながらも温存することが期待される．
- 人工呼吸管理における少量ステロイド療法の適応やエビデンスは，不完全である．現在も，病態に合わせてどのように使用するかを模索している段階にある．

（松田直之）

> **ここに注意**
> ステロイド大量療法は一部の病態を除いて，人工呼吸管理下では併用しない

> **ここがポイント**
> 少量ステロイド療法は，どのように使用するか模索している段階にある

文献

1) Sundahl N, et al. Selective glucocorticoid receptor modulation : New directions with non-steroidal scaffolds. Pharmacol Ther 2015 ; 152 : 28-41.
2) Bernard GR, et al. High-dose corticosteroids in patients with the adult respiratory distress syndrome. N Engl J Med 1987 ; 317 : 1565-70.
3) Kamiyama K, et al. Modulation of glucocorticoid receptor expression, inflammation, and cell apoptosis in septic guinea pig lungs using methylprednisolone. Am J Physiol Lung Cell Mol Physiol 2008 ; 295 : L998-1006.
4) Bone RC, et al. Early methylprednisolone treatment for septic syndrome and the adult respiratory distress syndrome. Chest 1987 ; 92 : 1032-6.
5) Peter JV, et al. Corticosteroids in the prevention and treatment of acute respiratory distress syndrome (ARDS) in adults : Meta-analysis. BMJ 2008 ; 336 : 1006-9.
6) Tang BM, et al. Use of corticosteroids in acute lung injury and acute respiratory distress syndrome : A systematic review and meta-analysis. Crit Care Med 2009 ; 37 : 1594-603.
7) Meduri GU, et al. Steroid treatment in ARDS : A critical appraisal of the ARDS network trial and the recent literature. Intensive Care Med 2008 ; 34 : 61-9.
8) Meduri GU, et al. Activation and regulation of systemic inflammation in ARDS : Rationale for prolonged glucocorticoid therapy. Chest 2009 ; 136 : 1631-43.
9) Annane D, et al. Effect of treatment with low doses of hydrocortisone and fludrocortisone on mortality in patients with septic shock. JAMA 2002 ; 288 : 862-71.
10) Sprung CL, et al ; CORTICUS Study Group. Hydrocortisone therapy for patients with septic shock. N Engl J Med 2008 ; 358 : 111-24.
11) Behr J, et al. Management of patients with idiopathic pulmonary fibrosis in clinical practice : The INSIGHTS-IPF registry. Eur Respir J 2015 ; 46 : 186-96.
12) Behr J. Evidence-based treatment strategies in idiopathic pulmonary fibrosis. Eur Respir Rev 2013 ; 22 : 163-8.
13) Woolnough K, Wardlaw AJ. Eosinophilia in Pulmonary Disorders. Immunol Allergy Clin North Am 2015 ; 35 : 477-92.
14) Gilroy SA, Bennett NJ. Pneumocystis pneumonia. Semin Respir Crit Care Med 2011 ; 32 : 775-82.

6-2 特殊医療ガス付加療法

はじめに

- 呼吸管理を行ううえで念頭におくべきガスは酸素，二酸化炭素，窒素，水蒸気といった肺胞内に通常存在するものである．しかし，臨床的必要性から他のガスを混入させることがある．
- 実際に臨床現場で使われるものとして一酸化窒素とヘリウムがある．一酸化窒素は単なるガスではなく，血管抵抗をはじめとして生体の調節をつかさどる薬剤とみなすことができる．ヘリウムは他の物質と化学変化を起こさない不活化ガスであるが，分子量が小さいことによる低密度のため高濃度で用いると気道抵抗を低下させる効果が期待でき，COPDや気管支喘息の治療に用いられている．実験的に用いられるガスとしては水素と一酸化炭素がある．
- いずれのガスも細胞レベルでは抗炎症作用をもつことが示されている．実際の臨床応用については安全に投与できる装置の開発を含めた課題を克服する必要がある．本項ではこれらのガスの現状と臨床での位置づけについて解説する．

▶COPD：
chronic obstructive pulmonary disease（慢性閉塞性肺疾患）

1 一酸化窒素

a─特徴

- 一酸化窒素（nitric oxide）はもともと大気汚染に関連したガスととらえられていたが，1987年にPalmerらが一酸化窒素がそれまで血管内皮由来弛緩因子（endothelium-derived relaxing factor）として知られてきた物質と類似した特性をもつことを報告した[1]．その後，この2つの物質は同一であり，血管平滑筋細胞内のcyclic GMPを刺激することで血管張力を調節していることがわかった[2]．
- 一酸化窒素は体内でつくられており一酸化窒素合成酵素には3種類のアイソフォーム（神経型，誘導型，内皮型）があり，L-アルギニンを原料として産生される．一酸化窒素は体内での役割の一つとして，体血管および肺血管張力の調節がある[3]．
- 1991年に，薬剤や低酸素で誘導した肺高血圧動物モデルや肺高血圧症患者に一酸化窒素を吸入させることで肺血管を選択的に拡張させることができることが示された[4,5]．吸入された一酸化窒素は赤血球のヘモグロビンと反応してすみやかにメトヘモグロビンとなるため，体循環には影響しないと考えられていた．しかし，反応の過程で生成された硝酸塩などから体循環で一酸化窒素に変換されることが判明したため，体循環への効果も否定はできな

▶GMP：
guanosine monophosphate（グアノシン一リン酸）

ここがポイント
一酸化窒素は体内で体血管および肺血管張力の調節をしている

い[6,7]．

- 好中球由来の一酸化窒素は敗血症の際に好中球の肺への浸潤を修飾する役割を果たしており，一酸化窒素吸入を行うと肺への好中球浸潤が減少することで炎症が制御できる可能性がある[8]．また，内因性に産生された一酸化窒素は病原体や悪性細胞を殺したり制御したりする役割を果たしている[9]．
- 高濃度一酸化窒素は致死的になりうることが動物モデルで示されている[10]．しかし臨床的に用いられる濃度の上限と考えられる濃度である約40ppmで一酸化窒素を6か月間吸入しても毒性がほとんど認められなかったという動物での報告もある[11]．メトヘモグロビン還元酵素欠損症でない限り40ppmまでの濃度の一酸化窒素吸入では臨床的に問題となるメトヘモグロビン血症は起こらない[12]．★1
- 環境濃度としては時間平均濃度として一酸化窒素が25ppm，二酸化窒素が2ppmを超えないこととなっており[14]，通常の換気が行われている病室では環境濃度のモニタリングや特別な排気装置は必要でない[13]．

b ― 臨床応用

- 一酸化窒素のもつ血管拡張作用を治療に応用する試みとして，新生児期の肺高血圧や成人でもさまざまな原因による右心不全に用いられてきた．また一酸化窒素は換気の良い肺胞の血流を増やすことにより，換気血流比と血液ガスを改善する．そのため低酸素性呼吸不全に対する治療薬として投与が試みられた．急性呼吸窮迫症候群（ARDS）では軽度の肺高血圧を合併することが多いが[15]，一酸化窒素は体血管抵抗に影響せず肺高血圧の治療を行うことができるうえに血液ガスの改善も期待できる[16]．
- しかし，たとえば敗血症性ARDS患者ではエンドトキシンなどにより内因性一酸化窒素合成酵素活性がすでに亢進しており，必ずしも血液ガスが改善するとは限らない[17,18]．X線所見などでも一酸化窒素吸入による血液ガス反応性は予測できない[19]．
- 血液ガスの観点からの最適濃度は1〜10ppmのことが多いが，吸入期間が長くなると最適濃度は低下し，それ以上の濃度では血液ガスがかえって悪化する[20]．したがって，一酸化窒素吸入が長期化する場合は最低2日に1回は吸入濃度を再評価することが望ましい[21]．
- ARDS患者に対して一酸化窒素吸入療法が予後を改善する証拠はなく，むしろ腎機能障害が増加するといった報告がある[22]．腎機能障害が一酸化窒素そのものの影響で起こるのかどうかは不明であるが，ARDS患者に対して日常的に一酸化窒素を投与するのは現時点では推奨されない．

c ― 吸入の実際

- 一酸化窒素吸入は一般的には人工呼吸中に行う．高濃度酸素と一酸化窒素が長時間触れ合うと毒性のある二酸化窒素に変化するため，人工呼吸器回路のできるだけ患者に近いところに一酸化窒素を注入する必要がある[13]．近年の

ここがポイント
一酸化窒素吸入は炎症を制御できる可能性がある

★1
しかしイギリスのガイドラインでは，一酸化窒素吸入開始6時間以内と吸入濃度増加後にメトヘモグロビン濃度計測が推奨されている[13]．

▶ARDS：
acute respiratory distress syndrome

アドバイス
吸入が長期化する場合は，最低2日に1回は吸入濃度の再評価を！

ここに注意
ARDS患者に対する日常的な一酸化窒素投与は現時点では推奨されない

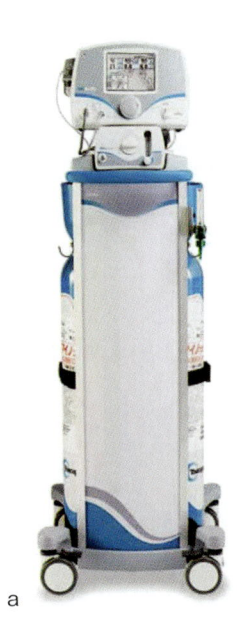

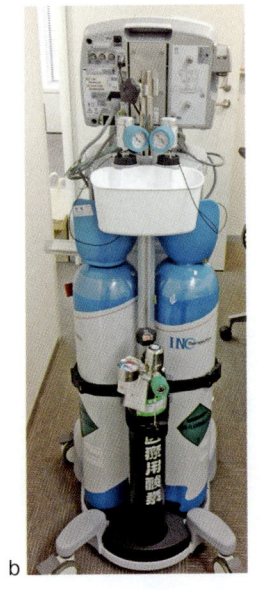

図1 市販の一酸化窒素吸入装置（アイノフロー）
a：前面，b：後面．

　人工呼吸器のほとんどは吸気ガス流量を必要に応じて制御するため一酸化窒素注入を定常流で行うと一酸化窒素吸入濃度が大きく変動することが知られている[22]．濃度変化を防ぐため人工呼吸器の吸気流量に応じた流量で一酸化窒素を注入する装置が市販されており，日本でも承認された（**図1**）．このような装置を用いることで安全に吸入療法を行うことができる[23-25]．

- 治療として一酸化窒素を吸入しているとき，急に吸入を中止するとリバウンドによる肺高血圧と低酸素血症が起こる[26]．動物に一酸化窒素を吸入させると血管内皮の一酸化窒素合成酵素活性低下と血管収縮物質であるendothelin-1の血漿濃度上昇が報告されており，これらがリバウンド★2 を起こす原因と考えられている[27]．

ここに注意
一酸化窒素の急な吸入中止は，リバウンドを引き起こす

★2
リバウンドは現実的には一酸化窒素吸入濃度を徐々に下げることで回避できることもある．

2 ヘリウム

a ― 特徴

- ヘリウム（helium）は原子番号2番の希ガスで無色無臭であり，すべての元素の中で最も沸点が低く加圧下でしか固体にならない性質をもつ．**表1**に他のガスと比較したヘリウムの特性を示しているが，熱伝導性が高く密度がきわめて低いという性質をもつ．したがって，ヘリウムが高濃度に混在したガスでは相対的に気道抵抗が低下する．逆に気道抵抗を利用した差圧流量計や熱伝導を利用した熱線流量計に計測誤差を生じ，人工呼吸器が作動不能になることもある．
- **図2**に吸入濃度とガス密度の関係を示す．酸素濃度が低いほど（ヘリウム濃度が高いほど）吸入ガス密度が低くなり，気道抵抗低減効果も高くなる[28]．

ここがポイント
ヘリウム濃度が高いほど，気道抵抗低減効果も上がる

表1 各ガスの特性

ガス	熱伝導性（κ）(μcal・cm・秒・°K)	粘性（η）(micropoises)	密度（ρ）(g/L)
ヘリウム	352.0	188.7	0.179
窒素	58.0	167.4	1.251
酸素	58.5	192.6	1.429
空気	58.0	170.8	1.293

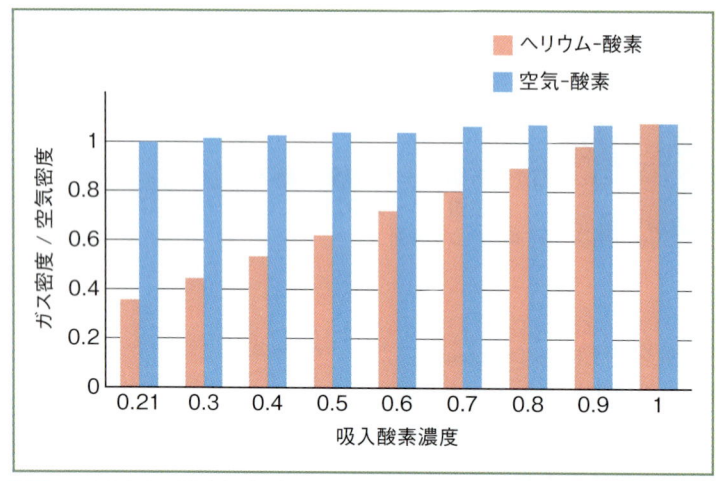

図2　ヘリウム-酸素混合ガスにおける吸入酸素濃度とガス密度の関係
吸入酸素濃度が低い程（ヘリウム濃度が高い程）吸入ガスの密度が低下することがわかる．
（Tassaux D, et al. Am J Respir Crit Care Med 1999；160：22-32[28]）より）

b—臨床応用

- ヘリウムは密度が低いため，ヘリウムを含んだガスでは気道抵抗が低下する．これを利用して，COPDや喘息重積患者で臨床応用が試みられてきた[29, 30]．通常はヘリウムと酸素を混合したボンベからガスを供給する（Heliox）．臨床効果を得るためには70％以上のヘリウムを要することが多い．逆にいうと低酸素血症を合併し，高濃度酸素を必要とする症例ではHelioxの効果は期待しにくく使用不可能なことも多い．
- ヘリウムでは一酸化窒素のような市販装置は存在しないため，ボンベからマスクを介して吸入したり人工呼吸器に直接接続することになる．すでに述べたように人工呼吸器が正常動作しなかったり，モニターされる換気量を補正する必要があったりといったリスクが存在する．

> **ここに注意**
> ヘリウムでは人工呼吸器の誤作動などのリスクを伴う

3 他のガス

a—水素

- 水素（hydrogen）は原子番号1の元素であり，可燃性をもつが二酸化炭素を

排出しない燃料として社会的に注目を集めている．医療現場では水素のもつ抗炎症作用が注目されており，臓器移植のように実験的臨床応用が試みられている病態もある．

- 古くはDoleらがマウス扁平上皮癌モデルに2.5％酸素，97.5％水素を8気圧下で2週間飼育し腫瘍の著明な縮小がみられたことを報告した[31]．近年，Ohsawaらは培養細胞を用いて水素が活性酸素と反応して抗酸化作用を発揮する性質をもつことを示し，治療手段としての可能性を提唱した[32]．Kawamuraらはラット片肺移植モデルで2％水素吸入により移植後の虚血再灌流肺傷害を緩和できることを示した[33]．水素吸入は実際の脳死肺移植でも試験的に始められている．
- 水素は高濃度で爆発の危険性があるため，法律上，濃度制限があり高濃度での臨床使用はできないが，2％程度の濃度で効果を示した研究が多いため期待される治療法である．ヘリウム同様に流量計への影響があり，日常的な治療法としては克服するべき課題は多い．

b —— 一酸化炭素

- 一酸化炭素を低濃度で吸入させると抗炎症作用を示すことが動物肺傷害モデルで示されている[34]．一部に臨床応用を目指す動きもあるが，安全な投与システムの確立など課題が多く，現時点では実験的治療とみなされる．

（藤野裕士）

文献

1) Palmer RM, et al. Nitric oxide release accounts for the biological activity of endothelium-derived relaxing factor. Nature 1987；327：524-6.
2) Moncada S, et al. Nitric oxide：Physiology, pathophysiology, and pharmacology. Pharmacol Rev 1991；43：109-42.
3) Stamler JS, et al. Nitric oxide regulates basal systemic and pulmonary vascular resistance in healthy humans. Circulation 1994；89：2035-40.
4) Frostell C, et al. Inhaled nitric oxide. A selective pulmonary vasodilator reversing hypoxic pulmonary vasoconstriction. Circulation 1991；83：2038-47.
5) Pepke-Zaba J, et al. Inhaled nitric oxide as a cause of selective pulmonary vasodilation in pulmonary hypertension. Lancet 1991；338：1173-4.
6) Cosby K, et al. Nitrite reduction to nitric oxide by deoxyhemoglobin vasodilates the human circulation. Nat Med 2003；9：1498-505.
7) Wang X, et al. Biological activity of nitric oxide in the plasmatic compartment. Proc Natl Acad Sci U S A 2004；101：11477-82.
8) Razavi HM, et al. Pulmonary neutrophil infiltration in murine sepsis：Role of inducible nitric oxide synthase. Am J Respir Crit Care Med 2004；170：227-33.
9) Stuehr DJ, Nathan CF. Nitric oxide. A macrophage product responsible for cytostasis and respiratory inhibition in tumor target cells. J Exp Med 1989；169：1543-55.
10) Greenbaum R, et al. Effects of higher oxides of nitrogen on the anaesthetized dog. Br J Anaesth 1967；39：393-404.
11) Hugod C. Effect of exposure to 43 ppm nitric oxide and 3.6 ppm nitrogen dioxide on rabbit lung：A light and electron microscope study. Int Arch Occup Environ Health 1979；42：159-67.

12) Young JD, et al. Methaemoglobin production in normal adults inhaling low concentrations of nitric oxide. Intensive Care Med 1994 ; 20 : 581-4.
13) Cuthbertson BH, et al. UK guidelines for the use of inhaled nitric oxide therapy in adult ICUs. American-European Consensus Conference on ALI/ARDS. Intensive Care Med 1997 ; 23 : 1212-8.
14) Executive HS. Occupational exposure limits 1996. London ; HMSO : 1996.
15) Zapol WM, Snider MT. Pulmonary hypertension in severe acute respiratory failure. N Engl J Med 1977 ; 296 : 476-80.
16) Rossaint R, et al. Inhaled nitric oxide for the adult respiratory distress syndrome. N Engl J Med 1993 ; 328 : 399-405.
17) Manktelow C, et al. Physiologic determinants of the response to inhaled nitric oxide in patients with acute respiratory distress syndrome. Anesthesiology 1997 ; 87 : 297-307.
18) Holzmann A, et al. Hyporesponsiveness to inhales nitric oxide in isolated, perfused lungs from endotoxin-challenged rats. Am J Physiol 1996 ; 271 : L981-6.
19) Brett SJ, et al. Clinical correlates in acute lung injury : Response to inhaled nitric oxide. Chest 1998 ; 114 : 1397-404.
20) Gerlach H, et al. Dose-response characteristics during long-term inhalation of nitric oxide in patients with severe acute respiratory distress syndrome : A prospective, randomized, controlled study. Am J Respir Crit Care Med 2003 ; 167 : 1008-15.
21) Griffiths MJ, Evans TW. Inhaled nitric oxide therapy in adults. N Engl J Med 2005 ; 353 : 2683-95.
22) Ruan SY, et al. Inhaled nitric oxide therapy and risk of renal dysfunction : A systematic review and meta-analysis of randomized trials. Crit Care 2015 ; 19 : 137-46.
23) Imanaka H, et al. Inaccuracies of nitric oxide delivery systems during adult mechanical ventilation. Anesthesiology 1997 ; 86 : 676-88.
24) Kirmse M, et al. Delivery of inhaled nitric oxide using the Ohmeda INOvent Delivery System. Chest 1998 ; 113 : 1650-57.
25) Fujino Y, et al. Nitric oxide delivery during high frequency oscillatory ventilation. Respir Care 2000 ; 45 : 1097-104.
26) Atz AM, et al. Rebound pulmonary hypertension after inhalation of nitric oxide. Ann thorac Surg 1996 ; 62 : 1759-64.
27) Chen I, et al. Endothelin-1 and nitric oxide synthase in short rebound reaction to short exposure to inhaled nitric oxide. Am J Physiol Heart Circ Physiol 2001 ; 281 : H124-31.
28) Tassaux D, et al. Calibration of seven ICU ventilators for mechanical ventilation with helium-oxgen mixtures. Am J Respir Crit Care Med 1999 ; 160 : 22-32.
29) Swidwa DM, et al. Helium-oxygen breathing in severe chronic obstructive pulmonary disease. Chest 1985 ; 87 : 790-95.
30) Gluck EH, et al. Helium-oxygen mixtures in intubated patients with status asthmaticus and respiratory acidosis. Chest 1990 ; 98 : 693-8.
31) Dole M, et al. Hyperbaric hydrogen therapy : A possible treatment for cancer. Science 1975 ; 190 : 152-4.
32) Ohsawa I, et al. Hydrogen acts as a therapeutic antioxidant by selectively reducing cytotoxic oxygen radicals. Nat Med 2007 ; 13 : 688-94.
33) Kawamura T, et al. Inhaled hydrogen therapy for prevention of lung transplant-induced ischemia/reperfusion injury in rats. Transplantation 2010 ; 90 : 1344-51.
34) Dolinay T, et al. Inhaled carbon monoxide confers antiinflammatory effects against ventilator-induced lung injury. Am J Respir Crit Care Med 2004 ; 170 : 613-20.

6-3 その他の薬物療法

はじめに

- ARDSの薬物治療はその発症原因となる基礎疾患に対する治療と，ARDS自体をターゲットとした治療とを区別する必要があろう．前者については，たとえば感染症治療に関する抗菌薬治療などであるが，その詳細は他に譲りたい．
- 一方，ARDSをターゲットにした薬物治療については，これまで基礎実験や少数臨床試験では有望とされる数々の薬剤が報告されてきたが，大規模な無作為比較試験（randomized controlled trial：RCT）において高いエビデンスレベルをもって効果があるとされる薬物は残念ながら存在しない[1]．
- 本項では，これまで検討されてきた数々の薬剤の効果を呈示しつつ今後の展開について解説したい．

▶ARDS：
acute respiratory distress syndrome（急性呼吸窮迫症候群）

1 サーファクタント

- 早期産新生児や満期産児における肺炎などに対するサーファクタント補充療法の有用性は広く認められており，死亡率の低下も期待できる[2,3]．
- その一方で，さまざまな剤形のサーファクタントによるARDSの治療法が検討されてきたが，いずれも有効性を見いだせていない．表1に主な大規模RCTについてまとめた．
  - 1994年に行われた合成サーファクタントをエアゾル投与する大規模RCTでは何の有用性も示されなかった[4]．
  - 次に剤形を変え気管内投与を行ったRCTでは，死亡率の改善は認めなかったが，酸素化の改善とサブグループ解析で肺への直接傷害重症例において有用性が示唆された[5]．
  - これを受けて同薬剤を用い，肺炎および誤嚥性肺炎重症例を対象とした大

表1 主なサーファクタント治療のRCT

商品名	主な組成	例数	投与量	投与経路	酸素化	死亡率	文献
Exsorf	合成	725	67.5mg/5日	エアゾル	変化なし	効果なし	4
Venticute	合成	448	1mL/kg 4回/日	経気管	改善	効果なし	5
Infasurf®	仔ウシ	153（小児）	80mL/体表面積（m^2）	経気管	改善	低下	7
HL 10	ブタ	418	600mg/kg 8回/4日	経気管	効果なし	効果なし	10
Venticute	合成	843	1mL/kg 8回/4日	経気管	効果なし	効果なし	6
Pneumasurf	仔ウシ	308	30mg/cm身長 12時間ごと3回まで	経気管	効果なし	効果なし	9

- 規模RCTが画策されたが，死亡率も酸素化も改善しないという残念な結果に終わっている[6]．
- 一方，仔ウシ肺洗浄液由来のサーファクタントを用いた小児ARDSを対象とした中規模RCTでは一定の効果が示された[7]．しかしながら，その後画策された，さらに大規模な小児ARDSを対象としたRCTでは効果が認められず[8]，さらに濃度，投与方法などを変え成人に対する効果を検討した大規模RCTにおいても効果は見いだされなかった[9]．
- さらにブタサーファクタントを使った大規模RCTも有効性を示せなかった[10]．
- このようにサーファクタント治療の有用性は新生児期におけるRDSに限定される．とはいえ今後も，サーファクタントの種類，手法や投与量，投与時期などを変えた手法が検討されていく可能性は高い．

▶RDS：respiratory distress syndrome（呼吸窮迫症候群）

ここがポイント
サーファクタント治療の有用性は新生児期におけるRDSに限定される

2 タンパク分解酵素阻害薬

- これまで多くのタンパク分解酵素阻害薬（protease inhibitor）がARDSに効果があると期待されてきたが，わが国の臨床で用いられているガベキサートメシル酸塩やナファモスタットメシル酸塩をはじめとする薬剤についてはARDSに対する効果を検討したRCTは行われておらず，その効果は限定的といわざるをえない．
- 好中球エラスターゼ選択的阻害薬であるシベレスタットはわが国で開発され，基礎実験では目覚ましい効力を発揮する薬剤としておおいに期待された．国内第III相試験では，死亡率の改善は認めなかったものの，人工呼吸日数や呼吸状態など全般的な改善を認めたとして，世界に先駆けて臨床使用されるようになった[11]．
- しかしながら，その後，世界規模で行われたRCTでは，症状の改善が認められず[12]，現時点でもほぼ日本国内でしか使用されていない．今後も大規模RCTなどで再検討されることは残念ながら期待できなそうにない．市販後の国内での調査では死亡率の低下も示唆されているが[13]，確実なエビデンスのない状況であるので添付文書上の適応に従った慎重な使用を勧めたい．

アドバイス
確実なエビデンスがないシベレスタットは添付文書に従い慎重に使用する

3 抗凝固薬

- 抗凝固薬については，従来から凝固と炎症の相互関係から，敗血症およびARDSに有効ではないかと期待が寄せられている．わが国で開発された遺伝子組換えヒトトロンボモジュリン製剤はDIC治療薬剤として2008年から臨床使用されているが，観察研究などで敗血症，ARDSに対する有用性が示唆され[14]．現在，欧米において敗血症に対する大規模RCTが施行されており，その結果が期待される．
- 活性化プロテインCについては，2000年に敗血症への有用性が報告された後も[15]，ARDSに対する有用性は示されなかった[16]．最終的に敗血症に対する有用性も否定され販売も中止されている[17]．

▶DIC：disseminated intravascular coagulation（播種性血管内凝固［症候群］）

- その他アンチトロンビン製剤などについてもARDSに対する有用性は示されておらず，今後の抗血栓・抗凝固薬の検討に期待したい．

4 スタチン

- HMG-CoA還元酵素阻害薬であるスタチンも基礎実験および小規模臨床試験でその抗炎症作用がARDSに有望であると示唆され，SimvastatinおよびRosuvastatinを使った2つの大規模RCTが施行された．
  - 540名を対象にSimvastatin（経腸80 mg/日）を使用したHARP-2研究では，ventilator-free days（VFD；人工呼吸器非使用日数）はスタチン投与群で 12.6 ± 9.9 日，プラセボ投与群で 11.5 ± 10.4 日（$p=0.21$），28日死亡率も 22.0% vs 26.8%（$p=0.23$）と改善を認めなかった．
  - 一方，Rosuvastatinを使用したARDSNet[★1]の敗血症性ARDSを対象とした大規模試験（$n=745$）では，試験半ばで効果がないとの判断で中止されている[18,19]．さらに，肝障害・腎障害の可能性も示唆されておりARDSに対する治療薬としての推奨はしがたい．

5 β_2刺激薬

- 肺内水分量の減少と胸腔内圧の減少が期待された β_2 刺激薬であるが，Albuterolの吸入を試みたALTA[20]，およびサルブタモールの静注を試みたBALTI-2[21]などの大規模RCTではいずれも有用性が否定された．

6 抗免疫療法

- 従来から重症敗血症に対する各種抗免疫療法の臨床試験が数多くなされているが，重症敗血症患者の多くは急性呼吸不全を呈するため，重症敗血症およびARDSの発症機転を考慮すれば当然，ARDS改善につながる可能性もあると期待される．
- しかしながら，抗炎症作用を期待した各種中和抗体[22,23]やTLR4阻害[24,25]，炎症性サイトカイン阻害などをターゲットにした治療法は1990年ごろ以来ことごとく有効性を見いだせていない．近年も抗TNF-α抗体は敗血症の予後を改善せずというRCT（phase Ⅱb）結果が報告されている[26]．したがって，抗免疫療法として現時点でARDS治療に有望なものはみあたらない．

7 同種幹細胞による治療

- ARDSの修復過程においては，血管内皮前駆細胞や間葉系幹細胞（mesenchymal stem cell）が肺胞上皮細胞，血管内皮細胞に分化して再生機転が働くと考えられており，ARDSにおいても正常肺に近く回復する患者も少なくない．
- また基礎研究において，ALIモデルの改善が抗炎症作用や免疫調整機能の改善によると報告されている．さらに近年，骨髄由来の間葉系幹細胞や脂肪前駆細胞を用いた治療による第Ⅰ相試験の報告などがなされ，少なくとも安全

▶HMG-CoA：
hydroxymethylglutaryl-CoA

▶HARP-2：
Hydroxymethylglutaryl-CoA reductase inhibition with simvastatin in Acute lung injury to Reduce Pulmonary dysfunction

★1 ARDSNet
NIH-NHLBI ARDS Network（http://www.ardsnet.org/）を参照．

▶ALTA：
Albuterol to Treat Acute Lung Injury

▶BALTI-2：
Beta-Agonist Lung injury Trial-2

▶TLR4：
toll-like receptor 4

▶TNF：
tumor necrosis factor

▶ALI：
acute lung injury（急性肺傷害）

性には問題がなさそうである[27, 28]．さらにECMO治療にも反応しない重症ARDSに対する同種幹細胞移植により劇的な改善をとげた2名をSimonsonらが報告しており，今後の本治療法に期待が寄せられる[29]．

▶ECMO：
extracorporeal membrane oxygenation（体外式膜型人工肺）

8 その他

- 抗炎症作用を有するPGE2（静脈内投与および吸入）[30, 31]，同じくケトコナゾール[32]，抗酸化薬であるリソフィリン[33]，N-アセチルシステインを検討した各RCTではいずれも有意差を見いだせなかった[1]．
- 近年，現在は多発性硬化症の治療薬として使用されているインターフェロンβ-1aを用いた，ARDSの第Ⅱ相試験が行われた[34]．その結果，症例数は少ないものの，37名の薬剤投与患者における死亡率は8%と同程度の重症度のARDS患者の死亡率32%を大きく下回った．現在，この結果を受けて欧州，アメリカ，そして日本での第Ⅲ相試験が画策されており，その結果が期待されるところである．

▶PGE2：
prostaglandin E2

ここがポイント❗
現在進行中のARDSに対するインターフェロンβ-1aの治験結果に期待

おわりに

- 以上のように，現時点においてARDSの死亡率を低下させる可能性のある薬剤は見いだされていない．現時点においては全般的な患者管理の改善によって死亡率は徐々に減少していると感じられるが，そうであったとしても，今後，ARDSにおける肺病変を改善させる薬剤の出現に大きな期待が寄せられていることには変わりない．

（橋本　悟）

文献

1) Adhikari N, et al. Pharmacologic therapies for adults with acute lung injury and acute respiratory distress syndrome. Cochrane Database Syst Rev 2004：CD004477.
2) Seger N, Soll R. Animal derived surfactant extract for treatment of respiratory distress syndrome. Cochrane Database Syst Rev 2009：CD007836.
3) Soll R, Ozek E. Multiple versus single doses of exogenous surfactant for the prevention or treatment of neonatal respiratory distress syndrome. Cochrane Database Syst Rev 2009：CD000141.
4) Anzueto A, et al. Aerosolized surfactant in adults with sepsis-induced acute respiratory distress syndrome. Exosurf Acute Respiratory Distress Syndrome Sepsis Study Group. N Engl J Med 1996；334：1417-21.
5) Spragg RG, et al. Effect of recombinant surfactant protein C-based surfactant on the acute respiratory distress syndrome. N Engl J Med 2004；51：884-92.
6) Spragg RG, et al. Recombinant surfactant protein C-based surfactant for patients with severe direct lung injury. Am J Respir Crit Care Med 2011；183：1055-61.
7) Willson DF, et al. Effect of exogenous surfactant（calfactant）in pediatric acute lung injury：A randomized controlled trial. JAMA 2005；293：470-6.
8) Willson DF, et al；Pediatric Acute Lung and Sepsis Investigators Network. Pediatric calfactant in acute respiratory distress syndrome trial. Pediatr Crit Care Med 2013；14：657-65.
9) Willson DF, et al. The Adult Calfactant in Acute Respiratory Distress Syndrome Tri-

al. Chest 2015 ; 148 : 356-64.
10) Kesecioglu J, et al. Exogenous natural surfactant for treatment of acute lung injury and the acute respiratory distress syndrome. Am J Respir Crit Care Med 2009 ; 180 : 989-94.
11) Tamakuma S, et al. Relationship between neutrophil elastase and acute lung injury in humans. Pulm Pharmacol Ther 2004 ; 17 : 271-9.
12) Zeiher BG, et al ; STRIVE Study Group. Neutrophil elastase inhibition in acute lung injury : Results of the STRIVE study. Crit Care Med 2004 ; 32 : 1695-702.
13) Aikawa N, et al. Reevaluation of the efficacy and safety of the neutrophil elastase inhibitor, Sivelestat, for the treatment of acute lung injury associated with systemic inflammatory response syndrome ; A phase IV study. Pulm Pharmacol Ther 2011 ; 24 : 549-54.
14) Ogawa Y, et al. Recombinant human soluble thrombomodulin improves mortality and respiratory dysfunction in patients with severe sepsis. J Trauma Acute Care Surg 2012 ; 72 : 1150-7.
15) Bernard GR, et al ; Recombinant human protein C Worldwide Evaluation in Severe Sepsis (PROWESS) study group. Efficacy and safety of recombinant human activated protein C for severe sepsis. N Engl J Med 2001 ; 344 : 699-709.
16) Liu KD, et al. Randomized clinical trial of activated protein C for the treatment of acute lung injury. Am J Respir Crit Care Med 2008 ; 178 : 618-23.
17) Ranieri VM, et al ; PROWESS-SHOCK Study Group. Drotrecogin alfa (activated) in adults with septic shock. N Engl J Med 2012 ; 366 : 2055-64.
18) McAuley DF, et al ; HARP-2 Investigators ; Irish Critical Care Trials Group. Simvastatin in the acute respiratory distress syndrome. N Engl J Med 2014 ; 371 : 1695-703.
19) National Heart, Lung, and Blood Institute ARDS Clinical Trials Network, Truwit JD, et al. Rosuvastatin for sepsis-associated acute respiratory distress syndrome. N Engl J Med 2014 ; 370 : 2191-200.
20) National Heart, Lung, and Blood Institute Acute Respiratory Distress Syndrome (ARDS) Clinical Trials Network, Matthay MA, et al. Randomized, placebo-controlled clinical trial of an aerosolized β_2-agonist for treatment of acute lung injury. Am J Respir Crit Care Med 2011 ; 184 : 561-8.
21) Gao Smith F, et al ; BALTI-2 study investigators. Effect of intravenous β-2 agonist treatment on clinical outcomes in acute respiratory distress syndrome (BALTI-2) : A multicentre, randomised controlled trial. Lancet 2012 ; 379 : 229-35.
22) Angus DC, et al. E5 murine monoclonal antiendotoxin antibody in gram-negative sepsis : A randomized controlled trial. E5 Study Investigators. JAMA 2000 ; 283 : 1723-30.
23) McCloskey RV, et al. Treatment of septic shock with human monoclonal antibody HA-1A. A randomized, double-blind, placebo-controlled trial. CHESS Trial Study Group. Ann Intern Med 1994 ; 121 : 1-5.
24) Opal SM, et al ; ACCESS Study Group. Effect of eritoran, an antagonist of MD2-TLR4, on mortality in patients with severe sepsis : The ACCESS randomized trial. JAMA 2013 ; 309 : 1154-62.
25) Rice TW, et al. A randomized, double-blind, placebo-controlled trial of TAK-242 for the treatment of severe sepsis. Crit Care Med 2010 ; 38 : 1685-94.
26) Bernard GR, et al. Evaluating the efficacy and safety of two doses of the polyclonal anti-tumor necrosis factor-alpha fragment antibody AZD9773 in adult patients with severe sepsis and/or septic shock : Randomized, double-blind, placebo-controlled phase IIb study*. Crit Care Med 2014 ; 42 : 504-11.
27) Zheng G, et al. Treatment of acute respiratory distress syndrome with allogeneic adipose-derived mesenchymal stem cells : A randomized, placebo-controlled pilot study.

Resp Res 2014 ; 15 : 39.
28) Wilson JG, et al. Mesenchymal stem (stromal) cells for treatment of ARDS : A phase 1 clinical trial. Lancet Respir Med 2015 ; 3 : 24-32.
29) Simonson OE, et al. In Vivo Effects of Mesenchymal Stromal Cells in Two Patients With Severe Acute Respiratory Distress Syndrome. Stem Cells Transl Med 2015 ; 4 : 1199-213.
30) Bone RC, et al. Randomized double-blind, multicenter study of prostaglandin E1 in patients with the adult respiratory distress syndrome. Prostaglandin E1 Study Group. Chest 1989 ; 96 : 114-9.
31) Abraham E, et al. Liposomal prostaglandin E1 (TLC C-53) in acute respiratory distress syndrome : A controlled, randomized, double-blind, multicenter clinical trial. TLC C-53 ARDS Study Group. Crit Care Med 1999 ; 27 : 1478-85.
32) The ARDS Network. Ketoconazole for early treatment of acute lung injury and acute respiratory distress syndrome : A randomized controlled trial. JAMA 2000 ; 283 : 1995-2002.
33) Randomized, placebo-controlled trial of lisofylline for early treatment of acute lung injury and acute respiratory distress syndrome. Crit Care Med 2002 ; 30 : 1-6.
34) Bellingan G, et al. The effect of intravenous interferon-beta-1a (FP-1201) on lung CD73 expression and on acute respiratory distress syndrome mortality : An open-label study. Lancet Respir Med 2014 ; 2 : 98-107.

付録

1. 加温加湿器一覧
2. HMEF 一覧

1. 加温加湿器一覧

(平尾　収，富田敏司)

製造元	Fisher & Paykel Healthcare Limited		VADI MEDICAL TECHNOLOGY co.,ltd.	
販売元	フィッシャー＆パイケル ヘルスケア（株）		アイ・エム・アイ（株）	
製品名	MR850	MR810	VH-3000	VH-1500
タイプ	pass-over型	pass-over型	pass-over型	pass-over型
形状				
特徴	・挿管モードと非挿管モードの2種類 ・オート設定により細かい設定をせずに挿管モードでは37℃，湿度100％のガスを供給し，非挿管モードでは31℃のガスを供給 ・結露防止のため，口元温度に応じてチャンバー温度が35.5～37℃まで自動補正 ・チャンバー出口および口元温度を表示 ・空焚きアラーム	・熱線付き/熱線なし回路に対応 ・3段階の温度設定が可能 ・簡単な操作	・チャンバー出口と口元での出力温度を別々にコントロールして，同時表示ができる ・使用環境と状況に合わせヒーターワイヤをON/OFF可能 ・15分間，ヒーター能力を20％に抑えるスタンバイモード付き	・加温加湿レベル[10段階]状態に合わせ細かい設定が可能 ・簡単な操作

1. 加温加湿器一覧

パシフィック電子（株）			
パシフィックメディコ（株）			
PMH8000	PMH7000PLUS	PMH2000	PMH1000PR
pass-over型	pass-over型	pass-over型	pass-over型
・デュアル（出口/口元温度）サーボコントロール＋相対湿度コントロール ・大型カラーグラフィックディスプレイ ・温度と相対湿度のトレンドグラフ表示 ・挿管モードと非挿管モードのオートおよびマニュアル設定 ・一体型の温湿度プローブ ・空焚きアラーム	・デュアル（チャンバー出口/口元温度）サーボコントロール＋相対湿度モニタ ・挿管モードと非挿管モードのオートおよびマニュアル設定	・シングル（チャンバー出口）サーボコントロールによる加温加湿ガスを供給 ・熱線付き/熱線なし回路に対応 ・空焚きアラーム	・温度の設定範囲：45～80℃ ・在宅使用対応

309

製造元	パシフィック電子(株)		(株)メトラン	Gründler Medical co., ltd.	HAMILTON MEDICAL AG
販売元	(株)東機貿	エム・シー・メディカル(株)	(株)メトラン	(株)アイビジョン	日本光電工業(株)
製品名	モデル7000	IS7000001	HUMMAXシステムMAXⅡ	HumiCare 200	HAMILTON-H900
タイプ	pass-over型	pass-over型	水蒸気透過膜型	counter-flow型	pass-over型
形状					
特徴	・デュアル(チャンバー出口/口元温度)サーボコントロール ・挿管モードと非挿管モードのオートおよびマニュアル設定	・デュアル(チャンバー出口/口元温度)サーボコントロール ・挿管モードと非挿管モードのオートおよびマニュアル設定	・加温加湿システムで初めてポリエチレン多孔質中空糸膜を採用 ・チャンバー方式の約3倍以上の気化水面 ・回路内の温度に比例して均一に相対湿度100%の加湿ガスを供給 ・専用回路	・挿管モード:37℃(侵襲換気) ・マスクモード:31℃(非侵襲換気) ・ユーザ定義モード:25〜39℃(0.1℃単位で設定) ・温水温度39℃以下 ・専用回路	・専用回路内に温度センサを内蔵 ・熱線アダプタはチャンバー部で本体と接続 ・チャンバーをセットするだけで準備が完了(Plug & Play方式)

2. HMEF 一覧

(平尾　収，富田敏司)

製造元	PALL CORPORATION	Porous Media co., ltd.	Dräger Medical co., ltd.	Mallinckrodt DAR S.r.l.	
販売元	日本ポール(株)	スミスメディカル・ジャパン(株)	ドレーゲル・メディカル ジャパン(株)	コヴィディエン ジャパン(株)	
製品名	ポール人工鼻フィルター	サーモベントHEPA	TwinStar 55	ハイグロスターミニ	ハイグロバックS
製品番号	BB100ES	100/585	MP01805	354S19028	352/5877
形状					
重さ(g)	47	29	28	36	30
死腔(mL)	85	45	55	66	45
流量抵抗 (cmH$_2$O)	2.0 (60L/分)	1.4 (30L/分) 3.0 (60L/分) 4.7 (90L/分)	0.9 (30L/分) 2.0 (60L/分) 3.5 (90L/分)	1.2 (30L/分) 2.7 (60L/分) 4.6 (90L/分)	1.0 (30L/分) 2.5 (60L/分) 4.7 (90L/分)
人工鼻素材	疎水性膜(セラミックファイバー)と親水性膜の二重膜	ガラス繊維	ND	親水性セルロース	親水性セルロース
水分出力 (mgH$_2$O/L)	ND	18.6 (V_T=500mL)	ND	32 (V_T=500mL)	31.3 (V_T=250mL) 30.7 (V_T=500mL)
水分損失 (mgH$_2$O/L)	7.0 (V_T=500mL)	ND	7.2 (V_T=500mL)	6.0 (V_T=500mL)	ND
推奨1回換気量 (V_T)	V_T=150mL以上	V_T=150〜1,200mL	V_T=300〜1,500mL	V_T=200〜1,500mL	V_T=150〜1,200mL
フィルタータイプ	機械式	機械式	静電気式	機械式	静電気式
素材	疎水性膜(セラミックファイバー)と親水性膜の二重膜	ガラス繊維	ND	ポリプロピレン	ポリプロピレン
細菌除去効率(%)	>99.999	≧99.99999	99.999	>99.999	>99.99
ウイルス除去効率(%)	>99.999	≧99.999	99.99	>99.999	>99.99
滅菌	ガンマ線	ガンマ線	ND	EOG	EOG

ND：no data available，EOG：酸化エチレンガス．

製造元	Mallinckrodt DAR S.r.l.	Teleflex Medical Sdn. Bhd.		
販売元	コヴィディエンジャパン(株)	テレフレックスメディカルジャパン(株)		
製品名	ハイグロボーイ	ヒューミディベントFコンパクト	ヒューミディベントFスモール	ヒューミディベントHEPA
製品番号	355/5430			
形状				
重さ(g)	21	31	21	53
死腔(mL)	26	35	26	81
流量抵抗(cmH$_2$O)	0.6(10L/分) 1.0(15L/分) 1.4(20L/分)	2.07(60L/分)	0.79(30L/分)	1.1(30L/分) 2.6(60L/分)
人工鼻素材	親水性セルロース	マイクロウェル紙	マイクロウェル紙	マイクロウェル紙
水分出力(mgH$_2$O/L)	32.3(V_T=250mL)	ND	ND	30.3(V_T=500mL)
水分損失(mgH$_2$O/L)	ND	8.7(V_T=500mL)	6.8(V_T=500mL)	6.7(V_T=500mL)
推奨1回換気量(V_T)	V_T=75〜300mL	V_T=150〜1,000mL	V_T=150〜1,000mL	V_T=300〜1,200mL
フィルタータイプ	静電気式	静電気式	静電気式	機械式
素材	ポリプロピレン	ND	ND	ガラス繊維
細菌除去効率(%)	>99.99	ND	ND	>99.99999
ウイルス除去効率(%)	>99.99	ND	ND	>99.9999
滅菌	EOG	EOG	EOG	EOG

ND:no data available, EOG:酸化エチレンガス.

2. HMEF 一覧

Medisize co., ltd.		Intersurgical UAB		
（株）トータルメディカルサプライ		エム・シー・メディカル（株）		
ハイグロベントS	ハイグロベント-CHILD	インタサーム	クリアサーム	インタサーム・ミニ
300 200 000	300 520 000	IS1341F00S	IS1541F00	IS1331F00S
34	9	31	30	20
55	12	57	60	28
0.8（30L/分）	1.0（10L/分）	1.6（30L/分） 3.0（60L/分）	1.0（30L/分） 2.6（60L/分）	2.1（30L/分）
マイクロウェル紙	マイクロウェル紙	ND	ND	ND
33（V_T＝250mL）	32（V_T＝50mL）	32.0（V_T＝500mL）	30.6（V_T＝500mL）	30.0（V_T＝250mL）
ND	ND	ND	ND	ND
V_T＝150mL以上	V_T＝50〜250mL	V_T＝150〜1,000mL	V_T＝200〜1,000mL	V_T＝75mL以上
静電気式	静電気式	静電気式	静電気式	静電気式
ポリプロピレン	ポリプロピレン	ND	ND	ND
＞99.99	＞99.99	99.999	99.99	99.99
＞99.99	＞99.99	99.999	99.99	99.99
EOG	EOG	EOG	ND	EOG

付録

製造元	MERASENKO CORPORATION	Pharma Systems AB	
販売元	泉工医科工業（株）	日本メディカルネクスト（株）	
製品名	モイストラップF	バクトHME	ファーマMIDI
製品番号	MF-LS	PS6000S	PS6310S
形状			
重さ (g)	33	31	29
死腔 (mL)	35	74	47
流量抵抗 (cmH_2O)	0.8（30L/分）	0.97（30L/分） 2.04（60L/分）	1.5（30L/分） 3.2（60L/分）
人工鼻素材	ND	ポリエステル	ポリエステル
水分出力 (mgH_2O/L)	ND	33（V_T＝500mL）	32（V_T＝500mL）
水分損失 (mgH_2O/L)	5.8（V_T＝500mL）	ND	ND
推奨1回換気量（V_T）	V_T＝200〜1,500mL	V_T＝150〜1,500mL	V_T＝100〜1,200mL
フィルタータイプ	静電気式	静電気式	静電気式
素材	ポリプロピレン	ポリプロピレン	ポリプロピレン
細菌除去効率（%）	99.9＋	＞99.999	＞99.99
ウイルス除去効率（%）	99.9＋	ND	ND
滅菌	EOG	EOG	EOG

ND：no data available，EOG：酸化エチレンガス．

2. HMEF 一覧

Vincent Medical co., ltd.	
GEヘルスケア・ジャパン（株）	
HMEF1000/S	HMEF500
557070100	557070500
24	15
77	30
1.0（30L/分） 2.3（60L/分）	1.5（30L/分） 3.3（60L/分）
ポリエステル	ポリエステル
33（V_T=500mL）	31（V_T=250mL）
4.5（V_T=500mL）	ND
V_T=300〜1,000mL	V_T=120〜500mL
静電気式	静電気式
ポリプロピレン	ポリプロピレン
99.9999	99.999
99.99	99.98
ND	ND

索引

和文索引

あ

アイノフロー	297
アシストコントロール換気	80
アジスロマイシン療法	29
アスピリン喘息	20
圧解放相	144, 148
圧規定間欠的強制換気	87
圧支持	127
圧支持換気	94, 192
——の圧時間曲線	95
圧傷害	56
圧制御アシストコントロール換気の具体例	80
圧制御換気	82
——と流量，換気量	83
圧トリガー	82, 97
圧迫性無気肺	53
圧補正従量式換気	85
圧容量曲線	101, 246, 247
アドレナリン	20
アミノフィリン	20
——点滴	20
アルコール依存症	2
アンチトロンビン製剤	303
アンブロキソール塩酸塩	14

い

1回換気量	250, 254
——の増大	168
一酸化炭素	299
一酸化窒素	295
一側肺換気	223, 225
遺伝子組換えヒトトロンボモジュリン製剤	302
——経静脈投与	29
インセンティブ・スパイロメトリー	40
インターフェロンβ-1a	304
院内搬送	266
インフルエンザ菌	12

う

ウィーニング	92, 191
うっ血性心不全	130

え

エアーフローティングシステム	216
エラスポール®	29

お

横隔膜運動に対する影響	215
オートトリガー	113, 128

か

加圧式定量噴霧吸入器	14
外傷性仮性肺囊胞	227
開放性気胸	48
回路内リーク	129, 245
回路補正機能	254
カウンターPEEP	16, 115, 116
加温	231
加温加湿器	231, 232
過活動型せん妄	204
過換気	245
拡散	136
拡散障害	173
加湿	231
加湿レベル	231
片肺移植	228
活性化プロテインC	302
カフ付きETT	249
カフなしETT	249
カフなしチューブの使用	99
カプノグラフ	244, 245
カフリーク試験	193
ガベキサートメシル酸塩	302
下変曲点	100
換気血流比	108
——の改善	214
換気血流比不均衡	172, 174
——分布の改善	208
換気補助療法	15
換気メカニクス	92
換気モードと不同調	117

間欠的強制換気	86
間質性肺炎	25, 132
——の急性増悪	25, 133
患者-人工呼吸器非同調	152
緩和ケア	132

き

機械換気	268
機械式HMEF	236
機械的死腔	250
気管支喘息	11, 20, 132
気管支喘息発作	20
——時のNPPVの適応基準	22
——の強度	21
気管支ブロッカー	223
——による気道確保	224
気管支攣縮	245
気管支瘻	228
気管挿管下人工呼吸	20, 43
——での鎮静法	205
気管挿管による呼吸管理	17
気管挿管の適応	176
気管・気管支損傷	229
気胸	229
器質化期のDAD	4
気道確保	223
気道狭窄	229
気道清浄化作用	208
気道抵抗	153, 251
気道内圧	254
——の上昇	168
——のバランス	226
気道粘膜虚血	229
気道粘膜浮腫	251, 252
気道浮腫	229
気道分泌	14
機能的残気量	250, 251
——低下	34
——の減少	258
機能的酸素飽和度	241
逆トリガー	116, 117, 118
逆比換気	106
逆方向性TGIシステム	167
逆方向性TGI用気管チューブ	166

316

吸気サイクルオフ相の不同調	119			死腔	238, 250
吸気相の不同調	117	**こ**		シスアトラクリウム	212
吸気トリガー	97, 128	高PEEP	148	ジスロマック®	29
吸気トリガー相の不同調	113	抗凝固薬	302	自然増悪	23
吸気取り込み	12	抗凝固療法	29	持続性気道内陽圧	126
吸気プラトー圧	284	好中球エラスターゼ阻害薬	29	時定数	82, 107
急性間質性肺炎	26	高二酸化炭素血症の原因	174	自発覚醒トライアル	152
急性呼吸窮迫症候群	2, 228	高頻度振動換気法	136	自発呼吸とのファイティング	92
吸入療法	14	硬膜外鎮痛法	39	自発呼吸トライアル	152, 191, 192
強オピオイド	199	抗免疫療法	303	自発呼吸努力	211
胸郭コンプライアンス	250	呼気CO_2モニタ	267	自発呼吸の温存	149, 185
胸郭動揺	50	呼気時経肺圧	185	自発呼吸の感知方法	159
胸腔ドレナージの挿入	49	呼気終末二酸化炭素モニタリング	243	自発呼吸の出現	245
胸腔内圧	76	呼気終末肺容量	186	自発呼吸の補助	94
——の低下	208	呼気終末陽圧	100	自発呼吸の利点	208
強制換気と補助換気の違い	81	呼気トリガー	98, 128	シベレスタットナトリウム	29, 302
強制換気バックアップ	92	呼吸回路	234	シャント	172, 174
胸部外傷	45, 227	呼吸器エラスタンス	153	縦隔気腫	229
胸壁コンプライアンスの低下	185	呼吸器系コンプライアンス	251	周術期人工呼吸	132
胸膜圧	185	——の低下	183, 187	重症呼吸不全	92
禁煙	37	呼吸筋萎縮	209, 212	術後呼吸器合併症	257, 261
緊急脱気	47	呼吸筋トレーニング	37	術後呼吸不全	34
筋弛緩	207	呼吸筋疲労	194, 250	——のリスク因子	36
筋弛緩薬併用	187	呼吸仕事量	156	術後肺合併症	34
筋弛緩薬モニター	39	——の増大	174	循環平衡点	71, 72
緊張性気胸	46	呼吸循環相互作用	70	順方向性TGIシステム	166
		呼吸性アシドーシス	15, 181, 212	傷害肺のsolid-like behavior	55
く		呼吸フィードバック機構	163	小児の人工呼吸	249
空気塞栓	245	コーチ2®	40	上変曲点	100
空気とらえこみ現象	107	誤動作	113	静脈還流曲線	70, 71
クエチアピン	205	コルチゾール	292	静脈還流量	70
口元流量センサー	254	混合型せん妄	204	静脈脱血-静脈送血ECMO	283
駆動圧	58, 183	混合性アシドーシス	181	静脈脱血-動脈送血ECMO	283
グラフィックモニター	244			静脈リザーバー	70
グルココルチコイド受容体の抗炎症作用	290, 291	**さ**		少量ステロイド療法	292, 293
クロージング・キャパシティ	251	サイクルオフ設定	120	食道挿管	245
		再呼吸	245	食道内圧	104
け		再挿管	194	心機能曲線	71, 72
経腸栄養	66	サイドストリーム方式	243	神経調節補助換気モード	122, 159
経肺圧	52, 185, 211	左心不全への陽圧換気	75	心原性肺水腫	130
経肺胞圧	52	サーファクタント補充療法	301	人工呼吸からの離脱	191
経鼻胃管の限定的使用	41	サポート率	155	人工呼吸器関連事象	62
経鼻カニューレ	195	サルブタモール硫酸塩	20	人工呼吸器関連事象サーベイランス・アルゴリズム	63
経皮的酸素飽和度	241	酸素化の改善	146	人工呼吸器関連肺炎	61, 266
経皮的心肺補助法	275	酸素療法	15	人工呼吸器関連肺傷害	52
血管内皮由来弛緩因子	295			——の予防	217
結露	232	**し**		人工呼吸器機能の障害	169
		ジェットネブライザー	14	人工呼吸器との同調性	112, 255

索引

人工呼吸器の早期離脱	65
人工呼吸との同調性	211
人工呼吸の適応	175
人工呼吸離脱プロトコル	194
人工鼻	231, 235
滲出期のDAD	4
心臓外圧と心機能曲線との関係	73
心停止	245
心拍出量減少	245
心拍動による誤動作	114

す

水蒸気透過膜型加温加湿器	233
水素	298
スタチン	303
ステロイドカバー療法	292
ステロイドの特徴	292
ステロイド療法	28, 290
スパイラル型フィルター	237
スペーサー	18
ずり応力	247

せ

精神運動興奮	201
静的圧容量曲線	100
静的コンプライアンス	246
静電気式HMEF	236
声門損傷	229
赤外線吸収法	243
絶対湿度	232
線維化期のDAD	5
前傾側臥位療法	220
全身麻酔からの覚醒	90
喘息COPDオーバーラップ症候群	11
喘息発作	132, 245
選択的口腔除菌（SOD）	66
選択的消化管殺菌（SDD）	65, 66
潜熱	235
せん妄の管理	204

そ

早期離床	194, 209
増殖期のDAD	4
相対湿度	232
層流	136
側臥位	227
ソル・メドロール®	28

た

体外式膜型人工肺（ECMO）	275
大量喀血	227
大量血胸	48
大量ステロイド療法	290, 292
高い肺保護効果	147
立ち上がり時間	96
ダブルルーメンチューブ	223
ターミネーションクライテリア	120
段階的VAP予防法	67
短時間作用性β_2刺激薬	14
タンパク分解酵素阻害薬	302

ち

注射用エラスポール®	29
注射用ジスロマック®	29
超過死亡	12
調節換気	81, 86
治療的NPPV	42
鎮静	197
——の中断	194
——の評価	202
鎮静薬の必要量	209
鎮静薬のボーラス投与	90
鎮痛	197
——を重視した鎮静	197

て

低1回換気量	180
低活動型せん妄	204
低換気	245
低駆動圧	183
低酸素血症	250
——の原因	172
デカドロン®	20
デキサメタゾン	292
デクスメデトミジン	199, 203, 205

と

同期式間欠的強制換気	89
同種幹細胞	303
同調換気	226
疼痛の管理	197
動的コンプライアンス	246
特殊医療ガス付加療法	295
特発性肺線維症	25
——急性増悪の呼吸管理	30
——急性増悪の診断基準	27

ドライパウダー吸入器	14
トラマドール	201
トリガー	80
トリガーウィンドウ	89
トリガー遅れ	113
トリガー感度	81
努力呼吸	175
ドレナージ効果	216

な

| 内因性PEEP | 16, 17, 113, 115, 167, 226 |
| ナファモスタットメシル酸塩 | 302 |

に

| 2回トリガー | 116, 117 |
| 二相性気道内陽圧 | 126 |

ね

| ネオフィリン® | 20 |
| ネーザルハイフロー® | 30, 42 |

は

肺圧外傷	229
肺圧迫解除	216
肺移植	228
肺炎球菌	12
肺拡張療法	40
肺挫傷	51
肺動脈カテーテル	225
肺と胸壁のshape matching	54
ハイフローセラピー	18, 19
肺胞伸展圧	52
肺胞蛋白症	227
肺胞低換気	173, 174
肺胞の虚脱	250
肺保護作用	208, 210
肺保護的換気法	179
廃用性横隔膜機能低下	161
肺容量と肺血管抵抗の関係	77
肺リクルートメント法	186, 247
肺瘻	228
パーソナルベストの達成	37
抜管	193
——の条件	193
バッキング	112
発熱	245
鼻カニューラ	19
鼻口マスク	16

早すぎる吸気終了	119	
ハロペリドール	205	
搬送用人工呼吸器	270, 269	
──に関する推奨ガイドライン	269	

ひ

鼻腔高流量酸素療法	30
ピークフローモニタリング	21
微小誤嚥	64
非心原性肺水腫	2
非侵襲的換気療法	42
非侵襲的陽圧換気	30, 124, 195
──での鎮静法	205
ビソルボン®	14
非同調換気	226
ヒドロコルチゾン	292, 293
びまん性肺胞傷害	2
──の病理像	4
病院間搬送	263
標的治療	68

ふ

ファイティング	112
自発呼吸との──	92
フィルター中央組み込み型フィルター	237
フェンタニル	200
フォーム型フィルター	237
不穏の管理	201
不規則な換気パターン	90
不均一な肺含気分布	55, 179
腹臥位療法	214
不同調の種類	112
ブプレノルフィン	201
プラトー圧	181
振り子空気現象	187
フルドロコルチゾン	292, 293
フレイルチェスト	50
プレッシャーサポート換気	87
──終了の遅れ	255
プレドニゾロン	292
プロカルシトニン	61

プロバイオティクス	66
プロポフォール	203
ブロムヘキシン塩酸塩	14
分画的酸素飽和度	241
分離肺換気	223

へ

平均気道内圧	138
──の上昇	110
平均循環充満圧	70
壁内外圧差	74, 76
ベクロニウム	212
ベタメタゾン	20, 292
ヘリウム	297
片側性の肺傷害	228
ペンタゾシン	201

ほ

飽和水蒸気量	232
補助換気	81
ボスミン®	20
ポリミキシンB固定化線維カラム	31

ま

マイクロカフ	249
毎日の鎮静中断	203
麻酔中の肺保護的換気	260
──の設定	262
慢性閉塞性肺疾患	11

み

ミストリガー	113, 115, 128
ミダゾラム	203

む

無気肺の予防	258
ムコソルバン®	14
ムコフィリン®	14

め

メインストリーム方式	244
メチルプレドニゾロン	28, 290, 292

メトヘモグロビン血症	296
免疫不全患者の急性呼吸不全	131
免疫抑制薬	28

も

モニタリング	241
モラキセラ・カタラリス	12
モルヒネ	201

よ

陽圧換気	74, 77
──と右心機能	77
──と心拍出量	74
用手換気	268, 269
予防的NPPV	41

ら

ライズタイム	127
乱流	136

り

リーク補正機構（機能）	125, 254
リコモジュリン®	29
離脱	191
リバウンド	297
流量トリガー	82, 97
──感度	114
量規定間欠的強制換気	87
量制御換気	81
──と気道内圧	82
──における不同調	119
両肺移植	228
臨界開口圧	107
臨床的肺炎スコア	62
リンデロン®	20

れ

レスキュー治療	226
レミフェンタニル	200

ろ

ロクロニウム	212

欧文索引

A

ABC アプローチ	13
absolute humidity（AH）	232
active exhalation valve	165, 168
acute interstitial pneumonia（AIP）	26
acute respiratory distress syndrome（ARDS）	2, 131, 228
——に対する人工呼吸器設定	182
——の Berlin 定義	6
adaptive support ventilation（ASV）	195
agitation	201
air trapping	12, 107
airway pressure release ventilation（APRV）	144
——からの離脱	149
——の開始基準	147
——の設定	148
ALI	131
ALTA	303
ALVEOLI	185
ambient temperature and pressure saturated with water vapor（ATPS）	232
American-European Consensus Conference（AECC）定義	5
analgesia	197
analgesia based sedation	200
analgesia first sedation	200
analgo-sedation	197, 200
ANZ ECMO Influenza Investigators	278
ARDS Network	181, 303
arterio-venous CO_2 removal（$AVCO_2R$）	275
assist-control mode（A/C mode）	80
Asthma COPD overlap syndrome（ACOS）	11
atelectrauma	58, 185
auto-triggering	113, 255
auto-PEEP	16, 107, 113
automatic tube compensation（ATC）	192
Avalon Elite™ Bi-Caval Dual Lumen	287

B

average volume assured pressure support（AVAPS）	16, 129
$β_2$刺激薬	303
baby-lung concept	179, 180, 183
BALTI-2	303
barotrauma	56, 187
Behavioral Pain Scale（BPS）	199
Berlin 定義	6
——による ARDS の重症度に応じた治療選択肢	8
bilevel positive airway pressure（Bilevel PAP）	126, 127
biotrauma	59
BiPAP Vision®	16, 125
BiPOP 試験	42
BIS モニター	212
blue head syndrome	281
body temperature and pressure saturated with water vapor（BTPS）	232
breath-stacking	116
bronchial asthma	11

C

CARDIOHELP	265, 287
CESAR trial	278, 285
chronic obstructive pulmonary disease（COPD）	11
——急性増悪	131
clinical pulmonary infection score（CPIS）	62
closing capacity（CC）	251
comet-tail artifact	45
compliance of respiratory system	183
Confusion Assessment Method for the Intensive Care Unit（CAM-ICU）	204
continuous positive airway pressure（CPAP）	126, 127
controlled mechanical ventilation（CMV）	86
COPD 増悪	11
——時の酸素療法	15
Corticosteroid Therapy of Septic Shock（CORTICUS）study	293
counter-flow 型加温加湿器	233

CPAP モード	192
critical opening pressure	107
Critical-Care Pain Observation Tool（CPOT）	199
cycle	152

D

daily sedation interruption（DSI）	203
decremental PEEP titration	104
deep sulcus sign	46
delayed termination	99
dependent lung	208
differential lung ventilation（DLV）	223
diffuse alveolar damage（DAD）	2
discontinuation	191
double-lumen tube（DLT）	223
——による気道確保	223
double triggering	116, 152
driving pressure	58, 183
dry powder inhaler（DPI）	14
dual controlled ventilation（DCV）	91, 119
dynamic hyperinflation	113

E

echo free space	49
ECMO to Rescue Lung Injury in Severe ARDS（EOLIA）	281
ECMO センター	286
ECMO のシミュレーション教育	287
Edi カテーテル	161
electrical activity of diaphragm（Edi）	159
electrical impedance tomography（EIT）	105, 247
——の波形	188
emergent portable bypass system	275
end-expiratory lung volume（EELV）	186
end-tidal partial pressure of CO_2（$PetCO_2$）	243
endothelin-1	297
endothelium-derived relaxing factor	295
endotracheal tube（ETT）	249
entrainment	116

索引

expiratory positive airway pressure (EPAP)　127
EXPRESS　185
extracorporeal cardiopulmonary resuscitation (ECPR)　275
extracorporeal CO_2 removal ($ECCO_2R$)　275
Extracorporeal Life Support Organization (ELSO)　274, 283
extracorporeal life support (ECLS)　275
extracorporeal lung assist (ECLA)　275
extracorporeal membrane oxygenation (ECMO)　274

F

face type　126
Fickの法則　173
flail chest　50
flow　152
focused assessment with sonography for trauma (FAST)　45
Fogartyカテーテル　225
Foleyカテーテル　225
fractional saturation　241
full-face type　126
functional residual capacity (FRC)　34, 250, 251
　——の低下　35
functional saturation　241

H

Habashiの方法　145
Haemophilus influenzae　12
HAMILTON-G5　125
HAMILTON-H900　233
Hamman-Rich症候群　26
HARP-2研究　303
heat and moisture exchanger filter (HMEF)　235
heat and moisture exchanger (HME)　235
Heliox　298
helium　297
helmet type　126
high flow therapy (HFT)　18, 19
high frequency oscillatory ventilation (HFOV)　136
　——の禁忌　138
high-flow nasal cannula (HFNC)　42, 195
homingの作用　59
Huangらのメタ解析　141
HumiCare®200　233
HUMMAXシステムMAX Ⅱ®　234
hydrogen　298
hyperactive delirium　204
hypoactive delirium　204

I

I-ROADスコア　62
ICUせん妄　204
ICU acquired weakness　212
idiopathic ARDS　26
idiopathic pulmonary fibrosis (IPF)　25
IMPROVE study (試験)　38, 260
ineffective triggering　113, 152, 255
inspiratory positive airway pressure (IPAP)　127
intelligent volume assured pressure support (iVAPS)　16
Intensive Care Delirium Screening Checklist (ICDSC)　204
intermittent mandatory ventilation (IMV)　86
　——のCMVとしての設定法　91
interstitial pneumonia　25
intrinsic PEEP　113
inversed ratio ventilation (IRV)　106

J

J-SCRIPT研究　61
Japanese-PADガイドライン (J-PAD)　197

L

late cycling　128
liberation　191
LIFE ISLAND-7®　216
low frequency positive pressure ventilation with $ECCO_2R$ (LFPPV-$ECCO_2R$)　277
lower inflection point (LIP)　100, 247
Lung Open Ventilation Study　103, 185
lung sliding sign　45
lung-protective ventilation　179

M

Maitraらのメタ解析　142
massive hemothorax　48
mean airway pressure (MAP)　138
mean systemic filling pressure (MSFP)　70
minimum support　99
mixed delirium　204
Moraxella catarrhalis　12
Murray score　284

N

N-アセチルシステイン　14
nasal type　126
neurally adjusted ventilatory assist (NAVA)　122, 129, 159, 194
NIPネーザル®V　125
nitric oxide　295
non-dependent lung　208
noninvasive positive pressure ventilation (NPPV)　15, 20, 30, 124, 195
　——が有効な疾患　130
　——失敗の予測因子　177
　——のインターフェース　126
　——の適応　176
Novalung®　275
NSAIDs過敏喘息　20
numerical rating scale (NRS)　198

O

on-off法　17
one-lung ventilation (OLV)　223, 225
open pneumothorax　48
Optiflow™　19
OSCAR　139
OSCILLATE　139
over shoot　128
oxygen saturation index (OSI)　252
oxygenation index (OI)　252

P

PARDS definition　252
pass-over型加温加湿器　233
PAV™+　153, 155
PAVモードの追従性　156
PC-IMV　87

PC-IRV	106
──の圧・流量・換気量波形	107
peak cough flow	194
PEEP/F$_{IO_2}$表	182
pendelluft現象	187, 188, 211
percutaneous cardiopulmonary bypass	275
percutaneous cardiopulmonary support（PCPS）	275
percutaneous oxygen saturation（SpO$_2$）	241
permissive hypercapnia	21, 167
Plug & Play方式	233
PMH8000	233
PMX-direct hemoperfusion（DHP）therapy	31
polymyxin B-immobilized fiber column（PMX）	31
positive end-expiratory pressure（PEEP）	100, 185, 255
postoperative pulmonary complication（PPC）	34, 261
postoperative respiratory failure	34
premature termination	98
pressure controlled ventilation（PCV）	82
pressure regulated volume control（PRVC）	85
pressure release機能	168
pressure support ventilation（PSV）	94, 192
──を用いたウィーニング	99
pressure support（PS）	127
pressure support（PS）圧	94
pressured metered dose inhaler（pMDI）	14
primary graft dysfunction（PGD）	229
prone position	214
Prone-Supine II study	217
Prone-Supine study	217
propofol infusion syndrome	203
proportional assist ventilation（PAV）	122, 152, 194
proportional pressure support	153
PROSEVA study	214, 218
PROSPECT研究	66
protease inhibitor	302
PROVHILO study（試験）	38, 260
pulmonary contusion	51
pumpless extracorporeal lung assist（pECLA）	275
Puritan Bennett™ 980ベンチレータ	80

R

R100	138
rapid shallow breathing index	193
relative humidity（RH）	232
resistance	251
respiratory system compliance（C$_{rs}$）	251
reverse triggering	116
Richmond Agitation-Sedation Scale（RASS）	202
Rosuvastatin	303
RotoProne®	216
run way現象	156

S

S mode	127
S/T mode	17, 127
sedation	197
selective digestive decontamination（SDD）	65
selective oral decontamination（SOD）	66
shear stress	58
short-acting beta 2 agonist（SABA）	14, 20
Sims位	220
Simvastatin	303
SmartCare®	195
solid-like behavior	187
spontaneous awaking trial（SAT）	152
spontaneous breathing trial（SBT）	99, 152, 191, 192
spontaneous mode	127
standard temperature and pressure dry（STPD）	232
strain	180
Streptococcus pneumoniae	12
stress	180
──の肺内分布	54
stressed volume	70
stroke volume variation	149
superimposed pressure	53
synchronized intermittent mandatory ventilation（SIMV）	89, 194

T

Tピース	192
T mode	127
T-piece trial	99
tension pneumothorax	46
termination criterion	98
TGIカテーテル	165
TGI用気管チューブ	165
tidal loop	101
tidal recruitment	58, 180, 185, 217
tidal volume（V$_T$）	250, 254
time constant	107
time mode	127
TOP-cuff研究	66
tracheal gas insufflation（TGI）	165
transalveolar pressure	52
transmural pressure	74
transpulmonary pressure	52
trigger window	89
triggering delay	113

U

unstressed volume	70
upper inflection point（UIP）	100, 247

V

V60ベンチレータ	125
VAP予防バンドル	65
VC-IMV	87
VC-IRV	106
──の圧・流量・換気量波形	106
veno-arterial-venous（VAV）ECMO	280, 281
veno-arterial（VA）ECMO	275, 280, 283
veno-venous（VV）ECMO	275, 280, 283
──の相対的禁忌	285, 286
──の導入基準	284, 285
ventilation-perfusion ratio	108
ventilator-associated events（VAE）	63
ventilator-associated lung injury（VALI）	52
──の回避	146

ventilator-associated pneumonia (VAP)		61, 266
——の予防		65
ventilator-induced diaphragm dysfunction (VIDD)		161
visual analogue scale (VAS)		198
volume controlled ventilation (VCV)		81
volutrauma		57, 187

V_T	250, 254

W

weaning	191

Z

zero end-expiratory pressure (ZEEP)	100

数字・記号

1回換気量	250, 254
——の増大	168
2回トリガー	116, 117
2013 PAD guidelines	197
3辺テーピング	48
3100B	138
% PEF	21
% support	155

中山書店の出版物に関する情報は，小社サポートページを御覧ください．
http://www.nakayamashoten.co.jp/bookss/define/support/support.html

救急・集中治療アドバンス

急性呼吸不全

2016年4月11日　初版第1刷発行 ©
〔検印省略〕

専門編集―――藤野裕士（ふじの ゆうじ）
発 行 者―――平田　直
発 行 所―――株式会社 中山書店
　　　　　　　〒113-8666 東京都文京区小日向4-2-6
　　　　　　　TEL 03-3813-1100（代表）
　　　　　　　振替 00130-5-196565
　　　　　　　http://www.nakayamashoten.co.jp/

装丁―――――花本浩一（麒麟三隻館）

印刷・製本　　株式会社 真興社

Published by Nakayama Shoten Co.,Ltd.
ISBN 978-4-521-74332-5　　　　　　　　　　　　　　Printed in Japan
落丁・乱丁の場合はお取り替え致します．

・本書の複製権・上映権・譲渡権・公衆送信権（送信可能化権を含む）は株式会社中山書店が保有します．

JCOPY〈（社）出版者著作権管理機構 委託出版物〉
本書の無断複写は著作権法上での例外を除き禁じられています．複写される場合は，そのつど事前に，（社）出版者著作権管理機構（電話 03-3513-6969，FAX 03-3513-6979，e-mail:info@jcopy.or.jp）の許諾を得てください．

本書をスキャン・デジタルデータ化するなどの複製を無許諾で行う行為は，著作権法上での限られた例外（「私的使用のための複製」など）を除き著作権法違反となります．なお，大学・病院・企業などにおいて，内部的に業務上使用する目的で上記の行為を行うことは，私的使用には該当せず違法です．また私的使用のためであっても，代行業者等の第三者に依頼して使用する本人以外の者が上記の行為を行うことは違法です．

集中治療と救急医療の幅広いニーズにこたえる新シリーズ!!

救急・集中治療アドバンス

●編集委員（50音順）
藤野裕士（大阪大学）
松田直之（名古屋大学）
森松博史（岡山大学）

刊行スタート！

本シリーズの特色▼

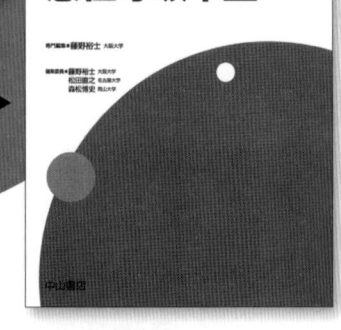

B5判／並製／4色刷
各巻平均300頁
各本体予価10,000円

❶ 集中治療と救急医療の現場で対応が求められる急性期の病態を中心にとりあげ，実際の診療をサポート
❷ 最近の傾向，最新のエビデンスに関する情報もわかりやすく解説
❸ 関連する診療ガイドラインの動向をふまえた内容
❹ ポイントを簡潔かつ具体的に提示
❺ 写真・イラスト・フローチャート・表を多用し，視覚的にも理解しやすい構成
❻ 専門医からのアドバイスや注意点などを適宜コラムで紹介
❼ 補足情報などのサイドノートも充実

●シリーズの構成と専門編集

急性呼吸不全	藤野裕士	定価（本体10,000円＋税）
炎症と凝固・線溶	松田直之	
急性肝不全・急性腎傷害・代謝異常	森松博史	

［以下続刊］ ※タイトル，配本順は諸事情により変更する場合がございます．

中山書店　〒112-0006　東京都文京区小日向4-2-6　TEL 03-3813-1100　FAX 03-3816-1015
http://www.nakayamashoten.co.jp/